# 肿瘤个体化与靶向免疫治疗学

主编 刘宝瑞

科 学 出 版 社

北 京

# 内 容 简 介

本书包括肿瘤免疫基础知识与技术和肿瘤个体化与靶向治疗新策略两篇。第一篇囊括了肿瘤抗原、肿瘤免疫微环境、抗肿瘤免疫反应评价指标、免疫靶向制备技术及实验模型等多个领域；第二篇重点阐述了近年来已经进入临床试验或刚刚获批临床应用的肿瘤免疫治疗新技术，以及临床应用领域的新发现，此外，还对精准放疗与免疫治疗、中医药治疗与免疫治疗等整合医疗进行了介绍。全书在肿瘤免疫基础知识新认识的基础上，对以个体化和靶向技术为特色的免疫治疗新技术进行较全面细致的阐述，并紧跟抗肿瘤转化医学及临床肿瘤医学领域新方向，介绍免疫治疗新技术与其他抗肿瘤治疗的联合应用。

本书适用于从事肿瘤学实验研究和临床实践的学者和医务工作者，以及对肿瘤免疫治疗感兴趣的基础医学和临床医学研究生。

**图书在版编目（CIP）数据**

肿瘤个体化与靶向免疫治疗学 / 刘宝瑞主编. —北京：科学出版社，2017.6

ISBN 978-7-03-053305-0

Ⅰ. 肿… Ⅱ. 刘… Ⅲ. 肿瘤免疫疗法 Ⅳ. R730.51

中国版本图书馆 CIP 数据核字（2017）第 129018 号

责任编辑：戚东桂 / 责任校对：张小霞
责任印制：李 彤 / 封面设计：陈 敬

科学出版社 出版
北京东黄城根北街 16 号
邮政编码：100717
http://www.sciencep.com

北京虎彩文化传播有限公司 印刷
科学出版社发行 各地新华书店经销

\*

2017 年 6 月第 一 版 开本：787×1092 1/16
2023 年 5 月第七次印刷 印张：18
字数：420 000

**定价：78.00 元**
（如有印刷质量问题，我社负责调换）

# 《肿瘤个体化与靶向免疫治疗学》编委会

# 前　言

　　肿瘤免疫治疗经历了漫长的过程,大浪淘沙之后,终于迎来了柳暗花明。如今以个体化和靶向技术为特色的免疫治疗新技术,已经成为国内外学术界最活跃的抗肿瘤转化医学及临床肿瘤医学领域的新方向。

　　在实验室研究方面,肿瘤免疫学知识的积累与更新,使得人们可以对肿瘤免疫治疗的几乎所有关键环节进行深入研究和精心设计;生物医学新技术平台不断获得应用,使得肿瘤免疫治疗的研究可以从源头开始,并获得创新性突破。

　　在转化医学研究方面,肿瘤免疫治疗的研究无疑是肿瘤精准医学领域最令人瞩目的新方向。免疫治疗的一个新趋势就是从患者的基因测序开始,通过抗原的个体化筛查和一系列实验室流程,然后以特异性工程化免疫细胞的成功制备和输注为方式,使免疫治疗的效果得以大幅度提高。新的免疫治疗模式已经模糊了实验室和临床的界限,朝着以精准治疗为目标的整合肿瘤医学转化。

　　在临床实践方面,免疫治疗已经开始成为手术、放疗和化疗之后可以指导常规医疗实践的又一主要肿瘤治疗手段,这一趋势随着时间的推移会愈发清晰。然而肿瘤具有异质性和调变性,一种治疗技术仅仅对部分肿瘤患者在一段时间内发挥作用。为发挥最佳抗肿瘤效应,临床尚需不断探索。

　　从事肿瘤学实验研究和临床实践的学者和医务工作者,宜主动把握肿瘤免疫学发展的新动向,努力开展原创性科学研究,在临床转化医学研究和临床实践中充分发挥主动性,在肿瘤个体化与靶向治疗的道路上不断前行,使肿瘤治疗水平不断提高。

刘宝瑞

2017 年 3 月

# 目　　录

## 第一篇　肿瘤免疫基础知识与技术

# 第二篇　肿瘤个体化与靶向治疗新策略

# 第一篇　肿瘤免疫基础知识与技术

最近5～10年，人们对肿瘤免疫反应的认识有了突破性进展，在传统的免疫反应核心环节中几乎各个方面均有全新的认识。本篇在以下方面对相关内容予以了重点阐述。

第一，对肿瘤抗原有了全新的认识：新抗原是抗肿瘤免疫治疗的主要靶点。经历了长时期的探索和不懈的努力，人们终于从肿瘤相关抗原和肿瘤特异性抗原的纠结中走了出来，发现能够发挥临床意义上抗实体肿瘤免疫效应的淋巴细胞，无论是肿瘤浸润淋巴细胞（tumor infiltrating lymphocyte，TIL）、嵌合抗原受体T细胞（chimeric antigen receptor T cell，CAR-T）还是T细胞受体工程化T细胞（T cell receptor T cell，TCR-T），其作用多以突变基因产生的表位抗原肽为靶点而发挥作用。

第二，对免疫应答过程的认识更加清晰：从粗线条的免疫应答认识过程，已经发展到了双受体双信号模式，以及免疫细胞亚型的活化与应答过程，而且对免疫卡控点的认识也更加清晰。

第三，对肿瘤微环境的认识更加条理化：从免疫学的角度诠释微环境，影响抗肿瘤效果与哪些因素相关，以及如何突破。

第四，对免疫疗效指标的认识更加科学：传统上，临床疗效评价多源于细胞毒性药物临床试验中设计的指标。免疫学相关治疗引起的肿瘤变化有其自身规律，其疗效评价指标体系也应该符合这一需求。

第五，对免疫靶向制备技术予以清晰的表述：免疫学文献浩如烟海，而原创性科学研究是最令人瞩目的学术领域。本篇对肿瘤特异性抗原肽、抗体和特异性结合蛋白等三项制备技术进行简要介绍，旨在从源头上促进免疫抗肿瘤研究的进程。

综上所述，免疫学基础知识和源头实验技术的不断进步，不仅丰富了现代肿瘤免疫学理论，也为人们提供了一个登高望远的平台，有益于促进肿瘤个体化与靶向治疗技术的进步。

# 第一章　抗肿瘤免疫应答

## 1　抗肿瘤细胞免疫应答

### 1.1　T 淋巴细胞免疫应答

T 淋巴细胞（T lymphocyte），简称 T 细胞，即胸腺依赖性淋巴细胞（thymus dependent lymphocyte）是机体获得性免疫的重要组成部分。T 细胞具有显著的异质性，可分为表型及功能各异的多个亚群。不同亚群既具有各自的功能特点，又能够相互协作，在肿瘤免疫应答中发挥至关重要的作用。其中最重要的两种 T 细胞亚群为：对其他免疫细胞具有辅助作用的 CD4$^+$辅助性 T 细胞（helper T Cell，Th 细胞），以及对肿瘤细胞发挥直接杀伤作用的 CD8$^+$细胞毒性 T 细胞（cytotoxic T lymphocyte，CTL），两者在机体的抗肿瘤免疫应答过程中相互协同发挥作用。

#### 1.1.1　T 细胞的分类、亚群

T 细胞是一个高度异质性的群体，依据分化程度、分子标志、功能特征等不同的分类方法，可分为不同的亚群。

##### 1.1.1.1　根据所处的分化阶段分类

T 细胞与血液中其他细胞一样，起源于造血干细胞。造血干细胞向"髓样干细胞"和"淋巴样干细胞"两个方向分化，两系干细胞进一步增殖、分化为前体细胞，其中淋巴样前体细胞（lymphoid precursor）是 T 细胞、B 细胞和 NK 细胞共同的前体细胞。淋巴样前体细胞须进入胸腺，经过一系列有序的分化过程，才能发育为成熟的 T 细胞。在分化的不同阶段，根据不同的表面分子和功能特征，成熟的 T 细胞可被分为初始 T 细胞（naive T cell，Tn）、效应 T 细胞（effector T cell，Te）和记忆 T 细胞（memory T cell，Tm）。

初始 T 细胞是指已迁出胸腺但从未接受过抗原刺激的成熟 T 细胞。初始 T 细胞处于细胞周期的 $G_0$ 期，存活期短，CD45RA$^+$、CD45RO 是初始 T 细胞的重要表型。近来研究发现，淋巴结归巢受体 CD62L、趋化因子受体 CCR7、CD27 和 CD28 等细胞表面分子及细胞活化标志 CD44 和 HLA-DR 也可用于初始 T 细胞的鉴定[1]。初始 T 细胞尚不具有免疫效应，其主要功能是参与淋巴细胞再循环并识别抗原。在周围淋巴器官内，初始 T 细胞接受树突状细胞（dendritic cell，DC）提呈的抗原肽-主要组织相容性复合体（peptide-major histocompatibility complex，pMHC）复合物而活化，并进一步分化为效应 T 细胞和记忆性 T 细胞。

效应 T 细胞是行使免疫效应的主要细胞。效应 T 细胞不再参与淋巴细胞再循环，而是在趋化因子等细胞因子的作用下，迁移至炎症、肿瘤等靶组织发挥免疫效应。效应 T 细胞寿命短，绝大部分在免疫应答后期发生凋亡，仅有少量细胞存活下来并分化成记忆 T 细胞。

记忆 T 细胞寿命长，即使没有抗原和 MHC 分子的刺激，仍可存活数年甚至数十年。接受相同抗原刺激后，记忆 T 细胞可迅速活化，介导增强的再次免疫应答。CD45RA⁻、CD45RO⁺是记忆 T 细胞的重要表型，记忆 T 细胞还高表达黏附分子，如 CD44，并参与淋巴细胞再循环[2]。

### 1.1.1.2　根据 T 细胞抗原受体双链构成分类

T 细胞抗原受体（T cell receptor，TCR）分子是由两条肽链组成的异源二聚体结构，根据肽链构成不同，可将 T 细胞分为 αβT 细胞和 γδT 细胞（表 1-1）。

表 1-1　αβT 细胞与 γδT 细胞的比较[3]

| 项目 | αβT 细胞 | γδT 细胞 |
| --- | --- | --- |
| TCR 多样性 | 极高 | 低 |
| 分布 | | |
| 　占外周血 T 细胞比例 | 90%~95% | 5%~10% |
| 　组织 | 外周淋巴组织 | 黏膜上皮 |
| 表型 | | |
| 　CD3⁺CD2⁺ | 100% | 100% |
| 　CD4⁺CD8⁻ | 60%~65% | <1% |
| 　CD4⁻CD8⁺ | 30%~35% | 20%~50% |
| 　CD8⁺CD4⁺ | <5% | >50% |
| 识别抗原 | 8~17 个氨基酸组成的肽 | 简单多肽、热休克蛋白（heat shock protein，HSP）、脂类、多糖 |
| 提呈抗原 | 经典 MHC 分子 | MHC Ⅰ 类样分子 |
| MHC 限制性 | 有 | 无 |
| 辅助细胞 | Th 细胞 | 无 |
| 杀伤细胞 | CTL | γδT 杀伤活性 |

### 1.1.1.3　根据表面分化抗原（CD）分类

早期胸腺细胞可同时表达 CD4 和 CD8 分子，而成熟的 T 细胞互斥性地表达 CD4 或 CD8 分子，可据此将 T 细胞分为 CD4⁺T 细胞和 CD8⁺T 细胞。在外周淋巴组织中，CD4⁺T 细胞占多数，为 60%~65%，CD8⁺T 细胞占 30%~35%[4]。

CD4⁺T 细胞识别由 13~17 个氨基酸组成的抗原肽，受自身 MHCⅡ类分子限制，活化后，分化为 Th 细胞，也有少数 CD4$^+$效应 T 细胞具有免疫抑制作用。

CD8$^+$T 细胞识别由 8~10 个氨基酸组成的抗原肽，受自身 MHC Ⅰ类分子限制，活化后，分化为 CTL，具有细胞毒性作用，能够特异性地杀伤靶细胞。

#### 1.1.1.4　根据功能特征分类

初始 T 细胞活化后，可进一步分化为效应 T 细胞。根据在免疫应答中效应的不同，T 细胞可分为 Th 细胞、CTL 和调节性 T 细胞（regulatory T cell，Treg）。

（1）Th 细胞：Th 细胞均表达 CD4 分子，但并非 CD4$^+$ T 细胞均为 Th 细胞。未受抗原刺激的成熟 CD4$^+$T 细胞为 Th0 细胞，Th0 细胞向不同亚群的分化受抗原性质、细胞因子和共刺激分子等不同因素的调控，其中最重要的影响因素是细胞因子的种类及多种细胞因子间的平衡。例如，胞内病原体、肿瘤抗原及抗原提呈细胞（antigen presenting cell，APC）产生的白细胞介素（IL）-12 和干扰素（IFN）-γ 诱导 Th0 细胞向 Th1 细胞方向分化；普通细菌、可溶性抗原及 IL-4 诱导 Th0 细胞向 Th2 细胞方向分化。另外，转化生成因子（TGF）-β、IL-4 和 IL-10 诱导 Th0 细胞向 Th3 细胞方向分化，TGF-β 和 IL-6 诱导 Th0 细胞向 Th17 细胞方向分化，TGF-β 和 IL-2 诱导 Th0 细胞分化为 Treg（图 1-1）。

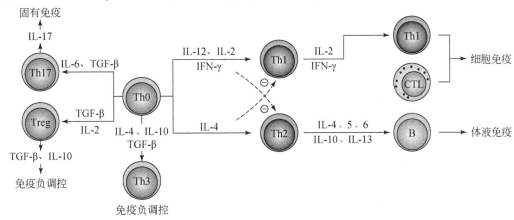

图 1-1　细胞因子对 Th 细胞亚群分化的影响[5]

1）Th1 细胞：主要分泌 Th1 型细胞因子，包括 IFN-γ 肿瘤坏死因子（TNF）、IL-2 等，它们能促进 Th1 细胞增殖，同时抑制 Th2 细胞增殖，从而在细胞免疫中发挥作用。Th1 细胞主要介导局部炎症相关的免疫反应，是迟发型超敏反应中的效应细胞。Th1 细胞参与 IFN-γ 和 IL-2 的分泌，从而增强巨噬细胞、NK 细胞的吞噬、杀伤能力，并刺激 CTL 的增殖和分化。Th1 细胞分泌的 IFN-γ、TNF-α 相互协同可直接诱导靶细胞凋亡，也能促进炎性反应。

2）Th2 细胞：主要分泌 Th2 型细胞因子，包括 IL-4、IL-5、IL-10 和 IL-13 等，它们促进 Th2 细胞增殖，同时抑制 Th1 细胞增殖，并辅助 B 细胞活化，在体液免疫中发挥重要作用。Th2 细胞的主要效应是辅助 B 细胞活化、增殖、分化成熟及诱导相应特异性抗体产生。Th2 细胞分泌的 IL-4 和 IL-5 可诱导 IgE 生成和嗜酸粒细胞活化，故 Th2 细胞在变态反应及抗寄生虫感染中也发挥重要作用。

3）Th3 细胞：主要分泌大量 TGF-β，起免疫抑制的作用，也有人将其归入 Treg 亚群。

4）Th17 细胞：以分泌 IL-17 而得名，分泌的细胞因子谱包括 IL-17、IL-21、IL-22、IL-26 和 TNF-α 等多种细胞因子。Th17 细胞是最早参与抗感染免疫应答的效应 T 细胞，对早期感染部位由固有免疫系统产生的急性炎症具有放大作用。

此外，还有 Th9、Th22、Tfh 等不同 T 细胞亚群，各亚群细胞互相制约、相互调节[6, 7]。分泌不同细胞因子的 Th 细胞亚群只是反映了这些细胞处于不同的分化和功能状态，这种状态并非一成不变，而在一定条件下可以互相转变。

（2）CTL：多种 T 细胞亚群具有细胞毒性作用，其中 CD8⁺CTL 是机体发挥特异性细胞毒性作用的主要效应细胞，其特征表型为 TCRαβ⁺ CD2⁺ CD3⁺ CD4⁻ CD8⁺ CD28⁺。CTL 主要以 MHC I 类分子限制性的方式识别靶细胞表面的 pMHC，发挥特异性杀伤靶细胞的作用，主要参与抗胞内病原体感染、抗肿瘤免疫及移植排斥反应。

（3）Treg：CD4⁺T 细胞的某些亚群具有显著的免疫抑制作用，称为 Treg 细胞。Treg 细胞特征表型为 CD4⁺CD25⁺FoxP3⁺。Treg 细胞主要通过两种机制负向调控免疫应答：①直接接触抑制靶细胞活化；②分泌 TGF-β 和 IL-10 等细胞因子抑制免疫应答。根据来源的不同，Treg 细胞还可以进一步分为天然调节 T 细胞（natural Treg, nTreg）、诱导性调节 T 细胞（induced or inducible Treg, iTreg）和具有调节功能的其他 T 细胞亚群[8]。

### 1.1.2 T 细胞应答的基本过程

理论上，肿瘤抗原的加工和提呈可分为"内源性"和"外源性"两种途径。内源性抗原提呈途径即肿瘤细胞自身作为 APC，胞内的内源性肿瘤抗原在蛋白酶体的作用下降解为能够被识别的肽段，在内质网与已合成的 MHC I 类分子结合形成"抗原肽-MHC I 类分子复合物"，随后转移至细胞表面供 CD8⁺T 细胞的 TCR 识别（图 1-2A）。外源性抗原提呈途径即由 APC 摄取外源性肿瘤抗原，经溶酶体降解为可被识别的肽段，在内质网与已合成的 MHC II 类分子结合形成"抗原肽-MHC II 类分子复合物"，随后转移至细胞表面供 CD4⁺T 细胞的 TCR 识别（图 1-2B）。由于肿瘤细胞往往具有抗原提呈机制的缺陷，如 MHC I 类分子下调和缺失、抗原加工相关转运体（transporter associated with antigen processing, TAP）相关基因突变，而且在疾病早期阶段，肿瘤细胞自身的迁移（即转移）有限，所以在肿瘤免疫激活的早期阶段，初始 CD4⁺和 CD8⁺T 细胞的活化主要依靠 APC 在引流淋巴结部位的外源性肿瘤抗原提呈。DC 在上述过程中发挥至关重要的作用，一方面 DC 是已知功能最强的 APC，也是唯一能够激活初始 T 细胞的 APC[9]；另一方面，疾病早期阶段肿瘤细胞自身的迁移有限，而在局部引流淋巴结转移尚为阴性时，肿瘤原发灶往往已经有明显的 DC 浸润[10, 11]。DC 同时表达 MHC I 和 MHC II 类分子，使其既能通过内源性途径向 CD8⁺T 细胞、也能通过外源性途径向 CD4⁺T 细胞提呈抗原。另外，DC 摄取的外源性抗原，也可由蛋白酶体降解，经 TAP 进入内质网与 MHC I 类分子结合，从而被 CD8⁺T 细胞识别。这种外源性抗原循 MHC I 类分子途径提呈给 CD8⁺T 细胞的非经典途径称为"抗原交叉提呈途径"（图 1-2）。

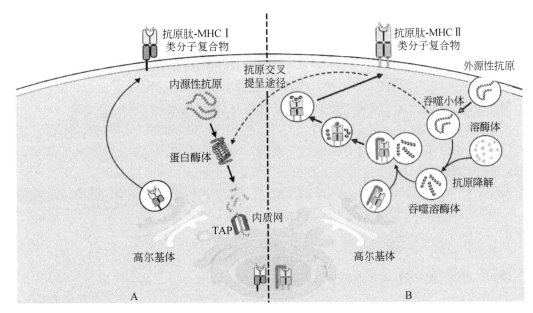

图1-2　肿瘤抗原提呈途径

A. 内源性抗原提呈途径；B.外源性抗原提呈途径

综上所述，机体抗肿瘤免疫的激活阶段可被概括为：肿瘤抗原随肿瘤细胞的凋亡、坏死释放，被病灶处浸润的 DC 捕获并加工，负载肿瘤抗原的 DC 进入引流淋巴结，将捕获的肿瘤抗原通过 MHC I 和 MHC II 类分子分别提呈给 $CD8^+$ T 细胞和 $CD4^+$ T 细胞，从而激活肿瘤特异性细胞免疫应答。

### 1.1.2.1　T 细胞活化需要"双受体"和"双信号"

DC 将肿瘤抗原以 pMHC 的形式提呈给 T 细胞，位于 T 细胞表面的 TCR 特异性识别结合在 MHC 分子槽中的抗原肽。二者结合后，CD8 和 CD4 分别识别 DC 表面的 MHC I 和 MHC II 类分子，并结合于 MHC 分子的非多态区域，增强 TCR 与 pMHC 的结合及 TCR 的信号转导。T 细胞表面的 TCR 是特异性识别抗原肽的"主要受体"，而 CD4、CD8 对 TCR 的抗原识别和 T 细胞活化信号的转导起辅助作用，故也被称为 TCR 的"共受体（co-receptor）"，T 细胞的活化依赖"TCR-pMHC"和"CD4-MHC II/CD8-MHC I"两组"受体-配体"的共同作用，即"双受体"。

TCR 与抗原肽的特异性识别和结合，导致 CD3 胞内段"免疫受体酪氨酸激活模体（immunoreceptor tyrosine-based activation motif，ITAM）"序列的磷酸化，并启动细胞活化的分子级联反应，提供了 T 细胞活化的第一信号（抗原刺激信号）。然而，T 细胞的活化需要 T 细胞与 APC 之间持续而密切的相互作用，TCR 与 pMHC 间的相互作用相对较弱，不足以维持二者的紧密联系，所以细胞间黏附分子的作用至关重要。

整合素家族的 CD2/CD58 和 LFA-1（leukocyte function antigen-1）/ ICAM-1（intercellular adhesion molecule 1）是两组重要的黏附分子：CD2 表达于几乎所有 T 细胞表面，CD58 表达于大多数有核细胞及红细胞表面，而 LFA-1 和 ICAM-1 在 T 细胞和 APC 表面均有表达。黏附分子的作用使得 T 细胞与 APC 两者的细胞膜进一步靠近，形成"免疫突触（immune synapse）"，这种结构的形成有助于 T 细胞活化第二信号（共刺激信号）的传递。共刺激信号（costimulatory signal）由 T 细胞和 APC 表面的多对共刺激分子之间的相互作用介导，CD28/CD80/CD86 是最早被证实也是最重要的一组共刺激分子。CD28 是表达于 T 细胞表面的一种糖蛋白受体，其相应受体为 APC 表面的 B7-1（CD80）和 B7-2（CD86）。CD28 表达于所有 T 细胞表面，而 CD80/CD86 仅表达于 DC 及其他活化的 APC，如巨噬细胞、B 细胞表面（图 1-3）。

"双信号假说"在 1970 年被首次提出，该假说指出：在共刺激信号存在的条件下，TCR 与 pMHC 的识别和相互作用可有效激活 T 细胞；而在共刺激信号缺失的条件下，TCR 与 pMHC 的结合将会诱导相应特异性 T 细胞的"失能（anergy）"[12]。"双信号假说"强调了"共刺激信号"在 T 细胞活化过程中的重要地位，初步揭示了人体免疫应答的复杂调控机制，一定程度上解释了肿瘤局部及其他条件下免疫耐受的产生。

#### 1.1.2.2　CD4$^+$ T 细胞的活化

CD4$^+$ T 细胞表面的 TCR 与 pMHC 识别并结合，CD4 分子也随之"夹到"MHC Ⅱ分子的非多态区域，黏附分子之间的识别和结合加强了 T 细胞与 APC 之间的接触和相互作用，并形成"免疫突触"。同时，T 细胞表面 CD40L 表达上调，识别并结合 DC 表面的 CD40，使得 DC 表面的 MHC 分子和共刺激分子表达上调，有利于 DC 更有效地提呈抗原和激活 T 细胞，并延长 DC 的寿命。活化的 Th 细胞分泌大量 IL-2 并表达 IL-2 受体（IL-2R），通过 IL-2 自分泌和旁分泌的方式大量增殖。CD4$^+$ T 细胞与 DC 间的相互作用并非一个单向的过程，而是两者的"互相激活"：一方面使 CD4$^+$ T 细胞活化、增殖，分化成具有相应抗原特异性的效应 T 细胞；另一方面，CD4$^+$ T 细胞与 DC 间的相互作用也使 DC 成熟为具有更强抗原提呈能力、作用更持久的 APC[15]。

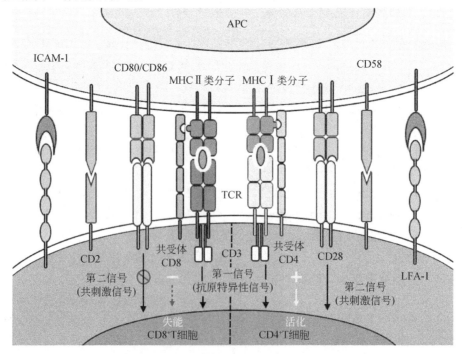

图 1-3　T 细胞活化的"双受体"和"双信号"[13, 14]

### 1.1.2.3　CD8$^+$ T 细胞的活化

与 CD4$^+$ T 细胞较为明确的活化过程相比，CD8$^+$T 细胞的活化过程尚未得到清晰的认识。一般认为，初始 CD8$^+$ T 细胞的激活涉及三种细胞：初始 CD8$^+$ T 细胞、提呈相应 pMHC 的活化 DC、活化的 CD4$^+$ Th 细胞。初始 CD8$^+$T 细胞通过与 CD4$^+$T 细胞类似的"双受体、双信号"方式活化，即 TCR 在共受体 CD8 的辅助下识别并结合 DC 提呈的 pMHC Ⅰ，提供抗原特异性信号，并接受来自同一 DC 的共刺激信号。但通过这种缺乏 Th 细胞"辅助"的方式活化的 CTL，其肿瘤杀伤作用不强，且持续时间较短。为了有效地活化 CD8$^+$T 细胞，产生杀伤效率高、持续存在的 CTL 并建立免疫记忆，Th 细胞的辅助作用必不可少。然而目前上述三种细胞（初始 CD8$^+$ T 细胞、活化的 DC、活化的 CD4$^+$ Th 细胞）相互作用的机制尚不明确。有研究显示，活化的 DC 和 CD4$^+$Th 细胞之间的相互作用，可诱导某些细胞因子的表达并吸引 CD8$^+$ T 细胞，从而形成"三细胞"相互作用模式；也有学者提出假设：一旦 CD4$^+$ Th 细胞被活化，与其相互作用的 DC 就获得了某种"批准"，使其能够进一步活化 CD8$^+$ T 细胞，从而避免了三种细胞同时相互作用的需要[16]。

## 1.1.3　T 细胞的抗肿瘤效应

活化的效应 T 细胞迁移至肿瘤病灶处并浸润肿瘤组织。效应 T 细胞通过与初始 T 细胞相似的"双受体、双信号"模式识别并结合表达相应抗原的肿瘤细胞，从而发挥抗肿瘤作用，但 T 细胞"效应阶段"相比于"活化阶段"对共刺激信号的依赖性显著降低。

### 1.1.3.1　CD8$^+$ T 细胞的抗肿瘤效应

CTL 通过 TCR 识别并结合以 pMHC 形式表达肿瘤抗原的靶细胞，TCR 特异性识别结合在 MHC Ⅰ分子槽中的抗原肽的同时，CD8 也结合至 MHC Ⅰ的非多态区域，黏附分子 CD2/CD58 和 LFA-1/ ICAM-1 表达上调，使 CTL 与靶细胞之间形成紧密而稳定的相互作用，有利于细胞毒性作用的发挥。CTL 主要通过两条途径杀伤靶细胞：①穿孔素-颗粒酶途径：CTL 分泌穿孔素（perforin）和颗粒酶（granzyme），穿孔素迅速聚合形成"多聚穿孔素（perforin polymer）"，"多聚穿孔素"插入靶细胞表面形成跨膜通道，使得细胞外液内流导致靶细胞崩解。另外，穿孔素形成的跨膜通道促进颗粒酶 A、B 进入靶细胞，颗粒酶能激活蛋白酶并触发靶细胞凋亡的级联通路。②Fas-FasL 途径：CTL 通过表面的 Fas 受体（Fas ligand，FasL）与靶细胞表面的 Fas（CD95）结合，该通路可激活 caspase-8，从而触发 caspase 的级联通路；Fas-FasL 相互作用还可以增加线粒体内膜的通透性，使其释放细胞色素 C（cytochrome C），激活 caspase-9，这两条通路最终均会导致靶细胞的凋亡（apoptosis）（图 1-4）。

### 1.1.3.2　CD4$^+$ T 细胞的抗肿瘤效应

活化的 CD4$^+$T 细胞可分泌多种细胞因子，根据分泌细胞因子的不同，CD4$^+$T 细胞可以被分为 Th1、Th2、Th17 和 Treg 等亚群，其中 Th1 细胞被证实具有肯定的抗肿瘤作用[17-19]。

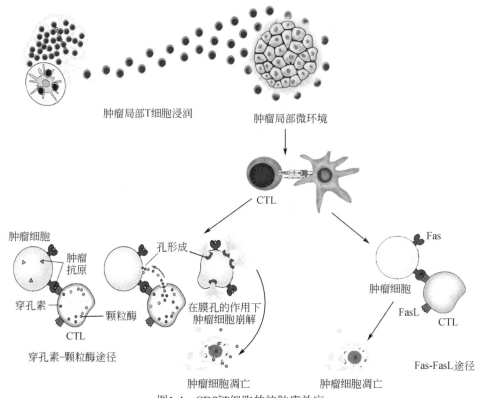

肿瘤局部T细胞浸润

肿瘤局部微环境

CTL

肿瘤细胞

肿瘤抗原

穿孔素

颗粒酶

CTL

穿孔素-颗粒酶途径

孔形成

在膜孔的作用下肿瘤细胞崩解

肿瘤细胞凋亡

Fas

肿瘤细胞

FasL

CTL

Fas-FasL途径

肿瘤细胞凋亡

图1-4  CD8$^+$T细胞的抗肿瘤效应

Th1 细胞可分泌 IFN-γ、TNF-α、IL-2 和 IL-12 等细胞因子,并对多种免疫细胞(包括固有免疫细胞和获得性免疫细胞)提供辅助作用。Th1 细胞分泌的多种细胞因子的共同作用使得肿瘤局部形成了一种炎性微环境,其中 IFN-γ 可诱导 CXCL10 和 CXCL9 等趋化因子的分泌,这些趋化因子和肿瘤局部的炎性环境能促进外周血特异性 CTL 的趋化和浸润,明显提高肿瘤局部的肿瘤特异性 CTL 的聚集;另一方面,Th1 细胞通过分泌 IL-2 可协助维持 CTL 的增殖并辅助其杀伤效应的发挥[20-22]。除 CTL 外,Th1 细胞还能促进巨噬细胞(macrophage)、中性粒细胞(neutrophil)、嗜酸粒细胞(eosinophil)、NK 细胞等向肿瘤部位趋化和浸润,并通过 IFN-γ 介导的活性氧和 NO 的产生、肿瘤血管生成抑制等机制,增强这些免疫效应细胞的抗肿瘤作用[21, 23]。

除了为其他免疫细胞提供辅助,CD4$^+$Th 细胞还能够不依赖于机体的 CTL、B 细胞和NK 细胞等独立发挥抗肿瘤作用。Th1 细胞可通过分泌 IFN-γ 上调 MHC Ⅱ类分子在肿瘤细胞表面的表达,从而使自身获得细胞毒性作用。同 CTL 的效应方式类似,CD4$^+$Th1 细胞识别并结合通过 MHC Ⅱ类分子提呈肿瘤抗原的靶细胞,并通过穿孔素-颗粒酶、Fas-FasL 等途径,发挥细胞毒性作用,直接杀伤肿瘤细胞[24, 25]。在 IFN-γ 和 TNF-α 的协同作用下,Th1 细胞可直接诱导肿瘤细胞的生长停滞、衰老和凋亡,从而抑制肿瘤的生长[26],如图 1-5 所示。

T 细胞抗肿瘤免疫应答过程可被归纳如下:①肿瘤抗原随着肿瘤细胞的凋亡、坏死释放,被肿瘤局部的 DC 摄取并加工;②DC 通过 MHC Ⅰ 或 MHC Ⅱ类分子提呈捕获的肿瘤抗原;③在引流淋巴结内,具有相应抗原特异性的 T 细胞被激活;④活化的 T 细胞迁移至肿瘤局部；⑤肿瘤的 T 细胞浸润；⑥T 细胞通过 TCR 与 pMHC 之间的相互作用特异性识别并结合肿瘤细胞；⑦杀伤靶细胞。随着肿瘤细胞的凋亡和坏死，更多的肿瘤抗原被释放，再次被肿瘤病灶处浸润的 DC 捕获、加工并提呈，激活数目更多、特异性更丰富的 T 细胞，如此循环往复，使得抗肿瘤免疫应答的强度和广度得以提高[27]。

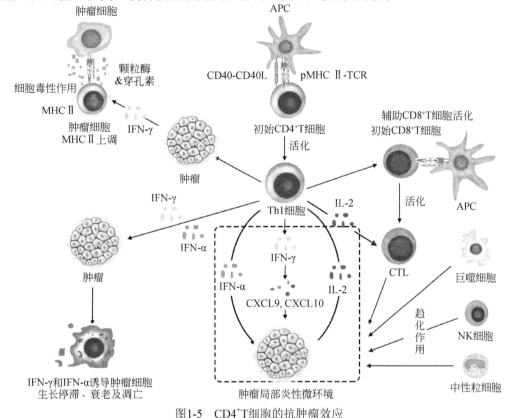

图1-5 CD4$^+$T细胞的抗肿瘤效应

### 1.1.4 T 细胞与肿瘤免疫逃逸

机体免疫系统与肿瘤的发生发展之间的关系是复杂的、动态的，免疫系统一方面具有抵抗肿瘤的保护性功能，另一方面又对肿瘤施加免疫选择压力，使肿瘤细胞免疫重塑，弱免疫原性的细胞进一步生长，导致肿瘤的发生发展。2002 年学者提出了"肿瘤免疫编辑学说"，该学说反映了免疫系统与肿瘤之间的博弈是一个动态的过程，分为清除期、平衡期和逃逸期。一旦进入逃逸期，说明肿瘤的免疫逃逸与机体的抗肿瘤免疫相比占据了优势，肿瘤克服免疫系统的抑制，肿瘤细胞得以生长、发展、进入临床期。

深刻理解肿瘤与免疫系统之间的关系，不仅要了解抗肿瘤免疫应答过程，也要认识并理解肿瘤逃逸免疫系统监视的现象和机制。肿瘤细胞针对"抗肿瘤 T 细胞免疫应答"的逃逸机制大致归纳如下几个方面。

（1）免疫原性下降或缺失：CTL 识别的肿瘤抗原是经过 APC 的加工、提呈的，MHC Ⅰ类分子也是 CTL 识别肿瘤抗原和发挥杀伤作用所必不可少的。多数肿瘤中都存在 MHC Ⅰ类分子表达的明显减少或丢失，导致 CTL 不能有效识别肿瘤抗原；巨大多功能蛋白酶（large multifunctional proteinase，LMP）和抗原加工相关转运体（transporter associated with antigen processing，TAP）等肿瘤抗原加工、提呈过程中的重要功能分子，在肿瘤细胞中往往存在基因突变、丢失或不同程度的表达水平下降，使得肿瘤抗原不能被有效地提呈于肿瘤细胞表面，影响 T 细胞对肿瘤细胞的识别和杀伤。

肿瘤细胞还可以通过高表达包括唾液酸在内的黏多糖或其他凝集系统覆盖肿瘤抗原，从而干扰 T 细胞的识别和攻击。除此之外，宿主针对肿瘤抗原的免疫应答不可避免地导致肿瘤细胞表面的抗原减少、减弱或消失，从而使免疫系统无法识别，使得肿瘤得以逃逸包括 T 细胞在内的免疫攻击，这种现象称为抗原调变（antigenic modulation）。

（2）免疫耐受："双信号假说"提示，在共刺激信号缺失的条件下，TCR 与 pMHC 的结合将诱导相应特异性 T 细胞的"失能"，从而导致 T 细胞对该抗原的耐受。肿瘤特异性 T 细胞耐受主要是由共刺激分子表达缺失的未成熟状态的 DC 所诱导。另外，肿瘤细胞可通过内源性抗原提呈途径将自身肿瘤抗原以"pMHCⅠ"的形式提呈给 T 细胞，由于多数肿瘤细胞缺乏 B7（CD80/CD86）分子及其他共刺激分子的表达，无法为 T 细胞的活化提供第二信号，T 细胞耐受从而被诱导产生。

（3）肿瘤细胞诱导 T 细胞凋亡：多种肿瘤细胞的 Fas 表达水平下调，从而抑制免疫细胞通过 Fas-FasL 途径介导的肿瘤细胞凋亡。某些肿瘤细胞表面 Fas 表达下调的同时 FasL 高表达，通过与 T 细胞表面的 Fas 结合激活 T 细胞的凋亡信号通路，导致进入肿瘤部位的 T 细胞等免疫细胞凋亡。

（4）T 细胞功能抑制：细胞毒 T 淋巴细胞相关抗原 4（cytotoxic T lymphocyte antigen 4，CTLA-4）和程序性死亡蛋白-1（programmed death-1，PD-1）是目前备受关注的两个免疫卡控点（checkpoint）。

CTLA-4（CD152）主要表达于活化的 T 细胞表面，而在静止 T 细胞表面基本不表达。CTLA-4 的配体也是 B7-1/B7-2（CD80/CD86），CD28 与 CD80/CD86 结合为 T 细胞的活化提供"第二信号"。活化的 T 细胞 CTLA-4 表达逐渐上调，CTLA-4 与 CD80/CD86 结合一方面竞争性地抑制 CD28 与 CD80/CD86 之间的相互作用，另一方面直接对 T 细胞功能发挥负向调节作用，故 CTLA-4 也被称为"共抑制分子"。

PD-1 同样表达于活化的 T 细胞表面，配体为 PD-L1（B7-H1）、PD-L2（B7-DC）。PD-1 与配体结合后可抑制 T 细胞增殖并分泌 IL-10 等细胞因子，在 T 细胞免疫中发挥负向调节作用。

CTLA-4 和 PD-1 均属于维持机体内环境的免疫自稳机制，以防止 T 细胞过度扩增造成的免疫损伤和自身免疫疾病的发生。然而肿瘤浸润的 T 细胞普遍存在 CTLA-4、PD-1 等分子的异常高表达，极大地削弱了 T 细胞的抗肿瘤免疫效果。目前以抗 CTLA-4 单抗、抗 PD-1 单抗为代表的免疫卡控点抑制剂（checkpoint inhibitor）已被批准应用于临床并获得了可观的疗效[28-31]。

（5）肿瘤细胞分泌免疫抑制性分子：肿瘤细胞可分泌多种免疫抑制性因子，这些抑制性分子积累聚集于肿瘤局部，形成免疫抑制的微环境，影响进入其中的免疫细胞的抗肿瘤作用。例如，多种肿瘤中过量表达的 IL-10 能抑制 T 细胞增殖，抑制 T 细胞分泌 IFN-γ，并拮抗 IL-2、IFN-γ 等 Th1 型细胞因子的作用。同样，TGF-β 抑制 T 细胞分泌 IL-2，从而抑制 T 细胞的增殖，此外，IL-4、IL-6、PGE$_2$、NO 及肿瘤的某些代谢产物均参与形成肿瘤局部微环境，抑制 T 细胞抗肿瘤免疫[32]。

（6）肿瘤细胞诱导抑制性免疫细胞：肿瘤局部微环境的多种细胞因子能够：促进 Treg 细胞趋化至肿瘤局部；影响 DC 分化，诱导 Treg 产生；促进 CD4$^+$CD25$^+$T 细胞转化为 CD4$^+$CD25$^+$FoxP3$^+$Treg 细胞；招募大量髓系抑制性细胞（myeloid-derived suppressor cell，MDSC）从骨髓进入外周。MDSC 是一群来源于髓系的异质性细胞，可分化为 DC、巨噬细胞和粒细胞。MDSC 在外周活化后可表达多种促血管生成因子促进肿瘤血管的形成；通过表达高水平 IL-10、诱导型一氧化氮合酶（iNOS）等机制抑制包括 T 细胞在内的免疫细胞的抗肿瘤活性[33]。

## 1.2 NK 细胞介导的免疫应答

NK 细胞是一类具有抗肿瘤能力的天然免疫细胞[34]，最早由 Kiessling 和 Herberma 在 1975 年从小鼠体内分离并报道[35]。NK 细胞不需要预先刺激就能够裂解肿瘤细胞，能通过早期分泌多种细胞因子和趋化因子来调节获得性免疫应答。

### 1.2.1 NK 细胞的生物学特性

NK 细胞起源于 CD34$^+$骨髓多能造血干细胞，由 NK 前体细胞（NK cell precursors，NKPs）发育分化而来。NK 细胞在外周血总淋巴细胞中的比例约为 5%~15%，主要分布于肝脏、腹膜腔、胎盘及子宫内膜等，其中以肝脏分布最多。成熟的 NK 细胞主要通过表面分子标志物 CD3 CD56$^+$来识别，同时又根据 CD16 是否表达分为两群：占绝大多数（约90%）的 CD16$^+$CD56$^{dim}$ 细胞及少量的 CD16$^-$CD56$^{bright}$ 细胞[36]。

目前，在 NK 细胞的表面已发现数十种表面受体，根据功能可分为抑制性受体和活化性受体两大类，活化性受体包括 CD226（DNAM-1）、自然杀伤细胞毒受体（NKp46、NKp30 及 NKp44 等）、部分免疫球蛋白样受体（胞质内含 ITAM）、凝集素样受体（CD94/NKG2C 和 NKG2D）等；NK 细胞抑制性受体包括多种识别 MHC I 类分子的特异性受体（部分免疫球蛋白样受体和凝集素样受体如 CD94/NKG2A）。

#### 1.2.1.1 杀伤细胞免疫球蛋白样受体

杀伤细胞免疫球蛋白样受体（killer immunoglobulin-like receptors，KIR）属于免疫球蛋白超家族，可通过与靶细胞表面 MHC I 类分子的结合，传导抑制性或活化性信号来调节 NK 细胞的活性。根据膜 Ig 样结构域数目分为 KIR2D 和 KIR3D 两类。两亚类中，一部分胞质内含免疫受体酪氨酸抑制基序（immunoreceptor tyrosine-based inhibitory motif，ITIM），为抑制性受体；另一部分胞质内含免疫受体酪氨酸活化基序（immunoreceptor tyrosine-based activation motifs，ITAM）为活化性受体。目前研究较多的是 KIR 抑制性受体在 NK 细胞上的功能。当抑制性受体 KIR 与配体结合后，可激活下游的激酶和磷酸酶，最终使活化性受体酪氨酸激酶相关的蛋白去磷酸化，从而抑制 NK 细胞的功能。

#### 1.2.1.2 凝集素样受体

凝集素样受体（killer lectin-like receptors，KLR）是 C 型凝集素超家族成员，主要为 CD94/NKG2 家族，包括 CD94/NKG2A、CD94/NKG2B、CD94/NKG2C、CD94/NKG2E、

CD94/NKG2F 和 NKG2D。大多数成员与细胞外 CD94 相连，而 NKG2D 以同源二聚体的形式存在。其中，CD94/NKG2A、CD94/NKG2B 为抑制性受体，内含 ITIM 基序，传递抑制信号；CD94/NKG2C、CD94/NKG2E、CD94/NKG2F 为活化性受体，内含 ITAM 基序，传递激活信号；NKG2D 也是活化性受体，但不含 ITAM 基序，可直接传递活化信号激活 NK 细胞启动杀伤作用[37, 38]。

### 1.2.1.3　自然杀伤细胞毒受体

自然杀伤细胞毒受体（natural cytotoxicity receptor，NCR）包括 NKp46、NKp44 和 NKp30，是 NK 细胞重要的活化受体。NKp44 仅表达于活化的 NK 细胞，NKp46 和 NKp30 表达于所有 NK 细胞。目前 NCR 的配体还未完全确定。3 种受体没有同源性，分别通过不同途径激活 NK 细胞功能。研究表明，将 NCR 信号阻断可减弱 NK 肿瘤杀伤能力[39]。

### 1.2.1.4　CD226（DNAM-1）

CD226 可与其配体分子 CD155 和 CD112 结合介导 NK 细胞的黏附作用，影响 NK 细胞的迁移功能。同时，CD226 也可以参与 NK 细胞活化和对靶细胞的识别与杀伤。此外，NK 细胞表面还表达趋化因子及黏附因子受体（CCR2、CCR4、CCR5、CCR8 等）和细胞因子受体（IL-2R、IL-15R、IL-18R），他们在调控 NK 细胞功能方面均发挥着重要作用。

### 1.2.2　NK 细胞的免疫应答过程

在人类免疫系统中，T 细胞和 B 细胞可通过对表面受体的重排来识别来源不同的配体，而 NK 细胞不具有这种特性，但 NK 细胞可通过活化性受体和抑制性受体直接识别靶细胞。

NK 细胞能有效杀伤被感染的细胞和肿瘤细胞而使正常组织细胞免于伤害，这种耐受主要是由广泛分布于机体健康组织细胞表面的 MHC Ⅰ 类分子所介导的。NK 细胞与正常组织细胞相互作用时，正常细胞表面 MHC Ⅰ 类分子的表达远远超过活化配体的表达，与杀伤抑制受体相结合，从而使抑制信号占优势，NK 细胞不被激活[40]（图 1-6A）。

CTL 对肿瘤细胞的杀伤是 MHC Ⅰ 类分子限制性的。肿瘤细胞普遍存在 MHC Ⅰ 类分子表达的下调。当 MHC Ⅰ 类分子低表达的肿瘤细胞与 NK 细胞相互作用时，MHC Ⅰ 类分子介导的抑制信号大大削弱，使活化信号占据主导，NK 细胞激活并杀伤肿瘤细胞，在一定程度上与 CTL 的杀伤作用形成互补（图 1-6B）。

机体细胞在经受病原体感染、恶性转化、理化损伤等"压力"时，会上调某些分子的表达，如 MICA（MHC class Ⅰ polypeptide-related sequence A）、MICB 和 ULBP 家族的分子，这些分子中有许多是杀伤细胞活化受体的配体，通过这些分子的上调，NK 细胞能识别"压力"作用下内部发生损伤的自体细胞，这种方式被称为"压力诱导下的自身识别"[41, 42]。由上述分子介导的活化信号由于其表达的上调而占据优势，足以克服由 MHC Ⅰ 类分子介导的抑制信号，从而使 NK 细胞活化并发挥作用机制[41, 43]（图 1-6C）。

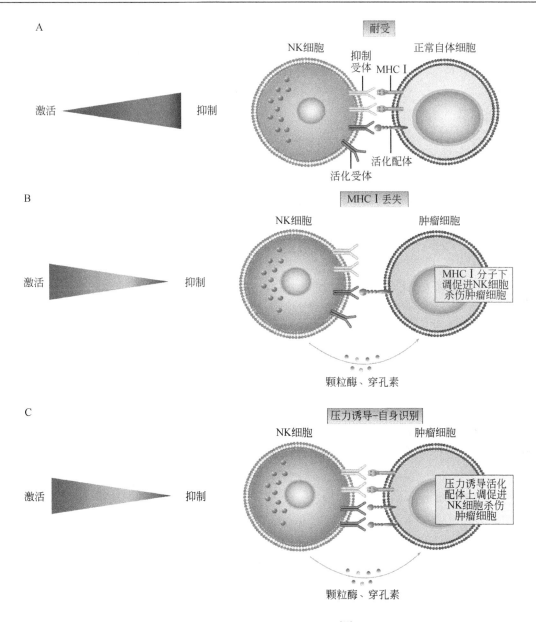

图1-6 NK细胞免疫应答过程[41]

### 1.2.3 NK 细胞的肿瘤杀伤机制

当细胞发生恶性转化或病毒感染时，其细胞表面的 MHC I 类分子发生缺失或突变，NK 细胞与靶细胞接触后活化性受体功能得到激活，活化性受体可识别 MHC I 类分子异常表达的肿瘤细胞，通过脱颗粒作用释放出穿孔素和颗粒酶或其他机制达到杀伤细胞的作用。

目前研究发现，NK 细胞主要通过四种方式启动对靶细胞的杀伤功能。

（1）穿孔素和颗粒酶介导的靶细胞凋亡：穿孔素和颗粒酶是 NK 细胞发挥细胞杀伤作用最直接最有效的方式。有关穿孔素和颗粒酶介导细胞凋亡的机制还未完全阐明。两者均存在于 NK 细胞胞质，当 NK 细胞识别肿瘤细胞后，可在肿瘤细胞表面形成由多聚穿孔素组成的"孔道"，这些孔道可自由通过水、电解质，使肿瘤细胞内渗透压发生改变，促使其裂解。颗粒酶主要由颗粒酶 A 和颗粒酶 B 组成,可通过穿孔素组成的通道进入靶细胞内,或者先与细胞表面蛋白多糖结合,并与穿孔素组合成大分子复合物由胞吞作用进入细胞[44]。在细胞内的颗粒酶可通过激活 DNA 酶及激活线粒体依赖的凋亡途径介导细胞凋亡[45]。

(2)死亡受体介导的靶细胞凋亡:肿瘤细胞表面表达了一些介导程序性死亡的受体,当它们与特异性的配体结合后,可以通过一系列的信号转导过程,促使肿瘤细胞发生凋亡,这些受体均属 TNFR 基因超家族。在 NK 细胞表面主要表达了三种死亡受体的配体,包括 TNF、FasL 及 TNF 相关凋亡诱导配体(TNF related apoptosis inducing ligand,TRAIL)[46]。Fas 是一种在细胞中普遍表达的跨膜蛋白,胞内段带有特殊的死亡结构域(death domain,DD),当 Fas 与 Fas 配体结合后,胞内的死亡结构域发生三聚化并招募 Fas 相关死亡结构域蛋白(Fas-associated death domain,FADD),活化的 FADD 可激活 caspase-8 及其下游的凋亡途径介导凋亡。TNF 是 NK 细胞恒定表达的分子,当其与 TNFR1 结合后,可同样招募 FADD,介导与 Fas 相同的凋亡途径。近几年发现的 TRAIL 是 TNF 家族的新成员,可由 IL-2 和 IL-15 促进表达,介导选择性细胞毒作用,仅识别并诱导肿瘤细胞或被病毒感染的细胞凋亡,因此具有较大的研究价值。

(3)细胞因子介导的杀伤作用:NK 细胞可分泌 TNF-α 直接引起细胞的杀伤,其机制主要是使肿瘤细胞溶酶体稳定性降低,引起靶细胞溶解;促进细胞内活性氧产生引起 DNA 断裂;改变靶细胞糖代谢,降低胞内及环境 pH,导致靶细胞死亡等[47]。同时,NK 细胞分泌的 IFN-γ 也有抑制肿瘤生长、血管新生的作用。研究表明,在 NK 细胞功能缺失的小鼠中,自发肿瘤发生的频率和甲基胆蒽(methylcholantrene,MCA)诱导肿瘤的发生频率均显著升高,这可能和 NK 细胞分泌的 IFN-γ 减少有关[48]。

(4)抗体依赖性细胞介导的细胞毒作用:抗体依赖性细胞介导的细胞毒作用(antibody dependent cell mediated cytotoxicity,ADCC)是抗体抗肿瘤作用的主要机制,主要由细胞表面的低亲和力 CD16(FcγRIII)介导,通过识别与肿瘤细胞特异性结合的 IgG 导致自身的活化,从而引起靶细胞的破坏。

除了通过以上机制直接杀伤细胞外,NK 细胞也可通过免疫调节作用调节其他细胞的功能和应答,发挥免疫调节性细胞的作用。IFN-γ、TNF-α、IL-3、IL-2、 IL-12、 IL-18 和 IL-21 等 NK 细胞分泌的细胞因子可增强 B 细胞的免疫应答水平[49]、调节 DC 的抗原提呈功能[50]、诱导继发的肿瘤特异性的 T 细胞应答[51]。NK 细胞的这一特性联系了固有免疫应答和获得性免疫应答,组成复杂的免疫调控网络,为机体构建了强有力的抗肿瘤防线。

### 1.2.4 NK 细胞与肿瘤免疫逃逸

尽管 NK 细胞具有强大的抗肿瘤能力,但肿瘤及其微环境也演化出了一系列相关机制,降低 NK 细胞的活性及功能以逃避 NK 细胞的毒性作用。许多肿瘤表面表达 MHC I 类分子,使 NK 细胞难以将其与正常细胞区别,MHC I 类分子的抑制性受体作用也可降低 NK 细胞的功能。同时,越来越多的证据表明,肿瘤细胞通过改变 NK 细胞的相关识别受体及配体来降低其抗肿瘤的活性[52]。如前所述,NKG2D 是 NK 细胞重要的活化性受体,其传递的活化信号可激活 NK 细胞并激发其抗肿瘤活性。然而在乳腺癌、胰腺癌、宫颈癌等许多恶性肿瘤中,均发现了 NKG2D 受体在 NK 细胞中表达量的下降[53-58]。同时,肿瘤细胞表面表达低水平的 NKG2D 配体不足以刺激免疫系统的攻击[59]。肿瘤微环境中释放的

TGF-β 及 NKG2D 的可溶性配体（sMICA）也能降低 NKG2D 的表达并抑制其功能，从而降低 NK 细胞的免疫监视能力[60, 61]。其他活化性受体表达的降低也是 NK 细胞功能减弱的重要原因，在多种肿瘤中均发现了 NKp30、NKp46、NKG2C、CD226、CD244 及 NKp44 等的下调[52]。此外，在肿瘤微环境中也检测到了抑制性受体在 NK 细胞中的表达升高，这也导致了 NK 细胞的功能丧失[52]。另一方面，肿瘤细胞表面表达的相应配体的改变也能抑制 NK 细胞的活性。通过释放活化性受体 NKG2D 和 NKp30 的可溶性配体形式，可以抑制 NK 细胞活化型受体的表达和激活[60,62]。

### 1.2.5 NK 细胞抗肿瘤临床应用

深入研究 NK 细胞的分子特征和功能调控，开发以 NK 细胞为基础的免疫治疗方法可能会成为肿瘤免疫治疗的新突破。利用体外扩增相关技术获得高数量、高纯度的 NK 细胞，将获得的细胞输注入患者体内，这一过继免疫治疗方法一直是国内外学者研究的重点之一，已经被运用到临床，并在血液肿瘤如急性粒细胞白血病中显示出一定的治疗效果[63]。但过继回输 NK 细胞若想获得更好的疗效，还需要解决 NK 细胞抑制性受体的效应[64, 65]，并清除 Treg 等一系列问题。目前，靶向阻断 T 细胞的免疫卡控点疗法在肿瘤免疫治疗中占有一席之地。NK 细胞表面也发现了 PD-1 受体，因此免疫卡控点阻断也适用于 NK 细胞表面 PD-1 高表达的患者[66]。研究表明，应用 PD-L1 的 IgG1 单抗还能激发 NK 细胞的 ADCC[67]。此外，抗 NK 细胞 KIR、TIM-3、LAG-3 和 TIGIT 等抑制性受体的临床试验或基础研究也正在进行中[68-70]。表达肿瘤嵌合抗原受体（CAR）的 NK 细胞在体内试验中也获得了阳性结果[71]，我们期待表达 CAR 的原代 NK 细胞在治疗白血病的 I 期临床试验的结果。

# 2 抗肿瘤体液免疫应答

与细胞免疫相比，体液免疫并非机体抗肿瘤的主要效应机制。同细胞免疫类似，体液免疫也可分为"固有"组分和"获得性"组分：固有体液免疫包括补体系统（complement system）、体液中的抗菌肽、溶菌酶等免疫效应分子；而获得性体液免疫主要指 B 淋巴细胞及其分泌的肿瘤特异性抗体。严格意义上，补体系统介于"固有免疫"和"获得性免疫"之间，因为虽然补体系统的作用不具有抗原特异性，但其抗肿瘤作用的发挥，往往需要依赖于肿瘤特异性抗体的介导。B 细胞及其分泌的肿瘤特异性抗体是机体抗肿瘤体液免疫的核心组分，也是本节叙述的重点。

## 2.1 B 细胞的生物学特性

B 细胞在 1962 年被正式命名。由于其发现于禽类的法氏囊（bursa of Fabricius）而被命名为 B 细胞。哺乳动物没有法氏囊，其 B 细胞在骨髓中发育成熟。B 细胞的主要功能是产生抗体，介导体液免疫应答，同时还具备抗原提呈、分泌细胞因子等功能[72]。

B 细胞在人体中主要存在于血液、淋巴结、脾脏、扁桃体和其他黏膜组织。B 细胞约占人体血液中淋巴细胞的 5%~25%，淋巴结中淋巴细胞的 25%，脾脏中淋巴细胞的 50%，骨髓中淋巴细胞的绝大部分[73]。B 细胞具有免疫效应性亚群，同时也有免疫调节性亚群。依照 CD5 表达与否，效应性 B 细胞分 1 型和 2 型两种亚型。B-1 细胞产生于个体发育的初期，故称为 B-1 细胞。B-1 细胞表达 CD5、mIgM，几乎不表达 mIgD。B-2 细胞是体内主要产生抗体的细胞，其表面同时表达 mIgM 及 mIgD[74]。与 Treg 相似，B 细胞中调节免疫应答的细胞亚群被称为调节性 B 细胞（regulatory B cell，Breg）。Breg 主要通过产生抑制性细胞因子或分泌抑制性抗体，发挥免疫调节功能[75]。研究表明，Breg 参与自身免疫性疾病的发生发展和移植免疫，此外，Breg 与肿瘤的发生、发展及转移密切相关[76]。

## 2.2　B 细胞介导的抗肿瘤体液免疫应答

B 细胞的激活需要多信号共同作用，既包括膜表面 B 细胞抗原受体 （B cell receptor，BCR）识别相应表位（epitope）的抗原特异性信号，也包括由 APC 和 Th2 细胞提供的共刺激信号。如前所述，$CD4^+Th$ 细胞根据其所分泌的细胞因子的不同被分为不同的亚群。不同于主要在细胞免疫中发挥辅助作用的 Th1 细胞，Th2 细胞在体液免疫中发挥作用：辅助 B 细胞的活化、成熟及特异性抗体的产生，并分泌 IL-4 和 IL-10 等细胞因子。初始 $CD4^+T$ 细胞 Th0 细胞活化后，通过 IL-2 的自分泌和旁分泌介导 Th 细胞的大量增殖，同时，不同的细胞因子环境诱导 Th 细胞向不同方向的分化：IL-12 促进细胞向 Th1 分化，而 IL-4 促进细胞向 Th2 分化。

与 TCR 特异性识别 pMHC 不同的是，B 细胞表面的 BCR 直接识别未加工的抗原或抗原片段，这种片段不仅包含抗原特异性氨基酸序列，还保留了抗原原有的空间构象。未加工的抗原与特异性受体 BCR 的相互作用保证了 B 细胞活化的特异性，而为了诱导强效而持久的特异性体液免疫反应，Th2 细胞的辅助是必不可少的。Th2 细胞提供的共刺激信号部分是由膜分子间的相互作用介导的，如 Th2 细胞 CD40L 表达上调，并与 B 细胞表面的 CD40 相互作用；也有部分是通过分泌 IL-4、IL-5、IL-6、IL-10 等细胞因子介导的[77]　（图 1-7）。

活化的 B 细胞进一步成熟为能分泌特异性抗体的浆细胞，并通过肿瘤抗原特异性抗体发挥作用，其抗肿瘤机制归纳如下述几个方面。

（1）抗体依赖性细胞介导的细胞毒作用：肿瘤特异性抗体 IgG 可直接与暴露于肿瘤细胞表面的肿瘤抗原结合，NK 细胞、巨噬细胞和中性粒细胞通过其表面的 FcγR 与抗肿瘤抗体 IgG 结合，借助抗体依赖性细胞介导的细胞毒作用杀伤肿瘤细胞（图 1-7）。

（2）抗体的免疫调理作用（opsonization）：肿瘤特异性抗体通过 Fab 段与肿瘤细胞表面的肿瘤抗原结合，通过 Fc 段与吞噬细胞表面 FcγR 结合，使肿瘤细胞与吞噬细胞充分接近，从而增强吞噬细胞的吞噬功能。另外，抗原抗体复合物亦可激活补体系统，补体系统活化所产生的 C3b 与吞噬细胞表面 CR1 结合，亦可促进其吞噬作用（图 1-7）。

（3）抗体激活补体依赖的细胞毒性（complement dependent cytotoxicity，CDC）：IgM 或 IgG 类抗体与肿瘤表面抗原结合后，激活补体经典途径，最终形成膜攻击复合物（membrane attack complex，MAC），溶解肿瘤细胞（图 1-7）。

（4）抗体封闭肿瘤细胞表面某些受体：抗体可通过封闭肿瘤细胞表面某些受体，从而影响肿瘤细胞的生物学行为。例如，抗转铁蛋白抗体可阻断转铁蛋白（transferrin）与肿瘤细胞表面转铁蛋白受体结合，抑制肿瘤细胞生长。目前应用于临床的西妥昔单抗（抗 EGFR-

抗体）和曲妥珠单抗（抗 HER2-抗体）同样是通过封闭肿瘤增殖的重要信号通路发挥抗肿瘤作用（图 1-7）。

（5）抗体干扰肿瘤细胞黏附作用：某些抗体可阻断肿瘤细胞表面黏附分子与血管内皮细胞或其他细胞表面黏附分子配体结合，从而阻止肿瘤细胞的生长、黏附和转移[78]（图 1-7）。

除上述"抗体介导"的抗肿瘤机制外，B 细胞还可以通过分泌细胞因子调节其他免疫细胞的作用，也可以作为 APC 辅助 CD8+、CD4+ T 细胞发挥抗肿瘤作用。卵巢癌相关研究显示，肿瘤部位兼有 CD20+ B 细胞和 CD8+ T 细胞浸润的患者，相比于单纯 CD8+ T 细胞浸润的患者具有更长的生存期；另外，动物实验显示，CD4+ T 细胞的活化和克隆增殖可被抗 CD20 单抗（monoclonal antibody，mAb）介导的 B 细胞耗竭所削弱，提示 B 细胞在 CD4+ T 细胞免疫应答中发挥重要作用[79, 80]。

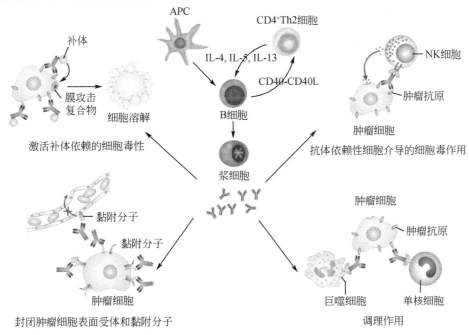

图 1-7　肿瘤抗原特异性抗体介导的抗肿瘤机制

## 2.3　体液免疫应答与肿瘤免疫逃逸

### 2.3.1　B 细胞分泌免疫抑制性分子

肿瘤微环境（tumor microenvironment）中的 B 细胞是一个高度异质性的细胞群体，包含多种功能各异的亚群，它们不仅仅作为免疫系统的一部分发挥抗肿瘤作用，同时也表现出一定程度的"促肿瘤生长作用"。B 细胞分泌的多种细胞因子中，不乏具有"促肿瘤"作用的，如 IL-10，这些细胞因子可介导 MDSCs 的募集，肿瘤基质的降解，促进肿瘤新生血管的生成[81]。

### 2.3.2　Breg 细胞

一种新近被证实的 B 细胞亚群，即 Breg 细胞，可以通过分泌免疫抑制性细胞因子 TGF-β 和 IL-10 发挥负向免疫调节作用，并促进 CD4[+] T 细胞向 Treg 细胞分化及肿瘤的转移[82]。

### 2.3.3　抗体相关的肿瘤免疫逃逸

抗体在介导抗肿瘤免疫的同时，也对其他免疫细胞的抗肿瘤作用产生干扰。抗体与肿瘤抗原结合形成复合物，从而封闭了肿瘤细胞表面的抗原，阻碍了 CTL、NK 细胞对肿瘤抗原或相应配体的识别及杀伤作用的发挥。另外，抗肿瘤抗体与肿瘤抗原结合，可诱导肿瘤细胞表面抗原的"内化"作用或抗原抗体复合物的脱落、降解，导致抗原分布改变直至该抗原消失，这种现象属于上文提到的"抗原调变"机制中的一种。

# 3　总　　结

总而言之，免疫系统是机体抵御外界侵扰，监视和稳定内环境的重要防线，与肿瘤的发生、发展具有十分密切的关系：一方面，免疫系统通过多种免疫效应机制杀伤和清除肿瘤细胞；另一方面，肿瘤细胞也通过多种免疫逃逸机制逃避免疫系统的杀伤和清除。肿瘤细胞通过表达肿瘤抗原诱导免疫系统产生肿瘤特异性免疫反应，这一肿瘤免疫应答过程是肿瘤免疫研究的基础和关键。

肿瘤发生后，机体随之产生针对肿瘤的固有免疫应答和获得性免疫应答，包括细胞免疫和体液免疫。目前认为，细胞免疫在抗肿瘤免疫中发挥主导作用，也是目前肿瘤免疫领域的研究热点，尤其是 T 淋巴细胞和以 NK 细胞为代表的固有免疫细胞，而体液免疫一般认为仅在部分条件下发挥协同作用。尽管如此，宿主对肿瘤细胞的免疫应答效应，是固有免疫和获得性免疫，细胞免疫和体液免疫综合作用的结果。

## 参 考 文 献

[1] De Rosa S C, Herzenberg L A, Herzenberg L A, et al. 11-color, 13-parameter flow cytometry: identification of human naive T cells by phenotype, function, and T-cell receptor diversity. Nature medicine. 2001, 7(2): 245-248.

[2] Masopust D, Kaech S M, Wherry E J, et al. The role of programming in memory T-cell development. Current opinion in immunology, 2004, 16(2): 217-225.

[3] 曹雪涛. 医学免疫学. 北京: 人民卫生出版社, 2013: 89.

[4] Kohama Y. (Discovery of immature thymocyte proliferation factor). Yakugaku Zasshi journal of the Pharmaceutical Society of Japan, 2006, 126(3): 145-160.

[5] 曹雪涛. 医学免疫学. 北京: 人民卫生出版社, 2013: 90.

[6] Shin H S, See H J, Jung S Y, et al. Turmeric (Curcuma longa) attenuates food allergy symptoms by regulating type 1/type 2 helper T cells (Th1/Th2) balance in a mouse model of food allergy. Journal of ethnopharmacology, 2015, 175: 21-29.

[7] Zhang X, Mozeleski B, Lemoine S, et al. CD4 T cells with effector memory phenotype and function develop in the sterile environment of the fetus. Science translational medicine, 2014, 6(238): 238ra72.

[8] Morikawa H, Sakaguchi S. Genetic and epigenetic basis of Treg cell development and function: from a FoxP3-centered view to an epigenome-defined view of natural Treg cells. Immunological reviews, 2014, 259(1): 192-205.

[9] Cohen M C. Medical Immunology, 6th Edition. Shock, 2007: 371.

[10] Lespagnard L, Gancberg D, Rouas G, et al. Tumor-infiltrating dendritic cells in adenocarcinomas of the breast: a study of 143 neoplasms with a correlation to usual prognostic factors and to clinical outcome. International journal of cancer, 1999, 84(3): 309-314.

[11] Knutson K L, Disis M L. Tumor antigen-specific T helper cells in cancer immunity and immunotherapy. Cancer immunology, immunotherapy: CII, 2005, 54(8): 721-728.

[12] Cohen M C. Medical immunology, 6Th edition. New York: Informa Healthcare USA, 2007: 135-137.

[13] Sompayrac L M. How the immune system works. 4th edition. Chichester: John Wiley & Sons, Ltd. 2012. 55.

[14] Cohen M C. Medical Immunology, 6th Edition. New York: Informa Healthcare USA, 2007: 136.

[15] Sompayrac L M. How the immune system works, 4th edition. Chichester: John Wiley & Sons, Ltd. 2012: 57.

[16] Sompayrac L M. How the immune system works, 4th edition. Chichester: John Wiley & Sons, Ltd. 2012: 58.

[17] Morel P A, Oriss T B. Crossregulation between Th1 and Th2 cells. Critical reviews in immunology, 1998, 18(4): 275-303.

[18] Korn T, Oukka M, Kuchroo V, et al. Th17 cells: effector T cells with inflammatory properties. Seminars in immunology, 2007, 19(6): 362-371.

[19] Sakaguchi S. Naturally arising Foxp3-expressing CD25$^+$CD4$^+$ regulatory T cells in immunological tolerance to self and non-self. Nature immunology, 2005, 6(4): 345-352.

[20] Rosenberg S A, Yang J C, Schwartzentruber D J, et al. Immunologic and therapeutic evaluation of a synthetic peptide vaccine for the treatment of patients with metastatic melanoma. Nature medicine, 1998, 4(3): 321-327.

[21] Greenberg P D. Adoptive T cell therapy of tumors: mechanisms operative in the recognition and elimination of tumor cells. Advances in immunology, 1991, 49: 281-355.

[22] Bos R, Sherman L A. CD4$^+$ T-cell help in the tumor milieu is required for recruitment and cytolytic function of CD8$^+$ T lymphocytes. Cancer research, 2010, 70(21): 8368-8377.

[23] Hung K, Hayashi R, Lafond-Walker A, et al. The central role of CD4$^+$ T cells in the antitumor immune response. The Journal of experimental medicine, 1998, 188(12): 2357-2368.

[24] Xie Y, Akpinarli A, Maris C, et al. Naive tumor-specific CD4$^+$ T cells differentiated in vivo eradicate established melanoma. The Journal of experimental medicine, 2010, 207(3): 651-667.

[25] Quezada S A, Simpson T R, Peggs K S, et al. Tumor-reactive CD4$^+$ T cells develop cytotoxic activity and eradicate large established melanoma after transfer into lymphopenic hosts. The Journal of experimental medicine, 2010, 207(3): 637-650.

[26] Braumuller H, Wieder T, Brenner E, et al. T-helper-1-cell cytokines drive cancer into senescence. Nature, 2013, 494(7437): 361-365.

[27] Chen D S, Mellman I. Oncology meets immunology: the cancer-immunity cycle. Immunity, 2013, 39(1): 1-10.

[28] Zou W, Chen L. Inhibitory B7-family molecules in the tumour microenvironment. Nature reviews immunology, 2008, 8(6): 467-477.

[29] Ghebeh H, Mohammed S, Al-Omair A, et al. The B7-H1 (PD-L1) T lymphocyte-inhibitory molecule is expressed in breast cancer patients with infiltrating ductal carcinoma: correlation with important high-risk prognostic factors. Neoplasia, 2006, 8(3): 190-198.

[30] Hodi F S, O'Day S J, McDermott D F, et al. Improved survival with ipilimumab in patients with metastatic melanoma. The New England journal of medicine, 2010, 363(8): 711-723.

[31] Brahmer J R, Tykodi S S, Chow L Q, et al. Safety and activity of anti-PD-L1 antibody in patients with advanced cancer. The New England journal of medicine, 2012, 366(26): 2455-2465.

[32] Greenhough A, Smartt H J, Moore A E, et al. The COX-2/PGE2 pathway: key roles in the hallmarks of cancer and adaptation to the tumour microenvironment. Carcinogenesis, 2009, 30(3): 377-386.

[33] Schreiber R D, Old L J, Smyth M J. Cancer immunoediting: integrating immunity's roles in cancer suppression and promotion. Science (New York, NY), 2011, 331(6024): 1565-1570.

[34] Cerwenka A, Lanier L L. Natural killer cells, viruses and cancer. Nature reviews immunology, 2001, 1(1): 41-49.

[35] Kiessling R, Klein E, Wigzell H. "Natural" killer cells in the mouse. I. Cytotoxic cells with specificity for mouse Moloney leukemia cells. Specificity and distribution according to genotype. European journal of immunology, 1975, 5(2): 112-117.

[36] Hanna J, Mandelboim O. When killers become helpers. Trends in immunology, 2007, 28(5): 201-206.

[37] Eleme K, Taner S B, Onfelt B, et al. Cell surface organization of stress-inducible proteins ULBP and MICA that stimulate human NK cells and T cells via NKG2D. The Journal of experimental medicine, 2004, 199(7): 1005-1010.

[38] Burgess S J, Maasho K, Masilamani M, et al. The NKG2D receptor: immunobiology and clinical implications. Immunologic research, 2008, 40(1): 18-34.

[39] Glasner A, Ghadially H, Gur C, et al. Recognition and prevention of tumor metastasis by the NK receptor NKp46/NCR1. Journal of immunology, 2012, 188(6): 2509-2515.

[40] Cosman D, Mullberg J, Sutherland C L, et al. ULBPs, novel MHC class I-related molecules, bind to CMV glycoprotein UL16 and stimulate NK cytotoxicity through the NKG2D receptor. Immunity, 2001, 14(2): 123-133.

[41] Vivier E, Ugolini S, Blaise D, et al. Targeting natural killer cells and natural killer T cells in cancer. Nature reviews immunology, 2012, 12(4): 239-252.

[42] Bauer S, Groh V, Wu J, et al. Activation of NK cells and T cells by NKG2D, a receptor for stress-inducible MICA. Science (New York, NY), 1999, 285(5428): 727-729.

[43] Sompayrac L M. How the Immune System Works. 4th edition. Chichester: John Wiley & Sons, Ltd. 2012: 20.

[44] Metkar S S, Wang B, Aguilar-Santelises M, et al. Cytotoxic cell granule-mediated apoptosis: perforin delivers granzyme B-serglycin complexes into target cells without plasma membrane pore formation. Immunity, 2002, 16(3): 417-428.

[45] Sutton V R, Davis J E, Cancilla M, et al. Initiation of apoptosis by granzyme B requires direct cleavage of bid, but not direct granzyme B-mediated caspase activation. The Journal of experimental medicine, 2000, 192(10): 1403-1414.

[46] Karre K, Ljunggren H G, Piontek G, et al. Selective rejection of H-2-deficient lymphoma variants suggests alternative immune defence strategy. Nature, 1986, 319(6055): 675-678.

[47] Lanier L L. Natural killer cells: from no receptors to too many. Immunity, 1997, 6(4): 371-378.

[48] Shankaran V, Ikeda H, Bruce A T, et al. IFNgamma and lymphocytes prevent primary tumour development and shape tumour immunogenicity. Nature, 2001, 410(6832): 1107-1111.

[49] Jensen M, Tawadros S, Sedlacek H H, et al. NK cell depletion diminish tumour-specific B cell responses. Immunology letters, 2004, 93(2-3): 205-210.

[50] Zitvogel L. Dendritic and natural killer cells cooperate in the control/switch of innate immunity. The Journal of experimental medicine, 2002, 195(3): F9-14.

[51] Koh C Y, Blazar B R, George T, et al. Augmentation of antitumor effects by NK cell inhibitory receptor blockade in vitro and in vivo. Blood, 2001, 97(10): 3132-3137.

[52] Sun C, Sun H, Zhang C, et al. NK cell receptor imbalance and NK cell dysfunction in HBV infection and hepatocellular carcinoma. Cellular & molecular immunology, 2015, 12(3): 292-302.

[53] Mamessier E, Sylvain A, Thibult M L, et al. Human breast cancer cells enhance self tolerance by promoting evasion from NK cell antitumor immunity. The Journal of clinical investigation, 2011, 121(9): 3609-3622.

[54] Peng Y P, Zhu Y, Zhang J J, et al. Comprehensive analysis of the percentage of surface receptors and cytotoxic granules positive natural killer cells in patients with pancreatic cancer, gastric cancer, and colorectal cancer. Journal of translational medicine, 2013, 11: 262.

[55] Garcia-Iglesias T, Del Toro-Arreola A, Albarran-Somoza B, et al. Low NKp30, NKp46 and NKG2D expression and reduced cytotoxic activity on NK cells in cervical cancer and precursor lesions. BMC cancer, 2009, 9: 186.

[56] de Kruijf E M, Sajet A, van Nes J G, et al. NKG2D ligand tumor expression and association with clinical outcome in early breast cancer patients: an observational study. BMC cancer, 2012, 12: 24.

[57] Shen Y, Lu C, Tian W, et al. Possible association of decreased NKG2D expression levels and suppression of the activity of natural killer cells in patients with colorectal cancer. International journal of oncology, 2012, 40(4): 1285-1290.

[58] He S, Yin T, Li D, et al. Enhanced interaction between natural killer cells and lung cancer cells: involvement in gefitinib-mediated immunoregulation. Journal of translational medicine, 2013, 11: 186.

[59] Raulet D H. Roles of the NKG2D immunoreceptor and its ligands. Nature reviews immunology, 2003, 3(10): 781-790.

[60] Ullrich E, Koch J, Cerwenka A, et al. New prospects on the NKG2D/NKG2DL system for oncology. Oncoimmunology, 2013, 2(10): e26097.

[61] Lundholm M, Schroder M, Nagaeva O, et al. Prostate tumor-derived exosomes down-regulate NKG2D

expression on natural killer cells and CD8[+] T cells: mechanism of immune evasion. PloS one, 2014, 9(9): e108925.

[62] Schlecker E, Fiegler N, Arnold A, et al. Metalloprotease-mediated tumor cell shedding of B7-H6, the ligand of the natural killer cell-activating receptor NKp30. Cancer research, 2014, 74(13): 3429-3440.

[63] Miller J S, Soignier Y, Panoskaltsis-Mortari A, et al. Successful adoptive transfer and in vivo expansion of human haploidentical NK cells in patients with cancer. Blood, 2005, 105(8): 3051-3057.

[64] Igarashi T, Wynberg J, Srinivasan R, et al. Enhanced cytotoxicity of allogeneic NK cells with killer immunoglobulin-like receptor ligand incompatibility against melanoma and renal cell carcinoma cells. Blood, 2004, 104(1): 170-177.

[65] Richards J, McNally B, Fang X, et al. Tumor growth decreases NK and B cells as well as common lymphoid progenitor. PloS one, 2008, 3(9): e3180.

[66] Jr Benson D M, Bakan C E, Mishra A, et al. The PD-1/PD-L1 axis modulates the natural killer cell versus multiple myeloma effect: a therapeutic target for CT-011, a novel monoclonal anti-PD-1 antibody. Blood, 2010, 116(13): 2286-2294.

[67] Boyerinas B, Jochems C, Fantini M, et al. Antibody-Dependent cellular cytotoxicity activity of a novel anti-PD-L1 antibody avelumab (MSB0010718C) on human tumor cells. Cancer immunology research, 2015, 3(10): 1148-1157.

[68] Bi J, Zhang Q, Liang D, et al. T-cell Ig and ITIM domain regulates natural killer cell activation in murine acute viral hepatitis. Hepatology, 2014, 59(5): 1715-1725.

[69] Bi J, Zheng X, Chen Y, et al. TIGIT safeguards liver regeneration through regulating natural killer cell-hepatocyte crosstalk. Hepatology, 2014, 60(4): 1389-1398.

[70] Morvan M G, Lanier L L. NK cells and cancer: you can teach innate cells new tricks. Nature reviews cancer, 2016, 16(1): 7-19.

[71] Glienke W, Esser R, Priesner C, et al. Advantages and applications of CAR-expressing natural killer cells. Frontiers in pharmacology, 2015, 6: 21.

[72] Xu Y, Xu L, Zhao M, et al. No receptor stands alone: IgG B-cell receptor intrinsic and extrinsic mechanisms contribute to antibody memory. Cell research, 2014, 24(6): 651-664.

[73] Naradikian M S, Hao Y, Cancro M P. Age-associated B cells: key mediators of both protective and autoreactive humoral responses. Immunological reviews, 2016, 269(1): 118-129.

[74] Hardy R R, Hayakawa K. Perspectives on fetal derived CD5+ B1 B cells. European journal of immunology, 2015, 45(11): 2978-2984.

[75] Yanaba K, Bouaziz J D, Matsushita T, et al. The development and function of regulatory B cells expressing IL-10 (B10 cells) requires antigen receptor diversity and TLR signals. Journal of immunology, 2009, 182(12): 7459-7472.

[76] DiLillo D J, Matsushita T, Tedder T F. B10 cells and regulatory B cells balance immune responses during inflammation, autoimmunity, and cancer. Annals of the New York Academy of Sciences, 2010, 1183: 38-57.

[77] Cohen M C. Medical Immunology, 6th edition. New York: Informa Healthcare USA. 2007: 160.

[78] 曹雪涛. 医学免疫学. 北京: 人民卫生出版社. 2013: 178-179.

[79] Nielsen J S, Sahota R A, Milne K, et al. CD20[+] tumor-infiltrating lymphocytes have an atypical CD27-

memory phenotype and together with CD8[+] T cells promote favorable prognosis in ovarian cancer. Clinical cancer research: an official journal of the American Association for Cancer Research, 2012, 18(12): 3281-3292.

[80] Serreze D V, Fleming S A, Chapman H D, et al. B lymphocytes are critical antigen-presenting cells for the initiation of T cell-mediated autoimmune diabetes in nonobese diabetic mice. Journal of immunology (Baltimore, Md: 1950), 1998, 161(8): 3912-3918.

[81] Tsou P, Katayama H, Ostrin E J, et al. The emerging role of B cells in tumor immunity. Cancer research, 2016, 76(19): 5597-5601.

[82] Mizoguchi A, Mizoguchi E, Takedatsu H, et al. Chronic intestinal inflammatory condition generates IL-10-producing regulatory B cell subset characterized by CD1d upregulation. Immunity, 2002, 16(2): 219-230.

# 第二章　树突状细胞

1868 年，科学家 Langerhans 将一种形状特别呈树突状结构的细胞命名为朗汉斯细胞，这是关于树突状细胞的最早描述[1]。1973 年，科学家 Steinman 将从小鼠脾脏中分离出的一树枝样突起的星状细胞命名为树突状细胞（dendritic cell，DC）[2]，从此 DC 细胞作为一类族群被我们了解及认识。DC 是体内抗原提呈能力最强的专职抗原提呈细胞（antigen presenting cell，APC），最大特点是能够刺激初始型 T 细胞，因此是机体免疫应答的主要启动者，在肿瘤免疫中发挥了关键的作用。

# 1　DC 分类及生物学特性

## 1.1　DC 分类

DC 尚无特异性的细胞表面分子标志来鉴定，主要通过形态学、组合性细胞表面标志及能刺激初始 T 细胞增殖等特点进行鉴定。所有的 DC 都起源于骨髓中的多能造血干细胞。DC 在体内主要有 2 种分化途径，髓系分化途径及淋巴系分化途径[3]。髓系 DC 起源于外周血单个核细胞的前体细胞[4]，淋巴系 DC 起源于血液或扁桃体浆细胞的前体细胞[5]。DC 以髓系来源为主，广泛分布于全身除大脑以外的各个脏器，但其数量极少，仅占外周血单核细胞的 0.5%~1.0%[6]。髓系和淋巴系两种起源的 DC 在功能上有很大的差异。髓系起源的 DC 摄取抗原物质后迁徙至淋巴器官 T 细胞区域，从而启动免疫反应；而淋巴系起源的 DC 局限于胸腺髓质及淋巴结 T 细胞区，仅具有免疫耐受及免疫调节作用。此外，激活髓系及淋巴系起源的 DC 的细胞因子也不同，分别为粒细胞-巨噬细胞集落刺激因子（granulocyte macrophage colony-stimulating tactor），GM-CSF 及 IL-3[7]。

根据刺激 T 细胞增殖能力的不同，按成熟情况，可分为未成熟 DC（immature dendritic cell，imDC）及成熟 DC（mature dendritic cell，mDC）。生理状态下，体内的多数 DC 为未成熟 DC。未成熟 DC 和成熟 DC 在形态学、表型、功能等方面都有很大的差异[8]。形态学方面：未成熟 DC 半贴壁，呈葡萄串样生长；成熟的 DC 集落分散，悬浮生长。表型方面：成熟 DC 细胞膜表面表达了高水平的 MHC 分子（MHC I 和 MHC II）、共刺激分子（CD80、CD86）、黏附分子（CD54、CD50）及淋巴细胞功能相关抗原（CD58），这些 MHC 分子和共刺激分子在肿瘤免疫过程中发挥重要作用[9]；而未成熟 DC 仅表达低水平的 MHC 分子、协同刺激分子和黏附分子等。功能学方面：未成熟 DC 具有很强的吞噬摄取、处理加工抗原的能力，通过吞噬外来抗原转变为成熟 DC，并向前哨淋巴结等淋巴器官迁移；成熟 DC 摄取和加工抗原的能力减弱，而抗原提呈能力逐渐增强，成熟的 DC 可点状放大激活静息的 T 细胞，其激活 T 细胞的能力是巨噬细胞和 B 细胞的 100~1000 倍[10]。

### 1.2 DC 细胞的生物学特性

抗原提呈与免疫激活是 DC 最重要的功能。DC 边迁移边成熟从而发挥该项功能。DC 摄取抗原可分为三条途径，第一条途径是通过其吞饮作用，第二条途径是受体介导的内吞作用，第三条途径是吞噬作用。当 DC 受到刺激被激活或成熟时，DC 向周围淋巴组织的 T 细胞依赖区迁移，DC 膜表面提呈大量抗原肽/MHC Ⅰ类分子复合物、抗原肽/MHC Ⅱ类分子复合物结合 TCR，成为 T 细胞激活的第一信号，同时上调使 T 细胞活化所必需的共刺激分子如 CD80、CD86、CD40，为 T 细胞充分活化提供第二信号。此外 DC 还通过自身分泌或诱导其他细胞大量合成和分泌细胞因子（如 IL-12、TNF-α、IFN-γ）提供第三信号，从而激活 T 细胞，产生抗原特异性细胞毒性 T 淋巴细胞（cytotoxic T lymphocyte，CTL）效应[11, 12]。

诱导免疫耐受是 DC 的另一重要功能。表达 MHC Ⅰ类和 MHC Ⅱ类分子的胸腺 DC 通过阴性选择去除自身反应性 T 细胞，保留抗原反应性 T 细胞，建立中枢免疫耐受。未成熟 DC 因其不表达共刺激分子，无法激活 T 细胞，也可诱导外周免疫耐受。DC 介导的外周免疫耐受具有可逆性。DC 还能参与调节性 T 细胞（regulatory T cell，Treg）的产生和诱导，进而参与免疫耐受的形成和维持。

# 2 DC 抗肿瘤免疫机制

大量的研究证实，机体的免疫系统可在肿瘤细胞发生发展时通过多种途径参与抗肿瘤的免疫效应。机体抗肿瘤免疫的机制包括细胞免疫应答和体液免疫应答，两者共同参与了抗肿瘤的免疫效应。细胞免疫为机体抗肿瘤的主要免疫应答，抗体参与的体液免疫仅在一些情况下起协同作用[13]。

### 2.1 DC 增强细胞毒性淋巴细胞的抗肿瘤作用

目前认为，DC 主要通过与淋巴细胞（CD4$^+$CTL、CD8$^+$CTL）相互作用，发挥抗肿瘤效应。成熟 DC 高表达的 MHC 分子与抗原结合后，可以直接将抗原提呈给 CD8$^+$的细胞，诱导细胞杀伤反应。另一方面，DC 可以促进 CD4$^+$的细胞分化为辅助性 T 细胞（helper T cells，Th）。Th 细胞可产生细胞因子如 IL-2 以促进 CD8$^+$细胞的增殖和分化，也可分化为 Th1 或 Th2 细胞从而引发相应的免疫应答[14]。研究表明，DC 还可以使肿瘤患者体内发生 Th1/Th2 的漂移，使机体免疫由 Th2 介导的体液免疫逆转为 Th1 介导的细胞免疫[15]。此外，肿瘤抗原致敏的 DC 可释放一种囊泡小体，该小体具有抗原提呈能力，且内含有大量 MHC Ⅰ、Ⅱ类分子和共刺激分子，能显著刺激抗原特异性 CD8$^+$CTL 细胞增殖，并诱导抗原特异性 CTL 反应[16]。

### 2.2 DC 通过细胞因子及趋化因子发挥抗肿瘤作用

当受到肿瘤抗原刺激后，DC 会分泌 IL-12，与 Th 表面的 IL-12 受体结合，促进 Th0

细胞向 Th1 细胞方向分化，同时并分泌 IFN-γ。IFN-γ 又可反向作用于 DC 细胞，促进 IL-2 的分泌。这种正反馈机制可使机体在短时间产生强大的抗肿瘤免疫应答。DC 还可产生多种细胞因子如 IL-1、IL-6、IL-18、IFN-α、TNF-α 及 IFN-γ 等调节免疫应答[17]。由 DC 细胞分泌的趋化因子 DC-CK1 可专一趋化初始型 T 细胞，使 T 细胞特异性在肿瘤部位聚集，从而刺激 T 细胞的激活[18]。

### 2.3  DC 通过其他途径发挥抗肿瘤作用

DC 能激活穿孔素 P-颗粒酶 B 和 Fas-FasL 介导的途径，增强 NK 的细胞毒作用。DC 可以使 NK 细胞处于安静状态，若 NK 细胞被激活则能诱导 DC 成熟[19]。DC 通过分泌如 IL-12、IFN-γ 等血管抑制因子，影响肿瘤血管形成，从而抑制肿瘤细胞的生长[20]。

# 3   DC 与肿瘤免疫逃逸

肿瘤细胞的免疫逃逸机制较为复杂，如肿瘤宿主的 DC 功能缺陷；肿瘤细胞低表达或不表达 MHC 分子及共刺激分子；肿瘤抗原的免疫原性减低；由于抗原提呈相关基因（TAP、LMP 等）表达的下调，体内的抗原提呈细胞不能有效地提呈肿瘤抗原活化初始型 T 细胞；机体对肿瘤抗原免疫耐受或者应答减低从而逃避免疫监视[21, 22]。

肿瘤细胞也可通过多种途径减弱或抑制 DC 的免疫效应，如通过直接改变肿瘤微环境影响 DC 的功能，或是通过肿瘤微环境中存在的大量细胞因子如 IL-10、血管内皮细胞生长因子（VEGF）及 TGF-β 释放阻碍 DC 的分化[23]。此外，研究表明，肿瘤还可以直接诱导 DC 凋亡。DC 凋亡使能够提呈肿瘤抗原的 DC 数目减少，促进了肿瘤的免疫逃逸。肿瘤中趋化因子如 TNF-α、IL-1 的缺乏也会导致 DC 向肿瘤病灶和局部淋巴结的迁移减少，最终导致免疫应答的缺陷[24]。

# 4   DC 的临床应用

T 细胞，尤其是 CD8+ T 细胞免疫应答在机体抗肿瘤免疫中发挥至关重要的作用，APC 有效的肿瘤抗原提呈是诱导 T 细胞抗肿瘤免疫应答的必要条件之一。DC 作为功能最强的 APC 受到广泛关注。DC 的肿瘤疫苗相关研究发展迅速、逐步深入，并在临床应用中初步显示出其良好的安全性及客观疗效。

DC 肿瘤疫苗根据其制备方式及效应机制的不同，可大致分为三类：①非靶向性 DC 疫苗；②体内靶向 DC 的疫苗；③体外负载肿瘤抗原的 DC 疫苗[25]。

### 4.1  非靶向性 DC 疫苗

非靶向性 DC 疫苗主要由包含肿瘤抗原表位的肽段、蛋白或编码肿瘤抗原的核酸构成。这些不同形式的肿瘤抗原会在体内被 DC 细胞摄取，经加工提呈给 T 细胞，从而诱发针对相应肿瘤抗原的 T 细胞免疫应答。包含 9~10 个氨基酸短肽的 DC 疫苗能诱导针对相应肿瘤抗原的 MHC I 类分子限制性 CD8$^+$T 细胞应答，但其临床疗效有限，推测与缺乏 CD4$^+$T 细胞的辅助有关[26-28]。相对而言，包含 25~50 个氨基酸的长肽或蛋白可能具有潜在的优势，因其能诱导针对多个抗原表位的免疫反应，同时激活 CD4$^+$T 细胞和 CD8$^+$T 细胞，拓宽免疫应答的范围[29]。

　　由于多肽/蛋白疫苗本身免疫原性较弱，故免疫方案中往往需添加"佐剂"以诱导强有力的抗肿瘤免疫应答。常用的佐剂包括：有效趋化和激活 DC 的 GM-CSF、多种 TLR 的激动剂及其联合应用，如 Poly I:C、CpG 等[30]。此外，来自美国密歇根大学的研究人员，使用一种全新的纳米圆盘体材料作为佐剂，因该种圆盘体材料带有肿瘤新抗原，可让免疫细胞对肿瘤细胞进行针对性的攻击，该研究已在动物实验中获得成功[31]。

　　非靶向性 DC 疫苗也可以是基于整个肿瘤细胞的，这种免疫策略不仅能够同时靶向多个肿瘤抗原，还省去了筛选肿瘤抗原的步骤。这种免疫策略，如 GVAX，所使用的肿瘤细胞是经过基因修饰的，使其表达能趋化和激活 DC 的 GM-CSF，从而增强其免疫原性[32]。除此之外，还有基于重组细菌或病毒的疫苗平台。被修饰的病毒载体可以选择性地表达某种肿瘤抗原和共刺激分子，从而直接将肿瘤抗原"投递"给 DC；也可以采用相对"间接"的策略，通过瘤内投递"溶瘤病毒"（oncolytic virus）感染并杀伤肿瘤细胞，同时病毒载体表达 GM-CSF 吸引 DC 至溶瘤部位，摄取肿瘤溶解释放的多种抗原[33, 34]。上述两种免疫策略有效模拟了感染和免疫应答激发的自然过程，有助于诱导强有力的抗肿瘤免疫。

## 4.2　体内靶向 DC 的疫苗

　　靶向 DC 的疫苗是通过将肿瘤抗原与靶向 DC 表面分子的单克隆抗体（monoclonal antibody，mAb）相偶联，以达到使肿瘤抗原在体内靶向 DC 目的的免疫策略[35]。值得注意的是，在不联合佐剂的条件下，靶向 DC 表面的某些受体将诱导抗原特异性免疫耐受而非抗肿瘤免疫[36]。DC 表面有多种表面受体，如 DEC205、DCIR 和 CLEC9A 等，不同 DC 亚群的表面分子也不尽相同。因此，靶向不同 DC 亚群表面的不同受体会导致不同类型的免疫应答，而靶向同一 DC 亚群表面的不同受体所诱导的免疫应答也不尽一致。例如，在添加适当佐剂的条件下，通过 DEC205 或 CLEC9A 靶向 CD8α$^+$ DC，比通过 DCIR 靶向 CD8α$^-$ DC 的疫苗诱导的免疫应答更强；在不添加佐剂的条件下，靶向 DC-ASGPR 的疫苗诱导分泌 IL-10 的 CD4$^+$ T 细胞，而靶向同一 DC 亚群表面 LOX-1 的疫苗则诱导分泌 IFN-γ 的 CD4$^+$ T 细胞[37, 38]。由此可见，当选择了适当的佐剂，并靶向适当的 DC 亚群表面的适当受体，DC 疫苗有望选择性地诱导强有效的抗肿瘤免疫反应、规避免疫抑制因素，而这一目标的实现，有赖于对 DC 生物学行为更深入和精准的认识作为指导。

## 4.3　体外负载肿瘤抗原的 DC 疫苗

　　体外负载肿瘤抗原的 DC 疫苗是指将分选得到自体 DC 在体外负载不同形式的肿瘤抗原，刺激其成熟，再回输至患者体内[39]。在这种免疫策略中，不同的 DC 亚群、不同的 DC 激活剂、DC 所负载的不同形式的抗原、处理后 DC 的给药方式，都不同程度地影响 DC 疫苗的效果。同非靶向性 DC 疫苗一样，DC 体外负载的肿瘤抗原可以是多种形式的，如 DC 与包含肿瘤抗原的肽段共孵育，DC 电转染编码肿瘤抗原的 RNA，DC 与肿瘤细胞或肿瘤细胞裂解物共孵育等。

通过 DC 与整个肿瘤细胞共孵育的方式使 DC 体外负载肿瘤抗原，这种免疫策略不仅能够同时靶向多个肿瘤抗原，还省去了筛选个体化肿瘤抗原的繁琐步骤，但存在激发自身免疫反应的潜在风险。为了改善 DC 疫苗的疗效，可通过紫外线照射、氧化处理及热激处理等方式增强肿瘤细胞的免疫原性[40]。除此之外，研究者通过 PEG 处理，制备 DC-肿瘤融合细胞，这种融合细胞表面同时表达多种肿瘤抗原、MHC I 类分子、MHC II 类分子和多种共刺激分子，能有效提呈肿瘤抗原，诱导 $CD4^+T$ 细胞和 $CD8^+T$ 细胞反应，与 TLR 激动剂、热休克蛋白合用在动物实验和临床应用中取得了客观疗效[41]。

尽管基于 DC 的肿瘤疫苗已经在部分肿瘤中成功诱导了抗肿瘤免疫应答并显示出客观的临床疗效，但 DC 疫苗作为单一疗法的抗肿瘤效果仍不甚理想。除了不断完善 DC 疫苗自身的免疫策略，研究者们同时必需意识到 DC 疫苗的疗效与肿瘤自身及其微环境密切相关。抗原调变、MHC I 类分子表达下调等免疫逃逸机制，肿瘤患者 T 细胞 CTLA-4 和 PD-1 的异常高表达，以及 Treg 细胞、MDSC、IL-10 和 TGF-β 等造成的免疫抑制微环境都不可避免地削弱 DC 疫苗的效果[42-45]。

未来基于 DC 疫苗的免疫策略应"自我完善"和"联合应用"并重，涉及针对肿瘤新抗原的个体化 DC 疫苗方案，探索有效的佐剂及其他增强疫苗免疫原性的方式，并与免疫检查点抑制剂，如抗 PD-1 单抗、抗 CTLA-4 单抗，以及诱导肿瘤细胞免疫原性死亡的疗法，如放疗、溶瘤病毒等联合应用，以提高 DC 疫苗的抗肿瘤效应。

# 5　总　　结

近年来，DC 肿瘤疫苗在肿瘤的预防和治疗方面显示了较好的应用前景。DC 肿瘤疫苗最早在 B 细胞淋巴瘤中应用[46]，此后，大量的 DC 肿瘤疫苗相关的临床研究应用于多种实体肿瘤。目前，已经进行到III期的 DC 肿瘤疫苗相关的临床试验有恶性黑色素瘤、前列腺癌、恶性神经胶质瘤和肾癌[47]。

DC 免疫治疗在恶性黑色素瘤方面取得了一些可喜进展。早在 2005 年 5 月，巴西 ANVISA 批准了异体 DC 肿瘤疫苗 Hybricell 用于晚期黑素瘤的治疗[48]。一项针对恶性黑素瘤患者的III期临床试验表明，应用 DC 肿瘤疫苗可显著延长患者的 3 年总生存率[49]。DC 相关疫苗在前列腺癌中的研究亦较为深入。Sipuleucel-T 直接将前列腺癌酸性磷酸酶抗原转染 DC 激发机体产生特异性的抗肿瘤反应。IMPACT 研究显示，尽管客观有效率评价显示治疗效果有限（<5%），Sipuleucel-T 组的中位生存时间（25.8 个月）要高于对照组（21.7 个月）4.1 个月[50]。2010 年 4 月，美国 FDA 批准 Sipuleucel-T 用于治疗无症状或症状轻微的转移性去势治疗无效的难治性前列腺癌（castration-resistant prostate cancer，CRPC）。在胶质瘤中，负载自体肿瘤裂解物的 DC 疫苗 DC-VAX-L 尚在进行III期临床试验中。有电穿孔法将自体肾脏肿瘤的 RNA 和 CD40L mRNA 转到 DC 的肿瘤疫苗，与靶向药物舒尼替尼联用的报道，目前也在临床试验中。DC 治疗性疫苗的应答率很少超过 15%，总体应答率偏低，但研究又发现，DC 疫苗能显著延长患者生存期。因此，关于 DC 疫苗疗效的评价标准不应单纯应用经典的 WHO 或 RECIST 标准来评价，而宜综合参考患者的总体生

存期和相关免疫学参数。国际上已经提出了实体肿瘤免疫治疗新的疗效标准——免疫相关疗效标准（immune-related response criteria，irRC）可供参考，另外在本书的第一篇第八章专门介绍肿瘤免疫治疗的疗效标准[51]。

参 考 文 献

[1] Tamaki K, Stingl G, Katz S I. The origin of Langerhans cells. The Journal of investigative dermatology, 1980, 74(5): 309-311.

[2] Steinman R M, Cohn Z A. Identification of a novel cell type in peripheral lymphoid organs of mice. I. Morphology, quantitation, tissue distribution. The Journal of experimental medicine, 1973, 137(5): 1142-1162.

[3] Davis T A, Saini A A, Blair P J, et al. Phorbol esters induce differentiation of human CD34$^+$ hemopoietic progenitors to dendritic cells: evidence for protein kinase C-mediated signaling. Journal of immunology, 1998, 160(8): 3689-3697.

[4] Caux C, Dezutter-Dambuyant C, Schmitt D, et al. GM-CSF and TNF-alpha cooperate in the generation of dendritic Langerhans cells. Nature, 1992, 360(6401): 258-261.

[5] Peters J H, Ruppert J, Gieseler R K, et al. Differentiation of human monocytes into CD14 negative accessory cells: do dendritic cells derive from the monocytic lineage? Pathobiology: journal of immunopathology, molecular and cellular biology, 1991, 59(3): 122-126.

[6] Caux C, Massacrier C, Vanbervliet B, et al. CD34$^+$ hematopoietic progenitors from human cord blood differentiate along two independent dendritic cell pathways in response to granulocyte-macrophage colony-stimulating factor plus tumor necrosis factor alpha: II. Functional analysis. Blood, 1997, 90(4): 1458-1470.

[7] Tian F, Wang L, Qin W, et al. Vaccination with transforming growth factor-beta insensitive dendritic cells suppresses pulmonary metastases of renal carcinoma in mice. Cancer letters, 2008, 271(2): 333-341.

[8] Shurin G V, Tourkova I L, Chatta G S, et al. Small rho GTPases regulate antigen presentation in dendritic cells. Journal of immunology, 2005, 174(6): 3394-3400.

[9] Salskov-Iversen M, Berger C L, Edelson R L. Rapid construction of a dendritic cell vaccine through physical perturbation and apoptotic malignant T cell loading. Journal of immune based therapies and vaccines, 2005, 3: 4.

[10] Paglia P, Chiodoni C, Rodolfo M, et al. Murine dendritic cells loaded in vitro with soluble protein prime cytotoxic T lymphocytes against tumor antigen in vivo. The Journal of experimental medicine, 1996, 183(1): 317-322.

[11] Ranieri E, Gigante M, Storkus W J, et al. Translational mini-review series on vaccines: dendritic cell-based vaccines in renal cancer. Clinical and experimental immunology, 2007, 147(3): 395-400.

[12] Morandi F, Chiesa S, Bocca P, et al. Tumor mRNA-transfected dendritic cells stimulate the generation of CTL that recognize neuroblastoma-associated antigens and kill tumor cells: immunotherapeutic implications. Neoplasia, 2006, 8(10): 833-842.

[13] Sheng K C, Pietersz G A, Wright M D, et al. Dendritic cells: activation and maturation--applications for cancer immunotherapy. Current medicinal chemistry, 2005, 12(15): 1783-1800.

[14] Inaba K, Turley S, Iyoda T, et al. The formation of immunogenic major histocompatibility complex class II-peptide ligands in lysosomal compartments of dendritic cells is regulated by inflammatory stimuli. The Journal of experimental medicine, 2000, 191(6): 927-936.

[15] Harada N, Kodama N, Nanba H. Relationship between dendritic cells and the D-fraction-induced Th-1 dominant response in BALB/c tumor-bearing mice. Cancer letters, 2003, 192(2): 181-187.

[16] Hao S, Bai O, Yuan J, et al. Dendritic cell-derived exosomes stimulate stronger CD8$^+$ CTL responses and antitumor immunity than tumor cell-derived exosomes. Cellular & molecular immunology, 2006, 3(3): 205-211.

[17] Hill J A, Ichim T E, Kusznieruk K P, et al. Immune modulation by silencing IL-12 production in dendritic cells using small interfering RNA. Journal of immunology, 2003, 171(2): 691-696.

[18] Adema G J, Hartgers F, Verstraten R, et al. A dendritic-cell-derived C-C chemokine that preferentially attracts naive T cells. Nature, 1997, 387(6634): 713-717.

[19] Yu Y, Hagihara M, Ando K, et al. Enhancement of human cord blood CD34$^+$ cell-derived NK cell cytotoxicity by dendritic cells. Journal of immunology, 2001, 166(3): 1590-1600.

[20] Numasaki M, Tomioka Y, Takahashi H, et al. IL-17 and IL-17F modulate GM-CSF production by lung microvascular endothelial cells stimulated with IL-1beta and/or TNF-alpha. Immunology letters, 2004, 95(2): 175-184.

[21] Zheng Q, Long J, Jia B, et al. Transforming growth factor-beta1 deteriorates microrheological characteristics and motility of mature dendritic cells in concentration-dependent fashion. Clinical hemorheology and microcirculation, 2014, 56(1): 25-40.

[22] Schreiber R D, Old L J, Smyth M J. Cancer immunoediting: integrating immunity's roles in cancer suppression and promotion. Science, 2011, 331(6024): 1565-1570.

[23] Pinzon-Charry A, Ho C S, Maxwell T, et al. Numerical and functional defects of blood dendritic cells in early- and late-stage breast cancer. British journal of cancer, 2007, 97(9): 1251-1259.

[24] Kaufman H L, Disis M L. Immune system versus tumor: shifting the balance in favor of DCs and effective immunity. The Journal of clinical investigation, 2004, 113(5): 664-667.

[25] Palucka K, Banchereau J. Dendritic-cell-based therapeutic cancer vaccines. Immunity, 2013, 39(1): 38-48.

[26] Rosenberg S A, Sherry R M, Morton K E, et al. Tumor progression can occur despite the induction of very high levels of self/tumor antigen-specific CD8$^+$ T cells in patients with melanoma. Journal of immunology (Baltimore, Md: 1950), 2005, 175(9): 6169-6176.

[27] Boon T, Coulie P G, Van den Eynde B J, et al. Human T cell responses against melanoma. Annual review of immunology, 2006, 24: 175-208.

[28] Janssen E M, Droin N M, Lemmens E E, et al. CD4$^+$ T-cell help controls CD8+ T-cell memory via TRAIL-mediated activation-induced cell death. Nature, 2005, 434(7029): 88-93.

[29] Quakkelaar E D, Melief C J. Experience with synthetic vaccines for cancer and persistent virus infections in nonhuman primates and patients. Advances in immunology, 2012, 114: 77-106.

[30] Jr Dubensky T W, Reed S G. Adjuvants for cancer vaccines. Seminars in immunology, 2010, 22(3): 155-161.

[31] Kuai R, Ochyl L J, Bahjat K S, et al. Designer vaccine nanodiscs for personalized cancer immunotherapy.

Nature materials, 2016.

[32] Le D T, Pardoll D M, Jaffee E M. Cellular vaccine approaches. Cancer journal (Sudbury, Mass), 2010, 16(4): 304-310.

[33] Russell S J, Peng K W, Bell J C. Oncolytic virotherapy. Nature biotechnology, 2012, 30(7): 658-670.

[34] Larocca C, Schlom J. Viral vector-based therapeutic cancer vaccines. Cancer journal (Sudbury, Mass), 2011, 17(5): 359-371.

[35] Bonifaz L, Bonnyay D, Mahnke K, et al. Efficient targeting of protein antigen to the dendritic cell receptor DEC-205 in the steady state leads to antigen presentation on major histocompatibility complex class I products and peripheral CD8+ T cell tolerance. The Journal of experimental medicine, 2002, 196(12): 1627-1638.

[36] Hawiger D, Inaba K, Dorsett Y, et al. Dendritic cells induce peripheral T cell unresponsiveness under steady state conditions in vivo. The Journal of experimental medicine, 2001, 194(6): 769-779.

[37] Idoyaga J, Lubkin A, Fiorese C, et al. Comparable T helper 1 (Th1) and CD8 T-cell immunity by targeting HIV gag p24 to CD8 dendritic cells within antibodies to Langerin, DEC205, and Clec9A. Proceedings of the National Academy of Sciences of the United States of America, 2011, 108(6): 2384-2389.

[38] Li D, Romain G, Flamar A L, et al. Targeting self- and foreign antigens to dendritic cells via DC-ASGPR generates IL-10-producing suppressive CD4$^+$ T cells. The Journal of experimental medicine, 2012, 209(1): 109-121.

[39] Palucka K, Banchereau J. Cancer immunotherapy via dendritic cells. Nature reviews cancer, 2012, 12(4): 265-277.

[40] Vandenberk L, Belmans J, Van Woensel M, et al. Exploiting the immunogenic potential of cancer cells for improved dendritic cell vaccines. Frontiers in immunology, 2015, 6: 663.

[41] Kajihara M, Takakura K, Ohkusa T, et al. The impact of dendritic cell-tumor fusion cells on cancer vaccines-past progress and future strategies. Immunotherapy, 2015, 7(10): 1111-1122.

[42] Pardoll D M. The blockade of immune checkpoints in cancer immunotherapy. Nature reviews cancer, 2012, 12(4): 252-264.

[43] Klebanoff C A, Acquavella N, Yu Z, et al. Therapeutic cancer vaccines: are we there yet? Immunological reviews, 2011, 239(1): 27-44.

[44] Gabrilovich D I, Nagaraj S. Myeloid-derived suppressor cells as regulators of the immune system. Nature reviews immunology, 2009, 9(3): 162-174.

[45] Coussens L M, Zitvogel L, Palucka A K. Neutralizing tumor-promoting chronic inflammation: a magic bullet? Science (New York, NY), 2013, 339(6117): 286-291.

[46] Hsu F J, Benike C, Fagnoni F, et al. Vaccination of patients with B-cell lymphoma using autologous antigen-pulsed dendritic cells. Nature medicine, 1996, 2(1): 52-58.

[47] Anguille S, Smits E L, Lion E, et al. Clinical use of dendritic cells for cancer therapy. The Lancet oncology, 2014, 15(7): e257-267.

[48] Barbuto J A, Ensina L F, Neves A R, et al. Dendritic cell-tumor cell hybrid vaccination for metastatic cancer. Cancer immunology, immunotherapy: CII, 2004, 53(12): 1111-1118.

[49] Markowicz S, Nowecki Z I, Rutkowski P, et al. Adjuvant vaccination with melanoma antigen-pulsed

dendritic cells in stage III melanoma patients. Medical Oncology, 2012, 29(4): 2966-2977.

[50] Kantoff P W, Higano C S, Shore N D, et al. Sipuleucel-T immunotherapy for castration-resistant prostate cancer. The New England journal of medicine, 2010, 363(5): 411-422.

[51]Wolchok J D, Hoos A, O'Day S, et al. Guidelines for the evaluation of immune therapy activity in solid tumors: immune-related response criteria. Clinical cancer research: an official journal of the American Association for Cancer Research, 2009, 15(23): 7412-7420.

# 第三章 肿瘤抗原

肿瘤抗原是指细胞在癌变过程中出现的，能够诱导宿主产生细胞免疫和体液免疫的新抗原及过度表达的抗原物质的总称。有效的机体抗肿瘤免疫主要由细胞免疫介导，本章节重点阐述诱发细胞免疫的抗原分类。肿瘤抗原具有以下特点：免疫原性，指引起免疫应答的性能；免疫特异性，指引起机体产生针对该抗原的特异性抗体和致敏淋巴细胞；免疫反应性，指能与免疫应答产物相互作用的性能[1]。目前认为肿瘤抗原产生的分子机制主要包括：①在细胞转化和癌变过程中产生新的蛋白质分子；②糖基化等原因所导致的异常细胞蛋白质独特降解产物；③正常分子结构改变；④隐蔽的自身抗原分子的暴露；⑤膜蛋白分子的异常聚集；⑥胚胎抗原或分化抗原的畸变表达；⑦某些蛋白的翻译后修饰障碍[1]。临床观察发现少部分肿瘤患者可有自发的肿瘤消退，人们相信在少数患者体内存在抗肿瘤反应，但是肿瘤抗原引起的免疫反应通常较弱，甚至引起免疫耐受。目前肿瘤发生免疫逃逸的机制主要有下述三点。①肿瘤发生免疫逃逸与肿瘤的抗原性有关。肿瘤相关的蛋白来源于胚胎或者正常细胞的组分，属于弱抗原，且特异性的抗原表位可能被多糖封闭，使得免疫系统无法识别。②由于晚期转移性肿瘤或免疫系统本身的衰竭使免疫系统的作用被削弱。③肿瘤抗原的提呈能力差[2]。基于肿瘤抗原以上的特点，如何提高肿瘤抗原的免疫原性成为肿瘤免疫学发展的关键。

依据抗原的特异性，肿瘤抗原主要分为肿瘤特异性抗原（tumor specific antigen，TSA）和肿瘤相关抗原（tumor associated antigen，TAA）。肿瘤特异性抗原只存在于癌变细胞表面，在正常组织中不表达。肿瘤相关抗原，包括 p53、p15、Her-2/neu、PSA、PSMA、CEA、SART-1、PRAME 等，这类抗原在正常组织中低表达，在肿瘤细胞中有很高的表达。

# 1 新 抗 原

新抗原（neoantigen），即突变蛋白产生的抗原和致瘤病毒整合进基因组产生的抗原，属于肿瘤特异性抗原范畴。本节着重阐述在肿瘤细胞形成过程中，由正常基因突变产生的抗原。随着基因组学、蛋白质组学的发展，人们可利用生物信息学的方法对突变的基因进行分析，预测出可能和 MHC 结合的对应肽段，即对应的抗原表位，其被 T 细胞识别后，发挥特异性杀伤作用。有研究表明，在小鼠和人体内 CD4+和 CD8+T 细胞都能特异性识别新抗原表位。新抗原为肿瘤特异性抗原，正常组织不表达，并且无中枢性 T 细胞耐受性，是近年来肿瘤抗原领域最受瞩目的抗原类别[3]。

肿瘤细胞的突变在各系统肿瘤中的频率高低有别，在黑色素瘤、肺癌、食管癌、胃癌、肠癌等肿瘤组织中有较高水平的突变[3]。以新抗原为基础的个体化免疫治疗有以下几种模式（图 3-1）。一是新抗原作为肿瘤治疗性疫苗，包括肽疫苗、RNA 疫苗、DC 疫苗等形式，诱发和增强体内针对这类特异性抗原的免疫反应，从而去杀伤表达这类抗原的靶细胞[4-6]。有研究表明，荷瘤小鼠体内注射新抗原疫苗，可控制肿瘤增长[7-10]。Carreno 等[11]发现，利用新抗原制备的肿瘤疫苗,其既可以产生对新抗原的主动免疫,又能增强 T 细胞的抗肿瘤效应。这为新抗原制备肿瘤疫苗进一步走向临床提供了依据。二是以新抗原为基础的过继性细胞免疫治疗,包括分选扩增新抗原特异性 T 细胞、获取新抗原特异性 T 细胞的 TCR 转染 T 细胞、制备针对肿瘤表面提呈的新抗原的 CAR-T 细胞等[12]。目前,新抗原为基础的过继性细胞免疫治疗在恶性黑色素瘤、淋巴瘤、卵巢癌及胆管癌中取得较好的疗效[13]。2014 年,Rosenberg 团队通过对病灶的全基因组测序筛选出可能的新抗原,制备特异性 T 细胞治疗一名转移性胆管癌患者,该患者在治疗一周期后就达到了部分缓解[14]。三是新抗原与其他常规肿瘤治疗模式的联合,如肿瘤放射治疗、化疗、免疫卡控点阻滞剂等,增加新抗原在免疫系统的暴露,调节肿瘤免疫微环境,发挥协同作用[3]。无论使用何种策略、何种模式来增强肿瘤特异性 T 细胞反应性,靶向多个新抗原显得至关重要,以防止肿瘤细胞通过改变涉及的突变表位,发生肿瘤逃逸[15]。此外,还需避免靶向自身免疫疾病相关的突变基因,以免诱导或加重癌症相关的自身免疫性疾病[16]。

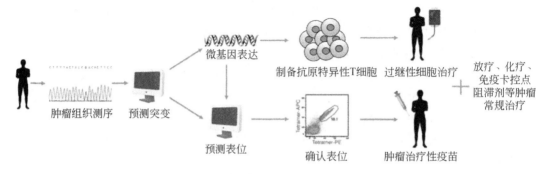

图 3-1  新抗原为基础的个体化免疫治疗模式

目前临床较常见,研究较多的突变基因是 EGFR 和 KRAS。EGFR 基因由 28 个外显子组成,编码 1186 个氨基酸,位于人类染色体 7p13—q22 区,其编码的蛋白是 ErbB 受体家族的成员之一,位于细胞表面,能被特异性的配体如表皮生长因子激活。目前已知的 EGFR 基因突变常见于第 19 位外显子的缺失、L858R、T790M、G719X、L861Q、S768I、第 20 位外显子的插入等,以前两者居多,占所有突变的 90%,这些突变引起 EGFR 蛋白过表达或活性过强,可能与多种恶性肿瘤的发生有关,包括非小细胞肺癌、直肠癌、多形性胶质细胞瘤等[17-19]。因此,EGFR 基因突变可以作为恶性肿瘤治疗的靶标。

Kras 基因是一种原癌基因,长约 35kb,位于 12 号染色体,是 ras 基因家族成员之一,编码 Kras 蛋白。Kras 基因分为突变型和野生型,常见的突变位点位于 Kras 基因 2 号外显子的 12 号密码子和 13 号密码子及 3 号外显子的 61 号密码子,其中有 7 个突变热点:G12C、G12R、G12S、G12V、G12D、G12A、G13V/D,占 Kras 基因总突变的 90% 以上。据报道,体细胞 Kras 基因突变与多种人类恶性肿瘤,如肺癌、白血病、胰腺癌、结直肠癌等有关[20-23]。近年来,有研究表明,通过噬菌体肽库展示技术制备出针对 KRAS G12V HLA 限制性的胞外段的抗体,有望进一步设计出针对 KRAS G12V 突变位点 HLA 限制性的 CAR-T,可能有很好的临床应用前景[24]。

# 2 病毒相关抗原

病毒基因的导入可诱发细胞发生转化，表达出可为免疫系统识别的新的病毒相关抗原，是新抗原的另一重要组成部分。1947 年，有学者在 Rous 肉瘤细胞中观察到病毒颗粒，称为 Rous 肉瘤病毒，这是经过证实的第一种动物肿瘤病毒[25]。目前研究发现，至少有 6 种人类病毒与肿瘤的发生密切相关（表 3-1），分别是 EB 病毒（Epstein-Barr virus，EBV）、乙肝病毒（hepatitis B virus，HBV）、丙肝病毒（hepatitis C virus，HCV）、人类乳头瘤病毒（human papilloma virus，HPV）、人类嗜 T 淋巴细胞病毒（human T-cell lymphotropic virus，HTLV-1）和卡波西肉瘤相关病毒（Kaposi's associated sarcoma virus，KSHV）[26-30]。本节以 EBV 和 HPV 为例作详细介绍。

表 3-1 病毒相关肿瘤汇总[26-28, 30]

| 致瘤病毒 | 相关肿瘤 |
|---|---|
| EBV | 鼻咽癌、胃癌、霍奇金病、传染性单核细胞增多症及免疫缺陷相关淋巴增生性疾病[移植后淋巴组织增生性疾病（PTLD）和 HIV 感染下的非霍奇金淋巴瘤] |
| HBV、HCV | 肝癌 |
| HPV | 宫颈上皮内瘤变（CIN）、宫颈癌、肛门癌、阴茎癌、外阴和阴道肿瘤、头颈部肿瘤、口咽部肿瘤、皮肤癌 |
| HTLV-1 | 淋巴细胞白血病 |
| KSHV | 卡波西肉瘤、原发性渗出性淋巴瘤及多中心卡斯特曼病 |

EBV，1964 年最早在 Burkitt 淋巴瘤中被发现，是首个被证实的 DNA 致瘤病毒。在多种疾病和肿瘤中均能检测到 EB 病毒，如鼻咽癌、胃癌、霍尔金病、传染性单核细胞增多症及免疫缺陷相关淋巴增生性疾病[包括移植后淋巴组织增生性疾病（PTLD）和 HIV 感染下的非霍奇金淋巴瘤]等。EBV 在肿瘤细胞中以潜伏状态存在，主要通过其表达的潜伏蛋白参与肿瘤的形成。根据潜伏蛋白不同分为三种潜伏类型：Burkitt 淋巴瘤、约 50%以上的鼻咽癌和 EBV 相关胃癌均属于 I 型潜伏感染，主要表达核抗原 EBNA1；II 型潜伏感染包含剩余的鼻咽癌、霍奇金病和某些 T 细胞淋巴瘤，除了 EBNA1 外，这些肿瘤还表达潜伏膜蛋白 1（LMP1）及潜伏膜蛋白 2A（LMP2A）；III 型潜伏感染肿瘤则以免疫抑制相关的淋巴瘤为代表，表达 LMP1、LMP2A 及所有的 EBNA[31]。EBV 潜伏感染阶段存在的抗原，如病毒核抗原 EBNA2、EBNA3、EBNA6 潜伏膜蛋白 LMP1 和 LMP2A，有显著的 CTL 反应活性，在肿瘤免疫中发挥较大的作用[32]。以 LMP1 为例，有研究成功构建了以人类潜伏膜蛋白 1 胞外域抗体（human anti-LMP1 extramembrane domains antibody，HLEA）为嵌合抗体的 CAR（HLEA/CAR）-T 细胞，并证明瘤内注射 HLEA/CAR-T 细胞可以提高 IFN-γ 和 IL-2 的分泌水平，可以成功抑制异种移植肿瘤的体内生长[33]。

HPV，是一类无包膜的双链环状小分子 DNA 病毒，主要感染皮肤和黏膜上皮[34]。HPV 在女性人群中感染率极高，有 100 多种亚型，一般可分为低危型和高危型，其中高危型如

HPV16、HPV18，其持续性感染与宫颈上皮内瘤变、宫颈癌的发生密切相关[35]。HPV16还多见于肛门癌、阴茎癌、外阴和阴道肿瘤、头颈部肿瘤、口咽部肿瘤、皮肤癌等。

有研究表明，低危型与高危型 HPV 的 E6、E7 蛋白分子结构特点不同，从而导致了病毒活动的差异。在上皮细胞恶性转化过程中，E6 和 E7 蛋白持续稳定表达，且正常组织中并不存在。因此，目前大多数治疗性疫苗都是针对 E6 和 E7 蛋白设计的，如病毒/细菌载体疫苗、肽/蛋白疫苗、DNA 疫苗、DC 疫苗等[35]。Santin 等[36]开展了首个过继性免疫细胞疗法治疗宫颈癌的临床试验，针对一名 HPV18 感染的宫颈腺癌复发合并肺部转移的患者，治疗流程为皮下注射 5 次荷载 HPV18 E7 的自体 DC 细胞，回输 3 次上述 DC 细胞激活的自体 T 细胞，并联合低剂量的 IL-2，经过 13 个月的治疗，CT 引导下细针穿刺活检结果显示，肺部的肿瘤灶内已检测不到癌细胞，该患者总生存期达 23 个月，且疗程中未出现严重的不良反应。Ferrara 等[37]用荷载 HPV16/HPV18 E7 蛋白的自体 DC 疫苗治疗 15 名宫颈癌患者，也获得很好的临床疗效。

# 3　癌-睾抗原

癌-睾抗原（cancer testis antigen，CT）是一类能在多种肿瘤组织中表达，而睾丸、胎盘和胎儿卵巢以外的正常组织几乎不表达的抗原。因其表达的独特性，癌-睾抗原被认为是一类能用于肿瘤免疫治疗的理想靶抗原，至今已鉴定出 250 多个 CT 抗原成员（数据来源于http://www.cta.lncc.br）。不同的 CT 抗原在致瘤过程中发挥着不同的作用（图 3-2）。目前临床研究较多的是黑色素瘤抗原-1（melanoma-associated antigen gene，MAGE-1）和 NY-ESO-1。

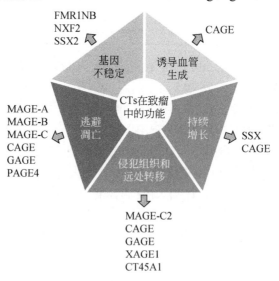

图 3-2　常见 CT 抗原在致瘤过程中的作用

20 世纪 90 年代初，van der Bruggen 等[38]成功克隆了第一个人类肿瘤抗原，并且命名为 MAGE-1，成为肿瘤免疫学发展史上的里程碑。所有的 MAGE 基因产物在中心部位均含有 mage 同源结构域（mage homology domain，MHD），其为由 165~171 个氨基酸构成的高度保守序列[39]。基于这些基因的组织特异性表达，MAGE 家族被分为两大类：MAGE-

Ⅰ类抗原和 MAGE-Ⅱ类抗原。MAGE-Ⅰ家族成员，包括 MAGE-A、MAGE-B 和 MAGE-C 3 个亚系，除在睾丸和胎盘组织中表达外，在其他正常组织中均不表达，而在多种肿瘤组织中呈高表达状态。但是，MAGE-Ⅱ类抗原在正常成熟组织有表达，其中最有代表性的为 MAGE-D 和 MAGE-G[40]。因此，MAGE-Ⅰ类抗原被认为是一种肿瘤特异性抗原，在肿瘤免疫研究领域受到极大关注。

MAGE-1 不仅表达于黑色素瘤，还表达于肺癌、乳腺癌、食管癌、口腔鳞状细胞癌、尿道上皮癌等[41-46]。实验证明，一些表观遗传学机制如 DNA 甲基化和组蛋白乙酰化，在调节 MAGE-1 基因表达上起到了重要作用。有一些研究表明，在 HCT116 人类结肠癌细胞中，敲除 DNA 甲基转移酶 DNMT1 和 DNMT3b 后，MAGE-A1 启动子的甲基化明显减少。另外，小鼠体内研究表明，基因组低甲基化能促进肿瘤形成，同时也证明了 MAGE-1 的表达与肿瘤的发生发展相关[47]。目前 MAGE-A1/HLA-A1 和 MAGE-A11/HLA-A1 的人源 T 细胞受体 Fab 片段已被成功制备，逆转录这两种 Fab 片段进入 T 细胞，可使 T 细胞特异性识别肿瘤细胞，提高抗肿瘤作用[48-50]。

NY-ESO-1 是由 Chen 等[51]使用重组 cDNA 文库血清学分析技术从食管癌 cDNA 表达文库中筛出来的一种肿瘤共享抗原。该抗原涉及各个系统的肿瘤，表达频率不一，其中蛋白表达频率最高的是神经母细胞瘤（82%）、滑膜肉瘤（80%）、恶性黑色素瘤（46%），而 mRNA 在前列腺癌、膀胱癌、乳腺癌、多发性骨髓瘤和肝细胞癌中有较高表达，在口腔鳞癌、食管癌的表达也能达到 20%～40%[52-56]。

Jager 等[55]最早鉴别出一组位于 NY-ESO-1 氨基酸序列第 157-170 位的表位多肽（p157-167，p157-165，p155-163），这些多肽可被 HLA-A2 分子提呈，从而诱导出特异性的 CTL 应答。目前研究人员已鉴定出二十余种 NY-SO-1 抗原表位，可被不同类型的 HLA 分子提呈。随着越来越多的表位多肽的发现，各种多肽疫苗也逐渐问世。自抗原肽疫苗应用以来，国内外关于 NY-ESO-1 疫苗在肿瘤免疫治疗中的临床试验报道不断，从多肽疫苗到全长蛋白疫苗，均取得了一定效果[56, 57]。日本学者将 NY-ESO-1 p157-170 与不完全弗氏佐剂（incomplete freund's adjuvant，IFA）联合使用作为疫苗，结果发现该疫苗可诱导多数患者产生体液免疫和 T 细胞反应，部分患者在接种后 1 年仍可检测出反应性 T 细胞[58]。可见，通过佐剂与抗原肽的联合应用，能有效增强抗原肽的免疫原性。Schuberth 等研究发现，在骨髓瘤小鼠模型中，回输靶向 NY-ESO-1 的嵌合抗原受体改造的 T 细胞，可特异性的杀伤内源性表达 NY-ESO-1 的肿瘤细胞[59]。Robbins 等[60]研发的靶向 NY-ESO-1 的 TCR-T 疗法先后用于转移性黑色素瘤和滑液细胞瘤患者，治疗反应率分别为 55%（11/20）和 61%（11/18），这些结果均证实经基因改造靶向 NY-ESO-1 的 T 细胞具有一定的治疗效果。

# 4 肿瘤相关抗原

肿瘤相关抗原是指既存在于肿瘤组织或细胞，也存在于正常组织或细胞的抗原物质，只是其在肿瘤细胞的表达量远超过正常细胞，但仅表现为量的变化而无严格的肿瘤特异性，也称为共同肿瘤抗原[1]。肿瘤相关抗原在肿瘤的临床实践中有很多重要的作用，不但可以用于肿瘤早期诊断的辅助指标及导向治疗的靶点，而且对疗效的评估、复发转移及预后判断都有一定的指导意义。

　　p53、HER-2/neu、ras 等基因蛋白抗原及胚胎性抗原、分化抗原等均属此类抗原。HER-2/neu 是 HER 家族的第二位成员，也称为 neu 或 cerbB-2 家族，表达的产物为单链跨膜糖蛋白。已证明乳腺癌、卵巢癌等多种人类癌症中存在 HER-2/neu 过表达，其在胃肠道肿瘤组织中的表达率约 30%~45%[61]。ras 基因编码 P21 蛋白，近来发现 P21 活性激酶-1 的表达与结肠癌的演变密切相关，并促进肿瘤细胞的活性和入侵能力[62]。

　　胚胎抗原是一类在正常情况下表达在胚胎组织而不表达在成熟组织上的蛋白分子。他们之所以在成人肿瘤细胞表面获得，被认为是相应编码基因脱抑制的结果。由于胚胎抗原在其发育阶段以自身蛋白形式出现，宿主对其已形成免疫耐受性，故在宿主体内难以激发抗肿瘤的免疫应答。尽管如此，肿瘤胚胎抗原的研究为肿瘤免疫诊断提供了有效手段。甲胎蛋白、癌胚抗原、胚胎性硫糖蛋白抗原等均属于胚胎抗原。其中两种被研究的最充分的肿瘤胚胎抗原是甲胎蛋白和癌胚抗原。甲胎蛋白是由胚胎期肝及卵黄囊产生，正常成人血清含量为 4~10μg/L 之间，原发性肝癌等恶性肿瘤患者血清含量明显增加[1]。癌胚抗原主要表达于 2~7 个月龄胎儿的肠、肝、胰腺组织，正常成人血清含量小于 2.5μg/L，其在肺癌和乳腺癌等组织中表达水平增加，在消化道恶性肿瘤组织中的表达率高达 90%。近年来的研究表明，癌胚抗原也可成为肿瘤免疫治疗的靶点。

　　分化抗原存在于正常细胞表面，它们为特定组织类型及该组织正常分化的特定阶段所特有。由于某种组织产生的肿瘤通常异常表达该组织的分化抗原，如红细胞血型抗原常出现在人胃癌细胞[1]，这种不恰当表达的抗原对确定转化细胞有一定的价值。

　　综上所述，肿瘤抗原包括细胞在癌变过程中出现的新抗原及过度表达的抗原物质。根据肿瘤的抗原特异性，可将肿瘤抗原分为只存在于肿瘤细胞的肿瘤特异性抗原及既存在于肿瘤细胞也以较低含量存在于一些正常细胞的肿瘤相关抗原。肿瘤抗原在肿瘤的发生、发展和诱导机体抗肿瘤免疫效应中起重要作用。因此，寻找、鉴定及分析肿瘤抗原是肿瘤免疫学研究的核心。

# 参 考 文 献

[1] 何维. 医学免疫学. 北京: 人民卫生出版社. 2012.

[2] Foss F M. Immunologic mechanisms of antitumor activity. Seminars in oncology, 2002, 29(3 Suppl 7): 5-11.

[3] Schumacher T N, Schreiber R D. Neoantigens in cancer immunotherapy. Science, 2015, 348(6230): 69-74.

[4] Boisguerin V, Castle J C, Loewer M, et al. Translation of genomics-guided RNA-based personalised cancer vaccines: towards the bedside. British journal of cancer, 2014, 111(8): 1469-1475.

[5] Fritsch E F, Hacohen N, Wu C J. Personal neoantigen cancer vaccines: the momentum builds. Oncoimmunology, 2014, 3: e29311.

[6] Vonderheide R H, Nathanson K L. Immunotherapy at large: the road to personalized cancer vaccines. Nature medicine, 2013, 19(9): 1098-1100.

[7] Castle J C, Kreiter S, Diekmann J, et al. Exploiting the mutanome for tumor vaccination. Cancer research, 2012, 72(5): 1081-1091.

[8] Duan F, Duitama J, Al Seesi S, et al. Genomic and bioinformatic profiling of mutational neoepitopes reveals new rules to predict anticancer immunogenicity. The Journal of experimental medicine, 2014, 211(11):

2231-2248.

[9] Gubin M M, Zhang X, Schuster H, et al. Checkpoint blockade cancer immunotherapy targets tumour-specific mutant antigens. Nature, 2014, 515(7528): 577-581.

[10] Yadav M, Jhunjhunwala S, Phung Q T, et al. Predicting immunogenic tumour mutations by combining mass spectrometry and exome sequencing. Nature, 2014, 515(7528): 572-576.

[11] Carreno B M, Magrini V, Becker-Hapak M, et al. A dendritic cell vaccine increases the breadth and diversity of melanoma neoantigen-specific T cells. Science, 2015, 348(6236): 803-808.

[12] Desrichard A, Snyder A, Chan T A. Cancer neoantigens and applications for immunotherapy. Clinical cancer research: an official journal of the American Association for Cancer Research, 2016, 22(4): 807-812.

[13] Bobisse S, Foukas P G, Coukos G, et al. Neoantigen-based cancer immunotherapy. Annals of translational medicine, 2016, 4(14): 262.

[14] Tran E, Turcotte S, Gros A, et al. Cancer immunotherapy based on mutation-specific CD4+ T cells in a patient with epithelial cancer. Science, 2014, 344(6184): 641-645.

[15] Schreiber R D, Old L J, Smyth M J. Cancer immunoediting: integrating immunity's roles in cancer suppression and promotion. Science, 2011, 331(6024): 1565-1570.

[16] Joseph C G, Darrah E, Shah A A, et al. Association of the autoimmune disease scleroderma with an immunologic response to cancer. Science, 2014, 343(6167): 152-157.

[17] Lynch T J, Bell D W, Sordella R, et al. Activating mutations in the epidermal growth factor receptor underlying responsiveness of non-small-cell lung cancer to gefitinib. The New England journal of medicine, 2004, 350(21): 2129-2139.

[18] Walker F, Abramowitz L, Benabderrahmane D, et al. Growth factor receptor expression in anal squamous lesions: modifications associated with oncogenic human papillomavirus and human immunodeficiency virus. Human pathology, 2009, 40(11): 1517-1527.

[19] Burel-Vandenbos F, Benchetrit M, Miquel C, et al. EGFR immunolabeling pattern may discriminate low-grade gliomas from gliosis. Journal of neuro-oncology, 2011, 102(2): 171-178.

[20] Tam I Y, Chung L P, Suen W S, et al. Distinct epidermal growth factor receptor and KRAS mutation patterns in non-small cell lung cancer patients with different tobacco exposure and clinicopathologic features. Clinical cancer research: an official journal of the American Association for Cancer Research, 2006, 12(5): 1647-1653.

[21] Almoguera C, Shibata D, Forrester K, et al. Most human carcinomas of the exocrine pancreas contain mutant c-K-ras genes. Cell, 1988, 53(4): 549-554.

[22] Ahmad E I, Gawish H H, Al Azizi N M, et al. The prognostic impact of K-RAS mutations in adult acute myeloid leukemia patients treated with high-dose cytarabine. Oncotargets and therapy, 2011, 4: 115-121.

[23] Nam S K, Yun S, Koh J, et al. BRAF, PIK3CA, and HER2 Oncogenic Alterations According to KRAS Mutation Status in Advanced Colorectal Cancers with Distant Metastasis. PLoS one, 2016, 11(3).

[24] Skora A D, Douglass J, Hwang M S, et al. Generation of MANAbodies specific to HLA-restricted epitopes encoded by somatically mutated genes. Proceedings of the National Academy of Sciences of the United States of America, 2015, 112(32): 9967-9972.

[25] Baltimore D. RNA-dependent DNA polymerase in virions of RNA tumour viruses. Nature, 1970, 226(5252):

1209-1211.

[26] de Martel C, Ferlay J, Franceschi S, et al. Global burden of cancers attributable to infections in 2008: a review and synthetic analysis. The Lancet oncology, 2012, 13(6): 607-615.

[27] Jha H C, Pei Y, Robertson E S. Epstein-Barr Virus: Diseases Linked to Infection and Transformation. Frontiers in microbiology, 2016, 7: 1602.

[28] Chandran B, Hutt-Fletcher L. Gammaherpesviruses entry and early events during infection. In: Arvin A, Campadelli-Fiume G, Mocarski E, et al. editors. Human Herpesviruses: Biology, Therapy, and Immunoprophylaxis. Cambridge: Cambridge University PressCopyright (c) Cambridge University Press. 2007.

[29] Elgui de Oliveira D, Muller-Coan B G, Pagano J S. Viral carcinogenesis beyond malignant transformation: EBV in the progression of human cancers. Trends in microbiology, 2016, 24(8): 649-664.

[30] Martin D, Gutkind J S. Human tumor-associated viruses and new insights into the molecular mechanisms of cancer. Oncogene, 2008, 27 Suppl 2: S31-S42.

[31] Chen J N, He D, Tang F, et al. Epstein-Barr virus-associated gastric carcinoma: a newly defined entity. Journal of clinical gastroenterology, 2012, 46(4): 262-271.

[32] Rajcani J, Szenthe K, Banati F, et al. Survey of Epstein Barr virus (EBV) immunogenic proteins and their epitopes: implications for vaccine preparation. Recent patents on anti-infective drug discovery, 2014, 9(1): 62-76.

[33] Tang X, Zhou Y, Li W, et al. T cells expressing a LMP1-specific chimeric antigen receptor mediate antitumor effects against LMP1-positive nasopharyngeal carcinoma cells in vitro and in vivo. Journal of biomedical research, 2014, 28(6): 468-475.

[34] Ghittoni R, Accardi R, Hasan U, et al. The biological properties of E6 and E7 oncoproteins from human papillomaviruses. Virus genes, 2010, 40(1): 1-13.

[35] 赵静, 黄浩, 罗晓玲. 人乳头瘤状病毒感染与机体免疫的研究进展. 中国病毒病杂志, 2015, 2: 157-160.

[36] Santin A D, Bellone S, Gokden M, et al. Vaccination with HPV-18 E7-pulsed dendritic cells in a patient with metastatic cervical cancer. The New England journal of medicine, 2002, 346(22): 1752-1753.

[37] Ferrara A, Nonn M, Sehr P, et al. Dendritic cell-based tumor vaccine for cervical cancer II: results of a clinical pilot study in 15 individual patients. Journal of cancer research and clinical oncology, 2003, 129(9): 521-530.

[38] van der Bruggen P, Traversari C, Chomez P, et al. A gene encoding an antigen recognized by cytolytic T lymphocytes on a human melanoma. Science, 1991, 254(5038): 1643-1647.

[39] Chomez P, De Backer O, Bertrand M, et al. An overview of the MAGE gene family with the identification of all human members of the family. Cancer research, 2001, 61(14): 5544-5551.

[40] Barker P A, Salehi A. The MAGE proteins: emerging roles in cell cycle progression, apoptosis, and neurogenetic disease. Journal of neuroscience research, 2002, 67(6): 705-712.

[41] Vanderstraeten A, Tuyaerts S, Everaert T, et al. In vitro assessment of the expression and T cell immunogenicity of the tumor-associated antigens BORIS, MUC1, hTERT, MAGE-A3 and Sp17 in uterine cancer. International journal of molecular sciences, 2016, 17(9).

[42] Rastgoosalami M, Memar B, Aledavood S A, et al. Evaluation of MAGE-1 cancer-testis antigen expression in invasive breast cancer and its correlation with prognostic factors. Iranian journal of cancer prevention, 2016, 9(4).

[43] Saiag P, Gutzmer R, Ascierto P A, et al. Prospective assessment of a gene signature potentially predictive of clinical benefit in metastatic melanoma patients following MAGE-A3 immunotherapeutic (PREDICT). Annals of oncology, 2016, 27(10): 1947-1953.

[44] Srivastava P, Paluch B E, Matsuzaki J, et al. Induction of cancer testis antigen expression in circulating acute myeloid leukemia blasts following hypomethylating agent monotherapy. Oncotarget, 2016, 7(11): 12840-12856.

[45] Zhai X, Xu L, Zhang S, et al. High expression levels of MAGE-A9 are correlated with unfavorable survival in lung adenocarcinoma. Oncotarget, 2016, 7(4): 4871-4881.

[46] Tang W W, Liu Z H, Yang T X, et al. Upregulation of MAGEA4 correlates with poor prognosis in patients with early stage of esophageal squamous cell carcinoma. Oncotargets and therapy, 2016, 9: 4289-4293.

[47] Gaudet F, Hodgson J G, Eden A, et al. Induction of tumors in mice by genomic hypomethylation. Science (New York, NY), 2003, 300(5618): 489-492.

[48] Chames P, Hufton S E, Coulie P G, et al. Direct selection of a human antibody fragment directed against the tumor T-cell epitope HLA-A1-MAGE-A1 from a nonimmunized phage-Fab library. Proceedings of the National Academy of Sciences of the United States of America, 2000, 97(14): 7969-7974.

[49] Chames P, Willemsen R A, Rojas G, et al. TCR-like human antibodies expressed on human CTLs mediate antibody affinity-dependent cytolytic activity. Journal of immunology (Baltimore, Md: 1950), 2002, 169(2): 1110-1118.

[50] Willemsen R A, Debets R, Hart E, et al. A phage display selected fab fragment with MHC class I-restricted specificity for MAGE-A1 allows for retargeting of primary human T lymphocytes. Gene therapy, 2001, 8(21): 1601-1608.

[51] Chen Y T, Boyer A D, Viars C S, et al. Genomic cloning and localization of CTAG, a gene encoding an autoimmunogenic cancer-testis antigen NY-ESO-1, to human chromosome Xq28. Cytogenetics and cell genetics, 1997, 79(3-4): 237-240.

[52] Fujita S, Wada H, Jungbluth A A, et al. NY-ESO-1 expression and immunogenicity in esophageal cancer. Clinical cancer research: an official journal of the American Association for Cancer Research, 2004, 10(19): 6551-6558.

[53] Jungbluth A A, Antonescu C R, Busam K J, et al. Monophasic and biphasic synovial sarcomas abundantly express cancer/testis antigen NY-ESO-1 but not MAGE-A1 or CT7. International journal of cancer, 2001, 94(2): 252-256.

[54] Ries J, Mollaoglu N, Vairaktaris E, et al. Diagnostic and therapeutic relevance of NY-ESO-1 expression in oral squamous cell carcinoma. Anticancer research, 2009, 29(12): 5125-5130.

[55] Jager E, Chen Y T, Drijfhout J W, et al. Simultaneous humoral and cellular immune response against cancer-testis antigen NY-ESO-1: definition of human histocompatibility leukocyte antigen (HLA)-A2-binding peptide epitopes. The Journal of experimental medicine, 1998, 187(2): 265-270.

[56] Jager E, Gnjatic S, Nagata Y, et al. Induction of primary NY-ESO-1 immunity: CD8[+] T lymphocyte and

antibody responses in peptide-vaccinated patients with NY-ESO-1+ cancers. Proceedings of the National Academy of Sciences of the United States of America, 2000, 97(22): 12198-12203.

[57] Davis I D, Chen W, Jackson H, et al. Recombinant NY-ESO-1 protein with ISCOMATRIX adjuvant induces broad integrated antibody and CD4$^+$ and CD8$^+$ T cell responses in humans. Proceedings of the National Academy of Sciences of the United States of America, 2004, 101(29): 10697-10702.

[58] Odunsi K, Qian F, Matsuzaki J, et al. Vaccination with an NY-ESO-1 peptide of HLA class Ⅰ/Ⅱ specificities induces integrated humoral and T cell responses in ovarian cancer. Proceedings of the National Academy of Sciences of the United States of America, 2007, 104(31): 12837-12842.

[59] Schuberth P C, Jakka G, Jensen S M, et al. Effector memory and central memory NY-ESO-1-specific re-directed T cells for treatment of multiple myeloma. Gene therapy, 2013, 20(4): 386-395.

[60] Robbins P F, Kassim S H, Tran T L, et al. A pilot trial using lymphocytes genetically engineered with an NY-ESO-1-reactive T-cell receptor: long-term follow-up and correlates with response. Clinical cancer research: an official journal of the American Association for Cancer Research, 2015, 21(5): 1019-1027.

[61] Vadlamudi R, Mandal M, Adam L, et al. Regulation of cyclooxygenase-2 pathway by HER2 receptor. Oncogene, 1999, 18(2): 305-314.

[62] Carter J H, Douglass L E, Deddens J A, et al. Pak-1 expression increases with progression of colorectal carcinomas to metastasis. Clinical cancer research: an official journal of the American Association for Cancer research, 2004, 10(10): 3448-3456.

# 第四章　肿瘤免疫微环境

肿瘤免疫微环境被称为肿瘤的"第七大标记性特征"，由固有免疫细胞、适应性免疫细胞、细胞因子、细胞表面分子等组成。这些免疫组分构成了复杂的调控网络，在肿瘤发生、发展中起着举足轻重的作用[1, 2]。本章节将对肿瘤免疫微环境的组成特点及肿瘤免疫微环境的重塑进行介绍。

# 1　肿瘤免疫微环境组成及特点

## 1.1　免疫细胞

肿瘤免疫微环境中包含参与机体免疫反应的所有免疫细胞，其中，既有发挥免疫杀伤作用的细胞毒性 T 淋巴细胞（CTL）、自然杀伤细胞（NK）等，又有发挥免疫抑制作用的骨髓来源的抑制性细胞（myeloid-derived suppressor cell，MDSC）、调节性 T 细胞（Treg）、肿瘤相关巨噬细胞（tumor associated macrophage，TAM）等，见图 4-1。

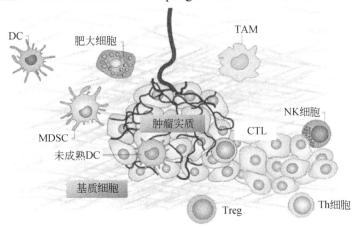

图 4-1　肿瘤组织中主要免疫细胞

### 1.1.1　CTL

CTL 是肿瘤组织中具有抗肿瘤细胞免疫功能的主要成员，既可以分泌 IFN-γ 抑制肿瘤生长，又可以在识别肿瘤抗原后，通过分泌穿孔素、颗粒酶发挥直接杀伤肿瘤细胞的作用。已有多项研究表明，肿瘤组织中较高的 CTL 浸润数量与患者较好预后相关[3]。然而，肿瘤免疫微环境中存在多种可抑制 CTL 功能的细胞因子，其中以 IL-10 与 TGF-β 的作用最为显著，IL-10 可阻断 T 细胞向细胞毒效应 T 细胞转化；TGF-β 可抑制 CTL 和 NK 细胞增殖、分化或免疫活性的发挥。除此之外，肿瘤细胞通过上调细胞表面 PD-L1、PD-L2 分子的水平，抑制 T 细胞活化信号。因此，在肿瘤微环境中众多免疫因素的共同调控下，其活性往往受到抑制，不能有效发挥抗肿瘤作用。

### 1.1.2 Th 细胞

Th 细胞是一群异质性免疫细胞群，根据其分泌细胞因子的类型及功能不同，可具体分为 Th1、Th2、Treg 及 Th17 四群。其中，Th1 类细胞可分泌 IL-2 和 IFN-γ，发挥促进细胞免疫应答的功能。而 Th2 类细胞则通过分泌 IL-4、IL-5、IL-10、IL-13 等细胞因子抑制抗肿瘤细胞免疫应答。Treg 是目前肿瘤免疫学研究的热点之一，TGF-β、IL-6 可促进 T 细胞向 Treg 分化。Treg 有多种亚型，包括 CD4$^+$Treg、CD8$^+$Treg、NKT Treg、CD4$^-$CD8$^-$Treg 等，目前研究最多的是 CD4$^+$ Treg。转录因子 Foxp3 在 Treg 细胞的发育和功能维持中发挥重要的作用，是目前为止 Treg 细胞最具特征性的标记[4, 5]。肿瘤组织中的 Treg 参与构成肿瘤免疫抑制性微环境，对肿瘤免疫应答进行负性调节。Treg 细胞表面高表达免疫抑制性分子 CTLA4、LAG3、TRAIL，通过细胞间相互作用诱导 T 细胞凋亡，通过分泌免疫抑制因子如 IL-10、TGF-β，抑制抗肿瘤细胞免疫反应；通过释放穿孔素、颗粒酶直接杀伤 T 细胞、单核细胞及 DC[6]。在卵巢癌、胰腺癌、肺癌和恶黑等多种恶性肿瘤中均发现肿瘤组织中 FoxP3$^+$Treg 聚集，并且高 Treg/Teff 比值与患者不良预后相关。Th17 细胞在分化及功能上与 Treg 细胞相互抑制，共同维持机体局部微环境平衡。

### 1.1.3 肿瘤浸润性 NK（tumor-infiltrating natural killer cells，TINKs）

NK 细胞是来源于骨髓的 CD3$^-$CD56$^+$淋巴细胞群，是抗肿瘤固有免疫的主要细胞类型，具有识别溶解肿瘤细胞、产生免疫调节性细胞因子的功能。根据细胞表面 CD16 表达与否及 CD56 分子表达密度的差异，将 NK 细胞分为 CD56$^{dim}$ CD16$^+$和 CD56$^{bright}$ CD16$^-$两个亚群。其中，CD56$^{bright}$ CD16$^-$高表达 IL-2 受体，可产生大量细胞因子，主要起免疫调节作用；CD56$^{dim}$ CD16$^+$表达中度亲和力的 IL-2 受体，主要发挥细胞毒作用，具有更强的杀伤活性。肿瘤组织中的 NK 细胞大多数为 CD56$^{bright}$CD16$^-$NK 细胞亚群，该亚群通过分泌 IL-2、IL-10、IL-12 和 GM-CSF 等多种细胞因子参与抗肿瘤免疫调控[7]。

### 1.1.4 髓系来源巨噬细胞

髓系来源巨噬细胞（myeloid-derived suppressor cell，MDSC）是一群异质性的细胞群体，包括髓系细胞前体、未成熟粒细胞、单核细胞和树突状细胞。在荷瘤小鼠模型及患者的肿瘤组织内均发现 MDSC 的存在。人 MDSC 的表型为 Lin$^-$HLA-DR$^-$CD33$^+$CD11b$^+$或 CD11b$^+$CD14$^-$CD33$^+$。MDSC 既能通过抑制 NK、巨噬细胞的抗肿瘤作用而抑制固有免疫反应，又能通过阻断 CD4$^+$/CD8$^+$T 细胞的活化、诱导产生 Treg 等机制抑制适应性免疫反应[8]。

### 1.1.5 肿瘤相关巨噬细胞

血液中的单核细胞在肿瘤细胞、间质细胞及免疫细胞分泌的趋化因子的作用下，被募集到肿瘤细胞周围，分化成为肿瘤相关巨噬细胞（tumor-associated macrophage，TAM）。TAM 是肿瘤免疫微环境中数量最多的一类免疫细胞，存在于肿瘤发展的各个阶段。1992

年，Mantovani 等提出了著名的"巨噬细胞平衡假说"，认为 TAM 具有杀伤肿瘤和促瘤生长的双重作用，根据其不同的功能将肿瘤相关巨噬细胞分为 M1 和 M2 型。M1 型 TAM 发挥抗肿瘤作用，M2 型促进肿瘤细胞的侵袭转移。TAM 的极化与肿瘤微环境密切相关，在肿瘤微环境的长期作用下，TAM 主要表现为 M2 型，M2 型 TAM 增多是造成患者预后不良的重要因素。M2 型 TAM 参与了肿瘤的发生、生长、侵袭和转移的全部过程，并且与肿瘤新生血管生成和淋巴管生成密切相关。在肿瘤形成的初期，M2 型 TAM 可以促进肿瘤新生血管形成，增强肿瘤细胞的侵袭、运动能力，在肿瘤转移过程中，M2 型 TAM 促进肿瘤"转移前微环境"的形成，在转移部位促进肿瘤细胞外渗、生存和持续增长。除此之外，TAM 还可以通过释放 IL-10、TGF-β 等细胞因子发挥免疫抑制功能，"保护"肿瘤细胞避免受到 NK 细胞和 T 细胞的识别杀伤[9]。

## 1.2　细胞因子

细胞因子是主要由免疫细胞分泌的能在细胞间传递信息的小分子蛋白，包括六类：白细胞介素、生长因子、集落刺激因子、干扰素、肿瘤坏死因子及趋化因子。肿瘤微环境中存在大量细胞因子，不仅引起血管扩张，募集免疫细胞到肿瘤部位，还可促进肿瘤细胞生长转移，刺激血管淋巴管生存，见表 4-1。

**表 4-1　主要细胞因子分类举例**

| 分类 | 举例 |
| --- | --- |
| 白细胞介素 | IL-2、IL-4、IL-5、IL-6、IL-10、IL-12 |
| 生长因子 | TGF-β、EGF、VEGF、FGF、PDGF |
| 集落刺激因子 | G-CSF、M-CSF、GM-CSF |
| 干扰素 | IFN-α、IFN-β、IFN-γ |
| 肿瘤坏死因子 | TNF-α、TNF-β |
| 趋化因子 | CCL3、CCL4、CCL5、CXCL9、CXCL10、CXCL11、CXCL16、CX3CL1 |

### 1.2.1　IL-6

IL-6 是目前发现的功能最为广泛的细胞因子之一，它主要参与机体的抑制性免疫应答，并在多种细胞的增殖和分化过程中发挥重要的作用。IL-6 与受体结合后，通过 Ras/Erk 途径、JAK/ STAT3 途径和 PI3K 三种信号通路发挥作用，其中 JAK/ STAT3 途径可通过促进 CD4+T 细胞向 Th17 表型分化，促进促瘤细胞因子 IL-17、IL-22 的产生和巨噬细胞向免疫抑制表型转化等多种途径发挥免疫调节作用，在肿瘤的发生、发展中扮演重要角色。淋巴细胞、单核巨噬细胞、肿瘤细胞等多种类型细胞均可分泌 IL-6。癌症患者血清中 IL-6 水平明显高于健康对照组或良性疾病患者，IL-6 已被尝试作为一种检测炎症和恶性肿瘤的诊断标志物，灵敏度和特异度分别达到 60%~70% 和 58%~90%[10]。

### 1.2.2 IL-12

IL-12 主要由活化的抗原提呈细胞产生，能够活化 CTL，刺激 T 细胞、NK 细胞分泌 IFN-γ、IL-2、TNF-α 等多种细胞因子，上调 MHC I /MHC II 类分子，促进 DC 和巨噬细胞的成熟和活化，并可反馈性上调 IL-12 的产生[11]。IL-12 可以通过抑制 TGF-β、VEGF、MMP9 间接抑制肿瘤血管的形成。动物实验表明，IL-12 对多种肿瘤（结肠癌、恶黑、肾细胞癌、肝癌、卵巢癌等）的生长和转移具有强有力的抑制作用，而且具有毒性低、活性强和半衰期长的优点[12]。

### 1.2.3 TGF-β

TGF-β 是一个具有免疫抑制功能的多功能细胞因子，在肿瘤微环境中，TGF-β 主要由肿瘤细胞和间质细胞（包括免疫细胞和成纤维细胞）分泌，其与受体 TβR II 结合后启动经典 Smad 和非 Smad 信号通路，参与肿瘤的生长、血管生成、转移和侵袭等多个进程[13]。TGF-β 还参与形成促进肿瘤生长的免疫抑制性微环境，在肿瘤免疫调控中发挥重要作用。TGF-β 能够通过抑制 Th1 类细胞反应抑制 CTL、NK 细胞、DC、B 细胞的功能，促进 Treg 产生，并能通过促进 TAM 向 M2 型转化及招募 MDSC 等多种途径抑制肿瘤免疫反应[14]。

### 1.2.4 趋化因子

趋化因子顾名思义，是具有细胞趋化性的一类细胞因子，是细胞因子中相对特殊的一类，通过与同源性 G 蛋白受体（GPCRs）结合，活化 G 蛋白亚单位 PLCB、磷酸肌醇 3 激酶（PI3K）及 src 家族激酶，启动信号转导途径。目前发现的趋化因子近 50 个，根据 N 端半胱氨酸的位置，分为 CXC、CC、CX3C 和 C 型。趋化因子参与了肿瘤发生发展的各个方面，既作用于肿瘤细胞，促进肿瘤生长转移，参与肿瘤新生血管的生成，同时，又在肿瘤免疫微环境的调控中发挥双向调节的作用[15]。一方面，肿瘤及肿瘤组织中的基质细胞通过释放 CXCL9、CXCL10、CXCL11、CXCL16、CX3CL1、CCL3、CCL4、CCL5 等趋化因子，募集天然免疫细胞 NK 细胞及特异性免疫细胞 CTL，引起抗肿瘤免疫反应。另一方面，肿瘤组织中高水平的 CCL2、CCL28、CCL22、CCL1、CCL17、CCL22 等趋化因子通过募集免疫抑制性细胞 Treg、MDSC 及 M2 型 TAM 抑制肿瘤组织中的免疫反应。因此，肿瘤组织中各趋化因子的水平决定着肿瘤的免疫状态[16]。

## 1.3 细胞表面分子

### 1.3.1 Toll 样受体

Toll 样受体（Toll-like receptor，TLR）是 IL-1R 超家族的成员，是一类通过识别微生物保守结构，在机体抵御外来微生物入侵中发挥重要作用的模式识别受体。目前发现的 TLR 家族成员有 11 个（TLR1~TLR11），在 T、B 淋巴细胞、DC、NK 细胞等多种细胞表面均有表达。TLR 不仅可以识别各种不同的病原相关分子模式（pathogen-associated molecular patterns，PAMP），介导天然免疫，DC 表面的 TLR 还可以与相应配体结合，提供获得性免疫的共刺激信号。越来越多的证据表明，肿瘤的发生发展与微生物感染、损伤、炎症及组织修复密切相关，不同 TLR 信号在肿瘤免疫中产生截然不同的结果——激活免疫系统的抑瘤作用或促进肿瘤的免疫逃逸[17]。目前已经在乳腺癌、前列腺癌、结肠癌等多种肿瘤细胞表面发现 TLR 的表达，激活肿瘤细胞表面的 TLR4 可以诱导肿瘤细胞释放免疫抑制性细胞因子如 NO、IL-6、IL-10，帮助肿瘤细胞逃避 NK 细胞、CTL 等免疫细胞的攻击，发生免疫逃逸。除此之外，肿瘤细胞表面的 TLR4 还可通过抑制肿瘤细胞凋亡、增强肿瘤侵袭性等途径促进肿瘤生长。肿瘤的发生发展常伴有基因突变的产生，这些突变细胞作为危险信号被 TLR 特异性识别，激活抗原提呈细胞，促进肿瘤相关的抗原特异性 T 细胞的分化和成熟，激活免疫系统的抗肿瘤免疫应答[18]。除此之外，肿瘤的发生还伴有内源性配体的释放，这些内源性配体通过与 TLR 结合，招募 NK 细胞、DC、中性粒细胞及 TAM，诱发机体对肿瘤的免疫应答[19]。

### 1.3.2　共刺激分子

T 细胞活化不仅需要 pMHC 提呈的抗原特异性信号，还受细胞表面共刺激分子的调控。根据共刺激分子对 T 细胞活化信号的调节功能分为具有增强 TCR 信号介导的免疫应答的正性共刺激分子（CD28/CD80/CD86、4-1BB/4-1BBL、OX40/OX40L），以及具有抑制 TCR 信号介导的免疫应答的负性共刺激分子（PD-1/PD-L1、CTLA-4/CD80/CD86、Tim-3/Galectin-9），也称免疫卡控点。这些共刺激分子在免疫应答的不同阶段发挥对免疫应答的启动、激发、扩大和增强的作用，并通过免疫卡控点精确地调节免疫应答的程度和持续的时间。在肿瘤组织中，负性调节的卡控点占据优势地位，抑制 T 细胞的活化过程。肿瘤细胞借助免疫卡控点逃避免疫细胞攻击，成为肿瘤免疫耐受的主要原因之一，见图 4-2。

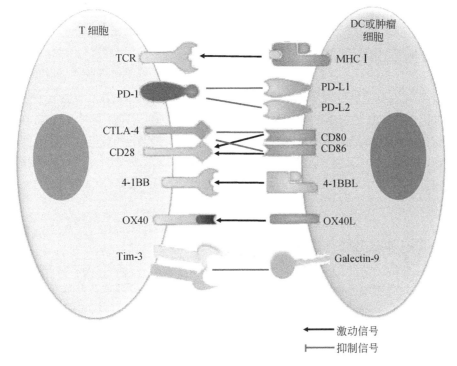

图 4-2　T 细胞表面共刺激分子及其配体

CTLA-4：CTLA-4 是 T 细胞活化早期表达在细胞表面的一种受体，与 T 细胞表面的 CD28 在基因结构和表达上相似，可竞争性抑制 CD28 与 CD80/CD86 结合产生的共刺激信号。其胞内段包含一个免疫受体酪氨酸抑制基序（immunoreceptor tyrosine-based inhibitory motif, ITIM），当与配体结合后，ITIM 募集蛋白酪氨酸磷酸酶，逆转第一信号刺激导致的分子磷酸化，从而抑制 T 细胞活化，主要在免疫系统活化早期发挥作用[20]。

PD-1/PD-L1：PD-1 是活化 T 细胞、B 细胞及巨噬细胞表面的重要抑制性分子，其胞内段含有一个 ITIM 和一个免疫受体酪氨酸转换基序（immunoreceptor tyrosine-based switch motif，ITSM），当与配体结合后，ITSM 介导 T 细胞内蛋白酪氨酸磷酸酶的募集及对 T 细胞活化信号的抑制。肿瘤细胞也可通过高表达 PD-1 的配体 PD-L1、PD-L2，诱导免疫耐受及 T 细胞凋亡。

# 2　免疫微环境重塑

## 2.1　靶向免疫抑制性细胞

肿瘤组织中有多种具有免疫抑制功能的细胞存在，包括 M2 型巨噬细胞、MDSC 和 Treg，这些细胞通过分泌抑制性细胞因子（IL-10、TGF-β），表达抑制性表面受体（CTLA-4、PD-L1）抑制免疫反应，促进肿瘤的发生发展。减少免疫抑制性细胞的数量、抑制其免疫活性可以重塑健康的肿瘤免疫微环境，产生抗肿瘤作用。主要包括以下几种途径：①减少肿瘤对免疫抑制性细胞的募集；②清除肿瘤局部免疫抑制性细胞；③诱导重分化；④靶向其发挥免疫抑制功能的通路[21]。

## 2.2　调控趋化因子水平

肿瘤组织中各类型免疫细胞的组成比例主要受趋化因子的影响，增加抗肿瘤免疫细胞的数量，抑制免疫抑制性细胞的聚集是调控趋化因子的基本思路。主要方式有：瘤内注射、借助病毒载体增加肿瘤组织中 CXCL10[22]、CXCL16[23]、CCL5[24]等趋化因子水平；对回输的免疫细胞进行基因改造，使其表达趋化因子受体如 CXCR2、CCR4[25]，从而顺趋化因子浓度梯度向肿瘤组织迁移；或者利用抗体阻断 CCL2，使得 Treg 和 MDSC 不能有效迁移至肿瘤组织。

## 2.3　调控肿瘤微环境中细胞因子水平

调节肿瘤组织中免疫抑制性及刺激性细胞因子的含量也可以重塑肿瘤免疫微环境。大剂量回输 IL-2、IFN-α能有效激发肿瘤非特异性免疫应答，已获批用于临床。回输经基因改造后可分泌 IL-12 的 T 细胞能增加肿瘤微环境中 IL-12 的含量，逆转免疫耐受，使 T 细胞发挥更有效的抗肿瘤功能[26]。应用抑制性细胞因子（IL-10、TGF-β）的抑制剂也可以改变肿瘤微环境中的免疫抑制状态。

## 2.4　免疫调节抗体

免疫调节抗体是指通过作用于共抑制或共刺激分子调节 T 细胞活性来提高抗肿瘤免疫反应的治疗方法，包括免疫卡控点抑制剂及免疫激活单克隆抗体。其中，免疫卡控点抑制剂在肿瘤的免疫治疗中取得了令人瞩目的治疗效果。免疫卡控点抑制剂在肿瘤治疗中的目标是通过阻断免疫卡控点分子及其配体，重塑机体的抗肿瘤免疫反应。目前研究最多的是 CTLA-4、PD-1 及 PD-L1 分子，其中，CTLA-4 单抗（ipilimumab）和 PD1 单抗（nivolumab/pembrolizumab）已经被 FDA 批准用于恶黑、非小细胞肺癌、进展期肾细胞癌等多种实体瘤的治疗。

尽管近年来以免疫卡控点阻断为代表的肿瘤免疫治疗取得了令人振奋的成绩，然而，免疫反应是一个动态和复杂的过程，尤其是免疫微环境中各个成分彼此制约，因此，充分认识肿瘤微环境中各个组分的作用机制，将不同免疫治疗方式进行有效结合才是肿瘤免疫治疗的新方向，见图 4-3。

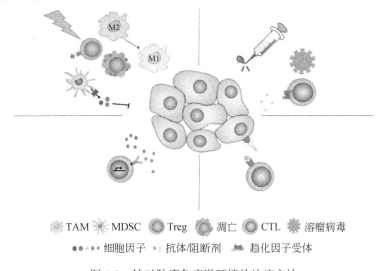

TAM　MDSC　Treg　凋亡　CTL　溶瘤病毒
细胞因子　抗体/阻断剂　趋化因子受体

图 4-3　针对肿瘤免疫微环境的治疗方法

## 参 考 文 献

[1] Junttila M R, de Sauvage F J. Influence of tumour micro-environment heterogeneity on therapeutic response. Nature, 2013, 501(7467): 346-354.

[2] Smyth M J, Ngiow S F, Ribas A, et al. Combination cancer immunotherapies tailored to the tumour microenvironment. Nature reviews, Clinical oncology, 2016, 13(3): 143-158.

[3] Tang H, Wang Y, Chlewicki L K, et al. Facilitating T cell infiltration in tumor microenvironment overcomes resistance to PD-L1 blockade. Cancer cell, 2016, 30(3): 500.

[4] Hori S, Nomura T, Sakaguchi S. Control of regulatory T cell development by the transcription factor Foxp3. Science, 2003, 299(5609): 1057-1061.

[5] Fontenot J D, Rudensky A Y. A well adapted regulatory contrivance: regulatory T cell development and the forkhead family transcription factor Foxp3. Nature immunology, 2005, 6(4): 331-337.

[6]  Hegmans J P, Aerts J G. Immunomodulation in cancer. Curr opin pharmacol, 2014, 17: 17-21.

[7]  Guillerey C, Huntington N D, Smyth M J. Targeting natural killer cells in cancer immunotherapy. Nature immunology, 2016, 17(9): 1025-1036.

[8]  Gabrilovich D I, Ostrand-Rosenberg S, Bronte V. Coordinated regulation of myeloid cells by tumours. Nature reviews, Immunology, 2012, 12(4): 253-268.

[9]  Ramanathan S, Jagannathan N. Tumor associated macrophage: a review on the phenotypes, traits and functions. Iran J Cancer Prev, 2014, 7(1): 1-8.

[10] Hodge D R, Hurt E M, Farrar W L. The role of IL-6 and STAT3 in inflammation and cancer. Eur J Cancer, 2005, 41(16): 2502-2512.

[11] Tugues S, Burkhard S H, Ohs I, et al. New insights into IL-12-mediated tumor suppression. Cell Death Differ, 2015, 22(2): 237-246.

[12] Lasek W, Zagozdzon R, Jakobisiak M. Interleukin 12: still a promising candidate for tumor immunotherapy? Cancer Immunol Immunother, 2014, 63(5): 419-435.

[13] Neuzillet C, Tijeras-Raballand A, Cohen R, et al. Targeting the TGFbeta pathway for cancer therapy. Pharmacol Ther, 2015, 147: 22-31.

[14] Yang L, Pang Y, Moses H L. TGF-beta and immune cells: an important regulatory axis in the tumor microenvironment and progression. Trends Immunol, 2010, 31(6): 220-227.

[15] Dell'Agnola C, Biragyn A. Clinical utilization of chemokines to combat cancer: the double-edged sword. Expert Rev Vaccines, 2007, 6(2): 267-283.

[16] Viola A, Sarukhan A, Bronte V, et al. The pros and cons of chemokines in tumor immunology. Trends Immunol, 2012, 33(10): 496-504.

[17] Rakoff-Nahoum S, Medzhitov R. Toll-like receptors and cancer. Nat Rev Cancer, 2009, 9(1): 57-63.

[18] Matzinger P. The danger model: a renewed sense of self. Science, 2002, 296(5566): 301-305.

[19] Tsan M F. Toll-like receptors, inflammation and cancer. Semin Cancer Biol, 2006, 16(1): 32-37.

[20] Brahmer J R. Harnessing the immune system for the treatment of non-small-cell lung cancer. J Clin Oncol, 2013, 31(8): 1021-1028.

[21] Devaud C, John L B, Westwood J A, et al. Immune modulation of the tumor microenvironment for enhancing cancer immunotherapy. Oncoimmunology, 2013, 2(8): e25961.

[22] Huang H, Xiang J. Synergistic effect of lymphotactin and interferon gamma-inducible protein-10 transgene expression in T-cell localization and adoptive T-cell therapy of tumors. Int J Cancer, 2004, 109(6): 817-825.

[23] Guiducci C, Vicari A P, Sangaletti S, et al. Redirecting in vivo elicited tumor infiltrating macrophages and dendritic cells towards tumor rejection. Cancer Res, 2005, 65(8): 3437-3446.

[24] Li J, O'Malley M, Urban J, et al. Chemokine expression from oncolytic vaccinia virus enhances vaccine therapies of cancer. Mol Ther, 2011, 19(4): 650-657.

[25] Di Stasi A, De Angelis B, Rooney C M, et al. T lymphocytes coexpressing CCR4 and a chimeric antigen receptor targeting CD30 have improved homing and antitumor activity in a Hodgkin tumor model. Blood, 2009, 113(25): 6392-6402.

[26] Kerkar S P, Goldszmid R S, Muranski P, et al. IL-12 triggers a programmatic change in dysfunctional myeloid-derived cells within mouse tumors. J Clin Invest, 2011, 121(12): 4746-4757.

# 第五章 肿瘤靶向肽

## 1 肿瘤靶向肽简介

目前用于治疗肿瘤的生物制剂主要包括单克隆抗体、蛋白质类和肽类。肽类因其合成工艺成熟稳定、具有良好的肿瘤穿透能力及生物兼容性，在肿瘤治疗中显示了良好的研究价值和应用前景[1]。截至 2012 年，有超过 60 种多肽类药物在市场产生每天超过 130 亿美元的销售额[2]。其中销售额超过 10 亿美元的 4 个肽类药物中有 3 个（亮丙瑞林、戈舍瑞林和奥曲肽）用于肿瘤的治疗或肿瘤并发症的辅助治疗。近年来进入临床试验的多肽药物的数量正在不断增加[3]：20 世纪 70 年代每年增加 1.2%，80 年代每年增加 4.6%，90 年代每年增加 9.7%，21 世纪以来每年增加 16.8%，且进入临床试验的以多种形式用于肿瘤诊断和治疗的肽类药物占整个肽类药物的 18%，其在肿瘤药物治疗中发挥着越来越重要的作用[4]。

肿瘤靶向肽（tumor targeting peptide）指一类能够靶向肿瘤或肿瘤微环境的肽类。由于噬菌体展示技术的进步，已经有大量的肽被发现，这类肿瘤靶向肽对存在于肿瘤和肿瘤血管上特定的受体/标记物有很强的亲和力。因为肽类通过血液循环到达肿瘤部位/脉管，它们通常也被称为肿瘤归巢肽（tumor homing peptide）。

## 2 肿瘤靶向肽分类

### 2.1 肿瘤血管靶向肽

肿瘤细胞在遗传上存在不稳定性，常常产生对多种化疗药物的耐药性，是癌症治疗失败的主要原因之一。在针对肿瘤的靶向肽筛选策略方面，虽然可以以肿瘤细胞为靶标，但是体外培养的肿瘤细胞常会丢失肿瘤组织的特异性分子或异常表达一些在相应肿瘤组织中并不存在的分子，增加了筛选的难度。与肿瘤细胞相反，肿瘤血管内皮细胞具有良好的遗传稳定性，很少产生耐药性，使肿瘤血管成为靶向肽筛选的理想目标。此外，对于静脉途径输注的药物来说，到达肿瘤血管也相对容易。基于基因组学和蛋白质组学的数据显示，肿瘤组织或者其他器官的内皮细胞表达的分子受其原有的器官组织及其微环境决定，这是噬菌体展示技术筛选靶向肽的最重要的选择性特点和先决条件。不同组织中血管独特的分子标志在生理功能或疾病和肿瘤的发展中起到至关重要的作用。近年来筛选发现的肿瘤血管靶向肽见表 5-1。

表 5-1 肿瘤血管靶向肽举例

| 序列（氨基酸个数） | 名称 | 受体 | 肿瘤类型 | 应用 |
|---|---|---|---|---|
| CDCRGDCFC(9) | RGD | avb3/avb5 整合素 | 不同肿瘤 | 靶向诊断和治疗 |
| CNGRCVSGCAGRC(13) | NGR | CD13 | 不同肿瘤 | 靶向诊断和治疗 |
| CNGRC(5) | NGR-2C | | | |
| CTPSPFSHC(9) | TCP-1 | 不详 | 原位结直肠癌、胃癌 | 靶向诊断和治疗 |
| IFLLWQR(7) | IF7 | Anaxa1 | 恶性黑色素瘤、结直肠癌 | 靶向治疗 |
| CTTHWGFTLC(10) | 无 | MMP2 和 MMP9 | MDA-MB-435 来源的乳腺肿瘤 | 靶向治疗 |
| | | | KS1767 来源的卡波西肉瘤 | |
| KDEPQRRSARLSAKPAPP | F3 | 核仁素 | HL-60 人白血病肿瘤 | 不详 |
| KPEPKPKKAPAK(31) | | | MDA-MB-435 肿瘤 | |
| CSRPRRSEC(9) | | | HPV-16 诱导的发育异常皮肤 | |
| CGKRK(5)和 CDTRL(5) | | | HPV-16 诱导的发育异常皮肤 | 不详 |
| | | | 乳腺肿瘤 | |
| CKAAKNK(7) | KAA | 不详 | 胰腺肿瘤 | 不详 |
| CKGAKAR(7) | KAR | | | |
| CRGRRST(7) | RGR | PDGF-b | 胰腺肿瘤 | |
| | | | 血管生成岛 | |
| CRGDK/RGPD/EC(9) | iRGD | av 整合素和 NRP-1 | 不同肿瘤 | 靶向诊断和治疗 |
| CPRECESIC(9) | | Aminopeptidase A | EF43-fgf4 来源的乳腺肿瘤 | 靶向治疗 |
| | | | MDA-MB-435 来源的乳腺肿瘤 | |
| CGNSNPKSC(9) | GX1 | 不详 | 胃癌 | 靶向诊断和治疗 |
| SVSVGMKPSPRP(12) | SP5-52 | 不详 | 不同肿瘤 | 靶向治疗 |

在上述众多的血管靶向肽中，研究最多的就是 RGD 肽和 NGR 肽。RGD 肽识别肿瘤血管内皮细胞高表达的 v3 和 v5 整合素后，与整合素交联，实现对肿瘤血管的靶向。整合素分子在正常细胞上仅有微量的表达，而在肿瘤细胞和肿瘤血管内皮细胞上呈现过表达的趋势。NGR 肽识别并结合到多种肿瘤血管内皮细胞中过度表达的氨肽酶 N（也称为 CD13）上，也具有较好的肿瘤选择性。

在抗肿瘤研究中，血管靶向肽可以和药物偶联，实现药物的主动靶向性。将 RGD 肽（GSSSGRGDSPA）耦合至聚乙二醇（PEG）修饰的硬脂酸胶束后，过表达整合素的肿瘤对其摄取增加，从而使得胶束携带的药物（阿霉素）更多地进入肿瘤细胞[5]。另有研究通过用 c（RGDyK），即环状 RGD 肽，靶向递送含有疏水性化疗药的胶束到达过度表达整合素的癌细胞[6]。也有将 NGR 肽偶联到铂类抗癌药物，以提高肿瘤内的定位和结合的报道[7]。NGR 和（或）STR-R4 肽，附着于脂质体上 PEG 的末端，提高了 CD13 阳性细胞对脂质体的摄取[8]。基于以上研究结果，RGD-环化五肽盐西仑吉肽（EMD 121974，默克公司）被用于非小细胞肺癌、神经胶质瘤、头颈部癌和前列腺癌的治疗中，下表列举了几项 RGD 肽和 NGR 肽的临床试验（表 5-2）。西仑吉肽在胶质母细胞瘤Ⅱ期临床试验中可以使 12%~15% 的患者有长达六个月的无进展生存期[9, 10]。另有临床研究通过 RGD 或 NGR 肽连接 TNF，得到 NGR-hTNF，目前正在进行Ⅲ期和Ⅲ期临床试验，包含的癌肿有卵巢癌、肺癌、结肠癌和其他癌症（表 5-2）。使用 NGR-hTNF 的肝癌患者可以获得 8.9 个月的中位生存率（平均为 6 个月）[11]。

**表 5-2　RGD 和 NGR 肽在肿瘤中开展的临床试验**

| 血管靶向肽 | 肿瘤部位 | 临床试验 | 研究中心 | 开始时间（年） |
| --- | --- | --- | --- | --- |
| RGD 肽（Cilengitide，δ24-RGD，δ24-RGD 4C，RGD-K5） | 脑 | Ⅰ期 | M.D. Anderson | 2010 |
| | | Ⅱ期 | Erasmus Medical Center | 2013 |
| | 头颈部 | Ⅰ期和Ⅱ期 | Merk，Chang Gung Memorial Hospital | 2008 |
| | 前列腺 | Ⅱ期 | University of Michigan Cancer Center | 2005 |
| | 肺 | Ⅰ期和Ⅱ期 | Merk，University Hospital Mannheim | 2010 |
| | 恶性黑色素瘤 | Ⅱ期 | M.D. Anderson | 2004 |
| NGR 肽（NGR-hTNF） | 卵巢 | Ⅱ期 | MolMed S.p.A | 2011 |
| | 间皮瘤 | Ⅱ期和Ⅲ期 | MolMed S.p.A | 2011 |
| | 肺 | Ⅱ期 | MolMed S.p.A | 2006 |
| | 肉瘤 | Ⅱ期 | MolMed S.p.A | 2010 |
| | 结肠 | Ⅱ期 | MolMed S.p.A | 2006 |
| | 肝 | Ⅱ期 | MolMed S.p.A | 2006 |

## 2.2　肿瘤细胞穿透肽

细胞穿透肽（cell-penetrating peptide，CPP)是指一类能够穿透肿瘤细胞的肽段，一般少于 30 个氨基酸，其中碱性氨基酸占多数。目前已提出了很多 CPP 的跨膜机制，主要包括三类：第一类是通过静电作用直接渗透进入细胞膜。具体过程为未折叠的 CPP 首先与细胞膜表面通过静电方式结合，直接跨过细胞膜，接着在分子伴侣的帮助下发生重折叠[12, 13]。这是根据早期研究结果，认为 CPP 是非温度依赖、非能量依赖、非受体依赖的非经典内吞方式的跨膜机制。第二种跨膜机制是通过形成某种跨膜结构发生转导进入细胞。这类机制包括三种可能的模式[14]：反转微团模式、地毯模式和打孔模式。第三种跨膜机制是内吞作用介入膜，这类机制是在发现 CPP 跨膜过程中涉及内吞作用后提出的[15-17]。根据 CPP 有无靶向性，将其分成以 TAT 为代表性的非靶向穿透肽和以 iRGD 为代表性的靶向穿透肽（cell penetrating homing peptide，CPHP）。

（1)非靶向穿透肽:TAT 蛋白转导肽是人类免疫缺陷病毒 1 型(human immunodeficiency

virus type 1，HIV-1）编码的一段富含碱性氨基酸、带正电荷的多肽，属于蛋白转导域家族的一员[18]。研究发现，其全长序列及 11 个碱性氨基酸富集区的核心肽段（YGRKKRRQRRR）不仅能够在包括蛋白质、多肽及核酸等多种外源生物大分子的跨膜转导过程中具有重要作用，而且能够携带这些外源生物大分子穿透活体细胞的各种生物膜性结构（细胞膜和血脑屏障等）进入胞内并发挥生理功能，但其跨膜转导机制仍不十分明确。它具有穿透细胞的功能，但缺少肿瘤靶向性，有学者证明，它和其他药物（肽段或化疗药物）形成复合物后有协同效果。

（2）靶向肽与穿透肽偶联：如果有些药物与靶向肽偶联以后并没有达到预想的抗肿瘤效果，可能原因是其内化效率较低。为了克服上述偶联物的不足，有研究者将肿瘤靶向肽和穿透肽通过柔性氨基酸相连，形成靶向-穿透双功能肽如 GRD-Tat、PEGA-pVEC、gHo-pVEC 等。将肿瘤靶向肽（TTP）和穿透肽偶联，可以实现靶向性和穿透性的双重功能；以这些肽作为载体形成的偶联物还可以特异性地将 DNA、基因、化疗药物带入肿瘤细胞内，从而达到杀灭肿瘤细胞的目的[18-22]。肿瘤靶向肽和细胞穿透肽的偶联模式见表 5-3。

表 5-3　肿瘤靶向肽与细胞穿透肽联合应用

| 序列（氨基酸个数） | 名称 | 类型 | 靶点 | 筛选方法 |
|---|---|---|---|---|
| GRKKRRQRRRPPQ(13) | TAT | CPP | 所有细胞 | 直接靶向 |
| LLIILRRRIRKQAHAHSK(18) | pVEC | CPP | 所有细胞 | 直接靶向 |
| FCDGFYACYKDV(12) | ANHP | TTP | 乳腺、卵巢、结肠癌 | 噬菌体展示 |
| LGASWHRPDKCCLGYQKRPLP(21) | DIV1 | TTP | 淋巴瘤细胞 | 噬菌体展示 |
| LGASWHRPDK(10) | DV3 | TTP | 淋巴瘤细胞 | 噬菌体展示 |
| CPGPEGAGC(9) | PEGA | TTP | 乳腺血管和肿瘤、癌前乳腺组织 | 噬菌体展示 |
| CREKA(9) | | TTP | 乳腺癌细胞（MCF-7） | 噬菌体展示 |

（3）靶向穿透肽：2009 年，伯纳姆医学研究所癌症研究中心的研究者们将焦点放在了一种同时具有靶向和穿膜功能的靶向穿透肽上[23]。几种靶向穿透肽见表 5-4。

表 5-4　靶向穿透肽

| 序列（氨基酸个数） | 名称 | 靶点 | 筛选方法 |
|---|---|---|---|
| CTPSPFSHC(9) | TCP-1 | 结直肠癌 | 噬菌体展示 |
| SFHQFARATLAS(12) | HAP-1 | 滑膜细胞 | 噬菌体展示 |
| HIQLSPFQSWR(11) | HAP-2 | 滑膜细胞 | 噬菌体展示 |
| LKKP(4) | | 粒细胞性白血病细胞（K562） | 合成肽库 |
| EPKK*(4) | | 胚胎干细胞 | 合成肽库 |

续表

| 序列（氨基酸个数） | 名称 | 靶点 | 筛选方法 |
|---|---|---|---|
| ELK*K*(4) | | 原始单核细胞 | 合成肽库 |
| PYEE(4) | | 无黑色素的恶性黑色素瘤细胞（ARN8） | 合成肽库 |
| HMGN2-N F3(31) | F3 | 淋巴内皮细胞（HL-60 和 MDA-MB-435） | 噬菌体展示 |
| PFSSTKT(7) | BMHP1 | 神经干细胞 | 噬菌体展示 |
| CTVALPGGYVRVC(13) | Pep42 | 恶性黑色素瘤 | 噬菌体展示 |
| DWRVIIPPRPSA(12) | CAP | 软骨细胞 | 噬菌体展示 |
| CDCRGDCFC(9) | RGD-4C | 血管源性 | 噬菌体展示 |
| CRGDK/RGPD/EC(11) | iRGD | 不同肿瘤 | 直接靶向 |
| cRGDf（NMeV）(5) | cRGD | 血管源性 | 直接靶向 |
| NGR(3) | NGR | 血管源性 | 噬菌体展示 |

注：K* 指 N-烷基-甘氨酸-赖氨酸样的类肽。

肿瘤血管生成过程中血管内皮细胞选择性地大量表达整合素受体，早在 1984 年已经确认含 RGD（arginine-glycine-aspartic）的序列肽段可以与肿瘤血管内皮细胞上的 αvβ3 受体结合。目前已经有研究表明，经 RGD 靶向肽修饰的纳米载体可以将药物、siRNA、造影剂等投递到肿瘤血管处[24, 25]。然而，肿瘤血管靶向只是将药物载体聚集于肿瘤血管内及其附近的组织，药物载体如何跨越血管壁，并有效地穿透到肿瘤实质仍然是目前肿瘤靶向治疗的主要障碍。

2009 年美国加州大学的学者通过一系列研究确认氨基酸 C-端序列为 R/KXXR/K 的短肽是肿瘤组织内广泛高表达的神经纤毛蛋白-1（neuropilin-1，NRP-1）受体的特异性配体[26-29]。他们称"氨基酸 C-端序列为 R/KXXR/K"的位点效应为 C-端法则（CendR）。CendR 序列和 NRP-1 的相互作用是药物克服生理屏障，促使其在组织内穿透的最关键因素。例如，血管内皮生长因子-165（VEGF-165）的 C-末端序列为 R/K/XXR/K，因而其符合 CenddR 法则，VEGF-165 与 NRP-1 受体结合，促进了其血管穿透性。研究者经过深入研究发现，在既含肿瘤靶向血管肽 RGD 又符合 CendR 渗透法则的序列中，CRGDK/RGPDC 环肽与肿瘤细胞的亲和性最高，并能有效扩散入肿瘤组织和肿瘤细胞内，他们称这种双重功能的短肽为"iRGD"（internalizing RGD），或称肿瘤穿透肽（tumor penetrating peptide）。

肿瘤穿透肽 iRGD 是一个由 9 个氨基酸残基组成的肿瘤特异性肽段，首先它具有血管相关肽 RGD 的功能，可与多种肿瘤细胞及肿瘤血管内皮细胞表面高表达的整合素受体特异性结合。与整合素受体结合以后，iRGD 会被肿瘤组织中的蛋白酶降解为 5 个氨基酸残基（C-R-G-D-K/R），即 C 段为精氨酸（少数情况下为酪氨酸），符合 CendR 法则，是肿瘤细胞特异性高表达的 NRP-1 受体的配体。由于 NRP-1 是调控药物穿透进肿瘤组织和细胞的重要通路，所以经 iRGD 修饰的药物静脉给药后，能首先通过 iRGD 靶向血管的功能使其在肿瘤部位积聚，接着 iRGD 被酶解后出现的残余肽端 CRGDK/R 与 NRP-1 受体结合，会显著提高药物在肿瘤实质内的穿透能力，促进药物分布到血管外的肿瘤细胞[30]。

　　该团队还构建了胃癌和卵巢癌腹膜播散模型，证明了 iRGD 腹腔给药能够靶向并穿透进入腹膜播散的肿瘤，并且比同样剂量的药物静脉注射，具有明显的优势：腹腔途径给药时，药物不仅可以进入含有大血管的肿瘤组织，还可以进入含有小血管的淋巴结。另外，将 iRGD 与小分子药物共同腹腔给药时，可以增加进入肿瘤内小分子药物的浓度（右旋糖苷 300%，阿霉素 250%）；将 iRGD 与纳米粒子共同腹腔给药，也可以促进纳米粒子进入肿瘤。在腹膜播散模型中，iRGD 联合阿霉素多次给药后，该组肿瘤的重量和淋巴结数目是最少的[31]。

　　2012 年针对有肝转移或者肺转移的进展期乳腺癌和前列腺癌的患者，City of Hope Medical Center 和 National Cancer Institute （NCI）组织了一项关于 iRGD 联合磁共振造影剂的 I 期临床试验。主要研究指标为磁共振造影剂单独使用组和 iRGD 联合磁共振造影剂组肿瘤体积转移系数（$K_{trans}$）的比较（时间框：基线至 15 天）；次要研究指标为 iRGD 增强关键抗癌药摄取的能力（时间框：15 天）。但是本研究在入组前已被撤销（原因未予公示）。2013 年，该研究中心又根据 iRGD 序列，设计了内化 NGR（internalizing-NGR，iNGR，CRNGRGPDC），其靶向肿瘤血管和渗透肿瘤组织的能力比 NGR 肽更加有效，另外它还可将偶联的纳米粒子带入肿瘤内部，从而更好地发挥纳米药物的疗效[32]。

# 3　肿瘤靶向肽筛选

## 3.1　肿瘤靶向肽数据库

　　肿瘤靶向肽既有来源于抗体 CDRs 的类型、模拟抗体和受体相互作用的类型，也有基于配体（EGFR、激素受体、整合素受体等）的肿瘤靶向肽。

　　Kapoor 等构建了一个基于肿瘤靶向肽的数据库 TumorHoPe，其网址为 http://crdd.osdd.net/raghava/tumorhope/。这个数据库中的多肽可以特异性识别肿瘤细胞和肿瘤相关的微环境（如新生血管）。网站中的信息来源于已发表的论文、专利和数据库。TumorHoPe 的当前版本包含 744 条肽。每个条目提供了肽的综合信息，如序列、靶向的肿瘤、靶向的细胞、鉴定技术、肽受体等。此外，该网站还收录了由肽的序列衍生出的其他各种信息，如肽的二级和三级结构、氨基酸成分、肽的物理化学性质。此数据库包含针对多种肿瘤的靶向肽，包括乳腺癌、肺癌、前列腺癌、黑色素瘤、结肠癌等；部分肽类具有一些共同的基序，如特异性识别肿瘤血管的 RGD 和 NGR 基序。TumorHoPe 已经集成了诸如搜索功能、数据库浏览和肽绘图等许多基于 Web 的工具。这些工具允许用户基于氨基酸序列、电荷性、极性、疏水性来搜索肿瘤靶向肽（图 5-1）[33]。

## 3.2　噬菌体展示技术

　　噬菌体展示技术是一项特殊的基因重组表达技术，亦是一种强大的筛选技术，指将外源蛋白分子或多肽的基因克隆到丝状噬菌体基因组中，与噬菌体外膜蛋白融合表达，然后展示在噬菌体颗粒的表面。由于外源蛋白或多肽的基因型和表型统一在同一噬菌体颗粒内，因此，通过表型筛选就可以获得它的编码基因。

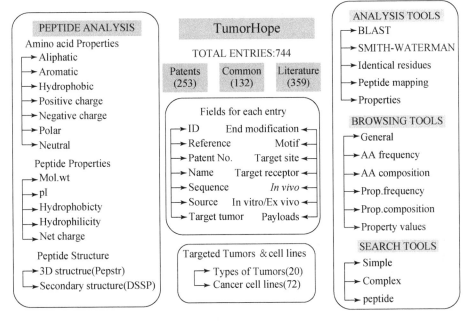

图 5-1　TumorHoPe 数据库内容一览[33]

1990 年，Scott 等在噬菌体展示技术的基础上发展并构建了噬菌体展示随机肽库。噬菌体肽库技术是一种新兴的药物发现工具，通过噬菌体展示随机肽库筛选获得的肽可以作为分子载体运载药物，起到生物导弹的功能。筛选的肽也可以直接与药物靶点分子特异性结合，起到生物治疗的作用。近年来，噬菌体肽库技术已广泛应用于筛选肿瘤靶向短肽的研究中。

常用于噬菌体展示技术的噬菌体有两种类型：M1 线性噬菌体和 T7 噬菌体。噬菌体展示肽库是把随机短肽片段与噬菌体 P3 或 P8 基因的 N 端进行融合，通过展示技术让随机短肽得以独立表达并具有生物学功能。噬菌体肽库构建的关键环节是得到足够多的能独立表达多肽的单克隆噬菌体，以便于靶标的结合与识别。筛选的结果受多个因素的影响，而合理地应用筛选方法是能得到高特异性、高亲和力多肽的最重要的环节。

噬菌体展示文库由数十亿条肽组成，它可以在体内鉴定组织的特异性从而研究疾病的特异性差异[34, 35]。将噬菌体展示文库注射到小鼠体内，进入血液循环，表达有组织靶向肽的噬菌体会结合在靶组织上，然后从靶组织中提取噬菌体并通过感染合适的细菌宿主来进行扩增；将整个过程重复几次以富集对靶组织具有高亲和力的表达肿瘤靶向肽的特异性噬菌体（图 5-2）。此方法可以用于鉴定各种组织类型表达的分子标签[36-41]。目前采用该技术已经筛选到多种靶向特定组织（包括正常和癌性组织）的多肽。因为需要在多轮重复淘选中富集到有活性的噬菌体，该噬菌体展示图谱的筛选可能相当费时。

## 3.3　合成肽库

合成肽库（synthetic peptide librarie，SPL)的方法也可以用于筛选及鉴定靶向肽。SPL 方法允许筛选含有天然和非天然氨基酸的多种肽。它通常由含有 4~10 个氨基酸的短肽组成，这对于有效地选择性递送药物最为适宜。通过分裂和混合方法能够合成出数十万到数百万的肽。

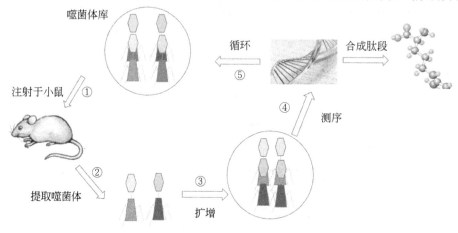

图 5-2　体内噬菌体展示技术流程

SPL 是直接以氨基酸为原料，将其偶联于某些载体上或者是游离于溶液中的小肽的集合。根据最终的存在状态将其分为固相 SPL 和液相肽库，固相 SPL 的载体可以选择聚苯乙烯珠、棉花、滤纸和聚乙二醇等。

## 3.4　mRNA 展示技术

2012 年 *Nature Communication* 杂志上报道了采用 mRNA 展示技术[42]筛选肿瘤穿透肽的方法。现以此文献为例，做简单介绍，如图 5-3 所示。在体外将 DNA 文库转录成 RNA

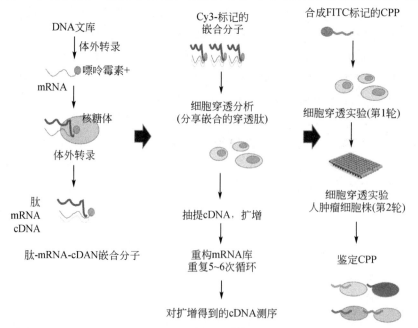

图 5-3　mRNA 展示技术筛选肿瘤穿透肽

文库，把 RNA 的 3′ 端和带有嘌呤霉素的连接子结合使之与 RNA 文库在无细胞翻译体系中共翻译，随后可以得到一个含有嘌呤霉素锚定的随机化肽-mRNA-cDNA 嵌合分子文库。将 Jurkat、CHO 或 HeLa 等肿瘤细胞与该展示文库溶液的培养基共孵育 1 小时。采用 ELISA、磁珠法等，分离含有目标肽的肽-mRNA-cDNA 嵌合分子，洗脱后加酶分解得到 cDNA，将其进行 PCR，所得产物进入下一轮循环，经过多次循环，目标肽及其编码的基因序列最终得到富集和分离，部分氨基酸序列被鉴定为 CPP 的主要候选物。将得到的具有 15 个氨基酸长度的 CPP 与异硫氰酸荧光素（FITC）结合，采用 Jurkat、CHO 和 HeLa 细胞验证肽的功能。基于该项研究，作者通过尝试不同细胞起源的恶性肿瘤系，筛选和鉴定了 47 条具有对人肿瘤细胞具有独特穿透性的 CPP。

## 3.5　软件模拟

Sharma 等[43]利用 TumorHPD 网络服务器分析了大量的肿瘤靶向肽和非肿瘤靶向肽的数据。在初步分析这些数据时，研究者观察到某些残基存在于肿瘤靶向肽中的比例高于其他残基，并且在特定位置存在"优选氨基酸"，如 C、R、G、W、P、L 和 S 在 TTP 中更丰富。为了理解 N 末端和 C 末端残基的偏好，研究者们计算并比较了 TTP 和非 TTP 的 N-末端和 C-末端残基的氨基酸组成（AAC）百分比。然而，在末端残基中没有发现氨基酸组成的任何显著性差异。另外在特定位置，存在某些优选残基，如在 N 末端第一位置的 C、A、S、G；在 N 末端第二位置的 G、R、P、E 等。类似地，在 C 末端 P、R、C、N 和 S 等是优选残基。

基于这些观察，研究者开发了软件来区分肿瘤靶向肽和非肿瘤靶向肽的模型，并已经开发使用了氨基酸组成（AAC），二肽组成（DPC）和二元图谱（BPP）等 SVM 模型。由于二元图谱法含有关于氨基酸顺序及氨基酸出现频率的信息，该方法在判断肿瘤靶向肽方面相比于其他方法而言更具优势。基于上述方法，研究者已经开发了 TumorHPD 在线服务，网址为：http://crdd.osdd.net/raghava/tumorhpd/，TumorHPD 是用于预测肿瘤靶向肽的第一种计算机模拟方法。

另外有一套依据著名的热点理论[44]实现的靶向肽设计方法，其仅需要支架片段文库和一些关键的锚定残基就可以设计靶向多种蛋白的肽配体。

以 hPD-1 为例介绍该靶向肽的设计方法。关键锚点 hPD-L1［蛋白质数据库（PDB）代码：4ZQK］的残基为 Y56、R113、A121、D122 和 Y123，这五个残基对 hPD-L1 与 hPD-1 的结合具有很大的影响。支架片段文库由 109 805 个螺旋和 123 230 个链片段组成。受到五个锚的位置和支架片段的结构特征的限制，研究者从支架文库中选择 31 个链和 56 个螺旋以承载锚 A121、D122、Y123、Y56 和 R113 的组合，形成 513 对支架对。513 对支架对随后被重塑和精制为连续肽，选择其中 4 个肽并化学合成用于后续的生化验证[45]。用基于 SPR 的方法检测肽和 hPD-1 的结合亲和力。四种肽的 $K_D$ 值均不大于 5μmol/L，最有效的肽 Ar5Y_4 具有 1.38±0.39μmol/L 的 $K_D$ 值，表明这种方法能够设计出具有理想亲和力的肽配体。在四种肽中，肽 Ar5Y_4 具有最高结合亲和力，代表它是最有效的 hPD-1 结合肽。后续研究验证了肽 Ar5Y_4 是有希望的 hPD-1 抑制剂，并且有待进一步的优化。

# 4　肿瘤靶向肽的应用

　　21 世纪以来，进入临床试验的、用于肿瘤诊疗的肽类药物占整个肽类药物的 18%，而靶向肽是其中研究较多的一类。靶向肽不仅可以作为激动剂或拮抗剂用于肿瘤的治疗，还能够协助放射性核素、细胞毒药物、显像剂、造影剂及纳米载体（如纳米粒子、脂质体、胶束）完成靶向传输，为肿瘤的诊疗开辟新的途径[1]（图 5-4）。下面简要介绍肿瘤靶向肽在抗肿瘤治疗中的几种常见的应用。

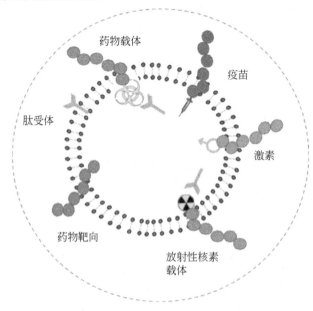

图 5-4　肽类药物在肿瘤中的应用

## 4.1　连接核素

　　肽受体放射性核素治疗（PRRT）是将生长抑素类似物与放射性核素（放射性物质）组合以形成放射性标记的生长抑素类似物或放射性肽的分子[46, 47]。生长抑素类似物是市场上唯一批准的用于癌症治疗的多肽[48]，如包括奥曲肽在内的生长抑素强效类似物。大多数神经内分泌肿瘤都过表达生长抑素受体，并且肿瘤组织的生长抑素受体密度远高于非肿瘤组织。因此，生长抑素受体是放射性标记的生长抑素类似物递送放射性核素的较好的靶标。

　　有报道指出，生长抑素受体亚型 2（sst2）与受体激动剂特异性结合后，能以快速、有效、可逆的方式内化到细胞中。这种分子过程可能是造成放射性标记生长抑素类似物结合靶细胞后，实现放射性核素高浓度和长时间摄取的原因。在 20 世纪 80 年代末，111In-DTPA-奥曲肽（Octreoscan）是第一种可用的放射性标记的生长抑素类似物，它迅速成为诊断生长抑素受体阳性神经内分泌肿瘤的金标准[49, 50]。过去十年中已开发了许多基于肽的示踪剂来靶向生长抑素受体。Octreoscan 和 NeoTect（99mTc）是市场上唯一由食品和药物管理局批准的放射性示踪剂[51]。除此以外，不同的生长抑素类似物不仅可用于治疗目的，当标记

上 $^{68}$Ga 和 $^{64}$Cu 时，还可用于 PET / CT 肿瘤成像[52, 53]。

## 4.2 连接药物

利用靶向肽对肿瘤的主动靶向性，将肽与药物偶联形成肽-药物偶联物，可以实现药物的靶向投递，近几年这种偶联策略也不断涌现。

RGD 和 NGR 肽由于作用靶点明确、特异性高，常被用作靶向载体。有将 NGR 和阿霉素偶联，形成 NGR-阿霉素复合物的报道，并在动物实验中取得了较为满意的结果[37]。NGR-LDP-PYM 是利用 NGR-LDP 融合蛋白作为支架，将抗肿瘤抗生素平阳霉素（pingyangmycin，PYM）偶联于其上形成蛋白-药物偶联物。该偶联物不仅保留了 PYM 的部分细胞毒活性和 DNA 切割活性，而且可以特异地与 CD13/APN 高表达的肿瘤细胞结合，此外偶联作用还可显著增强 PYM 抵抗博来霉素水解酶的能力[54]。为了提高喜树碱类化疗药物的治疗效果，一系列 RGD 肽-喜树碱偶联物被合成出来，这其中有 2 个偶联物因为具有高受体亲和力、高肿瘤细胞黏附力、高细胞毒性及良好的稳定性，正在进行临床前的体内疗效和急性毒性评价[55]。

如本章 2.2 部分所述，2009 年美国加州大学的学者报道了 iRGD，该序列既包含 RGD 基序又包含在血管生成、心血管发育和感应血管渗透性方面发挥着重要作用的靶向神经纤毛蛋白（Neuropilin-1，NRP-1）的 R（K）XXR（K）基序。iRGD 通过三步进入肿瘤细胞，首先 iRGD 的 RGD 基序和肿瘤血管整合素 $\alpha_v\beta_3$、$\alpha_v\beta_5$ 结合；然后在蛋白酶的作用下，暴露出 RGDK 基序；最后和神经纤毛蛋白结合，穿透细胞膜进入细胞。iRGD 和其他药物联合使用，可以提高多种药物如小分子化合物（阿霉素）、纳米药物和单克隆抗体的疗效指数，用 IRDye 800CW、DOTA 标记的 iRGD 可以靶向肿瘤显像。

## 4.3 连接纳米粒子

纳米药物载体因具有高通透性和滞留效应（enhanced permability and retention effect，EPR effect）、胞吞效应及药物的缓释效应等优点[56-58]，目前已有多项获得 FDA 批准应用：如阿霉素脂质体（Caelyx）、紫杉醇脂质体（Taxosomes）、白蛋白结合紫杉醇纳米粒混悬液（Abraxane）等。将肿瘤靶向肽构建在纳米粒子上，可以在 EPR 效应被动靶向的基础上增加主动靶向性，提高纳米粒子的抗肿瘤效果。

以肿瘤穿透肽 iRGD 举一例：笔者所在的南京大学临床肿瘤研究所通过化学反应合成了具有不同 PVP 嵌段长度的聚（ε-己内酯）-b-聚（N-乙烯基吡咯烷酮）（PCL-b-PVP）纳米载体，其末端易于翻译成羟基或醛，可以用于缀合各种功能部分，如荧光染料、生物素肼和肿瘤穿透肽 iRGD。因此，通过这些官能化的 PCL-b-PVP 共聚物来制备修饰肿瘤穿透肽 iRGD 的 PCL-PVP 纳米颗粒。研究发现，PCL-PVP 纳米颗粒表面上的 iRGD 促进纳米颗粒在肿瘤部位的积累并增强了其在肿瘤组织中的渗透，这两者均改善了负载紫杉醇的纳米颗粒在阻碍肿瘤生长和延长 H22 荷瘤小鼠的生存期方面的功效[29]。

# 5　总结与展望

　　肽是蛋白质-蛋白质相互作用的基础，虽然肽类药物存在着诸如半衰期相对较短、靶向性不如抗体及配体等局限性，然而其优势也是非常明显的，表现为对特定分子靶点有高度特异性、组成肽链的氨基酸可随意组合及易于设计针对不同靶点的靶向肽；靶向肽还可以和其他药物、核素或者载药体系组装，实现药物的靶向运输。这些优点使得肽在肿瘤诊断和靶向治疗方面有着独特优势。我们相信未来的肿瘤靶向肽将作为高效的生物药物输送载体，在肿瘤的预防、检测及治疗中发挥重要的作用。

## 参 考 文 献

[1] Thundimadathil J. Cancer treatment using peptides: current therapies and future prospects. J Amino Acids, 2012, 2012: 967347.

[2] Thayer A M. Improving Peptides. Chemical and Engineering News, 2011, 89: 13-20.

[3] Borghouts C, Kunz C, Groner B. Current strategies for the development of peptide-based anti-cancer therapeutics. J Pept Sci, 2005, 11(11): 713-726.

[4] Peptide Therapeutics Foundation. Development trends for peptide therapeutics. Tech Rep, San Diego, Calif, USA. 2010.

[5] Cai L L, Liu P, Li X, et al. RGD peptide-mediated chitosan-based polymeric micelles targeting delivery for integrin-overexpressing tumor cells. Int J Nanomedicine, 2011, 6: 3499-3508.

[6] Jiang X, Sha X, Xin H, et al. Self-aggregated pegylated poly (trimethylene carbonate) nanoparticles decorated with c(RGDyK) peptide for targeted paclitaxel delivery to integrin-rich tumors. Biomaterials, 2011, 32(35): 9457-9469.

[7] Ndinguri M W, Solipuram R, Gambrell R P, et al. Peptide targeting of platinum anti-cancer drugs. Bioconjug Chem, 2009, 20(10): 1869-1878.

[8] Takara K, Hatakeyama H, Ohga N, et al. Design of a dual-ligand system using a specific ligand and cell penetrating peptide, resulting in a synergistic effect on selectivity and cellular uptake. Int J Pharm, 2010, 396(1-2): 143-148.

[9] Gilbert M R, Kuhn J, Lamborn K R, et al. Cilengitide in patients with recurrent glioblastoma: the results of NABTC 03-02, a phase II trial with measures of treatment delivery. J Neurooncol, 2012, 106(1): 147-153.

[10] Reardon D A, Fink K L, Mikkelsen T, et al. Randomized phase II study of cilengitide, an integrin-targeting arginine-glycine-aspartic acid peptide, in recurrent glioblastoma multiforme. J Clin Oncol, 2008, 26(34): 5610-5617.

[11] Santoro A, Pressiani T, Citterio G, et al. Activity and safety of NGR-hTNF, a selective vascular-targeting agent, in previously treated patients with advanced hepatocellular carcinoma. Br J Cancer, 2010, 103(6): 837-844.

[12] Veach R A, Liu D, Yao S, et al. Receptor/transporter-independent targeting of functional peptides across the plasma membrane. J Biol Chem, 2004, 279(12): 11425-11431.

[13] Drin G, Cottin S, Blanc E, et al. Studies on the internalization mechanism of cationic cell-penetrating peptides. J Biol Chem, 2003, 278(33): 31192-31201.

[14] Lundberg P, Langel U. A brief introduction to cell-penetrating peptides. J Mol Recognit, 2003, 16(5): 227-233.

[15] Richard J P, Melikov K, Vives E, et al. Cell-penetrating peptides. A reevaluation of the mechanism of cellular uptake. J Biol Chem, 2003, 278(1): 585-590.

[16] Lundberg M, Johansson M. Is VP22 nuclear homing an artifact? Nat Biotechnol, 2001, 19(8): 713-714.

[17] Lundberg M, Wikstrom S, Johansson M. Cell surface adherence and endocytosis of protein transduction domains. Mol Ther, 2003, 8(1): 143-150.

[18] Becker-Hapak M, McAllister S S, Dowdy S F. TAT-mediated protein transduction into mammalian cells. Methods, 2001, 24(3): 247-256.

[19] Renigunta A, Krasteva G, Konig P, et al. DNA transfer into human lung cells is improved with Tat-RGD peptide by caveoli-mediated endocytosis. Bioconjug Chem, 2006, 17(2): 327-334.

[20] Liu K, Wang X, Fan W, et al. Degradable polyethylenimine derivate coupled to a bifunctional peptide R13 as a new gene-delivery vector. Int J Nanomedicine, 2012, 7: 1149-1162.

[21] Myrberg H, Zhang L, Mae M, et al. Design of a tumor-homing cell-penetrating peptide. Bioconjug Chem, 2008, 19(1): 70-75.

[22] Eriste E, Kurrikoff K, Suhorutsenko J, et al. Peptide-based glioma-targeted drug delivery vector gHoPe2. Bioconjug Chem, 2013, 24(3): 305-313.

[23] Svensen N, Walton J G, Bradley M. Peptides for cell-selective drug delivery. Trends Pharmacol Sci, 2012, 33(4): 186-192.

[24] Han H D, Mangala L S, Lee J W, et al. Targeted gene silencing using RGD-labeled chitosan nanoparticles. Clin Cancer Res, 2010, 16(15): 3910-3922.

[25] Garanger E, Boturyn D, Dumy P. Tumor targeting with RGD peptide ligands-design of new molecular conjugates for imaging and therapy of cancers. Anticancer Agents Med Chem, 2007, 7(5): 552-558.

[26] Kluza E, van der Schaft D W, Hautvast P A, et al. Synergistic targeting of alphavbeta3 integrin and galectin-1 with heteromultivalent paramagnetic liposomes for combined MR imaging and treatment of angiogenesis. Nano Lett, 2010, 10(1): 52-58.

[27] Teesalu T, Sugahara K N, Kotamraju V R, et al. C-end rule peptides mediate neuropilin-1-dependent cell, vascular, and tissue penetration. Proc Natl Acad Sci U S A, 2009, 106(38): 16157-16162.

[28] Haspel N, Zanuy D, Nussinov R, et al. Binding of a C-end rule peptide to the neuropilin-1 receptor: a molecular modeling approach. Biochemistry, 2011, 50(10): 1755-1762.

[29] Zhu Z, Xie C, Liu Q, et al. The effect of hydrophilic chain length and iRGD on drug delivery from poly(epsilon-caprolactone)-poly(N-vinylpyrrolidone) nanoparticles. Biomaterials, 2011, 32(35): 9525-9535.

[30] Sugahara K N, Teesalu T, Karmali P P, et al. Tissue-penetrating delivery of compounds and nanoparticles into tumors. Cancer Cell, 2009, 16(6): 510-520.

[31] Sugahara K N, Scodeller P, Braun G B, et al. A tumor-penetrating peptide enhances circulation-independent targeting of peritoneal carcinomatosis. J Control Release, 2015, 212: 59-69.

[32] Alberici L, Roth L, Sugahara K N, et al. De novo design of a tumor-penetrating peptide. Cancer Res, 2013,

73(2): 804-812.

[33] Kapoor P, Singh H, Gautam A, et al. TumorHoPe: a database of tumor homing peptides. PLoS One, 2012, 7(4): e35187.

[34] Rajotte D, Arap W, Hagedorn M, et al. Molecular heterogeneity of the vascular endothelium revealed by in vivo phage display. J Clin Invest, 1998, 102(2): 430-437.

[35] Rajotte D, Ruoslahti E. Membrane dipeptidase is the receptor for a lung-targeting peptide identified by in vivo phage display. J Biol Chem, 1999, 274(17): 11593-11598.

[36] Pasqualini R, Koivunen E, Ruoslahti E. Alpha v integrins as receptors for tumor targeting by circulating ligands. Nat Biotechnol, 1997, 15(6): 542-546.

[37] Arap W, Pasqualini R, Ruoslahti E. Cancer treatment by targeted drug delivery to tumor vasculature in a mouse model. Science, 1998, 279(5349): 377-380.

[38] Burg M A, Pasqualini R, Arap W, et al. NG2 proteoglycan-binding peptides target tumor neovasculature. Cancer Res, 1999, 59(12): 2869-2874.

[39] Porkka K, Laakkonen P, Hoffman J A, et al. A fragment of the HMGN2 protein homes to the nuclei of tumor cells and tumor endothelial cells in vivo. Proc Natl Acad Sci U S A, 2002, 99(11): 7444-7449.

[40] Laakkonen P, Porkka K, Hoffman J A, et al. A tumor-homing peptide with a targeting specificity related to lymphatic vessels. Nat Med, 2002, 8(7): 751-755.

[41] Zhang L, Giraudo E, Hoffman J A, et al. Lymphatic zip codes in premalignant lesions and tumors. Cancer Res, 2006, 66(11): 5696-5706.

[42] Kondo E, Saito K, Tashiro Y, et al. Tumour lineage-homing cell-penetrating peptides as anticancer molecular delivery systems. Nat Commun, 2012, 3: 951.

[43] Sharma A, Kapoor P, Gautam A, et al. Computational approach for designing tumor homing peptides. Sci Rep, 2013, 3: 1607.

[44] Thorn K S, Bogan A A. ASEdb: a database of alanine mutations and their effects on the free energy of binding in protein interactions. Bioinformatics, 2001, 17(3): 284-285.

[45] Li Q, Quan L, Lyu J, et al. Discovery of peptide inhibitors targeting human programmed death 1 (PD-1) receptor. Oncotarget, 2016.

[46] Kwekkeboom D, Krenning E P, de Jong M. Peptide receptor imaging and therapy. J Nucl Med, 2000, 41(10): 1704-1713.

[47] Nicolas G, Giovacchini G, Muller-Brand J, et al. Targeted radiotherapy with radiolabeled somatostatin analogs. Endocrinol Metab Clin North Am, 2011, 40(1): 187-204, ix-x.

[48] Strowski M Z, Blake A D. Function and expression of somatostatin receptors of the endocrine pancreas. Mol Cell Endocrinol, 2008, 286(1-2): 169-179.

[49] Rufini V, Calcagni M L, Baum R P. Imaging of neuroendocrine tumors. Semin Nucl Med, 2006, 36(3): 228-247.

[50] Virgolini I, Traub T, Novotny C, et al. Experience with indium-111 and yttrium-90-labeled somatostatin analogs. Curr Pharm Des, 2002, 8(20): 1781-1807.

[51] Bushnell D L, Menda Y, Madsen M T, et al. 99mTc-depreotide tumour uptake in patients with non-Hodgkin's lymphoma. Nucl Med Commun, 2004, 25(8): 839-843.

[52] Baum R P, Prasad V, Hommann M, et al. Receptor PET/CT imaging of neuroendocrine tumors. Recent Results Cancer Res, 2008, 170: 225-242.

[53] Buchmann I, Henze M, Engelbrecht S, et al. Comparison of 68Ga-DOTATOC PET and 111In-DTPAOC (Octreoscan) SPECT in patients with neuroendocrine tumours. Eur J Nucl Med Mol Imaging, 2007, 34(10): 1617-1626.

[54] Li B, Zheng Y B, Li D D, et al. Preparation and evaluation of a CD13/APN-targeting and hydrolase-resistant conjugate that comprises pingyangmycin and NGR motif-integrated apoprotein. J Pharm Sci, 2014, 103(4): 1204-1213.

[55] Dal Pozzo A, Esposito E, Ni M, et al. Conjugates of a novel 7-substituted camptothecin with RGD-peptides as alpha(v)beta(3) integrin ligands: an approach to tumor-targeted therapy. Bioconjug Chem, 2010, 21(11): 1956-1967.

[56] Petros R A, DeSimone J M. Strategies in the design of nanoparticles for therapeutic applications. Nat Rev Drug Discov, 2010, 9(8): 615-627.

[57] Nel A E, Madler L, Velegol D, et al. Understanding biophysicochemical interactions at the nano-bio interface. Nat Mater, 2009, 8(7): 543-557.

[58] Yu D H, Lu Q, Xie J, et al. Peptide-conjugated biodegradable nanoparticles as a carrier to target paclitaxel to tumor neovasculature. Biomaterials, 2010, 31(8): 2278-2292.

# 第六章　抗肿瘤单克隆抗体制备策略

19 世纪末，人们发现使用相应抗原免疫动物后，获得含有多克隆抗体的动物抗血清可以用于治疗早期的肺炎、白喉、麻疹等传染病，从而开启了抗体在医学中的治疗时代。1975年杂交瘤技术的问世，使抗体技术发展进入单克隆抗体的新时代，但鼠源单克隆抗体会产生人抗鼠抗体（human anti-mouse antibody，HAMA）反应，限制了其在临床上的应用。20 世纪 70 年代，日本医学家利根川进在基因水平探讨了抗体的多样性形成机制，证实了 Ig 基因结构，获得 1987 年诺贝尔生理学或医学奖。之后，随着分子生物学技术的发展，人们开始对抗体进行改造，先后出现了嵌合抗体和人源化抗体，很大程度上解决了鼠抗 HAMA 反应的问题。20 世纪 90 年代以后，随着 PCR 技术、抗体库技术和转基因技术的发展，治疗性单抗得以实现全人源化改造，目前在临床上，尤其是在肿瘤、自身免疫性疾病和感染类疾病的治疗方面得以广泛应用。本节将主要探讨抗肿瘤单克隆抗体的开发和制备策略。

# 1　基于动物免疫的抗体制备策略

## 1.1　杂交瘤抗体技术

1975 年德国医学家 Kohler 和英国医学家 Milstein 开展了一项具有划时代意义的新技术，他们首次在体外通过将绵羊红细胞免疫的小鼠脾细胞和小鼠骨髓瘤细胞融合，成功获得了杂交瘤细胞[1]，经过筛选扩大培养后这种杂交瘤细胞可以产生只针对某一特定的抗原决定簇的抗体，称为单克隆抗体。这种通过将能无限大量繁殖的肿瘤细胞与能产生抗体的B 细胞融合，以产生既能无限增殖又能产生特异性抗体的技术称为杂交瘤技术。

杂交瘤技术的主要流程[2]可以概括为：①将免疫动物的脾细胞和无限增殖的瘤细胞融合以得到杂交瘤细胞；②以分泌目标抗体为限制条件，筛选得到的杂交瘤细胞；③扩大培养分泌目标抗体的杂交瘤细胞，使之单克隆化；④运用体外培养或体内诱导法，分离提纯以获得大量的目标单克隆抗体（图 6-1）。

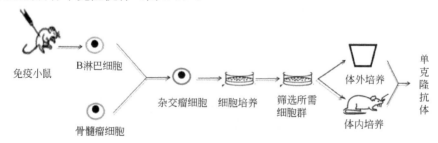

图 6-1　杂交瘤技术操作流程

传统的杂交瘤技术具有生产成本较低、可持续性生产、操作性较好等优点，目前仍然是制备单克隆抗体的主要方法之一。通过杂交瘤技术产生的单克隆抗体具有纯度高、效价高、特异性好的特点，广泛应用于生物医药、临床诊断和治疗中[3]。但杂交瘤技术也存在一些问题：①是否有合适的骨髓瘤细胞系决定能否有目标单克隆抗体产生；②融合形成的杂交瘤细胞也可能低产导致难以筛选分离培养；③因基因不稳定性导致一些难以预料的问题；④因鼠源性抗体的免疫原性，产生 HAMA 反应，导致机体免疫损伤[4]；⑤不能有效激活补体系统且在体内的半衰期较短而起不到良好的免疫效应作用[5]。

## 1.2 人源化抗体

由于单克隆抗体大多数是鼠源性的，在人体内可诱导产生人抗鼠抗体，产生 HAMA 反应，限制单克隆抗体在临床中的应用。随着基因工程技术的发展及对各类抗体结构、功能和编码基因认识的深入，可通过将异源抗体中与抗原结合的相关氨基酸结构与人抗体相互组合拼接构成经人源化改造的抗体，以减轻异源性抗体的免疫副作用。

目前对 Ig 分子结构已经有较清楚的认识，Ig 分子的基本结构是一"Y"字形的四肽链结构，由两条相同的重链（heavy chain，H）和两条相同的轻链（light chain，L）借助二硫键连接起来。其中在多肽链的 N 端，占轻链的 1/2，重链的 1/4 的氨基酸序列随抗体的不同而有所变化，称为可变区（variable region，VR），重链和轻链的 V 区分别称为 $V_H$ 和 $V_L$，各有三个氨基酸排列顺序高度可变的区域，称为高变区（hypervariable region，HVR），高变区是抗原与抗体特异性结合的位点，其与抗原表位在空间结构上互补，又称为互补决定簇（complementarity determining region，CDR）。可变区中的四个非高变区部位氨基酸排列较为固定，形成骨架结构夹持着 CDR，故称为骨架区（frame work region，FR）。恒定区（constant region，CR）在多肽链的 C 端，占轻链的 1/2，重链的 3/4，其氨基酸数量、种类、排列顺序均较稳定，不同 Ig 分子的 CH 长度不一，可以为 CH1-3 或 CH1-4。

对于鼠源性的单克隆抗体的人源化改造研究过程可以分为 2 个主要的发展阶段[6]：①将鼠源性单克隆抗体的 VR 和人源性抗体的 CR 相互组合，形成嵌合抗体；②仅仅保留鼠源性单克隆抗体 VR 中与抗原结合的 CDR，而将 FR、CR 均改为人源抗体的组成结构，制备形成的抗体称为 CDR 移植抗体或称改型抗体（图 6-2）。

### 1.2.1 嵌合抗体

嵌合抗体合成的基本原理为：通过利用 DNA 重组技术，将异源单抗的轻、重链可变区基因插入含有人抗体恒定区的表达载体中，转化哺乳动物细胞表达出嵌合抗体，这样表达的抗体分子中轻重链的 V 区是异源的，而 C 区是人源的，整个抗体分子的近 2/3 部分都是人源的。通过这样的技术合成的抗体，减少了异源性抗体的免疫原性，同时保留了亲本抗体特异性结合抗原的能力。目前嵌合抗体主要有三种应用形式：嵌合 IgG 抗体、嵌合 Fab 抗体、嵌合 F（ab′）2 抗体。嵌合 IgG 抗体含有人抗体的 Fc 段能有效的介导细胞免疫以及激活补体系统，但鼠源性成分较多，免疫原性大且不易穿透组织[7]，后两种抗体分子量小、穿透力强，但因不具有人抗体的 Fc 段而不能直接通过细胞毒作用发挥生物活性，可作为小分子药物载体或用于诊断试验。

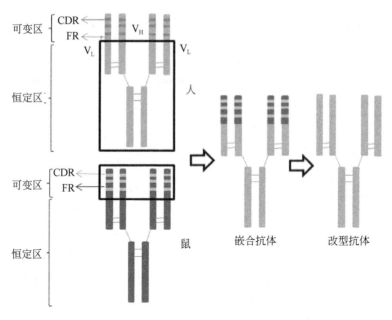

图 6-2  嵌合抗体、改型抗体的模式图

### 1.2.2  改型抗体

改型抗体又称 CDR 移植抗体，是指抗体的恒定区部分（即 CH 和 CL 区）或抗体的全部构成均由人类抗体基因所编码而产生的抗体，可以明显减少异源抗体因其免疫原性对人类机体造成的免疫副作用。抗体可变区的 CDR 直接决定抗体的特异性，是抗体识别和结合抗原的区域。用鼠源性单抗的 CDR 移植到人源性抗体的可变区替换人源性抗体 CDR，使人源性抗体获得鼠源性单抗的抗原结合特异性，合成的重组抗体称为改型抗体，可分为完全 CDR 移植抗体、部分 CDR 移植抗体、特异决定区移植抗体三种类型。完全 CDR 移植抗体是指将鼠源性单抗的 CDR 区完全移植到人源性抗体中形成的移植抗体；部分 CDR 移植抗体是指由于并不是所有 CDR 均为抗原抗体特异性结合所必需的，将抗原抗体结合所必需的 CDR 移植到人源性抗体上以实现减小免疫原性的抗体；特异决定区移植抗体是指将一个 CDR 中参与抗原识别的特异蛋白分子构成的特异决定区移植替换人源性抗体中相应区域后形成的抗体，其免疫原性有很大程度的降低。然而，虽然抗原与抗体的特异性结合主要与 CDR 相关，夹持着 CDR 的支架结构骨架区也可以通过影响 CDR 的空间构型来发挥一定的作用，因此重组抗体中鼠源 CDR 和人源骨架区相嵌的结构可能会导致抗原原有 CDR 构型的改变，从而导致结合抗原的能力下降。

## 1.3  全人抗体

全人抗体是目前治疗性抗体的主要开发趋势，目前生产全人抗体的技术已达到比较成熟的阶段，主要包括抗体库技术和基因工程小鼠技术。具体而言，全人抗体是指通过噬菌体展示库技术、核糖体展示库技术等抗体库技术，或者通过将编码人类抗体的全部基因通过转基因或转染色体技术转移至经过基因工程改造的抗体基因缺失的动物中而表达出人类抗体，来达到抗体全人源化的目的。全人抗体可大幅度地消除异源抗体或部分人源化抗体的免疫原性，避免过激的免疫副作用，增加抗体应用的安全性，目前已应用于诊断、检测和临床治疗当中，但也面临着一些问题，如制备工艺要求较高、不同单抗经过人源化以后会出现不同程度的与抗原结合能力的下降，一般而言人源化抗体的结合力为原本的33%~50%[8]，在长期、大量、重复应用人源化单抗时，仍然可能会出现 HAMA 反应。

# 2 基于体外筛选的抗体制备策略

分子展示技术又称为克隆展示技术，可以将基因型和表现型相互结合，通过将 cDNA、寡聚核苷酸或基因组中的基因克隆在特定的表达载体中，使外源肽或蛋白质的结构域以融合表达的形式展示在表达载体的表面，被展示的多肽或蛋白质可以保持相对独立的空间结构和生物活性。依赖于细胞的展示技术有噬菌体展示技术、细胞表面展示技术、质粒展示技术，其由于要经历细胞转染过程，受到细菌转化效率、包装、跨膜分泌、降解等因素的影响，会导致筛选效率的降低。非细胞依赖的分子展示技术有核糖体展示技术、mRNA 和DNA 展示技术等，其不受细胞转染限制，能显著增加库容量及分子多样性，具有很好的应用前景。

## 2.1 噬菌体展示抗体库技术

1985 年，Smith[9]通过基因工程技术首次将外源性的 DNA 片段与丝状噬菌体 PIII基因融合，通过转录、翻译使得外源性基因编码的多肽与噬菌体衣壳蛋白形成融合蛋白后表达在子代噬菌体表面，从而初步建立了噬菌体展示技术，该技术兼顾基因型与表现型，将重组蛋白质筛选与基因筛选合二为一。1989 年英国医学家 Winter 与 Lerne 首次采用 PCR 方法克隆出人体的全部抗体基因，并重组于原核细胞表达的载体中[10]；1990 年 Mccafferty等[11]通过运用该技术结合噬菌体展示技术，成功将抗体的可变区基因在噬菌体表面表达出来，进而构建了噬菌体抗体库。噬菌体抗体库可以高通量筛选各种抗原，可以快速获得易于改造的各种抗体片段。与杂交瘤技术相似，噬菌体抗体展示库技术也是一种可以用来高效的生产单克隆抗体的技术，且兼顾了抗体的人源化，在医学研究和临床诊断和治疗中得到了广泛的应用。

噬菌体是一种基因数目少、结构相对简单、易于操作的以细菌为宿主的病毒，其自身具有免疫原性，可作为佐剂样颗粒增强机体的免疫应答，同时具有对外界理化因素较强的适应力和抵抗力，具有较强的稳定性，适合用于大规模生产单克隆抗体[12]。目前用于构建抗体库的噬菌体主要有丝状噬菌体、λ噬菌体、T4 噬菌体和 T7 噬菌体，其中含有完整噬菌体基因组的丝状噬菌体最常用来构建肽库，丝状噬菌体展示技术主要与两种外壳蛋白有关，一种是主要外壳蛋白 P8 蛋白，另一种是次要外壳蛋白 P3 蛋白，这两种蛋白均可作为载体来展示外源多肽或蛋白[13]，展示在噬菌体表面的外源性多肽或蛋白可保持相对独立的空间结构和生物学活性[14]。

噬菌体抗体展示库技术的操作流程可概括为：将目标多肽或蛋白的编码基因或目的基因的片段插入到噬菌体衣壳蛋白结构基因的适当位置，表达形成外源多肽或蛋白与衣壳蛋白的融合蛋白，展示于子代噬菌体的表面。因为其具有相对独立的空间结构和生物活性，可以被靶分子识别和结合，孵育一段时间后洗去未与靶分子结合或者弱结合的噬菌体，然后再用竞争性受体或者酸性洗脱剂洗脱强结合力的噬菌体，将其转染宿主细胞后繁殖扩增，经过 3~5 轮的吸附-洗脱-扩增循环后使得能与靶分子特异性结合的、表达特异多肽或蛋白的噬菌体得到高度的富集[15]。然后对其进行 DNA 序列分析测定，从而实现经过富集、筛选得到表达目标抗体的单克隆噬菌体，同时可以筛选出目标特异性抗体的可变区基因（图 6-3）。

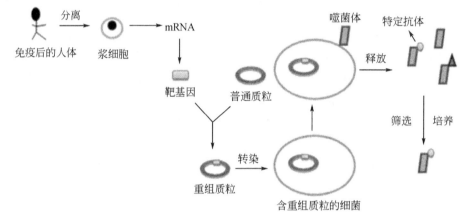

图 6-3　噬菌体展示库技术原理模式图

目前，噬菌体展示库技术广泛应用于研究蛋白质之间的相互作用关系[16]、酶的特异性及抑制剂[17]、抗体工程和抗原筛选[18]、受体结构和功能[19]等领域的研究当中。该技术具有生产成本相对低廉、良好的免疫原性、较长时间内保持稳定存在、较好的特异性和敏感性等优点，另一方面也存在外源性多肽重叠、肽库容量限制性、密码子限制性等问题。噬菌体抗体库在临床研究和治疗中有重要的价值，通过噬菌体抗体库生产的多种单克隆抗体已经应用于临床中。例如，用于治疗类风湿关节炎的 Adalimumab（商品名 Humira）、治疗系统性红斑狼疮的 Belimumab（商品名 Benlysta）及抗肿瘤治疗中使用的 Ramucirumab（商品名 Cyramza）等，但该技术仍面临怎样改良才能获得更加安全有效、高特异性、高亲和力、低免疫原性抗体的问题。

## 2.2　酵母展示技术

酵母是单细胞的真核生物，酵母展示技术[20]的基本原理是将外源靶蛋白基因（外源蛋白）与特定的载体基因序列融合后导入酵母细胞，利用酵母细胞内蛋白转运到膜表面的机制使靶蛋白固定化表达在酵母细胞表面得到展示，酵母展示技术继承了噬菌体展示的表现型与基因型一致和易于扩增的特性，可根据编码蛋白的特性对目的基因进行筛选，另外由于酵母细胞体积较大，可用荧光激活细胞分选仪进行筛选，该技术在展示高等哺乳动物蛋白天然构象方面有独特的优越性[21]。

## 2.3　核糖体展示技术

核糖体展示技术[22]是指通过加入启动子、核糖体结合位点、LOOP 结构等，通过 PCR 扩增目的基因的 DNA，之后将其置于具有偶联转录/翻译的无细胞系统中培育，使目的基因的翻译产物展示在核糖体表面，形成"mRNA-核糖体-蛋白质"的三元复合物；利用常规的免疫学检测技术（如 RIA、ELISA 等），通过固相化的靶分子直接筛选出含有目标蛋白的三元复合物，对筛选分离得到的复合物进行分解，释放出的 mRNA 后进行 RT-PCR；进行下一轮的富集和选择，最终筛选出高亲和力的目标分子。目前已可通过该技术筛选出多种抗体。例如，血凝集素抗体、溶菌酶抗体、荧光素抗体、胰岛素抗体和黄体酮抗体等。由于不经过体内转化，可以构建出较大库容的抗体库，且可获得高特异性、高亲和力的抗体。

## 2.4　mRNA 展示技术

mRNA 展示技术[23]是指通过化学合成方法合成编码多肽的 DNA 库，在其 5′端添加 T7 聚合酶启动子、翻译增强子、翻译起始密码子等序列，在 3′端添加亲和纯化标签，之后在体外将 DNA 转录成 RNA，把 RNA 的 3′端和带有嘌呤霉素的连接子结合使之与 RNA 文库在无细胞翻译体系中共翻译，mRNA 与其所翻译的蛋白质结合起来形成 mRNA-蛋白质融合体，可利用翻译蛋白所带的亲和标签，用亲和层析技术将 mRNA-蛋白质融合体纯化出来，并对 mRNA 进行反转录，生成 cDNA-mRNA-蛋白质融合体。采用 ELISA、磁珠法等，分离含有目标蛋白的 cDNA-mRNA-蛋白质融合体，洗脱后加酶分解得到 cDNA，将其进行 PCR，所得产物进入下一轮循环，经过多次循环，目标蛋白及其编码的基因序列最终得到富集和分离。mRNA 展示技术主要应用于发现 RNA、小分子、蛋白质等新的蛋白质配体和阐明蛋白质与药物在细胞中的相互作用机制，其他特殊运用包括介导蛋白质芯片的自我组装，利用非天然氨基酸和经化学修饰的肽构建文库，加速抗体体外亲和力成熟及进化等。

# 3　人源抗体库筛选

前述的抗体改造技术、分子展示技术构建出的人源化单克隆抗体要经过筛选才能大量获得。良好的筛选方法对于最大程度地富集到特异性好、亲和力高的新抗体有重要的意义。目前认为可通过构建大容量抗体库、严格筛选条件、优化筛选策略等方法来从抗体库中获得高亲和力抗体[24]。以下以噬菌体抗体库的筛选为例进行说明，其筛选主要包括淘筛和鉴定两个步骤。淘筛是指将噬菌体抗体库与特定的抗原共同孵育，经过数轮的洗脱后收集结合的噬菌体，将其用来感染细菌并扩增，之后再经过 3～5 轮的吸附-洗脱-扩增循环，富集到与抗原特异性结合的噬菌体感染的多克隆菌株；鉴定是指将淘筛出的噬菌体感染细菌铺板后，从多克隆菌株中挑选出高特异性的单克隆菌株。筛选方法主要有固相或液相纯化抗原筛选法、全细胞筛选法、组织切片筛选法、体内筛选法，分别详述如下。

（1）固相或液相纯化抗原筛选法：是经典的、传统的纯化方法。固相筛选是指将抗原包被在固相介质上，如酶标板、试管、亲和层析柱等，然后加入待筛的抗体库，一段时间后洗脱掉非亲和性的抗体，收集高亲和力的抗体，这种方法操作简单，但需要大量的纯化或重组抗原。液相筛选是指借助生物素、亲和素，在液相反应体系中提纯抗体，可以通过将抗原与生物素相连后固定在包被有链亲和素的顺磁珠上对噬菌体抗体库进行筛选，或者将生物素化的抗原先与噬菌体抗体库相互作用，然后加入偶联有链亲和素的磁珠，富集能与抗原结合的噬菌体抗体。经典筛选技术的前提条件是目标抗体所靶向的抗原明确且能得到纯化品，对于抗原无法提纯、抗原性质不确定或经传统筛选会发生抗原失活者不适用。

（2）全细胞筛选法：指用完整的全细胞系来提纯抗体库，适合于抗原不能提纯、性质不明确（如肿瘤抗原）者，全细胞筛选要求目标抗原要有较高的表达水平，可以在筛选前先用不表达目标抗原的细胞进行孵育来初步提纯[25]，细胞筛选受到非特异性大、背景值高、洗涤过程中特异性配体损失等方面的影响，抗体的富集较慢，且多次筛选会很容易丢失稀有的特异性噬菌体抗体。目前，全细胞筛选主要的方法有：扣除筛选、荧光细胞分选法、磁性细胞分选法、内化筛选等。

（3）组织切片筛选法：Tordsson 等[26]使用转移性黑色素瘤的冰冻组织切片经固定、封闭后与噬菌体抗体库作用，经几轮吸附-洗脱-扩增循环后使特异的噬菌体抗体富集在切片上，此种方法可以原位结合到组织切片上，更适用于临床，但因为抗原量有限，富集的抗体量也较少。

（4）体内筛选法：由于有些活体细胞体外培养难以存活或会发生膜变性，体外可以观察到的噬菌体抗体的特异性在体内可能不明显或者不存在，故体内筛选具有特殊的意义。有实验证明，这种筛选方法更适合于针对肿瘤血管内皮细胞上特异性标志物的抗体的分离筛选[27]。

# 4　转基因小鼠技术

肿瘤单克隆抗体的制备还可以通过动物转基因技术来实现[28]，其原理为将外源靶基因导入受体动物早期胚胎细胞中，使得该动物通过对外源基因的处理，具有特殊的表现形式或功能，从而构建出新的动物品系。动物转基因技术已经成功应用于多种动物，如牛、羊、猪、兔、鸡等。小鼠因具有使用成本低、孕期短、繁殖能力强、与人体进化相似性高等方面的优势，是迄今最为广泛应用于人类疾病研究的模式生物。转基因小鼠技术最初是由Gordon 在 20 世纪 80 年代初创立的[29]，该技术主要是将外源基因通过不同的方法导入小鼠受精卵，然后产生携带外源基因的小鼠品系。该技术的优点在于能在活体动物整体水平下观察所转入基因的生物学功能、组织内的表达情况、调控过程等。

目前，常用的转基因技术方法有显微注射法、精子载体法、逆转录病毒感染法、转基因体细胞核移植法等。转人 Ig 基因组小鼠的构建较为复杂，需多次应用转基因技术和胚胎操作技术，基因敲除为其核心，传统的构建过程如下述几个方面。①应用基因敲除技术敲除编码小鼠 Ig 轻链、重链的基因，构建轻重链双失活的小鼠，然后将其子代多次交配，最终筛选出双失活但保留所有调控 Ig 基因重排和表达的反式作用序列的小鼠。②采用多步法构建酵母人工染色体（yeast artificial chromosomes，YACs）。③构建好的 YACs 通过原生质体融合的方法导入小鼠 ES 细胞，经筛选后可得到分别含有重链和轻链 YACs 的 ES 细胞。

④将上述筛选的 ES 细胞显微注射于小鼠囊胚，经体外培养后植入假孕母鼠子宫，随后对受精卵发育成的子代进行基因分析鉴定，筛选出分别携带有人 Ig 重链、轻链的小鼠，再与 Ig 基因失活小鼠交配，得到的两系子代小鼠再经互交后产生的即为转人 Ig 基因组小鼠[30]。

# 5 新型抗体

由于结构完整的抗体分子具有体积大、组织穿透能力差等缺点，抗体分子的小型化研究，即抗体衍生物的开发，目前也已经成为单抗药物研究的又一方向。因为抗体发挥功能并不需要完整的抗体结构，所以可以通过去除非功能片段，保留有效的功能片段的方法，来制造具有穿透组织能力强、结构稳定、制备简单、免疫原性弱和表达效率高等优点的抗体衍生物，但其也存在与抗原的结合力弱、半衰期较短等缺点[31]。已有的抗体衍生物主要包括：①单价小分子抗体，如 Fab 片段、FV 片段最小识别单位等；②多价小分子抗体，如双链、三链抗体和微型抗体；③特殊类型抗体，如双功能抗体、三功能抗体和抗体融合蛋白等，这部分内容将在各论中详细阐述。

# 6 总结与展望

单克隆抗体在肿瘤的研究、诊断和治疗中均有重要的意义，随着基因工程的发展和人们对肿瘤、免疫分子机制研究的深入，肿瘤单克隆抗体的制备方法和技术也得以不断发展和更新[32]。杂交瘤技术生产单克隆抗体具有成本低、技术要求较简单、可操作性好的特点，但也存在免疫原性大，易引起 HAMA 反应的问题。为了减小抗体的免疫原性，避免免疫损伤，可对鼠源性抗体进行人源化改造，形成包括嵌合抗体、改型抗体、人源化抗体等经人源化改造的单抗，方法主要有抗体工程改造、分子展示技术、转基因动物技术等。其中，噬菌体展示库技术作为应用广泛，相对成熟的技术，用来制备单克隆抗体可以在一定程度上减小抗体的免疫原性，但也存在着如何提高抗体特异性和亲和力的问题；人源化抗体因最大程度地降低抗体的免疫原性，可以有效地避免 HAMA 反应，为总体的发展趋势，但制备工艺要求较高，筛选过程复杂，成本较大。因为单克隆抗体用于诊断和治疗肿瘤是肿瘤免疫治疗中重要的组成部分，也是肿瘤治疗和研究之路上不可缺失的重要组成部分，如何更加有效地制备和筛选高效、安全、特异性强、亲和力高、免疫原性低的单克隆抗体，目前仍然是医疗工作者所密切关心的问题。

## 参 考 文 献

[1] Köhler G, Milstein C. Continuous cultures of fused cells secreting antibody of predefined specificity. Biotechnology, 1975, 24(5517): 495-497.

[2] 任娟. 杂交瘤技术与单克隆抗体. 新疆畜牧业, 2014, (4): 26-27.

[3] 唐亚华, 黄红林. 单克隆抗体的研究进展. 生物技术世界, 2015, (3): 96.

[4] Brennan F R, Kiessling A. Translational immunotoxicology of immunomodulatory monoclonal antibodies. Drug discovery today technologies, 2016.

[5] Kamath A V. Translational pharmacokinetics and pharmacodynamics of monoclonal antibodies. Drug

discovery today technologies, 2016.

[6] Schneider C K. Monoclonal antibodies--regulatory challenges. Current pharmaceutical biotechnology, 2008, 9(6): 431-438.

[7] Bebbington C, Yarranton G. Antibodies for the treatment of bacterial infections: current experience and future prospects. Current opinion in biotechnology, 2008, 19(6): 613-619.

[8] 潘阳, 王露楠. 单克隆抗体人源化技术研究进展. 国际检验医学杂志, 2011, 32(13): 1483-1484.

[9] Smith G P. Filamentous fusion phage: novel expression vectors that display cloned antigens on the virion surface. Science, 1985, 228(4705): 1315-1317.

[10] Ward E S, Güssow D, Griffiths A D, et al. Binding activities of a repertoire of single immunoglobulin variable domains secreted from Escherichia coli. Nature, 1989, 341(6242): 544-546.

[11] Mccafferty J, Griffiths A D, Winter G, et al. Phage antibodies: filamentous phage displaying antibody variable domains. Nature, 1990, 348(6301): 552-554.

[12] Peltomaa R, López-Perolio I, Benito-Peña E, et al. Application of bacteriophages in sensor development. Analytical & Bioanalytical Chemistry, 2016, 408(7): 1805-1828.

[13] Perham R N, Terry T D, Willis A E, et al. Engineering a peptide epitope display system on filamentous bacteriophage. Fems microbiology reviews, 1995, 17(1-2): 25-31.

[14] Coelho E A, Chávez-Fumagalli M A, Costa L E, et al. Theranostic applications of phage display to control leishmaniasis: selection of biomarkers for serodiagnostics, vaccination, and immunotherapy. Revista da sociedade brasileira de medicina tropical, 2015, 48(4): 370-379.

[15] Omidfar K, Daneshpour M. Advances in phage display technology for drug discovery. Expert opinion on drug discovery, 2015, 10(6): 651-669.

[16] Guntas G, Purbeck C, Kuhlman B. Engineering a protein-protein interface using a computationally designed library. Proceedings of the National Academy of Sciences, 2010, 107(45): 19296-19301.

[17] Bugg T D H, Braddick D, Dowson C G, et al. Bacterial cell wall assembly: still an attractive antibacterial target. Trends in biotechnology, 2011, 29(4): 167-173.

[18] Scott J K, Smith G P. Searching for peptide ligands with an epitope library. Science, 1990, 249(4967): 386-390.

[19] Caberoy N B, Zhou Y, Alvarado G, et al. Efficient identification of phosphatidylserine-binding proteins by ORF phage display. Biochemical & Biophysical research communications, 2009, 386(1): 197-201.

[20] Sheehan J, Marasco W A. Phage and Yeast Display. Microbiol Spectr, 2015, 3(1).: 4ID-0028-2014.

[21] Gai S A, Wittrup K D. Yeast surface display for protein engineering and characterization. Current opinion in structural biology, 2007, 17(4): 467-473.

[22] Matsuura T, Plückthun A. Selection based on the folding properties of proteins with ribosome display. FEBS letters, 2003, 539(1-3): 24-28.

[23] Tateyama S, Horisawa K, Takashima H, et al. Affinity selection of DNA-binding protein complexes using mRNA display. Nucleic acids research, 2006, 34(3): e27.

[24] Elgundi Z, Reslan M, Cruz E, et al. The state-of-play and future of antibody therapeutics. Advanced drug delivery reviews, 2016.

[25] Lavitrano M, Camaioni A, Fazio V M, et al. Sperm cells as vectors for introducing foreign DNA into eggs:

genetic transformation of mice. Cell, 1989, 57(5): 717-723.

[26] Tordsson J, Abrahmsén L, Kalland T, et al. Efficient selection of scFv antibody phage by adsorption to in situ expressed antigens in tissue sections. Journal of immunological methods. 1997, 210(1): 11-23.

[27] Jaenisch R. Germ line integration and Mendelian transmission of the exogenous Moloney leukemia virus. Proceedings of the National Academy of Sciences of the United States of America, 1976, 73(4): 1260-1264.

[28] Ngiow S F, Loi S, Thomas D, et al. Mouse Models of Tumor Immunotherapy. Advances in immunology, 2016, 130.

[29] Gordon J W, Scangos G A, Plotkin D J, et al. Genetic transformation of mouse embryos by microinjection of purified DNA. Proceedings of the National Academy of Sciences, 1980, 77(12): 7380-7384.

[30] Iwawaki T. (Transgenic mouse model for imaging of inflammation in vivo). Seikagaku the journal of Japanese Biochemical Society, 2016, 88(2).

[31] Holliger P, Hudson P J. Engineered antibody fragments and the rise of single domains. Nature biotechnology, 2005, 23(9): 1126-1136.

[32] Beirão B C B, Raposo T, Jain S, et al. Challenges and opportunities for monoclonal antibody therapy in veterinary oncology. Veterinary journal, 2016.

# 第七章　DARPin 技术

## 1　DARPin 简介

蛋白质间的相互结合作用一直以来都是研究蛋白质结构和功能最强有力的手段之一，抗体与抗原的结合是最为典型的蛋白质相互作用的范例，因此抗体作为一种有效的工具在生物技术及疾病的诊断和治疗等领域中得到了广泛的应用。随着抗体应用的深入，它的某些固有局限性也逐渐显露出来。越来越多抗体三级结构的确定及抗原抗体结合机制的揭示，激发了骨架蛋白（scaffold protein）概念[1]的提出。

骨架蛋白描述的是一种能够耐受多个氨基酸的插入、缺失或替换，而保持其折叠和三级结构不变的蛋白质骨架。骨架蛋白在近二十多年的开发和应用中凸显了其独特的优势和应用前景，它不仅具有抗体的特性，而且还具备很多超越抗体的优势，因此也被称为"新一代抗体"。

DARPin 的全称为 designed ankyrin repeat protein，即"人工锚重复蛋白"，是一类衍生自天然锚重复蛋白的新型小分子结合蛋白[2]。天然的锚重复蛋白是自然界中最常见的结合蛋白之一，其天然结构负责多种功能，如细胞信号传导或受体结合等。通过对天然锚重复蛋白的设计和改造，我们可以建立特定的骨架蛋白库，并从中选出靶向特定位点的结合蛋白，即 DARPin。

由于 DARPin 其体积小、高效力、高稳定性、高亲和力和柔性结构等诸多特点，DARPin 被认为具有潜力突破常规疗法在解决癌症等复杂疾病时所面临的限制。

## 2　DARPin 的结构与特点

### 2.1　DARPin 的结构

DARPin 由 N 端帽（N-cap）、C 端帽（C-cap）及数个重复锚定单元（ankyrin repeat，AR）组成（图 7-1），整个 DARPin 从 N 端到 C 端依次是 N cap-AR$_{(n)}$-C cap 的结构。每个 AR 单元由 33 个氨基酸组成，含有 1 个线状 β 转角和 2 个反向平行的 α 螺旋，通过 DARPin 的交互结构实现与受体蛋白的结合[3]。

锚定单元一般有 2~5 个重复，其重复序列可以被人工进化为定向序列，也可采取随机进化的方式。重复单元通过其序列上的进化位点实现与靶向受体的结合，而 N 端帽和 C 端帽的结构用于提供亲水性表面[4]。重复序列的数量与 DARPin 的分子的大小也存在一定的近似关系（表 7-1）。

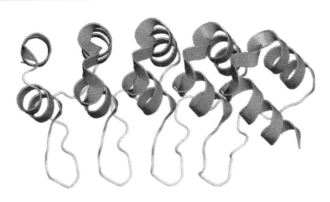

图 7-1　DARPin 的分子构象

**表 7-1　DARPin 分子质量与 AR 数量的关系**

| 重复序列数量 | 2 | 3 | 4 | 5 |
| --- | --- | --- | --- | --- |
| 近似分子质量（kDa） | 14 | 18 | 22 | 26 |

　　DARPin 由保守区（或恒定区）和可变区组成，通过序列比对和一致性选择等方法从天然蛋白中确立高稳定性的保守区[5]。通过使用序列分析和结构迭代等方法，建立共识框架，并确定能与潜在靶标相互作用的区域，将这些部分作为可变区进行随机突变或定向进化。可变区大多出现在 AR 序列的 β 转角等区域，但也有部分可变区出现在 α 螺旋、N 端帽和 C 端帽。可变区的氨基酸残基应当避免出现 Cys、Pro 和 Gly。半胱氨酸会形成二硫键，而脯氨酸和甘氨酸不利于 α 螺旋的形成，可能会影响部分出现在 α 螺旋中的可变区。

　　除了经典的 DARPin 结构，还有一种 LoopDARPin 结构。通过向经典 DARPin 结构中引入一个凸起的环状结构则成为 LoopDARPin。Loop 结构类似于抗体中的 CDR-H3 区域，可以更好地与靶标蛋白进行结合。有研究表明[6]，从 LoopDARPin 文库中仅用一轮核糖体展示筛选到的结合蛋白便有 30pmol/L 的亲和力（$K_D$ 值）。与经典 DARPin 结构一样，LoopDARPin 也有着可变区与恒定区（图 7-2）。

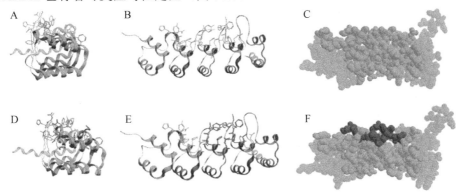

图 7-2　经典 DARPin 与 LoopDARPin 构象的比较

　　在图 7-2 中，图 A~C 分别为经典 DARPin 的侧面彩带构象、正面彩带构象和范德华球模型构象。图 D~F 分别是 LoopDARPin 的侧面彩带构象、正面彩带构象和范德华球模型构象。图 A、B、D、E 中，可变区以侧链基团的形式展示出来，而恒定区以彩带模型展示。

图 C、F 中，不同灰度标记了 DARPin 的不同区域。

通过随机引入碱基等方法对可变区进行随机进化，可以得到 DARPin 骨架蛋白文库。在同一个文库中，恒定区的序列是一致的，而可变区的序列则千差万别，从而构成了文库的多样性。通过表面展示技术将 DARPin 蛋白展示到细胞或噬菌体表面，再筛选能与配体靶向结合的蛋白，从而初步得到特异性结合 DARPin。增大筛选压力进行多轮筛选，从而优选出亲和力更高的特异性结合 DARPin。

以每个 AR 区 6 个可变氨基酸为例，含两个 AR 单元的 DARPin 蛋白文库的理论库容大小为 $5.2 \times 10^{15}$，而含三个 AR 单元 DARPin 蛋白文库的理论库容大小为 $3.8 \times 10^{23}$。在实际的展示过程中无法达到理论库容，使用核糖体展示方法构建的库容约有 $10^{12}$ 级，使用噬菌体展示方法构建的库容约有 $10^{10}$ 级[7]。

N 端帽和 C 端帽的引入一方面是为了形成亲水表面，有助于 DARPin 与受体蛋白的结合；另一方面，端帽结构可以帮助蛋白在原核生物体内更好地折叠，还可以在端帽序列引入随机位点，从而构建端帽区域的可变区[8]。

## 2.2　DARPin 的特点

DARPin 中的可变区域已被设计为靶向结合。其小分子尺寸及高结合亲和力的特点，使这些分子能够深入渗透至实体肿瘤。DARPin 可用于向肿瘤递送毒性制剂，杀死癌细胞。由于 DARPin 与抗体所结合的表位不同，而且可在同一时间并联结合多个表位或靶标，与其他生物制剂（包括抗体偶联药物）相比，DARPin 被认为对肿瘤细胞具有更高的选择性。

DARPin 与传统治疗方法相比具有所述诸多优点。

（1）小分子，渗透性好：DARPin 的大小取决于其重复单元的数量和规模，一般而言 DARPin 分子的大小为 10~20kDa，要远远小于抗体分子（约 150kDa），甚至比 scFv 还小[9]，这就使之具有更高的组织穿透性，作为靶向药物能更快渗透到肿瘤等组织。在肿瘤成像时像素更高，背景更低。

（2）亲和力高：DARPin 通过筛选可以获得＜5~100pmol/L 的靶向亲和力（$K_D$ 值），这使得 DARPin 在极低的浓度下也能拥有发挥药物活性。

（3）蛋白稳定性高，可溶性高：DARPin 能耐受高温和高浓度的变性剂。由于 DARPin 骨架结构不含二硫键，因此能在胞内环境中维持结构稳定，可以应用在胞内靶向治疗上并已有了成功的范例，这是抗体所无法实现的[10]。DARPin 可溶性高，可以达到＞100g/L，有着优秀的成药潜力。

（4）不携带抗体 Fc 片段：抗体与抗原结合的部位位于轻链和重链可变区上的互补决定区（complementary determining region，CDR），抗体的 Fc 片段通常会引起非目的性的结合，从而影响抗体的特异性。DARPin 不同于传统抗体，不含有 Fc 段，不与免疫系统相偶联，不容易引起非目的性结合，从而降低了免疫原性。

（5）可调节的药代动力学性质：DARPin 属于小分子蛋白，其药代动力学（pharmacokinetic，PK）过程明确，在体内主要通过肾消除。DARPin 的药代动力学性质可以通过与聚乙二醇等半衰期延长分子或与人血清白蛋白结合的方式来调节，因此可以适应不同患者的临床需要。

（6）生产简单，成本低廉，可快速制备：用杂交瘤技术制备的单克隆抗体来源于小鼠腹水，因此产量有限，成本较高。基因工程抗体虽然可以在细菌中制备，但因其具有二硫键，必须分泌表达才能保证正确折叠，因此产量也受到一定限制。

相比于抗体蛋白，DARPin 结构中不含二硫键，能在胞内环境中维持结构稳定，DARPin 的高稳定性允许其在原核生物中大量表达。DARPin 结构更简单，蛋白折叠效率更高，胞内表达水平要比周质表达更高，这是抗体所无法实现的。利用工程菌发酵产生的 DARPin 蛋白可以达到 7~15g/L 的发酵产量[11]，因此可以快速、低成本制备。抗体与 DARPin 蛋白性质的比较见表 7-2。

表 7-2 抗体与 DARPin 蛋白性质的比较

| 性质 | 单克隆抗体（mAbs） | 基因工程抗体（Fab/scFv） | DARPin |
| --- | --- | --- | --- |
| 分子大小（kDa） | 150 | 50/25 | 10~20 |
| 肽链数量 | 4 | 2/1 | 1 |
| 高亲和力 | + | + | + |
| 高特异性 | +/- | + | + |
| 高稳定性 | + | - | + |
| 人源化 | +/- | +/- | + |
| 易于修饰 | +/- | + | + |
| 原核制备 | - | +/- | + |

# 3 DARPin 的制备技术

DARPin 的设计和制备需要经历文库构建、蛋白展示及筛选等步骤。

## 3.1 DARPin 文库构建

一条完整的 DARPin 序列由 N 端帽、AR 序列和 C 端帽组成（图 7-3）。

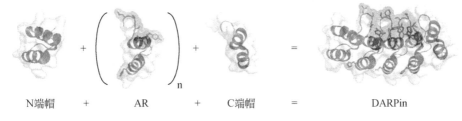

N端帽 + AR + C端帽 = DARPin

图 7-3 DARPin 的组成

AR 部分是 DARPin 与目的蛋白结合的交互界面，其来源可以是自然界中已有的天然蛋白，也可以是通过序列比对后设计的人工蛋白。构建 AR 序列首先需要通过一致性序列设计的方法来构建最原始的"母版序列"。

母版序列可以来自于任何天然结合蛋白[12]。例如，部分无脊椎动物的适应性免疫应答系统的运转不是基于抗体，而是依靠一种富含亮氨酸的重复蛋白[13]，可以通过一致性序列设计将这种蛋白设计为母版序列。此外，还可以通过 SMART 序列数据库来选择母版序列（图 7-4）。SMART 数据库提供了大量无特异性的原始重复蛋白序列。选择适当长度的氨基酸序列，将其中没有外来基因插入或自身基因缺失的序列选出并进行比对，得到的共有序列再进行下一轮的比对和选择。通过这种多轮比对最终确定一致性序列，即 AR 母版。

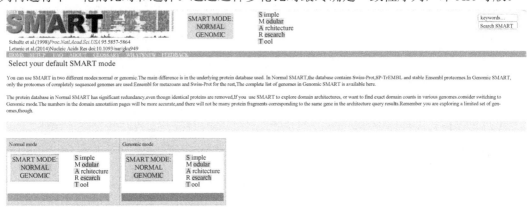

图 7-4　SMART 数据库网站（http://smart.embl-heidelberg.de/）

接下来通过计算机模拟 AR 结构域与靶蛋白复合物结合的 3D 构象，使用 NACCESS 方法分析复合物，通过观察蛋白相互作用时 AR 结构域残基溶剂可接近面积的变化来确定 AR 结构与靶蛋白结合相互作用的位点[14]。相互作用位点主要涉及 AR 蛋白的 β 转角区和第一个 α 螺旋。将这些位点设计为可变区，而将其余区域定义为保守区，可以用随机蛋白或随机密码子来填充可变区蛋白序列或基因序列。在一致性序列的设计中，应当尽量避免半胱氨酸、脯氨酸和甘氨酸。半胱氨酸会形成二硫键，不利于蛋白构象的稳定，而脯氨酸和甘氨酸不利于 α 螺旋的形成。

N 端帽和 C 端帽的设计也可从文库中进行搜寻和比对。端帽序列必须是已知的结构且能和 AR 序列很好地兼容。端帽蛋白通过形成亲水性表面来帮助整个 DARPin 蛋白更好地发挥结合作用。

## 3.2　文库蛋白的展示筛选

随着蛋白展示技术的成熟和蛋白质组学的发展，展示技术已经成为多肽和蛋白质配体发现和体内相互作用研究的基本工具。构建完成的 DARPin 序列通过基因工程方法转化到真核或原核展示系统中进行展示和筛选。常见的展示技术有细菌表面展示技术、噬菌体表面展示技术、核糖体展示技术和酵母表面展示技术。

### 3.2.1　细菌表面展示技术

细菌表面展示技术是通过基因操作，将目的蛋白基因插入到外膜蛋白基因的上游或下游，从而使得目的蛋白作为乘客蛋白，跟随外膜蛋白一起表达在细菌外膜表面的技术。常用的宿主菌为大肠杆菌等革兰阴性菌。多数情况下，外源基因产物随同麦芽糖孔蛋白 LamB、磷酸介质诱导的微孔蛋白 OmpA 及各类脂蛋白融合到外膜蛋白上，革兰阴性菌中的丝状结构蛋白也可用于表面表达载体的构建。许多革兰阳性菌的表面受体的 C 端也有类似于 SpA 蛋白的结构，表明其也以相似的机制锚定于细胞表面。

### 3.2.2　噬菌体表面展示技术

噬菌体表面展示技术是一种非常有效的展示筛选技术，即将外源蛋白分子基因克隆到丝状噬菌体基因组中，与噬菌体衣壳蛋白融合表达，展示在噬菌体颗粒的表面。由于外源蛋白的基因型和表现型统一在同一噬菌体颗粒内，因此通过表型筛选就可以获得其编码基因。除了应用丝状噬菌体外，还可以使用 λ 噬菌体、T4 噬菌体和 T7 噬菌体等作为表面展示的载体。

### 3.2.3　核糖体展示技术

核糖体展示技术是一种简便有效的生物文库筛选技术。利用免疫沉淀法从细胞内分离到的特殊 mRNA，经过适当的修饰后可以形成非常稳定的"mRNA-核糖体-蛋白质"三元复合结构。通过三元复合体可以将蛋白质和 mRNA 信息联系在一起。

核糖体展示技术的基本原理是通过 PCR 扩增目的基因的 DNA 文库，同时加入启动子、核糖体结合位点及烃环结构，并在具有转录-翻译偶联的无细胞翻译系统中培育，从而使得目的基因的翻译产物展示在核糖体表面，形成"mRNA-核糖体-蛋白质"三元复合体。再利用 ELISA 等常规免疫学检测技术，通过固相化的靶分子直接从三元复合物中筛选出含有目标蛋白的核糖体三聚体，对其进行分解，释放出的 mRNA 进行 RT-PCR 并进行下一轮的富集和筛选，从而最终筛选出高亲和力的目标分子。核糖体展示技术与易错 PCR 或 DNA 改组技术联合使用可以提高蛋白结合的亲和力与稳定性。

### 3.2.4　酵母表面展示技术

酵母表面展示技术是近些年发展起来的真核展示系统。目前报道的两种酵母展示系统分别以 α 凝集素或 a 凝集素作为融合骨架。通过目的蛋白与凝集素部分融合，将目的蛋白展示在酵母细胞表面。

## 3.3　DARPin 的活性测定

在筛选 DARPin 分子的过程中，其热稳定性可以通过圆二色谱法确定，通过在 222nm 处观测 CD 信号来测量分子的热变性中点。所有筛选的 DARPin 分子都能显示出协同折叠，同时表现出相当的热阻[5]。

通过表面展示技术所筛选的 DARPin 分子可通过表面等离子共振（surface plasmon resonance，SPR）及微量热泳动（microscale thermophoresis，MST）技术进行亲和力测定，通过目标蛋白与靶向分子的结合测得其 $K_D$ 值。DARPin 分子通过筛选可以获得<5~100pmol/L 的靶向亲和力（$K_D$ 值），使 DARPin 分子在极低浓度下也能拥有发挥药物活性。

# 4　DARPin 的应用

从 DARPin 结构的发现到 DARPin 药物进入临床，已有十几年的时间。DARPin 主要应用于以下几个领域。

（1）DARPin 应用于生化研究：DARPin 由于其良好的细胞亲和性和特异性，可以作为蛋白质调节通路研究和细胞内蛋白激活与抑制研究的良好工具。DARPin 可以在细胞内表达，因而可以作为灵敏的生物传感器。

在丝裂原活化蛋白激酶（mitogen-activated protein kinase，MAPK）细胞外信号调节激酶（extracellular signal-regulated kinase，ERK）的机制研究中[15]，通过核糖体展示方法筛选到的特异性 DARPin 被分别设计成靶向磷酸化 ERK（p-ERK）和非磷酸化 ERK。选用荧光染料 Mero 87 对 DARPin 进行衍生化处理后，使之分别与小鼠体内的 ERK 和 p-ERK 结合，之后采用生物发光共振能量转移（bioluminescence resonance energy transfer，BRET）和荧光检测的方法来确定细胞内蛋白的结合情况。

（2）DARPin 应用于治疗：基于 DARPin 的药物可以使用单价 DARPin，即 DARPin 单体，也可以使用多价 DARPin，即 DARPin 缀合物。多价 DARPin 的构建可以通过化学连接也可以通过基因构建。多价 DARPin 可以与细胞毒性药物相偶联来增强杀伤性，也可以与聚乙二醇偶联来延长血清半衰期。此外还可以与多肽片段、细胞因子或其他特异性的 DARPin 等多种分子连接，从而创造无限的治疗可能性（图 7-5）。

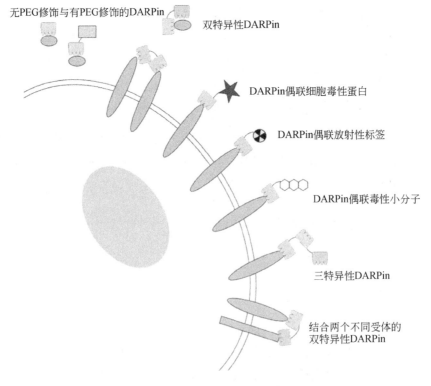

图 7-5　DARPin 的潜在治疗模式

　　单价和多价 DARPin 可以被用作拮抗剂，PEG 修饰可以改善其半衰期。DARPin 可携带融合分子与靶细胞（如肿瘤细胞）表面抗原特异性结合，融合分子可以是细胞毒素、细胞因子、活性酶、放射性标签或小分子毒素。三特异性 DARPin 可以同时兼顾三种不同的靶向性，如肿瘤抗原靶向、PEG 修饰和效应免疫细胞募集。由两种不同肿瘤标志物靶向的双特异性 DARPin 可以比单价 DARPin 表现出更强的肿瘤选择性，因为同时拥有两种肿瘤抗原的组合几乎仅存在于肿瘤细胞表面，而单一抗原可能在健康细胞中也会有表达[16]。

　　1）单价 DARPin 的应用价值：单价 DARPin 可以被开发为拮抗剂或者激动剂。单价 DARPin 分子尺寸小，其组织穿透性相比单抗有着显著的提高，因此这些单价分子可以阻断更接近其作用位点的配体或毒素，从而更有效地发挥抑制作用。此外，抗体因其相对较差的组织穿透性而经常被设计成位点配体靶向，即不针对组织内部的受体，而是针对其受体对应的配体。在这一方面，DARPin 可以直接靶向受体，有着显著的优势。

　　单价 DARPin 由于其小分子特性，导致 DARPin-配体复合物通常通过肾消除的方式代谢，因此它们可以从循环系统中相对快速地去除。如果 DARPin 用于中和毒素、应对细菌感染（如艰难梭菌毒素）及针对涉及血液凝固的细胞因子，那么快速消除便有着独特的意义。通过聚乙二醇化或与血清蛋白结合可以延长单价 DARPin 的半衰期，调整药代动力学性质以实现最大生物治疗效应。

　　在近期的报道中，已经实现了针对抗 IgE 抗体的抗独特型 DARPin 的筛选[17]。同时靶向 IgE 和 IgE 受体的特异性 DARPin 在细胞实验中可以有效抑制肥大细胞脱颗粒，具有与阳性药物 Xolair 相当的功效。在另一个报道中，亲和力达 pmol/L 级靶向 CD4 的 DARPin 可以通过与病毒蛋白 gp120 竞争性结合 CD4 从而阻断 HIV 侵入细胞。

　　DARPin 不仅可以通过阻断受体结合来抑制靶蛋白活性，还可以发挥如蛋白酶、激酶和膜蛋白的变构抑制机制。大多数抑制机制可以通过 X 线晶体学来阐明。

　　2）多价 DARPin 的应用价值

　　单价 DARPin 是简单的单结构域蛋白，默认不携带其他功能效应基团。然而对于许多应用，特别是在肿瘤学中，常常需要发挥不同的效应功能。通过结合其他效应基团和效应分子，DARPin 可以发挥出多种多样的治疗功能。

　　DARPin 骨架结构不含半胱氨酸，允许引入位点特异性巯基以方便化学偶联而不影响其结合性质。以这种方式可以偶合功能性基团，也可以添加螯合基团以连接放射性核素。经放射性标记后的 DARPin 分子对于肿瘤的结合要比对于正常器官的结合高得多，有利于放射性成像和治疗。通过基因编辑将 DARPin 与效应蛋白连接，从而实现细胞因子或活性酶的靶向传递。有研究组构建了靶向血管表面 EDB 抗原的 scFv，并将其与 IL-2、IL-12、IL-15、GMCSF 和 TNF 等细胞因子相融合，从而高效传递细胞因子到抗原位点[18]。DARPin 也可以有着相类似的应用。

　　除了 DARPin 与其他蛋白融合，还可以构建 DARPin-DARPin 复合物，即多聚 DARPin。多聚或多特异性 DARPin 可用于许多不同的用途。可以用一个多价 DARPin 同时抑制多种受体，也可以募集免疫效应细胞，或结合 PEG 用于调节药代动力学性质。

　　（3）DARPin 的临床进展：截止到 2016 年，已进入临床和临床前研究的 DARPin 药物有 10 种，其中进入临床Ⅲ期的 2 种，进入临床Ⅱ期的 1 种（图 7-6）。在目前的研究中，已取得突破性进展的 DARPin 药物主要在肿瘤治疗领域和眼科治疗领域。

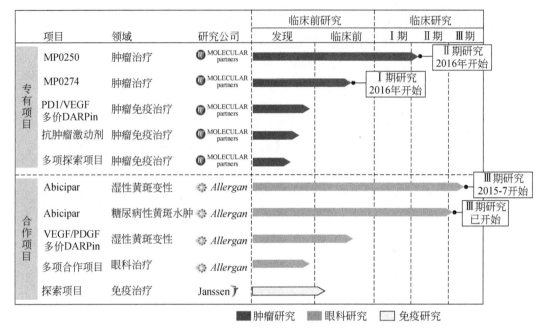

图 7-6 已进入临床和临床前研究的 DARPin 药物

1）DARPin 应用于肿瘤治疗

癌症是一种具有多种致病因素和复杂机制的疾病，常常逃避单一治疗方法。而多价 DARPin 药物具有多个靶标的特异性，有着诱导结合和协同抗肿瘤作用的潜力。目前开发 DARPin 药物的是位于瑞士的分子伴侣公司（molecular partners AG）及其合作伙伴。

MP0250 是如今进展最好的抗肿瘤 DARPin 药物，目前已进入临床 II 期研究。MP0250 抑制 VEGF 和 HGF 与它们的受体结合，是一种专有的多途径 DARPin 药物。MP0250 已完成在实体肿瘤和血液恶性肿瘤中进行的 I 期临床研究，它同时靶向肿瘤基质、增殖、侵袭和转移。2016 年启动了 MP0250 对于多发性骨髓瘤患者的 II 期临床试验，并在 2016 年下半年开始招募第一名患者。该试验研究 MP0250 与硼替佐米和地塞米松的联合用药，其受试患者为已发生硼替佐米耐受性并已接受至少两种治疗方案（硼替佐米和免疫调节药物 IMiD）的多发性骨髓瘤患者。

MP0250 是第一个同时靶向 VEGF 和 HGF 的双特异性药物分子，并且可以理想地与标准护理疗法（如化疗、酪氨酸激酶抑制剂或免疫治疗）组合使用。MP0250 有很大的潜力成为针对多发性骨髓瘤和头颈部肿瘤等实体瘤和血液瘤的治疗方案。

另一个即将进入临床研究的 DARPin 药物是 MP0274。MP0274 是一种专有的单通路 DARPin 分子，具有广泛的抗人表皮生长因子受体（HER）活性，抑制 HER1、HER2 和 HER3 介导的下游信号传导，并诱导细胞凋亡。MP0274 作用于乳腺癌和其他表达 HER2 的癌症中，其对于 HER2 和 HER3 的阻断有协同作用。MP0274 可以阻断 HER2 的同聚化以及与 HER3 的异二聚化并诱导 HER2 内化。其在临床前动物模型中表现出强大的抗 HER 活性，并且该化合物具有比赫赛汀更高的癌细胞致死率。

MP0274 目前正处于临床前开发阶段，目标是开发 HER2+乳腺癌患者的替代治疗方案。MP0274 已在 2016 年第 4 季度启动 I 期临床试验。

2）DARPin 应用于眼科疾病治疗

DARPin 眼科药物主要用于视网膜疾病，包括湿性年龄相关性黄斑变性（wet age-related macular degeneration，湿性 AMD）和糖尿病性黄斑水肿（diabetic macular edema，DME），湿性 AMD 是导致发达国家患者失明的主要原因，而 DME 多发于年轻人。抗 VEGF 治疗是目前治疗湿性 AMD 的主要手段，通过每月的眼球注射来抑制新血管的异常生长和炎性渗漏。

DARPin 眼科药物 Abicipar 目前正在进行新生血管性 AMD 的Ⅲ期临床试验和 DME 的Ⅲ期试验。临床数据显示，与标准护理治疗方案相比，Abicipar 有潜力为患者提供更高的视力增益和更少的药物注射次数。

# 5　总结与展望

随着科学进步与医疗水平的提升，对于癌症等综合性疾病的理解也越来越深入，新型蛋白质药物的研发成功已经改变了传统药物研发思路。DARPin 由于其小体积、高效力、高稳定性、高亲和力和柔性结构等诸多特点，而具有潜力突破常规疗法在解决癌症等复杂疾病时所面临的限制。非抗体结构的骨架蛋白在广泛的研究中已经证明其活性功能，其在研究诊断与治疗中的应用潜力是显而易见的，然而对于其治疗应用，尚未完全证实替代结合蛋白的潜力，并且其骨架区可能面临诸如免疫原性或缺乏效应子功能的问题。对此，多种替代的结合蛋白目前在临床前研究中，并且缺乏效应子功能的问题可以通过优良的功能补偿或新的效应物融合蛋白来克服。随着对蛋白质结构与功能关系的逐步深入理解，以及精准医疗风向下对个体化药物的需求逐步上升，相信 DARPin 等小分子骨架蛋白将会成为非常有前景和有价值的新型蛋白质药物。

## 参 考 文 献

[1] Gebauer M, Skerra A. Engineered protein scaffolds as next-generation antibody therapeutics. Current opinion in chemical biolology, 2009, 13(3): 245-255.

[2] Stumpp M T, Binz H K, Amstutz P. DARPins: a new generation of protein therapeutics. Drug discovery today, 2008, 13(15-16): 695-701.

[3] Weidle U H, Auer J, Brinkmann U, et al. The emerging role of new protein scaffold-based agents for treatment of cancer. Cancer genomics & proteomics, 2013, 10(4): 155-168.

[4] Pluckthun A. Designed ankyrin repeat proteins (DARPins): binding proteins for research, diagnostics, and therapy. Annual review of pharmacology and toxicology, 2015, 55: 489-511.

[5] Binz H K, Stumpp M T, Forrer P, et al. Designing repeat proteins: well-expressed, soluble and stable proteins from combinatorial libraries of consensus ankyrin repeat proteins. Journal of molecular biology, 2003, 332(2): 489-503.

[6] Schilling J, Schoppe J, Pluckthun A. From DARPins to LoopDARPins: novel LoopDARPin design allows the selection of low picomolar binders in a single round of ribosome display. Journal of molecular biology, 2014, 426(3): 691-721.

[7] Zahnd C, Wyler E, Schwenk J M, et al. A designed ankyrin repeat protein evolved to picomolar affinity to

Her2. Journal of molecular biology, 2007, 369(4): 1015-1028.

[8] Wu X, Shi Y, Ren P Y, et al. Exploring the Relationship between Sequences, Structures, Dynamical Behaviors and Functions of New Type Protein Drugs: DARPins. Current Pharmaceutical design, 2013, 19(12): 2308-2317.

[9] Toporkiewicz M, Meissner J, Matusewicz L, et al. Toward a magic or imaginary bullet? Ligands for drug targeting to cancer cells: principles, hopes, and challenges. International journal of nanomedicine, 2015, 10: 1399-1414.

[10] Binz H K, Amstutz P, Pluckthun A. Engineering novel binding proteins from nonimmunoglobulin domains. Nature Biotechnology, 2005, 23(10): 1257-1268.

[11] Boersma Y L, Pluckthun A. DARPins and other repeat protein scaffolds: advances in engineering and applications. Current opinion in biotechnology, 2011, 22(6): 849-857.

[12] Pluckthun A. Designed ankyrin repeat proteins (DARPins): binding proteins for research, diagnostics, and therapy. Annual review of pharmacology and toxicology, 2015, 55: 489-511.

[13] Stumpp M T, Forrer P, Binz H K, et al. Designing repeat proteins: modular leucine-rich repeat protein libraries based on the mammalian ribonuclease inhibitor family. Journal of molecular biology, 2003, 332(2): 471-487.

[14] Sennhauser G, Grutter M G. Chaperone-assisted crystallography with DARPins. Structure, 2008, 16(10): 1443-1453.

[15] Kummer L, Parizek P, Rube P, et al. Structural and functional analysis of phosphorylation-specific binders of the kinase ERK from designed ankyrin repeat protein libraries. Proceedings of the National Academy of Sciences of the United States of America, 2012, 109(34): E2248-2257.

[16] Jost C, Schilling J, Tamaskovic R, et al. Structural basis for eliciting a cytotoxic effect in HER2-overexpressing cancer cells via binding to the extracellular domain of HER2. Structure, 2013, 21(11): 1979-1991.

[17] Baumann M J, Eggel A, Amstutz P, et al. DARPins against a functional IgE epitope. Immunology letters, 2010, 133(2): 78-84.

[18] Stahl A, Stumpp M T, Schlegel A, et al. Highly potent VEGF-A-antagonistic DARPins as anti-angiogenic agents for topical and intravitreal applications. Angiogenesis, 2013, 16(1): 101-111.

# 第八章　抗肿瘤免疫反应评价指标

## 1　抗肿瘤免疫反应临床疗效评价

随着对肿瘤生物学性质的不断研究,肿瘤免疫治疗已成为肿瘤治疗研究中的热点领域之一,其疗效已被越来越多的临床医生和广大患者所认可[1-4]。免疫治疗不同于细胞毒药物,其作用需要免疫激活过程,需要一定的时间才能建立起免疫应答,进而转化成长期的临床效应[5],因此免疫治疗的评价不宜简单套用现有的针对细胞毒化疗药物而设立的 WHO 或 RECIST 标准[6,7]。

### 1.1　肿瘤免疫治疗反应特点

#### 1.1.1　假性进展

转移性肿瘤病灶主要由肿瘤细胞和基质细胞组成,并伴随有一定的淋巴细胞和巨噬细胞浸润。经过肿瘤免疫治疗后,少数的患者会有客观反应,其肿瘤转移病灶会缩小,并伴有淋巴细胞和巨噬细胞的浸润,利用 WHO 或 RECIST 标准能很好地对这一反应做出评价。但是有一些按照 WHO 或 RECIST 标准评价为疾病进展(PD)的患者,其肿瘤转移灶的增大不完全是由于肿瘤细胞的增多引起的,可能是由于免疫治疗招募大量免疫细胞浸润引起的,这种现象称为假性进展(pseudoprogression)[8]。

#### 1.1.2　延迟反应

肿瘤免疫治疗与传统的细胞毒细胞药物相比,最特殊之处在于免疫治疗是通过激活机体的免疫反应产生抗肿瘤效应的,这一过程包括免疫细胞的活化及向肿瘤组织的浸润,从而机体产生临床可见的抗肿瘤反应,该过程需要几个月甚至更长的时间,此为免疫治疗的延迟反应(delayed effect)[6]。

延迟反应一般表现为下述三种形式。第一种延迟反应:免疫治疗过程中肿瘤缩小,停止治疗后肿瘤进一步缩小甚至消失;第二种延迟反应:免疫治疗初期肿瘤无明显变化,RECIST 标准评定为疾病稳定,继续治疗或停止治疗后肿瘤才缩小,甚至消失;第三种延迟反应:免疫治疗初期肿瘤明显增大或出现新病灶,RECIST 标准评定为疾病进展,若继续行免疫治疗,肿瘤可能缩小。

## 1.2 免疫相关疗效评价标准

鉴于现有的WHO和RECIST标准很难对肿瘤免疫治疗过程中出现的假性进展和第三种延迟反应做出准确的解读和评价[9, 10]，2009年，Wolchok等国际免疫治疗协会相关专家在WHO标准的基础上，提出免疫相关疗效评价标准（immune related response criteria，irRC）[6]。

### 1.2.1 irRC 的评价参数

相比于现有的 WHO 标准，irRC 标准将可测量的新发病灶计入总肿瘤负荷，并与基线肿瘤负荷进行比较，总肿瘤负荷定义为所有病灶两个最大垂直直径乘积之和，包括新病灶。此外对肿瘤直径的测量从原先的每个器官 5 个可测量病灶增加到每个内脏器官 10 个病灶或 5 个皮肤病灶。irRC 与传统 WHO 标准的区别详见表 8-1。

**表 8-1　irRC 与传统 WHO 标准的比较**

| 项目 | WHO 标准 | irRC |
|---|---|---|
| 新发现可测量病灶（如≥5 mm×5 mm） | 永远代表疾病进展 | 需要纳入总肿瘤负荷再评价是否是疾病进展 |
| 新发现不可测量病灶（如≤5 mm×5 mm） | 永远代表疾病进展 | 不定义为疾病进展 |
| CR | 在间隔不少于 4 周的两次连续的观察点均证实所有病灶消失 | 在间隔不少于 4 周的两次连续的观察点均证实所有病灶消失 |
| PR | 在至少间隔 4 周的两次连续的观察点均证实所有可测量的病灶直径较基线下降50%及以上，未见新发病灶或其他病变进展 | 在至少间隔 4 周的两次连续的观察点均证实总肿瘤负荷较基线肿瘤负荷下降 50% 及以上 |
| SD | 在两次连续的观察点检测到病灶直径较基线下降不足 50%，或肿瘤直径增大不足 25%，未见新发病灶或其他病变进展 | 在两次连续的观察点证实总肿瘤负荷较基线肿瘤负荷下降不足 50%，或增加不足 25% |
| PD | 在任一观察点检测到病灶直径较基线增加至少 25%，和（或）出现新发病灶及其他病变进展 | 在至少间隔 4 周的两次连续观察点的任一时间检测到总肿瘤负荷较基线肿瘤负荷增加至少 25% |

### 1.2.2 irRC 的效应评价

irRC 中的疗效评定是根据观察点比较总肿瘤负荷与基线肿瘤负荷增加或减少的程度，并通过间隔不少于 4 周的两个连续观察点进行重复确认来划分。具体分为以下四类：irCR——所有病变均完全消失；irPR——在连续的检测中，与基线肿瘤负荷相比降低大于或等于 50%；irSD——并不符合 irCR 和 irPR 的标准，并未出现 irPD；irPD——与基线肿瘤负荷相比增加大于或等于 25%。具体评价见表 8-2。

表 8-2 可测量病灶和不可测量病灶的综合评价

| 可测量病灶 | 不可测量病灶 | | 综合评价 |
|---|---|---|---|
| 指标病灶和新的可测量病灶（可测量的总肿瘤负荷） | 非指标病灶 | 新的不可测量病灶 | 采用 irRC |
| 降低 100% | 无 | 无 | irCR |
| 降低≥50% | 任意 | 任意 | irPR |
| 降低＜50%至增加＜25% | 任意 | 任意 | irSD |
| 增加≥25% | 任意 | 任意 | irPD |

注：指标病灶和非指标病灶在基线的时候选择，指标病灶需可测量（>5mm×5mm），非指标病灶包括不可测量（<5mm×5mm）的病灶、腹水、骨转移等；irCR、irPR、irPD 需要第二次确认，时间间隔至少 4 周。

### 1.2.3 irRC 的特色

irRC 的创新之处在于将可测量的新发病灶计入总肿瘤负荷中，并且将其与基线肿瘤负荷进行比较。在此新规定下，即使有新病变出现，只要总肿瘤负荷并没有增加 25% 以上，不能认为疾病进展。如果在初次评价时检测到总肿瘤负荷较基线肿瘤负荷增加 25% 以上，在病情没有急剧恶化的情况下，建议继续行免疫治疗，因为很可能存在假性进展，在至少间隔 4 周后行第二次评价时，肿瘤体积可能会缩小，只有两次连续评价肿瘤负荷均有增加，并且增加≥25% 才被认为是 irPD。相对于 RECIST 标准，irRC 实际上提高了对 PD 评价的限制，让更多患者判定为 irSD，其将免疫治疗的疾病控制率（DCR，为 CR、PR、SD 之和）提高 10% 左右[6]。

### 1.2.4 irRC 的临床应用实例

有研究发现，RECIST v1.1 评价标准低估了 PD-1 抗体在恶性黑色素瘤（以下简称"恶黑"）的治疗效果[11]。该研究共入组 655 例恶黑患者，接受了派姆单抗（Pembrolizumab）的治疗。试验结果显示：①655 例患者中，327 例患者有至少 28 周以上的影像学随访，其中有 24 例（7%）出现了非典型的治疗反应，包括 15 例（5%）早期假性进展和 9 例（3%）迟发性假性进展；②655 例患者中，生存时间大于 12 周的有 592 例，若根据 RECIST v1.1 标准评价，则有 84 例（14%）患者出现疾病进展，若根据 irRC 标准，655 例患者则无疾病进展；③RECIST v1.1 和 irRC 标准均评价无疾病进展的患者，两年总生存率为 77.6%（n=331），对于 RECIST v1.1 认定为疾病进展而 irRC 认为无进展患者，两年总生存率为 37.5%。对于两种标准都确认的疾病进展患者，两年总生存率为 17.3%；④根据 RECIST v1.1 标准评价为疾病进展，而 irRC 评价为无进展的 84 例患者的总体生存时间为 22.5 个月，两个标准都评价为疾病进展的 177 例患者的总体生存时间为 8.4 个月，表明 RECIST v1.1 低估了大约 15% 的从派姆单抗治疗中获益的患者。

总结研究结果可见，晚期黑色素瘤患者在派姆单抗治疗过程出现了非典型反应，基于生存率分析，常规的 RECIST v1.1 低估了约 15% 的从派姆单抗治疗过程获益的患者，通过修改治疗疗效评价标准，使患者在 RECIST v1.1 标准诊断为进展时的治疗得以继续，从而预防 RECIST v1.1 治疗的过早终止。

## 1.3　其他评价指标

对于肿瘤晚期患者，治疗的总体目标是提高生活质量和延长患者生存期。相比于化疗，晚期肿瘤患者在接受免疫治疗后，大部分患者并无严重的毒副反应出现，受益于免疫治疗的方式是生活质量的改善、生存期的延长等，所以应用抗肿瘤免疫治疗后，患者生活获益的评价可从生活质量评价（quality of life，QOL）和临床受益反应（clinical benefit response，CBR）进行评价。

### 1.3.1　生活质量评价

生活质量是一个多维度的概念，包括身体功能状态、心理状态、健康感觉及与疾病相应的自觉症状等广泛的领域。生活质量的研究始于对肿瘤患者的评定，目前，肿瘤与慢性病患者的生活质量评价是医学领域生活质量研究的主流。

肿瘤免疫治疗是通过激活患者的免疫系统产生抗肿瘤效应，晚期肿瘤患者应用后，部分患者生活质量获得了提高，在生活质量良好的前体下，带瘤生存，生存期得以延长。生活质量评价已被临床治疗策略、治疗疗效评价、肿瘤靶向和免疫治疗效应评价广泛应用，已成为肿瘤治疗研究终点之一[12, 13]。

### 1.3.2　临床受益反应

有些肿瘤患者没有出现影像学上病灶的缩小，但出现主观的症状缓解和体力状况改善，这时临床受益反应应取代肿瘤大小成为肿瘤疗效评价指标之一。临床受益反应包括体力状况指标（Karnofsky performance status，KPS）、疼痛及体质量指标。

KPS评分为临床受益反应的主要评价指标，分别由两位人员单独进行评分评定，每周1次，分为阳性改善、阴性改善和稳定三级。若体力状况异常（KPS评分50～70分）患者治疗后较基线改善≥20分，并维持≥4周定为阳性改善。疼痛评估包括疼痛程度和止痛药使用量，每天1次，治疗前稳定期疼痛定为基线，分为阳性改善、阴性改善和稳定三级。若疼痛改善和麻醉药使用减少较基线改善≥50%，并维持≥4周定为阳性改善。体质量是构成临床受益反应的次要指标，排除水肿或体腔积液后，若患者体质量较基线增加≥7%，并维持≥4周定为阳性改善，其他结果定为非阳性改善。

KPS评分、疼痛及体质量指标三种指标中至少有1项阳性改善，且维持≥4周，而无阴性改善指标时才定为临床受益反应整体改善（overall clinical benefit response）；两项主要指标均为"稳定"，只有补评的体质量指标为阳性改善时才定为临床受益反应整体改善；3项中只要有1项为阴性改善定为临床受益反应阴性改善。

# 2　抗肿瘤免疫反应检测指标

肿瘤免疫治疗，特别是过继性细胞治疗和免疫卡控点治疗在临床上已表现出很好的治疗疗效，治疗过程中需要相关免疫指标预测免疫反应。本章简要分析近几年过继性细胞治疗相关临床试验，分析免疫指标检测在临床试验中的应用，总结与临床预后相关的指标。

## 2.1　临床试验中免疫反应检测指标

### 2.1.1　肿瘤浸润性淋巴细胞

大量研究表明，回输的肿瘤浸润性淋巴细胞（TIL）的数量和成分及在体内存活时间和临床疗效具有相关性。Dudley 等[14]报道了第一个 TIL 临床试验，入组的 13 例患者，有 6 例获得部分缓解。随后，将入组患者扩大到 35 例，发现肿瘤缩小和回输的 TIL 在体内存活时间具有显著的相关性[15]，且存活时间长的 TIL 克隆表达水平较高的共刺激分子 CD27 和 CD28 和较长长度的端粒酶[16]。Besser 等[17]利用短期培养的年轻型 TIL 治疗 8 例恶黑患者，结果 1 例完全缓解、2 例部分缓解、4 例疾病稳定，初步证实了短期培养 TIL 技术的可行性和有效性，虽然入组患者例数很少，但是临床结果还是令人鼓舞的。有研究发现，TIL 培养时间较短的患者更易见到临床疗效[18]，具有较少分化状态和较长端粒酶的 CD27+TIL 与良好的临床疗效有关[19]。也有研究发现，CD27+的表达水平和临床疗效没有相关性，而与较高比例的 BTLA+ TIL 细胞具有相关性，与其他共抑制分子 PD-1、LAG-3、TIM-3 的表达水平亦没有相关性[20]。未来的临床实践，要进一步确定能正确反映 TIL 分化状态的表面标志，联合其他指标更好地预测临床疗效。

临床研究中对于 TIL 功能的检测，多是利用自体肿瘤细胞或负载相应抗原多肽的自体 DC 或工具细胞刺激 TIL，通过检测上清中 IFN-γ 的分泌评估其功能。IFN-γ 分泌水平最初是用来选择反应性高的 TIL 用于临床回输，研究发现，经过这种方法筛选的 TIL 和临床获益具有相关性[21]。但也有研究发现，TIL 体外抗肿瘤能力和临床反应无相关性[17, 20]。Ellebaek 等[22]发现经 TIL 治疗的患者临床获益与回输较高比例的抗原特异性CD8+T 细胞相关，且发现在一例完全缓解的患者中，其外周血 CD3+ 和 CD8+分泌较高水平的 IFN-γ 和 TNF-α。另一项研究结果初步显示以分泌 Th1 为主的 TIL 治疗是有利于临床获益的[23]。

总结 TIL 临床实验，初步总结临床疗效有关的几个参数：体外培养时间，CD8+T 细胞的数量及分化状态，CD8+T 细胞上共抑制分子的表达，CD8+T 细胞细胞因子分泌特征，细胞回输后在体内存活时间，见表 8-3。

**表 8-3　TIL 代表性临床试验**

| 疾病名称 | 病例数 | 部分缓解 | 完全缓解 | 免疫检测 | 参考文献 |
|---|---|---|---|---|---|
| 恶黑 | 35 | 15 | 3 | TIL 表型：CD4、CD8 | [18, 24] |
| | | | | TIL 细胞因子释放（IFN-γ） | |
| | | | | TIL TCR 的表达 | |
| | | | | TIL 体内的持久性 | |
| 恶黑 | TIL：12 | 2 | 0 | TIL 细胞因子释放（IFN-γ） | [17] |
| | Y-TILs：8 | 0 | 1 | TIL 培养时间 | |
| 恶黑 | 20 | 8 | 2 | TIL 表型：CD4、CD8、CD27、CD28 | [18] |
| | | | | TIL 细胞因子释放（IFN-γ） | |
| | | | | TIL 培养时间 | |

| 疾病名称 | 病例数 | 部分缓解 | 完全缓解 | 免疫检测 | 参考文献 |
|---|---|---|---|---|---|
| 恶黑 | 31 | 11 | 4 | TIL 表型：CD4、CD8 | [25] |
| | | | | TIL 细胞因子释放（IFN-γ） | |
| | | | | TIL 培养时间 | |
| 恶黑 | 31 | 13 | 2 | TIL 表型：CD4、CD8、CD27、CD28、CD62L、 | [20] |
| | | | | CD45RA、CD272、CD279、CD366、CD223、 | |
| | | | | CD270 | |
| | | | | TIL 细胞因子释放（IFN-γ） | |
| | | | | TIL 体内的持久性 | |
| | | | | 端粒酶长度 | |
| 恶黑 | 57 | 18 | 5 | TIL 表型：CD45RA、CD62L、CD27、CD28、 | [26] |
| | | | | CD69、CD57、CD25、PD-1、CTLA-4 | |
| | | | | TIL 中 CD8$^+$T 细胞的数量 | |
| | | | | TIL 培养时间 | |

## 2.1.2 嵌合抗原受体 T 细胞技术

第一代嵌合抗原受体 T 细胞（CAR-T）技术应用靶向碳酸酐酶Ⅸ（carbonic anhydrases Ⅸ，CAIX）抗原治疗肾癌，由于 CAIX 抗原也表达在胆管细胞上，最初的 3 例患者中有 2 例出现了肝炎症状并产生了抗 CAR 免疫反应，导致 CAR 细胞在体内不易长期存活；随后的 4 例预先用 CAIX 单克隆抗体治疗，虽然有效防止了肝炎和抗 CAR 免疫反应的发生，但没有观察到明显的临床疗效[27, 28]。靶向卵巢癌相关抗原 α 叶酸受体的第一代 CAR-T 细胞治疗卵巢癌，回输的 CAR-T 在体内存活时间很短，入组的 14 例患者均没有出现明显的临床疗效[29]。第一代 CAR-T 在细胞扩增、体内存活时间及细胞因子分泌等方面存在缺陷，临床疗效并没有达到预期的效果，但是它们建立了 CAR-T 细胞过继性回输的可行性和安全性的标准。

第二代 CAR-T 技术加入了共刺激分子 CD137 或 CD28，提高了 T 细胞的毒性并延长了在体内的存活时间。第二代 CAR-T 细胞在临床研究中的应用最多。Juno 公司利用靶向 CD19 的二代 CAR-T（CD3ζ 和 CD137 信号域）治疗了 3 例慢性淋巴细胞白血病，研究发现，CAR-T 不仅在体内扩增了 1000 倍以上，而且在血液和骨髓中的存活时间也超过了 6 个月，分泌的细胞因子如 IFN-γ 和 CXCL9 也较治疗前显著增高，接受治疗的 3 例患者中，2 例达到完全缓解，1 例达到部分缓解，临床疗效得到肯定[30]。另一项研究用靶向 CD19 的二代 CAR-T（CD3ζ 和 CD28 信号域）治疗 5 例复发的急性 B 细胞性白血病患者，5 例患者均出现临床反应，肿瘤迅速缩小[31]。引入了 CD28 的二代 CAR-T 技术增了 T 细胞在体内扩增能力和存活时间，成为预测 CAR-T 治疗有效性的免疫标志[32-34]。对于实体瘤治疗，CAR-T 细胞靶向并浸润到瘤内也是一个重要的检测指标，虽然这项检测指标只在较少的临床试验中被利用[29]。通过增加 CAR-T 肝素酶的表达大幅增加了对实体肿瘤的渗透，可增强 CAR-T 对实体瘤的抗肿瘤疗效[35]。

总结 CAR-T 临床试验，T 细胞回输体内后的扩增与持续存在，是 CAR-T 治疗临床获益重要因素，除此之外，CAR-T 的设计、回输中 T 细胞组成比例、瘤内浸润程度也与临床反应有相关性，见表 8-4。

表 8-4 CAR-T 代表性临床试验

| 疾病名称 | 抗原及胞内区 | 病例数 | 部分缓解 | 完全缓解 | 免疫检测 | 参考文献 |
|---|---|---|---|---|---|---|
| 肾细胞癌 | CAIX<br>CAR：CD4-Fc | 3 | 0 | 0 | CAR-T 细胞表型：CD3、CD4、CD8<br>CAR-T 细胞因子释放<br>CAR-T 细胞毒性<br>CAR-T 在体内持久性 | [27] |
| 卵巢癌 | FR<br>CAR：CD3ζ | 14 | 0 | 0 | CAR-T 细胞表型：CD4、CD8<br>CAR-T 细胞因子释放<br>CAR-T 体内持久性 | [29] |
| 慢性淋巴细胞白血病 | CD19<br>CAR：CD137-CD3ζ | 3 | 1 | 2 | CAR-T 细胞表型：CD4、CD8、CD25、<br>CD27、CD28、CD62L、CD127、PD-1<br>CAR-T 细胞毒性<br>CAR-T 扩增能力<br>CAR-T 体内持久性<br>CAR-T 细胞因子释放 | [30] |
| 非霍奇金淋巴瘤<br>慢性淋巴细胞白血病 | CD19<br>CAR：CD28-CD3ζ | 8 | 5 | 1 | CAR-T 细胞表型：CD4、CD8、CD28、<br>CD45RA、CD62L、CCR7<br>CAR-T 细胞毒性<br>CAR-T 细胞因子释放<br>CAR-T 体内持久性 | [36] |
| 急性淋巴细胞白血病 | CD19<br>CAR：CD28-CD3ζ | 21 | 0 | 14 | CAR-T 细胞表型：CD4、CD8、<br>CD45RO、CD95、CCR7<br>CAR-T 扩增能力<br>CAR-T 体内持久性 | [34] |
| 急性淋巴细胞白血病 | CD19<br>CAR：CD28-CD3ζ | 16 | 0 | 14 | CAR-T 细胞表型：CD3、CD4、CD8<br>CAR-T 细胞毒性<br>CAR-T 体内持久性<br>血清中细胞因子/炎症因子水平 | [31，37] |

## 2.1.3 T 细胞受体工程化 T 细胞技术

第一个 T 细胞受体工程化 T 细胞（TCR-T）技术临床试验利用 MART-1/HLA-A2 治疗恶黑患者，入组的 17 例患者中有 2 例出现客观临床反应，且治疗 1 年后在体内还能检测到回输的 TCR-T 细胞，虽然 TCR-T 临床缓解率低于 TIL 治疗，但是为不能获取肿瘤组织进行 TIL 治疗的患者提供了另外一种治疗方法[38]。另一项研究利用高亲和力的 MART-1 和针对 gp-100/HLA-A2 的 TCR-T 治疗恶黑患者，客观缓解率分别达到 30%和 19%，随后的研究中发现，临床获益患者在治疗一个月后，在体内均可检测到较高水平的 TCR-T，但是在一些无临床反应的患者中也检测到较高水平的 TCR-T，说明 TCR-T 在体内的存活时间和临床疗效相关，但不是独立预后因素[39]，见表 8-5。

### 表 8-5　TCR-T 代表性临床试验

| 疾病名称 | 抗原 | 病例数 | 部分缓解 | 完全缓解 | 免疫检测 | 参考文献 |
|---|---|---|---|---|---|---|
| 恶黑 | Mart-1 | 17 | 2 | 0 | TCR-T 细胞因子释放（IFN-γ）<br>TCR-T 体内持久性 | [38] |
| 恶黑 | Mart-1 | 20 | 6 | 0 | TCR-T 表型：CD4、CD8、CD45RA、CD27、CD28 | [39] |
| | gp100 | 16 | 2 | 1 | TCR-T 细胞因子释放（IFN-γ、IL-2）<br>TCR-T 体内持久性<br>血清中细胞因子水平（IFN-γ） | |
| 结肠癌 | CEA | 3 | 1 | 0 | TCR-T 表型：CD4、CD8、CD45RA、CD45RO、CD27、CD28<br>TCR-T 细胞因子释放（IFN-γ）<br>TCR-T 体内持久性<br>血清中 CEA 水平 | [40] |
| 恶黑 | NY-ESO-1 | 20 | 7 | 4 | TCR-T 表型：CD4、CD8<br>TCR-T 细胞因子释放（IFN-γ） | [41, 42] |
| 滑膜肉瘤 | | 18 | 10 | 1 | TCR-T 体内持久性 | |
| 恶黑 | MAGEA3 | 9 | 3 | 2 | TCR-T 细胞表型：CD4、CD8、CD45RO、CD62L、TCRβ<br>TCR-T 细胞因子释放（IFN-γ）<br>TCR-T 细胞细胞毒性（CD107a）<br>TCR-T 体内持久性 | [43] |

肿瘤免疫治疗成功的关键是选择理想的肿瘤抗原作为靶标，肿瘤-睾丸抗原 NY-ESO-1 在大约 70%~80%的滑膜肉瘤和 25%的恶黑患者中表达，有研究开展了将 NY-ESO-1 基因转入人外周淋巴细胞治疗恶黑和滑膜肉瘤的临床试验，入组了表达 NY-ESO-1 抗原的 20 例黑恶和 18 例滑膜肉瘤患者，结果显示分别有 11 例患者经过治疗后达到临床缓解[41, 42]，研究中，利用四聚体技术和酶联免疫斑点法检测 TCR-T 细胞的功能，发现临床疗效和 T 细胞功能没有相关性，反而和回输的 T 细胞数量具有一定的相关性。

总结 TCR-T 临床试验，初步发现抗原的选择和 T 细胞在体内存活时间被认为是重要的检测指标。

## 2.2 临床试验中免疫指标检测方法

### 2.2.1 T 细胞在体内持久性

临床试验中检测 T 细胞在体内存活时间的方法主要有反转录 PCR 法 TCR 基因扫描、MHC-肽四聚体染色法、实时荧光定量 PCR 和流式细胞分析技术。

同一克隆 T 细胞重排后其互补决定区 3（CDR3）的长度和序列完全相同，而不同克隆 T 细胞有所不同，因此分析 TCR CDR3 的长度和序列，可以作为判别 T 细胞克隆性的指标[44]，通过分析 TCR Vβ 亚家族的分布及克隆特点，可对特定克隆亚群细胞进行分析；T 细胞通过特异性 TCR 识别由 MHC 分子提呈的抗原肽，因此可用荧光标记的 MHC-肽复合物检测抗原特异性 T 细胞。Altman 等[45]首次发明此方法并应用于检测可识别 HIV 抗原肽的特异性 CTL，获得成功。该方法具有迅速、直接、灵敏且特异性强的优点，比传统 CTL 有限稀释法敏感性高 10～100 倍；实时荧光定量 PCR 是指在 PCR 反应体系中加入荧光基团，利用荧光信号积累实时监测整个 PCR 进程，最后通过标准曲线对未知模板进行定量分析的方法，基于引物和探针的靶向和放大 CAR-T 或 TCR-T 的编码 DNA，通过与阳性对照组 DNA 相比较，可定量检测基因转染的 T 细胞[25]；流式细胞分析技术（flow cytometry）是借助流式细胞仪对细胞进行快速准确的鉴定和分类的技术，利用偶联不同荧光抗体标记不同的细胞表面分子，再依据不同的细胞表面分子区分细胞亚群，或者通过分析细胞表面或细胞内蛋白的表达情况，评价细胞功能。

早期临床试验，主要利用反转录 PCR 法 TCR 基因扫描技术检测 TIL 克隆或选择抗原特异性 T 细胞[46]。目前，MHC-肽四聚体染色法被越来越多用于检测表达特定抗原表位的 T 细胞，抗原可以是高表达抗原、分化抗原、肿瘤-睾丸抗原和新抗原[47, 48]。一旦确定了 T 细胞的抗原表达信息，就可以利用反转录 PCR 法 TCR 基因扫描技术或 MHC-肽四聚体染色技术分析回输的 T 细胞在体内的增殖和存活时间[48, 49]。

在 CAR-T 和 TCR-T 临床试验中，主要利用实时荧光定量 PCR 和流式细胞分析技术定性和定量分析 T 细胞。大多数 CAR-T 临床试验利用荧光定量 PCR 技术检测 T 细胞在外周血、肿瘤组织或骨髓中的存在情况。利用流式细胞术检测的优点在于可同时检测 T 细胞的多个参数，如可同时检测 CAR-T 细胞上其他如分化、激活或耗竭相关表面分子的表达情况[30]。流式细胞仪和荧光定量 PCR 在检测外周血中的 CAR-T 时具有同样的敏感性[25, 50]。荧光定量 PCR 和流式细胞分析技术同样用于 TCR-T 临床试验中相关免疫指标的检测[38, 39, 51]。

### 2.2.2 T 细胞效应功能

T 细胞的效应功能主要通过检测 T 细胞增殖能力、杀伤能力和细胞因子释放能力。增殖能力检测方法有相对计数法、示踪染料标记法（carboxyfluorescein succinimidyl ester, CFSE）；杀伤能力检测方法有放射性核素 $^{51}$Cr 释放、CD107a 脱颗粒方法[28, 30, 36, 52]等。

细胞增殖是细胞的一个重要功能，MTT 法和 3H 掺入法曾被广泛用于免疫细胞增殖的检测，现在广泛使用相对计数法、示踪染料标记法。示踪染料能够与细胞发生非特异性的不可逆的结合，而且结合后相对稳定，不会被各种酶类降解。当细胞分裂时，母细胞内的染料会被平均分配到子细胞中，细胞的荧光信号就会减弱一半，通过检测减弱的荧光信号的比例，就可以判断细胞增殖的强弱。

应用放射性核素 $^{51}Cr$ 标记靶细胞，当靶细胞受到效应细胞细胞毒作用时，靶细胞受到损伤或死亡之后，释放出放射性核素 $^{51}Cr$，$^{51}Cr$ 发射 γ 射线，通过测定受损伤或死亡靶细胞释放到上清中的 $^{51}Cr$，即可测定出效应细胞的细胞毒能力；CD107a 是溶酶体相关膜蛋白-1（lysosomal associated membrane protein 1，LAMP-1），T 细胞在发挥细胞毒功能，细胞毒颗粒出胞时，CD107a 被转运到细胞膜表面，因此在一定程度上 CD107a 分子表达率高低与 T 细胞杀伤活性呈正相关，应用流式细胞技术检测 T 细胞表面 CD107a 分子表达情况就可反映 T 细胞杀伤能力[53]。

### 2.2.3　T 细胞细胞因子分泌能力

免疫细胞通过合成和分泌细胞因子发挥功能，如 Th1 细胞分泌 IL-2、IFN-γ、TNF-α 等发挥作用[54]，Th2 细胞通过分泌 IL-4、IL-5、IL-13 等发挥作用，调节性细胞通过分泌 IL-10 和 TGF-β 发挥负向调节，所以细胞因子的检测对于研究细胞的功能非常重要。细胞因子主要检测细胞培养上清或血清中的，检测方法有酶联免疫吸附法（enzyme linked immunosorbent assay，ELISA）、酶联免疫斑点法（enzyme linked immunospot assay，ELISPOT）、流式液相多重蛋白定量技术（cytometric bead array，CBA）、细胞内因子染色法（intracellular cytokine staining，ICCS）[28, 36, 39]。

ELISA 即酶联免疫吸附法，是以免疫学反应为基础，将抗原抗体的特异性反应与酶对底物的高效催化作用相结合起来的一种敏感性很高的检测技术，是检测细胞因子经典的方法。基本步骤是在 96 孔板上包被细胞因子抗体后加入待测的细胞培养上清或血清，使上清或血清内的细胞因子与抗体结合，然后加入酶偶联细胞因子抗体，酶偶联抗体与细胞因子结合，加入底物，酶偶联抗体上的酶使底物显色，根据颜色深浅定量计算待测液体中细胞因子浓度。

ELISPOT 即酶联免疫斑点法，它结合了细胞培养技术与酶联免疫吸附技术，能够在单细胞水平检测细胞因子的分泌情况，即用抗体捕获培养中的细胞分泌的细胞因子，并以酶联斑点显色的方式将其表现出来[55]。该方法用少量 T 细胞直接进行体外检测，可准确反映 T 细胞的活化状态，由于细胞附近的细胞因子浓度高，即使分泌 100 个细胞因子的细胞也能被发现，因而敏感性高，足以检测到 $1/10^5$ 个阳性细胞，被广泛用于检测免疫治疗前后抗原特异性 T 细胞的数量。

CBA 即流式液相多重蛋白定量技术，结合了流式细胞仪荧光检测和微球免疫分析技术，可以轻松地在短时间内，同时检测多种细胞因子。其作用原理是应用荧光强度不同的微球，上面带有可以辨认特定细胞因子的抗体，与样本及 PE 检测抗体作用后，以流式细胞仪进行分析，根据 PE 荧光强度的不同，用软件进行分析和标准品比对后，可进行细胞因子的定性和定量，目前常用的有 Th1/Th2 、Th1/Th2/Th17、趋化因子和炎性因子检测试剂盒等。

ICCS 即细胞内因子染色法，是在单细胞水平分析 T 细胞的功能，通过结合表面染色和细胞内细胞因子染色，获得在一定数量群体中能够释放细胞因子细胞的百分比。

# 3 抗肿瘤免疫反应预测指标

过继性细胞治疗临床试验中常检测的是回输 T 细胞的表型、功能和回输后在体内存活时间，如果在免疫治疗前检测患者体内免疫反应状态，如外周血或肿瘤组织中的一些免疫标志物来预测免疫治疗的有效性，则可帮助临床医生选择合适的免疫治疗手段和策略，防止过度治疗和不恰当治疗，开展更为有效的恶性肿瘤个体化治疗。

## 3.1 外周血中的免疫标志物

有研究发现，黑色素瘤和血液肿瘤患者外周血中 $CD8^+CD28^-$ 效应 T 细胞的比例明显增高[56, 57]。与健康人相比，头颈部肿瘤患者外周血中低分化状态 $CD45RO^-CD8^+CD28^+$ 的 T 细胞的比例非常低，而效应性 $CD45RO^+CD8^+CD28^-$ T 细胞的比例较高[58]。亦有研究显示，头颈部鳞癌患者外周血中较正常人群存在更低比例的低分化状态的 $CD8^+CCR7^+$ T 细胞，且发现当这群细胞的比值低于 28% 时，患者的无病生存期明显缩短[59]。

## 3.2 肿瘤微环境中的免疫标志物

肿瘤组织中浸润的免疫细胞数量和临床预后之间的关系已在多种肿瘤类型中进行了研究，如黑色素瘤、结肠癌、卵巢癌和肺癌等，浸润较高密度的 $CD3^+$ T 细胞，$CD8^+$ 细胞毒性 T 细胞及 $CD45RO^+$ 记忆 T 细胞的患者具有较长的无进展生存期（手术后）和总生存期[60-63]。相对于细胞毒性 T 细胞和记忆性 T 细胞，$CD4^+$ T 细胞对临床预后的研究得出了矛盾的结果，因此 $CD4^+$ T 细胞的作用在过去十年一直处于争论中[64-67]。调节性 T 细胞（Treg）是一类控制体内自身免疫反应性的 $CD4^+$ T 细胞亚群，可分为自然调节性 T 细胞（nTreg）和诱导产生的适应性调节性 T 细胞（iTreg），在多数临床试验中，通过高表达 $CD25^+$ 和叉头样转录因子（FOXP3）定义调节性 T 细胞，但是 $CD25^+$ 和 FOXP3 同样表达于激活的相应 T 细胞，同时存在不表达 FOXP3 的调节性 T 细胞亚群。Curiel 首先报道了调节性 T 细胞的浸润数量和卵巢癌患者预后相关，结果显示调节性 T 细胞比例高的患者临床预后差[68]，在乳腺癌和肝细胞肝癌的几项研究中也得出了相同的结论[69-72]。而有些研究得出了相反的结论，其结果显示较高数量的调节性 T 细胞的患者临床预后较好[72-74]，目前没有足够的证据解释临床出现的相反结果。

通过分析 Th2 和 Th17 细胞亚群，也得到了不同的结论。有研究表明，Th7 细胞亚群与大肠癌不良预后相关[73, 75]；但另一些研究则表明，Th7 细胞亚群可使食管癌和胃癌获得更好的生存获益[76, 77]。Th2 细胞亚群主要分泌免疫抑制细胞因子 IL-4、IL-6、IL-10 等，被认为与肿瘤进展相关，但有研究表明，Th2 细胞亚群与霍奇金病和乳腺癌良好预后有关[78, 79]。相对于 Th17 和 Th2，Th1 细胞亚群及其分泌的细胞因子（如 IFN-γ）在多数研究中被证明与良好的临床获益存在显著的相关性[65, 80-83]。所以，通过分析临床研究，可以发现细胞毒性 T 细胞、记忆 T 细胞及 Th1 细胞亚群是临床良好预后的免疫指标。

肿瘤组织内浸润的 B 细胞的效应功能目前还未完全清楚。有研究表明，B 细胞通过分泌 IL-10 和 IgG 抗体,可激活 M2 型巨噬细胞,在肿瘤的早期阶段起到促进作用[84]。B 细胞可诱导静止 CD4+T 细胞向 Treg 转换促进肿瘤转移[85]。而在一些乳腺癌和卵巢癌研究中发现,B 细胞与更好的临床反应相关[86, 87],但在其他肿瘤类型中的相关性有待确定。

趋化因子在免疫应答中也有重要作用。有研究发现,结直肠癌患者肿瘤组织内趋化因子 CX3CL1、CXCL9 和 CXCL10 与记忆 T 细胞和效应 T 细胞的浸润有关,其存在可延长患者的无疾病进展和总生存时间[88]。在其他肿瘤类型中,也得到了相似的结论,各种趋化因子与抗肿瘤免疫微环境的形成相关[80, 89-91]。

肿瘤组织内除了免疫细胞的浸润及多样性外,肿瘤特异性抗原,尤其是黑色素瘤抗原和新抗原被认为是诱导抗肿瘤免疫反应的重要因素[92, 93]。目前可通过二代测序技术鉴定肿瘤细胞通过 MHC 分子提呈的新抗原表位,通过 pMHC 四聚体技术分选这种新抗原特异性 CD8+T 细胞后,随后可用于分选新抗原表位特异性 TCR[94-96]。通过对两名接受过继 T 细胞疗法的恶黑患者分析发现,T 细胞能够调节新抗原的免疫编辑,诱导对更多新抗原识别能力的 T 细胞免疫应答,可避免免疫治疗抗性产生[97]。研究发现,黑色素瘤患者对 CTLA-4 的反应,取决于肿瘤内是否有新抗原及新抗原的丰度[98],此研究组随后又在非小细胞肺癌的治疗中发现了同样的现象,非同义突变负荷高的患者,其客观缓解、长期临床获益和无进展生存均有获益[99],两项研究说明,肿瘤内预期的新抗原越多,出现免疫应答的可能性就越大,启发研究者们开发可靠的诊断技术,预测患者是否对免疫系统产生反应来指导临床医生对免疫疗法做出正确的决策,减少不必要的治疗和降低成本[98]。

# 4　总结与展望

自 2009 年 irRC 标准应用以来,免疫相关治疗终点的定义和规范取得了很大的进步,WHO 和 RECIST 标准开始逐步采用 irRC 标准的概念[100];irRC 标准的应用扩展到黑色素瘤以外的其他肿瘤领域[101, 102];irRC 标准进入美国食品和药物管理局(FDA)和欧洲药品管理局(EMA)的规范指南文件等。下一步可能会将 irRC 标准用于血液系统肿瘤的疗效评估[103],irRC 标准会在更多的临床实践中不断完善与发展。

免疫治疗过程中相关免疫指标的检测具有指导治疗、观察疗效和评估预后的作用,通过分析过继性细胞免疫治疗相关临床试验,初步总结了一些治疗过程中与临床疗效相关的 T 细胞免疫指标[104],但是免疫指标的检测还面临着一些挑战,如由于检测步骤、试剂、方法和质控的不同,不同实验室对同一样品的检测结果存在较大的差异,有时这种差异甚至是相反的结果,缺少一种可作为金标准的基于 T 细胞相关免疫指标检测方法质量控制措施,美国癌症研究所的癌症免疫治疗联盟(Cancer Immunotherapy Consortium of the Cancer Research Institute,CIC-CRI)和癌症免疫治疗协会(Association for Cancer Immunotherapy,C-IMT)等学术组织组织了多个国际多中心免疫指标检测的质控研究[105, 106],对检测方法提供了一些建议,只有检测结果变异性问题得以充分解决,免疫指标才能成为一个可靠的参数,并对它与临床反应间的关系进行更可靠的研究。

免疫治疗前寻找有效的免疫标志物来预测免疫疗效,成为免疫学家们新的挑战。肿瘤细胞、免疫细胞和各种细胞因子之间的关系错综复杂,目前已明确可用于预后评估的免疫指标主要有肿瘤组织内浸润的 T 细胞、免疫相关基因印迹、TCR 组分和突变负荷,都能独立预测患者的疗效，但是任何单一的免疫指标都无法用于纳入或排除免疫治疗，大量回顾性分析的样本中缺乏与肿瘤微环境相关的信息，后续研究中需考虑肿瘤微环境及其变化对临床疗效的影响，在临床试验中不断进步，让更多的患者从免疫治疗中获益。

## 参 考 文 献

[1] Mellman I, Coukos G, Dranoff G. Cancer immunotherapy comes of age. Nature, 2011, 480(7378): 480-489.

[2] Bajor D L, Xu X, Torigian D A, et al. Immune activation and a 9-year ongoing complete remission following CD40 antibody therapy and metastasectomy in a patient with metastatic melanoma. Cancer immunology research, 2014, 2(11): 1051-1058.

[3] Yoshitake Y, Fukuma D, Yuno A, et al. Phase II clinical trial of multiple peptide vaccination for advanced head and neck cancer patients revealed induction of immune responses and improved OS. Clinical cancer research: an official journal of the American Association for cancer research, 2015, 21(2): 312-321.

[4] Bobisse S, Foukas P G, Coukos G, et al. Neoantigen-based cancer immunotherapy. Annals of translational medicine, 2016, 4(14): 262.

[5] Hoos A, Eggermont A M, Janetzki S, et al. Improved endpoints for cancer immunotherapy trials. Journal of the National Cancer Institute, 2010, 102(18): 1388-1397.

[6] Wolchok J D, Hoos A, O'Day S, et al. Guidelines for the evaluation of immune therapy activity in solid tumors: immune-related response criteria. Clinical cancer research: an official journal of the American Association for cancer research, 2009, 15(23): 7412-7420.

[7] Eisenhauer E A, Therasse P, Bogaerts J, et al. New response evaluation criteria in solid tumours: revised RECIST guideline(version 1. 1). European journal of cancer(Oxford, England: 1990), 2009, 45(2): 228-247.

[8] Ribas A, Chmielowski B, Glaspy J A. Do we need a different set of response assessment criteria for tumor immunotherapy? Clinical cancer research: an official journal of the American Association for cancer research, 2009, 15(23): 7116-7118.

[9] Weber J S, O'Day S, Urba W, et al. Phase I/II study of ipilimumab for patients with metastatic melanoma. Journal of clinical oncology: official journal of the American Society of Clinical Oncology, 2008, 26(36): 5950-5956.

[10] Di Giacomo A M, Danielli R, Guidoboni M, et al. Therapeutic efficacy of ipilimumab, an anti-CTLA-4 monoclonal antibody, in patients with metastatic melanoma unresponsive to prior systemic treatments: clinical and immunological evidence from three patient cases. Cancer immunol immunother, 2009, 58(8): 1297-1306.

[11] Hodi F S, Hwu W J, Kefford R, et al. Evaluation of immune-related response criteria and RECIST v1. 1 in patients with advanced melanoma treated with pembrolizumab. Journal of clinical oncology, 2016, 34(13): 1510-1517.

[12] Yellen S B, Cella D F. Someone to live for: social well-being, parenthood status, and decision-making in oncology. Journal of clinical oncology: official journal of the American Society of Clinical Oncology, 1995, 13(5): 1255-1264.

[13] Cella D, Grunwald V, Nathan P, et al. Quality of life in patients with advanced renal cell carcinoma given nivolumab versus everolimus in CheckMate 025: a randomised, open-label, phase 3 trial. The Lancet oncology, 2016, 17(7): 994-1003.

[14] Dudley M E, Wunderlich J R, Robbins P F, et al. Cancer regression and autoimmunity in patients after clonal repopulation with antitumor lymphocytes. Science(New York, NY), 2002, 298(5594): 850-854.

[15] Robbins P F, Dudley M E, Wunderlich J, et al. Cutting edge: persistence of transferred lymphocyte clonotypes correlates with cancer regression in patients receiving cell transfer therapy. Journal of immunology(Baltimore, Md: 1950), 2004, 173(12): 7125-7130.

[16] Huang J, Khong H T, Dudley M E, et al. Survival, persistence, and progressive differentiation of adoptively transferred tumor-reactive T cells associated with tumor regression. Journal of immunotherapy(Hagerstown, Md: 1997), 2005, 28(3): 258-267.

[17] Besser M J, Shapira-Frommer R, Treves A J, et al. Minimally cultured or selected autologous tumor-infiltrating lymphocytes after a lympho-depleting chemotherapy regimen in metastatic melanoma patients. Journal of immunotherapy(Hagerstown, Md: 1997), 2009, 32(4): 415-423.

[18] Besser M J, Shapira-Frommer R, Treves A J, et al. Clinical responses in a phase II study using adoptive transfer of short-term cultured tumor infiltration lymphocytes in metastatic melanoma patients. Clinical cancer research: an official journal of the American Association for canser cesearch, 2010, 16(9): 2646-2655.

[19] Rosenberg S A, Yang J C, Sherry R M, et al. Durable complete responses in heavily pretreated patients with metastatic melanoma using T-cell transfer immunotherapy. Clinical cancer research: an official journal of the American Association for cancer research, 2011, 17(13): 4550-4557.

[20] Radvanyi L G, Bernatchez C, Zhang M, et al. Specific lymphocyte subsets predict response to adoptive cell therapy using expanded autologous tumor-infiltrating lymphocytes in metastatic melanoma patients. Clinical cancer research: an official journal of the American Association for cancer research, 2012, 18(24): 6758-6770.

[21] Dudley M E, Gross C A, Somerville R P, et al. Randomized selection design trial evaluating CD8[+]-enriched versus unselected tumor-infiltrating lymphocytes for adoptive cell therapy for patients with melanoma. Journal of clinical oncology: official journal of the American Society of Clinical Oncology, 2013, 31(17): 2152-2159.

[22] Ellebaek E, Iversen TZ, Junker N, et al.Adoptive cell therapy with autologous tumor infiltrating lymphocytes and low-dose Interleukin-2 in metastatic melanoma patients. Journal of Translational Medicine . 2012,10:169.

[23] Verdegaal E M, Visser M, Ramwadhdoebe T H, et al. Successful treatment of metastatic melanoma by adoptive transfer of blood-derived polyclonal tumor-specific CD4[+] and CD8[+] T cells in combination with low-dose interferon-alpha. Cancer immunol immunother, 2011, 60(7): 953-963.

[24] Dudley M E, Wunderlich J R, Yang J C, et al. Adoptive cell transfer therapy following non-myeloablative but lymphodepleting chemotherapy for the treatment of patients with refractory metastatic melanoma. Journal of clinical oncology: official journal of the American Society of Clinical Oncology, 2005, 23(10): 2346-2357.

[25] Lamers C H, Gratama J W, Pouw N M, et al. Parallel detection of transduced T lymphocytes after immunogene therapy of renal cell cancer by flow cytometry and real-time polymerase chain reaction: implications for loss of transgene expression. Human gene therapy, 2005, 16(12): 1452-1462.

[26] Besser M J, Shapira-Frommer R, Itzhaki O, et al. Adoptive transfer of tumor-infiltrating lymphocytes in patients with metastatic melanoma: intent-to-treat analysis and efficacy after failure to prior immunotherapies.

Clinical cancer research: an official journal of the American Association for cancer research, 2013, 19(17): 4792-4800.

[27] Lamers C H, Sleijfer S, Vulto A G, et al. Treatment of metastatic renal cell carcinoma with autologous T-lymphocytes genetically retargeted against carbonic anhydrase IX: first clinical experience. Journal of clinical oncology: official journal of the American Society of Clinical Oncology, 2006, 24(13): e20-22.

[28] Lamers C H, Sleijfer S, van Steenbergen S, et al. Treatment of metastatic renal cell carcinoma with CAIX CAR-engineered T cells: clinical evaluation and management of on-target toxicity. Molecular Therapy , 2013, 21(4): 904-912.

[29] Kershaw M H, Westwood J A, Parker L L, et al. A phase I study on adoptive immunotherapy using gene-modified T cells for ovarian cancer. Clinical cancer research: an official journal of the American Association for cancer research, 2006, 12(20 Pt 1): 6106-6115.

[30] Kalos M, Levine B L, Porter D L, et al. T cells with chimeric antigen receptors have potent antitumor effects and can establish memory in patients with advanced leukemia. Science translational medicine, 2011, 3(95): 95ra73.

[31] Brentjens R J, Davila M L, Riviere I, et al. CD19-targeted T cells rapidly induce molecular remissions in adults with chemotherapy-refractory acute lymphoblastic leukemia. Science translational medicine, 2013, 5(177): 177ra38.

[32] Brentjens R J, Riviere I, Park J H, et al. Safety and persistence of adoptively transferred autologous CD19-targeted T cells in patients with relapsed or chemotherapy refractory B-cell leukemias. Blood, 2011, 118(18): 4817-4828.

[33] Ritchie D S, Neeson P J, Khot A, et al. Persistence and efficacy of second generation CAR T cell against the LeY antigen in acute myeloid leukemia. Molecular therapy, 2013, 21(11): 2122-2129.

[34] Lee D W, Kochenderfer J N, Stetler-Stevenson M, et al. T cells expressing CD19 chimeric antigen receptors for acute lymphoblastic leukaemia in children and young adults: a phase 1 dose-escalation trial. Lancet(London, England), 2015, 385(9967): 517-528.

[35] Caruana I, Savoldo B, Hoyos V, et al. Heparanase promotes tumor infiltration and antitumor activity of CAR-redirected T lymphocytes. Nature medicine, 2015, 21(5): 524-529.

[36] Kochenderfer J N, Dudley M E, Feldman S A, et al. B-cell depletion and remissions of malignancy along with cytokine-associated toxicity in a clinical trial of anti-CD19 chimeric-antigen-receptor-transduced T cells. Blood, 2012, 119(12): 2709-2720.

[37] Davila M L, Riviere I, Wang X, et al. Efficacy and toxicity management of 19-28z CAR T cell therapy in B cell acute lymphoblastic leukemia. Science translational medicine, 2014, 6(224): 224ra25.

[38] Morgan R A, Dudley M E, Wunderlich J R, et al. Cancer regression in patients after transfer of genetically engineered lymphocytes. Science(New York, NY), 2006, 314(5796): 126-129.

[39] Johnson L A, Morgan R A, Dudley M E, et al. Gene therapy with human and mouse T-cell receptors mediates cancer regression and targets normal tissues expressing cognate antigen. Blood, 2009, 114(3): 535-546.

[40] Parkhurst M R, Yang J C, Langan R C, et al. T cells targeting carcinoembryonic antigen can mediate regression of metastatic colorectal cancer but induce severe transient colitis. Molecular therapy , 2011,

19(3): 620-626.

[41] Robbins P F, Morgan R A, Feldman S A, et al. Tumor regression in patients with metastatic synovial cell sarcoma and melanoma using genetically engineered lymphocytes reactive with NY-ESO-1. Journal of clinical oncology: official journal of the American Society of Clinical Oncology, 2011, 29(7): 917-924.

[42] Robbins P F, Kassim S H, Tran T L, et al. A pilot trial using lymphocytes genetically engineered with an NY-ESO-1-reactive T-cell receptor: long-term follow-up and correlates with response. Clinical cancer research: an official journal of the American Association for cancer research, 2015, 21(5): 1019-1027.

[43] Morgan R A, Chinnasamy N, Abate-Daga D, et al. Cancer regression and neurological toxicity following anti-MAGE-A3 TCR gene therapy. Journal of immunotherapy(Hagerstown, Md: 1997), 2013, 36(2): 133-151.

[44] Luo W, Ma L, Wen Q, et al. Analysis of the TCR alpha and beta chain CDR3 spectratypes in the peripheral blood of patients with Systemic Lupus Erythematosus. Journal of autoimmune diseases, 2008, 5: 4.

[45] Altman J D, Moss P A H, Goulder P J R, et al. Phenotypic Analysis of Antigen-Specific T Lymphocytes. Science(New York, NY), 1996, 274(5284): 94-96.

[46] Dudley M E, Wunderlich J R, Yang J C, et al. A phase I study of nonmyeloablative chemotherapy and adoptive transfer of autologous tumor antigen-specific T lymphocytes in patients with metastatic melanoma. Journal of immunotherapy(Hagerstown, Md: 1997), 2002, 25(3): 243-251.

[47] Andersen R S, Kvistborg P, Frosig T M, et al. Parallel detection of antigen-specific T cell responses by combinatorial encoding of MHC multimers. Nature protocols, 2012, 7(5): 891-902.

[48] Tran E, Turcotte S, Gros A, et al. Cancer immunotherapy based on mutation-specific CD4+ T cells in a patient with epithelial cancer. Science(New York, NY), 2014, 344(6184): 641-645.

[49] Kvistborg P, Shu C J, Heemskerk B, et al. TIL therapy broadens the tumor-reactive CD8(+)T cell compartment in melanoma patients. Oncoimmunology, 2012, 1(4): 409-418.

[50] Jena B, Maiti S, Huls H, et al. Chimeric antigen receptor(CAR)-specific monoclonal antibody to detect CD19-specific T cells in clinical trials. PloS one, 2013, 8(3): e57838.

[51] Linette G P, Stadtmauer E A, Maus M V, et al. Cardiovascular toxicity and titin cross-reactivity of affinity-enhanced T cells in myeloma and melanoma. Blood, 2013, 122(6): 863-871.

[52] Pule M A, Savoldo B, Myers G D, et al. Virus-specific T cells engineered to coexpress tumor-specific receptors: persistence and antitumor activity in individuals with neuroblastoma. Nature medicine, 2008, 14(11): 1264-1270.

[53] Alter G, Malenfant J M, Altfeld M. CD107a as a functional marker for the identification of natural killer cell activity. Journal of immunological methods, 2004, 294(1-2): 15-22.

[54] Lamers C H, Langeveld S C, Groot-van Ruijven C M, et al. Gene-modified T cells for adoptive immunotherapy of renal cell cancer maintain transgene-specific immune functions in vivo. Cancer immunol immunother, 2007, 56(12): 1875-1883.

[55] Sedgwick J D. ELISPOT assay: a personal retrospective. Methods in molecular biology(Clifton, NJ), 2005, 302: 3-14.

[56] Pittet M J, Valmori D, Dunbar P R, et al. High frequencies of naive Melan-A/MART-1-specific CD8(+)T cells in a large proportion of human histocompatibility leukocyte antigen(HLA)-A2 individuals. The Journal of experimental medicine, 1999, 190(5): 705-715.

[57] Straten P T, Becker J C, Guldberg P, et al. In situ T cells in melanoma. Cancer immunol immunother, 1999, 48(7): 386-395.

[58] Tsukishiro T, Donnenberg A D, Whiteside T L. Rapid turnover of the CD8$^+$CD28$^-$T-cell subset of effector cells in the circulation of patients with head and neck cancer. Cancer immunol immunother, 2003, 52(10): 599-607.

[59] Czystowska M, Gooding W, Szczepanski M J, et al. The immune signature of CD8$^+$CCR7$^+$T cells in the peripheral circulation associates with disease recurrence in patients with HNSCC. Clinical cancer research: an official journal of the American Association for cancer research, 2013, 19(4): 889-899.

[60] Zhang L, Conejo-Garcia J R, Katsaros D, et al. Intratumoral T cells, recurrence, and survival in epithelial ovarian cancer. The New England journal of medicine, 2003, 348(3): 203-213.

[61] Fridman W H, Pagès F, Sautès-Fridman C, et al. The immune contexture in human tumours: impact on clinical outcome. Nature reviews cancer, 2012, 12(4): 298-306.

[62] Galon J, Costes A, Sanchez-Cabo F, et al. Type, density, and location of immune cells within human colorectal tumors predict clinical outcome. Science(New York, NY), 2006, 313(5795): 1960-1964.

[63] Mlecnik B, Tosolini M, Kirilovsky A, et al. Histopathologic-based prognostic factors of colorectal cancers are associated with the state of the local immune reaction. Journal of clinical oncology: official journal of the American Society of Clinical Oncology, 2011, 29(6): 610-618.

[64] Zhang Y L, Li J, Mo H Y, et al. Different subsets of tumor infiltrating lymphocytes correlate with NPC progression in different ways. Molecular cancer, 2010, 9: 4.

[65] Kusuda T, Shigemasa K, Arihiro K, et al. Relative expression levels of Th1 and Th2 cytokine mRNA are independent prognostic factors in patients with ovarian cancer. Oncology reports, 2005, 13(6): 1153-1158.

[66] Kryczek I, Banerjee M, Cheng P, et al. Phenotype, distribution, generation, and functional and clinical relevance of Th17 cells in the human tumor environments. Blood, 2009, 114(6): 1141-1149.

[67] Frey D M, Droeser R A, Viehl C T, et al. High frequency of tumor-infiltrating FOXP3(+)regulatory T cells predicts improved survival in mismatch repair-proficient colorectal cancer patients. International journal of cancer, 2010, 126(11): 2635-2643.

[68] Curiel T J, Coukos G, Zou L, et al. Specific recruitment of regulatory T cells in ovarian carcinoma fosters immune privilege and predicts reduced survival. Nature medicine, 2004, 10(9): 942-949.

[69] Bates G J, Fox S B, Han C, et al. Quantification of regulatory T cells enables the identification of high-risk breast cancer patients and those at risk of late relapse. Journal of clinical oncology: official journal of the American Society of Clinical Oncology, 2006, 24(34): 5373-5380.

[70] Gobert M, Treilleux I, Bendriss-Vermare N, et al. Regulatory T cells recruited through CCL22/CCR4 are selectively activated in lymphoid infiltrates surrounding primary breast tumors and lead to an adverse clinical outcome. Cancer research, 2009, 69(5): 2000-2009.

[71] Fu J, Xu D, Liu Z, et al. Increased regulatory T cells correlate with CD8 T-cell impairment and poor survival in hepatocellular carcinoma patients. Gastroenterology, 2007, 132(7): 2328-2339.

[72] Gao Q, Qiu S J, Fan J, et al. Intratumoral balance of regulatory and cytotoxic T cells is associated with prognosis of hepatocellular carcinoma after resection. Journal of clinical oncology: official journal of the American Society of Clinical Oncology, 2007, 25(18): 2586-2593.

[73] Tosolini M, Kirilovsky A, Mlecnik B, et al. Clinical impact of different classes of infiltrating T cytotoxic and helper cells(Th1, th2, treg, th17)in patients with colorectal cancer. Cancer research, 2011, 71(4): 1263-1271.

[74] Salama P, Phillips M, Grieu F, et al. Tumor-infiltrating FOXP3+ T regulatory cells show strong prognostic significance in colorectal cancer. Journal of clinical oncology: official journal of the American Society of Clinical Oncology, 2009, 27(2): 186-192.

[75] Liu J, Duan Y, Cheng X, et al. IL-17 is associated with poor prognosis and promotes angiogenesis via stimulating VEGF production of cancer cells in colorectal carcinoma. Biochemical and biophysical research communications, 2011, 407(2): 348-354.

[76] Chen J G, Xia J C, Liang X T, et al. Intratumoral expression of IL-17 and its prognostic role in gastric adenocarcinoma patients. International journal of biological sciences, 2011, 7(1): 53-60.

[77] Chen W C, Lai Y H, Chen H Y, et al. Interleukin-17-producing cell infiltration in the breast cancer tumour microenvironment is a poor prognostic factor. Histopathology, 2013, 63(2): 225-233.

[78] Shankaran V, Ikeda H, Bruce A T, et al. IFNgamma and lymphocytes prevent primary tumour development and shape tumour immunogenicity. Nature, 2001, 410(6832): 1107-1111.

[79] Schreck S, Friebel D, Buettner M, et al. Prognostic impact of tumour-infiltrating Th2 and regulatory T cells in classical Hodgkin lymphoma. Hematological oncology, 2009, 27(1): 31-39.

[80] Kondo T, Nakazawa H, Ito F, et al. Favorable prognosis of renal cell carcinoma with increased expression of chemokines associated with a Th1-type immune response. Cancer science, 2006, 97(8): 780-786.

[81] Gao Q, Wang X Y, Qiu S J, et al. Tumor stroma reaction-related gene signature predicts clinical outcome in human hepatocellular carcinoma. Cancer science, 2011, 102(8): 1522-1531.

[82] Seresini S, Origoni M, Lillo F, et al. IFN-gamma produced by human papilloma virus-18 E6-specific CD4+ T cells predicts the clinical outcome after surgery in patients with high-grade cervical lesions. Journal of immunology(Baltimore, Md: 1950), 2007, 179(10): 7176-7183.

[83] Wiegering V, Eyrich M, Rutkowski S, et al. TH1 predominance is associated with improved survival in pediatric medulloblastoma patients. Cancer immunol immunother, 2011, 60(5): 693-703.

[84] Mantovani A. B cells and macrophages in cancer: yin and yang. Nature medicine, 2011, 17(3): 285-286.

[85] Olkhanud P B, Damdinsuren B, Bodogai M, et al. Tumor-evoked regulatory B cells promote breast cancer metastasis by converting resting CD4(+)T cells to T-regulatory cells. Cancer research, 2011, 71(10): 3505-3515.

[86] Coronella J A, Telleman P, Kingsbury G A, et al. Evidence for an antigen-driven humoral immune response in medullary ductal breast cancer. Cancer research, 2001, 61(21): 7889-7899.

[87] Milne K, Kobel M, Kalloger S E, et al. Systematic analysis of immune infiltrates in high-grade serous ovarian cancer reveals CD20, FoxP3 and TIA-1 as positive prognostic factors. PloS one, 2009, 4(7): e6412.

[88] Mlecnik B, Tosolini M, Charoentong P, et al. Biomolecular network reconstruction identifies T-cell homing factors associated with survival in colorectal cancer. Gastroenterology, 2010, 138(4): 1429-1440.

[89] Chew V, Chen J, Lee D, et al. Chemokine-driven lymphocyte infiltration: an early intratumoural event determining long-term survival in resectable hepatocellular carcinoma. Gut, 2012, 61(3): 427-438.

[90] Hirano S, Iwashita Y, Sasaki A, et al. Increased mRNA expression of chemokines in hepatocellular

carcinoma with tumor-infiltrating lymphocytes. Journal of gastroenterology and hepatology, 2007, 22(5): 690-696.

[91] Kunz M, Toksoy A, Goebeler M, et al. Strong expression of the lymphoattractant C-X-C chemokine Mig is associated with heavy infiltration of T cells in human malignant melanoma. The Journal of pathology, 1999, 189(4): 552-558.

[92] Alexandrov L B, Nik-Zainal S, Wedge D C, et al. Signatures of mutational processes in human cancer. Nature, 2013, 500(7463): 415-421.

[93] Lurquin C, Lethe B, De Plaen E, et al. Contrasting frequencies of antitumor and anti-vaccine T cells in metastases of a melanoma patient vaccinated with a MAGE tumor antigen. The Journal of experimental medicine, 2005, 201(2): 249-257.

[94] Robbins P F, Lu Y C, El-Gamil M, et al. Mining exomic sequencing data to identify mutated antigens recognized by adoptively transferred tumor-reactive T cells. Nature medicine, 2013, 19(6): 747-752.

[95] van Rooij N, van Buuren M M, Philips D, et al. Tumor exome analysis reveals neoantigen-specific T-cell reactivity in an ipilimumab-responsive melanoma. Journal of clinical oncology: official journal of the American Society of Clinical Oncology, 2013, 31(32): e439-442.

[96] Wick D A, Webb J R, Nielsen J S, et al. Surveillance of the tumor mutanome by T cells during progression from primary to recurrent ovarian cancer. Clinical cancer research: an official journal of the American Association for cancer research, 2014, 20(5): 1125-1134.

[97] Verdegaal E M, de Miranda N F, Visser M, et al. Neoantigen landscape dynamics during human melanoma-T cell interactions. Nature, 2016, 536(7614): 91-95.

[98] Snyder A, Makarov V, Merghoub T, et al. Genetic basis for clinical response to CTLA-4 blockade in melanoma. The New England journal of medicine, 2014, 371(23): 2189-2199.

[99] Rizvi N A, Hellmann M D, Snyder A, et al. Mutational landscape determines sensitivity to PD-1 blockade in non-small cell lung cancer. Science(New York, NY), 2015, 348(6230): 124-128.

[100] Nishino M, Giobbie-Hurder A, Gargano M, et al. Developing a common language for tumor response to immunotherapy: immune-related response criteria using unidimensional measurements. Clinical cancer research: an official journal of the American Association for cancer research, 2013, 19(14): 3936-3943.

[101] Lynch T J, Bondarenko I, Luft A, et al. Ipilimumab in combination with paclitaxel and carboplatin as first-line treatment in stage IIIB/IV non-small-cell lung cancer: results from a randomized, double-blind, multicenter phase II study. Journal of clinical oncology: official journal of the American Society of Clinical Oncology, 2012, 30(17): 2046-2054.

[102] Reck M, Bondarenko I, Luft A, et al. Ipilimumab in combination with paclitaxel and carboplatin as first-line therapy in extensive-disease-small-cell lung cancer: results from a randomized, double-blind, multicenter phase 2 trial. Annals of oncology: official journal of the European Society for Medical Oncology, 2013, 24(1): 75-83.

[103] Ansell S M, Lesokhin A M, Borrello I, et al. PD-1 blockade with nivolumab in relapsed or refractory Hodgkin's lymphoma. The New England journal of medicine, 2015, 372(4): 311-319.

[104] Klaver Y, Kunert A, Sleijfer S, et al. Adoptive T-cell therapy: a need for standard immune monitoring. Immunotherapy, 2015, 7(5): 513-533.

[105] Britten C M, Gouttefangeas C, Welters M J, et al. The CIMT-monitoring panel: a two-step approach to harmonize the enumeration of antigen-specific CD8[+] T lymphocytes by structural and functional assays. Cancer immunol immunother, 2008, 57(3): 289-302.

[106] Britten C M, Janetzki S, Ben-Porat L, et al. Harmonization guidelines for HLA-peptide multimer assays derived from results of a large scale international proficiency panel of the Cancer Vaccine Consortium. Cancer immunol immunother, 2009, 58(10): 1701-1713.

# 第九章　实验小鼠模型

## 1　实验小鼠模型概述

实验小鼠模型为肿瘤研究提供了兼具复杂和动态生理学特征的肿瘤模型，在现代肿瘤免疫研究中发挥着重要作用。小鼠模型种类繁多，科学合理地选择实验用鼠不但有利于实验的顺利开展，而且可以提供更加令人信服的实验结果。常用肿瘤免疫实验小鼠模型根据免疫系统的不同可分为三类：普通型小鼠、免疫缺陷型小鼠和免疫系统人源化小鼠。本章将对这三类小鼠模型做一介绍，并讨论其在肿瘤免疫治疗研究中的应用。

## 2　普通型小鼠

### 2.1　普通型小鼠的常见种类

普通型小鼠是免疫系统健全的小鼠类型，可以建立小鼠移植瘤模型，从而方便地对小鼠肿瘤进行发病机制及治疗方法等研究，在肿瘤研究中应用广泛。这类小鼠中常用的有C57BL/6 和 BALB/c 小鼠，二者分别属于 Th1 型和 Th2 型小鼠模型[1, 2]。

#### 2.1.1　C57BL/6 小鼠

C57BL/6 小鼠是应用广泛的近交系小鼠，1921 年由美国遗传学家 Little 建立。C57BL/6 小鼠全身棕黑色，品系稳定，易于繁殖，本身不但是生理学和病理学研究的通用模型，而且对多种肿瘤具有抗性，可以作为携带自发或诱发突变的同基因型小鼠模型，也可以应用于建立转基因小鼠模型。第一张高质量小鼠基因组序列全图所用的 DNA 就是来源于 C57BL/6 小鼠。来源于 C57BL/6 小鼠的肿瘤细胞系，如黑色素瘤细胞系 B16、前列腺癌细胞系 TRAMP、结肠癌细胞系 MC38、胰腺癌细胞系 Panc02 和骨肉瘤细胞系 MOS-J 等，可以种植到 C57BL/6 小鼠体内建立小鼠模型。来源于 C57BL/6 小鼠的 T 细胞分泌的细胞因子中 IFN-γ 较高，IL-4 较低，所以 C57BL/6 小鼠属于典型的 Th1 型小鼠。

#### 2.1.2　BALB/c 小鼠

BALB/c 小鼠是白化的近交系小鼠，易于繁殖，雌雄体重差异小，1913 年由美国肿瘤学家 Bagg 开始进行分离繁殖。该品系被广泛应用于杂交瘤和单克隆抗体的生产，在肿瘤免疫学研究中有着广泛的应用。来源于 BALB/c 小鼠的肿瘤细胞系，如乳腺癌细胞系 4T1 和肠癌细胞系 CT26 等，可以种植到 BALB/c 小鼠体内建立小鼠肿瘤模型。来源于 BALB/c 小鼠的 T 细胞分泌的细胞因子中 IFN-γ 较低，IL-4 较高，所以 BALB/c 小鼠属于典型的 Th2 型小鼠。

## 2.2 普通型实验小鼠模型的优缺点

普通型实验小鼠模型的优点主要有：①实验周期短，可以节省实验时间；②相对于免疫缺陷型小鼠和免疫系统人源化小鼠来说，价格较低，饲养环境要求不高；③具有完整的免疫系统，可以进行肿瘤免疫机制及免疫治疗方法的验证，方便肿瘤分离并研究免疫细胞浸润情况；④可用于新药物的快速筛选。此类小鼠模型的缺点主要是肿瘤模型局限于小鼠肿瘤，与人的肿瘤在基因背景、发病进程及肿瘤微环境等方面存在一定的差异。

## 2.3 普通型实验小鼠在肿瘤免疫治疗研究中的应用

由于普通型实验小鼠具有完整的免疫系统，所以可以方便地进行肿瘤免疫治疗相关研究，广泛应用于嵌合抗原受体 T 细胞（chimeric antigen receptor T cell，CAR-T）、免疫卡控点阻断、疫苗及 BiTE®（Bispecific T cell engagers）等研究中。Cheadle 等[3]研究者制备了靶向鼠 CD19 分子的 CAR-T，并将其通过尾静脉注射到负荷 B 细胞淋巴瘤 A20 肿瘤细胞的 BALB/c 小鼠体内，观察 CAR-T 的抗肿瘤效果[3]。在一项免疫卡控点阻断联合疫苗治疗的研究中，BALB/c 小鼠皮下接种 CT26 肠癌细胞和 C57BL/6 小鼠皮下接种 ID8-VEGF 卵巢癌细胞作为荷瘤小鼠模型，腹腔注射鼠 PD-1 或 PD-L1 抗体和鼠 CTLA-4 抗体，表达 GM-CSF 并经过射线照射过的 CT26 或 ID8-VEGF 肿瘤细胞作为疫苗进行皮内注射，结果发现免疫卡控点阻断联合疫苗对肿瘤的治疗效果优于单一治疗方法[4]。muS110 是以鼠 CD3 和鼠 EpCAM 为靶点的双特异性抗体，Amann 等[5]研究者研究了其对荷瘤 BALB/c 小鼠的治疗效果，发现 muS110 能够抑制肺部肿瘤集落的形成。

# 3 免疫缺陷型小鼠

## 3.1 免疫缺陷型小鼠的种类

免疫缺陷型小鼠指经自然突变或人工基因改造后免疫系统存在缺陷的实验小鼠。这类小鼠在 T/B 细胞、细胞因子及其受体、Toll 样受体（TLR）或是信号通路上的转录因子等方面缺失或功能缺陷。免疫缺陷型小鼠包括单基因突变品系（如 nude 小鼠）、重症联合免疫缺陷（severe combined immunodeficiency，scid）品系、非肥胖型糖尿病（non-obese diabetic，NOD）品系、重组激活基因（recombination activating gene，RAG）缺陷品系及携带两个或多个突变的杂交小鼠。

### 3.1.1 Nude 小鼠

Nude 小鼠来源于 BALB/c 小鼠，由于 Foxn1 基因突变而没有毛发和胸腺，由 Grist 首先发现并在 1966 年由 Flanagan 研究并报道[6, 7]。Foxn1 单基因突变引起胸腺缺失，使 T 细胞数量急剧减少，从而导致免疫系统受到抑制。Foxn1 通过直接调控胸腺上皮细胞微环境，介导胸腺上皮细胞和 T 淋巴细胞之间的相互作用，进而影响胸腺发育并引起 T 细胞免疫缺陷[8]。Nude 小鼠的免疫系统的特征是具有少量的 T 细胞和较弱的 T 细胞应答能力，抗体应答仅限于 IgM 类，而自然杀伤（NK）细胞应答能力增加。由于成熟 T 细胞数量很少，所以对同种异体移植排斥能力较弱，一般对异种移植也不具备排斥能力，所以可以接种人的肿瘤细胞或组织建立肿瘤模型。但是随着鼠龄的增加，Nude 小鼠体内少量淋巴细胞可以检出 T 细胞抗原，如 CD3、CD4 和 CD8 等。Nude 小鼠体内成熟的 $CD8^+$ T 细胞具有细胞杀伤活性，同时体内 NK 细胞比正常 BALB/c 小鼠 NK 细胞杀伤效能要强。

### 3.1.2　NOD 小鼠

NOD 小鼠是为研究 1 型糖尿病建立起来的小鼠品系，也是研究自身免疫性疾病的良好模型。此种小鼠可以发生自发的自身免疫性糖尿病，与人的自身免疫和 1 型糖尿病十分相似，如体内产生胰腺特异性自身抗体、自身反应性 $CD4^+$ 和 $CD8^+$ T 细胞及疾病的遗传连锁关系等[9]。雌鼠发生自发糖尿病的概率有 60%～80%，比雄鼠（20%～30%）高。NOD 小鼠具有独特的主要组织相容性复合体（MHC）单倍型 $H-2^{g7}$，是和疾病易感性联系最紧密的基因特征。另外，肿瘤坏死因子 α（TNF-α）和细胞毒 T 淋巴细胞相关抗原 4（cytotoxic T lymphocyte-associated antigen-4，CTLA-4）的基因多态性也在自身免疫疾病中发挥重要作用。

### 3.1.3　scid 小鼠

scid 小鼠的特征是重度联合免疫缺陷，T 细胞和 B 细胞均缺失。根据小鼠来源背景的不同，scid 小鼠也有不同的亚系，如 C.B-17 scid 小鼠和 ICR scid 小鼠等。C.B-17 小鼠的基因背景和 BALB/c 小鼠相同，但携带来源于 C57BL/Ka 小鼠的免疫球蛋白重链等位基因 Igh-1b。C.B-17 scid 小鼠是 1989 年在胚胎转移实验过程中发现的，也是最早发现的 scid 小鼠[10]；ICR scid 小鼠则是 ICR 小鼠和 C.B-17 scid 小鼠互交的结果。scid 小鼠具有自发的无丙种球蛋白血症，进一步研究揭示其原因为 Prkdc 基因突变，又称 scid 突变。Prkdc 基因编码 DNA 依赖性蛋白激酶（DNA-dependent protein kinase，DNA-PK）的催化亚基，在双链 DNA 的非同源末端连接中发挥重要作用，所以此酶突变影响了 V（D）J 重排，导致 T 细胞和 B 细胞的缺失。这种双重缺失使 scid 小鼠成为一种建立外源组织移植的良好模型，如移植人肿瘤细胞或组织后进行新药筛选及移植人免疫系统相关组织进行免疫学相关实验。随着鼠龄的增加，scid 小鼠体内可以发生免疫反应，产生 IgM、IgG 和 IgA 等抗体。

### 3.1.4　RAG 小鼠

RAG 小鼠是重排活化基因 Rag1 或 Rag2 缺失的一种小鼠类型。Rag1 和 Rag2 是一类 DNA 重组酶，介导免疫球蛋白和 T 细胞受体（T cell receptor，TCR）的体细胞重排。这种小鼠由于 Rag1 或 Rag2 缺失而不能启动 V（D）J 重排，导致 T 细胞和 B 细胞停滞在分化早期，体内无成熟 T 细胞和 B 细胞[11, 12]。与 scid 小鼠相比，RAG 小鼠表型更稳定，即使年长小鼠体内仍无成熟 T 细胞和 B 细胞；同时也无放射敏感的表现。RAG 小鼠常应用于研究淋巴细胞基因在分化和 AIDS 等免疫缺陷性疾病中的功能，以及免疫系统在肿瘤生成和转移、自身免疫和感染性疾病中的作用。

### 3.1.5　IL2rg$^{null}$ 小鼠

IL2rg$^{null}$ 小鼠是白介素受体（Interleukin-2 receptor，IL-2R）γ 链纯合突变的一种小鼠类型[13]。IL2rg 链是许多细胞因子受体共有的重要组成成分，参与 IL-2、IL-4、IL-7、IL-9、IL-15 和 IL-21 与其相应受体结合并介导相应的信号传递。IL2rg 链的缺失导致严重的 T 细胞和 B 细胞发育及功能缺陷，同时 NK 细胞的发育也受到严重影响。通常在免疫缺陷小鼠的基础上进一步使 IL2rg 缺失，以得到对人类细胞和组织移植排斥能力更弱的小鼠品系。

### 3.1.6　多重免疫缺陷小鼠

多重免疫缺陷小鼠是两种不同的免疫缺陷型小鼠杂交或通过基因工程方法得到的免疫缺陷程度更高的小鼠模型，如 NOD/scid 小鼠、NOG 小鼠和 NSG 小鼠等。NOD/scid 小鼠是免疫缺陷的 NOD 小鼠和 scid 小鼠杂交得到的免疫缺陷小鼠类型。NOD/scid 小鼠不再具有自发产生糖尿病的能力。这类小鼠 NK 细胞功能下降，天然免疫能力降低，更适合移植人的细胞或组织[14]。NOG 小鼠是 NOD/scid 联合 IL2rg 缺陷型，IL2rg 没有胞内段，所以相关受体尽管可以结合相应配体，但不能传递胞内信号[15]；而 NSG 小鼠是 NOD/scid 联合 IL2rg 缺失型，IL2rg 基因发生突变，导致 IL2rg 彻底不能表达[16]。两者是 NOD/scid 小鼠和 IL2rg 缺陷或缺失小鼠杂交得到的具有严重免疫缺陷的小鼠类型。这类小鼠更适用于移植人的组织、外周血淋巴细胞（peripheral blood lymphocyte，PBL）及干细胞或前体细胞等建立人源化小鼠。BRG 小鼠具有 BALB/c 小鼠背景，具有 Rag1/2$^{-/-}$ 突变和 IL2rg 缺陷，无成熟 T 细胞、B 细胞和 NK 细胞[17]。NRG 小鼠是在 NOD 小鼠基础上进一步引入 Rag1/2$^{-/-}$ 突变和 IL2rg 缺陷，小鼠体内没有成熟 T 细胞、B 细胞和 NK 细胞[18]。以上小鼠的 T 细胞、B 细胞和 NK 细胞情况总结见表 9-1。

表 9-1　常见免疫缺陷型小鼠的特征

| 小鼠名称 | 基因特征 | T 细胞 | B 细胞 | NK 细胞 |
| --- | --- | --- | --- | --- |
| Nude | Foxn1$^{nu}$ 突变 | 缺陷 | 正常 | 正常 |
| NOD | CTLA-4 突变/H-2$^{g7}$ | 异常* | 正常 | 缺陷 |
| scid | Prkdc$^{scid}$ 突变 | 缺陷 | 缺陷 | 正常 |
| RAG | Rag1/2$^{-/-}$ 突变 | 缺陷 | 缺陷 | 正常 |
| IL2rg$^{null}$ | IL2rg 缺失 | 缺陷 | 缺陷 | 缺陷 |
| NOD/scid | NOD/Prkdc$^{scid}$ 突变 | 缺陷 | 缺陷 | 缺陷 |
| NOG | NOD/Prkdc$^{scid}$ 突变/IL2rg 缺陷 | 缺陷 | 缺陷 | 缺陷 |
| NSG | NOD/Prkdc$^{scid}$ 突变/IL2rg 缺失 | 缺陷 | 缺陷 | 缺陷 |
| NRG | NOD/Rag1/2$^{-/-}$ 突变/IL2rg 缺陷 | 缺陷 | 缺陷 | 缺陷 |
| BRG | Rag1/2$^{-/-}$ 突变/IL2rg 缺陷 | 缺陷 | 缺陷 | 缺陷 |

*代表 CTLA-4 突变导致 T 细胞攻击胰岛素生成细胞，从而引起糖尿病[19]。

除了以上几种免疫缺陷型小鼠，还有 β2 微球蛋白（β2 microglobulin，B2m）或穿孔素（perforin，Prf1）基因缺陷所引起的免疫缺陷型小鼠，常和其他免疫缺陷鼠杂交而得到免疫缺陷更严重的小鼠。

## 3.2 免疫缺陷型小鼠的优缺点

免疫缺陷型小鼠的优点是可以移植或接种人的肿瘤组织或细胞建立人肿瘤模型,用于对人肿瘤的发生机制或治疗方法的研究;缺点是小鼠的免疫系统存在缺陷,不能研究免疫系统对肿瘤的影响,也不能研究基于人免疫系统的免疫疗法,如 PD-1 或 CTLA-4 抑制剂、疫苗等。为了解决这类问题,人们建立了免疫系统人源化小鼠模型,以便在可以移植人细胞或组织的基础上研究免疫系统的作用。

## 3.3 免疫缺陷型小鼠在肿瘤免疫研究中的应用

由于免疫缺陷型小鼠的免疫系统存在不同程度的缺陷,所以一般不作为涉及自身免疫系统活化的治疗方法,但可以研究 CAR-T 和 TCR-T 等过继细胞疗法的治疗效果。在这方面研究中使用最多的是 NSG 小鼠,其他类型小鼠如 Nude 小鼠、NOD/scid 小鼠和 NOG 小鼠等也可作为动物模型。Ang 等[20]研究者将人卵巢癌 SKOV3 细胞注射到 NSG 小鼠腹腔内,8 天后将靶向 EpCAM 的 CAR-T 细胞通过腹腔注射到小鼠体内,观察 CAR-T 细胞的抗肿瘤效果。Fraietta 等[21]研究者将人 B 淋巴白血病细胞 NALM-6 和慢性淋巴细胞白血病细胞 OSU-CLL 静脉注射到 NSG 小鼠体内,然后将靶向 CD19 的 CAR-T 细胞和依鲁替尼（ibrutinib）通过尾静脉注射到小鼠体内,观察依鲁替尼对 CAR-T 细胞治疗效果的影响。Straetemans 等[22]研究者对荷载黑色素瘤的 NSG 或 scid 小鼠进行回输转 TCR 基因的人或鼠 T 细胞,转染的 TCR 可以识别人 HLA-A2/gp100 分子,然后观察 TCR-T 细胞对肿瘤的治疗效果。Lo 等[23]研究者将透明细胞型肾细胞癌细胞皮下接种到 Nude 小鼠,一星期后将靶向碳酸酐酶IX（CAIX）的 CAR-T 细胞通过小鼠尾静脉注射到小鼠体内,观察 CAR-T 细胞治疗方法的毒性及抗肿瘤效果[23]。Tang 等[24]研究者将表达 EB 病毒 LMP1 的鼻咽癌细胞 SUNE1-LMP1 皮下接种到 Nude 小鼠,大约 10 天后将靶向 LMP1 的 CAR-T 细胞注射到肿瘤内,发现 CAR-T 细胞对肿瘤有明显的抑制作用。Budde 等[25]研究者将人恶性淋巴瘤 Raji 细胞通过静脉注射到 NOD/scid 小鼠体内建立淋巴瘤模型,然后将靶向 CD20 分子的诱导凋亡型 CAR-T 细胞通过静脉注射到小鼠体内观察 CAR-T 细胞的抗肿瘤效果及安全性。Chan 等[26]研究者将急性淋巴细胞性白血病 SEM 细胞静脉注射到 NOG 小鼠体内,然后将靶向 CD19 的 CD45RA⁻ CAR-T 细胞静脉注射到小鼠体内,观察 CAR-T 细胞的抗白血病效果及移植物抗宿主反应的强弱。

# 4 免疫系统人源化小鼠

## 4.1 免疫系统人源化小鼠的种类及特点

人源化小鼠是指带有功能性的人类基因、细胞或组织的小鼠模型,也是未来小鼠模型的一个重要发展趋势和方向；免疫系统人源化小鼠（humanized immune system mice）是指在严重联合免疫缺陷型[severe combined immunodeficiency（SCID），不同于前面所述 scid 小鼠，SCID 泛指免疫系统严重缺陷的小鼠，包括 scid 小鼠及 NSG、NOG 小鼠等]小鼠的基础上，进一步将人免疫系统相关细胞或组织移植到小鼠体内，从而使改造后的小鼠既可以移植人的肿瘤细胞或组织建立人肿瘤模型，又可以模拟和重建人免疫系统，用以肿瘤免疫学机制和免疫治疗方法的研究。目前根据移植的人免疫系统相关细胞或组织的不同分为 4 类[27]：人外周血淋巴细胞移植型重度免疫缺陷型（human PBL-engrafted SCID，hu-PBL-SCID）小鼠、人造血干细胞移植型重度免疫缺陷型（human hematopoietic stem cells engrafted SCID，hu-HSC-SCID）小鼠、人胎肝-胸腺移植型重度免疫缺陷型（human fetal liver-thymus engrafted SCID，hu-LT-SCID）小鼠和人骨髓-肝-胸腺移植型重度免疫缺陷型（human bone marrow-liver-thymus engrafted SCID，hu-BLT-SCID）小鼠。模型所用的 scid 小鼠一般需要 IL2rg 基因突变或缺失并伴有 Prkdc 基因或 Rag1/2 基因缺失或缺陷，常见的有 NSG、NOG、NRG 和 BRG 等。由于雌鼠的人免疫系统重建能力比雄鼠强，所以常用雌性 scid 小鼠建立免疫系统人源化小鼠[28]。

### 4.1.1　hu-PBL-SCID 小鼠

hu-PBL-SCID 小鼠是将人外周血淋巴细胞（或单个核细胞）直接注射到 SCID 小鼠体内而建立起来的模型[29]。注射部位可以是尾静脉、腹腔或脾内（图 9-1）。这种模型的优点是方法简单便捷；T 细胞能得到较好地移植，效应和记忆 T 细胞功能较强；适合短期研究；存在移植物抗宿主反应（graft-versus-host reaction，GVHR），可作为移植物抗宿主反应的模型。此模型缺点是仅能很好地移植 T 细胞，而 B 细胞和粒细胞移植效果欠佳；所移植的 T 细胞多处于活化状态；实验窗口期短，不适合长期实验；难以产生初次免疫应答；GVHR 干扰诱导出人免疫反应；小鼠体内的抗原提呈细胞不表达人白细胞抗原（human leukocyte antigen，HLA）分子，不能将抗原提呈给移植的人 T 细胞。

### 4.1.2　hu-HSC-SCID 小鼠

hu-HSC-SCID 小鼠又称人 SCID 再植细胞型 SCID 小鼠（human-SCID-repopulating cell-SCID，hu-SRC-SCID），是将人造血干细胞注射到经亚致死剂量（<2.5Gy）射线全身照射骨髓抑制后的 SCID 小鼠体内而建立起来的模型[30]。成年小鼠注射部位为尾静脉或股动脉，新生小鼠注射部位为面静脉、心内或肝内（图 9-1）。人造血干细胞的来源为胎肝、脐血、骨髓或经 G-CSF 处理后的外周血，标志是 $CD34^+$，所以 hu-HSC-SCID 小鼠又称人源化 $CD34^+$（humanized $CD34^+$，Hu-CD34）小鼠。hu-HSC-SCID 小鼠建立成功的标志是人造血干细胞移植后 12 周外周血中人和鼠 $CD45^+$ 细胞中人 $CD45^+$ 细胞所占比例不低于 25%。hu-HSC-SCID 小鼠模型的优点是可以产生多种细胞，包括 B 细胞、T 细胞、抗原提呈细胞、髓细胞和自然杀伤细胞等；可以形成幼稚型人免疫系统。此模型缺点是人 T 细胞是在非 HLA 限制性的鼠胸腺上皮细胞环境中发育的；人源性的多形核白细胞、红细胞和巨核细胞等存在鼠骨髓中，但在外周血中较少。

### 4.1.3　hu-LT-SCID 小鼠

hu-LT-SCID 小鼠是将人胎肝和胸腺移植到 SCID 小鼠的肾包膜下而建立起来的小鼠模

型，又表示为 SCID-hu 小鼠[31]。模型的优点是人胸腺细胞是在具有 HLA 限制性的人胸腺上皮细胞环境中发育的，胸腺细胞发育成熟能力较强。模型的缺点是造血细胞种类偏少，人免疫系统的功能较弱。

### 4.1.4 hu-BLT-SCID 小鼠

hu-BLT-SCID 小鼠是将人胎肝、胸腺及造血干细胞移植到 SCID 小鼠而建立起来的小鼠模型。模型构建时先将人胎肝和胸腺移植到 SCID 小鼠的肾包膜下，小鼠经射线照射后将从同一胎肝中分离得到的 CD34[+]造血干细胞经尾静脉注射到小鼠体内[32]。此模型的优点是完整的人免疫系统得到移植；T 细胞具有 HLA 限制性；人造血细胞的总量较多；是目前唯一可以形成黏膜免疫系统的小鼠模型。模型的缺点是需要手术操作；免疫系统应对病毒感染时免疫应答很强，对建立病毒感染模型造成困难；对疫苗的免疫应答局限于主要产生 IgM 类抗体，见图 9-1。

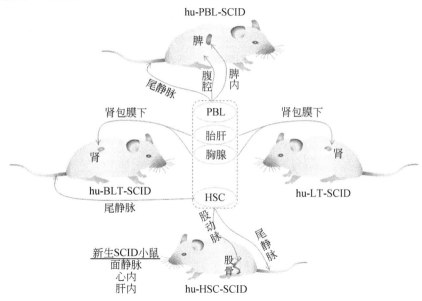

图 9-1 人免疫系统移植途径

## 4.2 人源化基因修饰型小鼠

为了更好地支持移植免疫系统的发育，移植前小鼠可以通过人基因敲入（knock-in）或转基因（transgene）技术表达一些细胞因子（如人 M-CSF、IL-3/GM-CSF、TPO、SIRPa、HLA-A2 和 HLA-DR4 基因等），或是敲除小鼠 MHC Ⅰ/MHCⅡ类分子。在 MITRG 和 MISTRG 小鼠模型中，小鼠的 Rag2 和 IL2rg 基因均得到敲除（knock-out），另外 MITRG 小鼠敲入了人 M-CSF、IL-3/GM-CSF 和 TPO 基因，MISTRG 小鼠则是敲入了人 M-CSF、IL-3/GM-CSF 和 TPO 基因，并将人 SIRPa 基因通过转基因技术转入到小鼠基因组中[33, 34]。人的细胞因子有利于单核细胞、巨噬细胞和 NK 细胞的发育和功能维持，所以在 MITRG 和 MISTRG 小鼠中移植人造血干细胞或胎肝后这些天然免疫细胞可以得到更好地发育成熟。这些免疫系统人源化小鼠是健康或病理环境中研究人免疫系统较好的研究载体，可以建立患者来源的肿瘤移植（patient-derived tumor xenografts，PDX）模型。将人 HLA-A2 或 HLA-A2/β2m 基因转入到 NSG 小鼠基因组中可以更好地支持人造血干细胞移植后 HLA-A2 限制性细胞的发育成熟[35-37]。另外，由于鼠 MHC 可以刺激人 PBMC 的增殖并参与移植物抗宿主反应过程，所以将鼠 MHC 分子敲除后可以降低 PBL 移植后移植物抗宿主疾病的发生[38]。

## 4.3 免疫系统人源化小鼠在肿瘤免疫研究中的应用

免疫系统人源化小鼠可以应用于免疫检查点阻断、双特异性抗体及肿瘤疫苗等肿瘤免疫研究中。Ashizawa 等[39]研究者将人 PBL 通过尾静脉注射到 MHC Ⅰ / MHC Ⅱ 类分子双敲除的 NOG 小鼠体内建立了免疫系统人源化小鼠模型，再接种人淋巴瘤 SCC-3 细胞或胶质母细胞瘤 U87 细胞建立荷瘤小鼠模型，然后将抗 PD-1 抗体注射到小鼠腹腔内，观察 PD-1 阻断抗体对肿瘤的治疗效果[39]。Xu 等[40]研究者将人神经母细胞瘤细胞 IMR-32 和人 PBMC 通过皮下或尾静脉注射到 BRG 小鼠体内，然后尾静脉注射靶向 CD3 和 GD2 的双特异性抗体，观察双特异性抗体的抗肿瘤效果。Tsai 等[41]研究者将靶向 CD3 和 CD19 的双特异性抗体通过尾静脉注射到人源化 BLT 小鼠体内，进行双特异性抗体的临床前研究。在肿瘤疫苗研究中，有研究者通过胸腺内或脾内移植 HLA-A2$^+$ 脐血单个核细胞（cord blood mononuclear cells，CBMC）至 HLA-DR1 转基因的 NOD/scid 小鼠建立人源化小鼠模型，然后将携带 CEA 基因序列的腺病毒疫苗肌内注射到小鼠体内，发现小鼠体内产生了 CEA 肽段特异性的 T 细胞[42, 43]。Capasso 等[44]研究者将人黑色素瘤 SK-MEL-2 细胞种植到 NSG 小鼠皮下，然后将健康人 PBL 通过尾静脉注射到荷瘤小鼠体内，一天后用包被抗原肽 MAGE-A$_{196-104}$（SLFRAVITK）的病毒疫苗免疫小鼠，发现肿瘤迅速缩小，同时小鼠体内可以检测到 MAGE-A$_{196-104}$-特异性 T 细胞。

# 5　总结与展望

免疫系统人源化小鼠由于引入了人的免疫系统而在免疫研究领域有着广阔的应用前景。然而免疫系统人源化小鼠模型的建立还处于研究早期，面临着一些限制和问题[45]。存在的问题及未来研究的方向包括以下几点。

第一，在免疫缺陷的 Il2rg$^{null}$ 小鼠模型中，存在的一个问题是淋巴结发育较差，尽管肠系膜淋巴结发育尚可，但外周淋巴结很小甚至没有。目前这个问题的解决方式有注射 IL-7 或淋巴毒素-β 受体激活型抗体，可以帮助淋巴结早期成熟[46, 47]。其他方法如提高淋巴组织诱导细胞的发育等也是一个研究方向。

第二，目前免疫系统人源化小鼠模型还很难让人粒细胞、血小板和红细胞很好发育。尽管在骨髓中可以检测到这些细胞或成分，但在外周血中几乎不能发现。有报道将 G-CSF 注射到人造血干细胞移植的 NSG 小鼠体内可以促进成熟的单核/巨噬细胞细胞释放到外周循环中[48]。

第三，人免疫细胞迁移至非淋巴组织的能力问题。在肿瘤免疫研究中，往往需要 T 细胞迁移并浸透到肿瘤组织内，而淋巴细胞迁移需要细胞表面黏附分子间的结合。由于人和鼠的黏附相关受体-配体结合可能存在着种属特异性[49]，导致黏附相关受体-配体不能很好结合而影响淋巴细胞的迁移。

其他问题还包括 PBL 或人造血干细胞移植后 B 细胞的发育和功能受到破坏及 IgG 型抗体应答较弱等。这些问题的解决，必将促进免疫系统人源化小鼠的改进及其在肿瘤免疫研究中更广泛的应用。

## 参 考 文 献

[1] Watanabe H, Numata K, Ito T, et al. Innate immune response in Th1- and Th2-dominant mouse strains. Shock, 2004, 22(5): 460-466.

[2] Mills C D, Kincaid K, Alt J M, et al. M-1/M-2 macrophages and the Th1/Th2 paradigm. Journal of immunology, 2000, 164(12): 6166-6173.

[3] Cheadle E J, Hawkins R E, Batha H, et al. Natural expression of the CD19 antigen impacts the long-term engraftment but not antitumor activity of CD19-specific engineered T cells. Journal of immunology, 2010, 184(4): 1885-1896.

[4] Duraiswamy J, Freeman G J, Coukos G. Dual blockade of PD-1 and CTLA-4 combined with tumor vaccine effectively restores T-cell rejection function in tumors--response. Cancer research, 2014, 74(2): 633-634.

[5] Amann M, Brischwein K, Lutterbuese P, et al. Therapeutic window of MuS110, a single-chain antibody construct bispecific for murine EpCAM and murine CD3. Cancer research, 2008, 68(1): 143-151.

[6] Flanagan S P. 'Nude', a new hairless gene with pleiotropic effects in the mouse. Genetical research, 1966, 8(3): 295-309.

[7] Anderson G, McCarthy N I. Laying bare the nude mouse gene. Journal of immunology, 2015, 194(3): 847-848.

[8] Ma D, Wang L, Wang S, et al. Foxn1 maintains thymic epithelial cells to support T-cell development via mcm2 in zebrafish. Proceedings of the National Academy of Sciences of the United States of America, 2012, 109(51): 21040-21045.

[9] Anderson M S, Bluestone J A. The NOD mouse: a model of immune dysregulation. Annual review of immunology, 2005, 23: 447-485.

[10] Bosma G C, Custer R P, Bosma M J. A severe combined immunodeficiency mutation in the mouse. Nature, 1983, 301(5900): 527-530.

[11] Shultz L D, Lang P A, Christianson S W, et al. NOD/LtSz-Rag1null mice: an immunodeficient and radioresistant model for engraftment of human hematolymphoid cells, HIV infection, and adoptive transfer of NOD mouse diabetogenic T cells. Journal of immunology, 2000, 164(5): 2496-2507.

[12] Shinkai Y, Rathbun G, Lam K P, et al. RAG-2-deficient mice lack mature lymphocytes owing to inability to initiate V(D)J rearrangement. Cell, 1992, 68(5): 855-867.

[13] DiSanto J P, Muller W, Guy-Grand D, et al. Lymphoid development in mice with a targeted deletion of the interleukin 2 receptor gamma chain. Proceedings of the National Academy of Sciences of the United States of America, 1995, 92(2): 377-381.

[14] Shultz L D, Schweitzer P A, Christianson S W, et al. Multiple defects in innate and adaptive immunologic function in NOD/LtSz-scid mice. Journal of immunology, 1995, 154(1): 180-191.

[15] Ito M, Hiramatsu H, Kobayashi K, et al. NOD/SCID/gamma(c)(null)mouse: an excellent recipient mouse model for engraftment of human cells. Blood, 2002, 100(9): 3175-3182.

[16] Shultz L D, Lyons B L, Burzenski L M, et al. Human lymphoid and myeloid cell development in NOD/LtSz-scid IL2R gamma null mice engrafted with mobilized human hemopoietic stem cells. Journal of immunology, 2005, 174(10): 6477-6489.

[17] Traggiai E, Chicha L, Mazzucchelli L, et al. Development of a human adaptive immune system in cord blood cell-transplanted mice. Science, 2004, 304(5667): 104-107.

[18] Pearson T, Shultz L D, Miller D, et al. Non-obese diabetic-recombination activating gene-1(NOD-Rag1 null)interleukin(IL)-2 receptor common gamma chain(IL2r gamma null)null mice: a radioresistant model for human lymphohaematopoietic engraftment. Clinical and experimental immunology, 2008, 154(2): 270-284.

[19] Ueda H, Howson J M, Esposito L, et al. Association of the T-cell regulatory gene CTLA4 with susceptibility to autoimmune disease. Nature, 2003, 423(6939): 506-511.

[20] Ang W X, Li Z, Chi Z, et al. Intraperitoneal immunotherapy with T cells stably and transiently expressing anti-EpCAM CAR in xenograft models of peritoneal carcinomatosis. Oncotarget, 2017.

[21] Fraietta J A, Beckwith K A, Patel P R, et al. Ibrutinib enhances chimeric antigen receptor T-cell engraftment and efficacy in leukemia. Blood, 2016, 127(9): 1117-1127.

[22] Straetemans T, Coccoris M, Berrevoets C, et al. T-cell receptor gene therapy in human melanoma-bearing immune-deficient mice: human but not mouse T cells recapitulate outcome of clinical studies. Human gene therapy, 2012, 23(2): 187-201.

[23] Lo A S, Xu C, Murakami A, et al. Regression of established renal cell carcinoma in nude mice using lentivirus-transduced human T cells expressing a human anti-CAIX chimeric antigen receptor. Molecular therapy oncolytics, 2014, 1: 14003.

[24] Tang X, Zhou Y, Li W, et al. T cells expressing a LMP1-specific chimeric antigen receptor mediate antitumor effects against LMP1-positive nasopharyngeal carcinoma cells in vitro and in vivo. Journal of biomedical research, 2014, 28(6): 468-475.

[25] Budde L E, Berger C, Lin Y, et al. Combining a CD20 chimeric antigen receptor and an inducible caspase 9 suicide switch to improve the efficacy and safety of T cell adoptive immunotherapy for lymphoma. PloS one, 2013, 8(12): e82742.

[26] Chan W K, Suwannasaen D, Throm R E, et al. Chimeric antigen receptor-redirected CD45RA-negative T cells have potent antileukemia and pathogen memory response without graft-versus-host activity. Leukemia, 2015, 29(2): 387-395.

[27] Shultz L D, Brehm M A, Garcia-Martinez J V, et al. Humanized mice for immune system investigation: progress, promise and challenges. Nature reviews immunology, 2012, 12(11): 786-798.

[28] McDermott S P, Eppert K, Lechman E R, et al. Comparison of human cord blood engraftment between immunocompromised mouse strains. Blood, 2010, 116(2): 193-200.

[29] Gyory F, Mezosi E, Szakall S, et al. Establishment of the hu-PBL-SCID mouse model for the investigation of thyroid cancer. Experimental & clinical endocrinology & diabetes, 2005, 113(7): 359-364.

[30] Libby S J, Brehm M A, Greiner D L, et al. Humanized nonobese diabetic-scid IL2rgammanull mice are

susceptible to lethal Salmonella Typhi infection. Proceedings of the National Academy of Sciences of the United States of America, 2010, 107(35): 15589-15594.

[31] McCune J M. Development and applications of the SCID-hu mouse model. Seminars in immunology, 1996, 8(4): 187-196.

[32] Smith D J, Lin L J, Moon H, et al. Propagating humanized BLT mice for the study of human immunology and immunotherapy. Stem cells and development, 2016, 25(24): 1863-1873.

[33] Rongvaux A, Willinger T, Martinek J, et al. Development and function of human innate immune cells in a humanized mouse model. Nature biotechnology, 2014, 32(4): 364-372.

[34] Saito Y, Ellegast J M, Rafiei A, et al. Peripheral blood CD34+ cells efficiently engraft human cytokine knock-in mice. Blood, 2016.

[35] Strowig T, Gurer C, Ploss A, et al. Priming of protective T cell responses against virus-induced tumors in mice with human immune system components. The Journal of experimental medicine, 2009, 206(6): 1423-1434.

[36] Shultz L D, Saito Y, Najima Y, et al. Generation of functional human T-cell subsets with HLA-restricted immune responses in HLA class I expressing NOD/SCID/IL2r gamma(null)humanized mice. Proceedings of the National Academy of Sciences of the United States of America, 2010, 107(29): 13022-13027.

[37] Jaiswal S, Pazoles P, Woda M, et al. Enhanced humoral and HLA-A2-restricted dengue virus-specific T-cell responses in humanized BLT NSG mice. Immunology, 2012, 136(3): 334-343.

[38] King M A, Covassin L, Brehm M A, et al. Human peripheral blood leucocyte non-obese diabetic-severe combined immunodeficiency interleukin-2 receptor gamma chain gene mouse model of xenogeneic graft-versus-host-like disease and the role of host major histocompatibility complex. Clinical and experimental immunology, 2009, 157(1): 104-118.

[39] Ashizawa T, Iizuka A, Nonomura C, et al. Antitumor effect of programmed death-1(PD-1)blockade in humanized the NOG-MHC double knockout mouse. Clinical cancer research: an official journal of the American Association for Cancer Research, 2017, 23(1): 149-158.

[40] Xu H, Cheng M, Guo H, et al. Retargeting T cells to GD2 pentasaccharide on human tumors using Bispecific humanized antibody. Cancer immunology research, 2015, 3(3): 266-277.

[41] Tsai P, Thayer W O, Liu L, et al. CD19xCD3 DART protein mediates human B-cell depletion in vivo in humanized BLT mice. Molecular therapy oncolytics, 2016, 3: 15024.

[42] Camacho R E, Wnek R, Fischer P, et al. Characterization of the NOD/scid-(Tg)DR1 mouse expressing HLA-DRB1*01 transgene: a model of SCID-hu mouse for vaccine development. Experimental hematology, 2007, 35(8): 1219-1230.

[43] Koo G C, Hasan A, O'Reilly R J. Use of humanized severe combined immunodeficient mice for human vaccine development. Expert review of vaccines, 2009, 8(1): 113-120.

[44] Capasso C, Hirvinen M, Garofalo M, et al. Oncolytic adenoviruses coated with MHC-I tumor epitopes increase the antitumor immunity and efficacy against melanoma. Oncoimmunology, 2016, 5(4): e1105429.

[45] Brehm M A, Shultz L D, Luban J, et al. Overcoming current limitations in humanized mouse research. The Journal of infectious diseases, 2013, 208 Suppl 2: S125-130.

[46] Chappaz S, Finke D. The IL-7 signaling pathway regulates lymph node development independent of

peripheral lymphocytes. Journal of immunology, 2010, 184(7): 3562-3569.

[47] Rennert P D, James D, Mackay F, et al. Lymph node genesis is induced by signaling through the lymphotoxin beta receptor. Immunity, 1998, 9(1): 71-79.

[48] Tanaka S, Saito Y, Kunisawa J, et al. Development of mature and functional human myeloid subsets in hematopoietic stem cell-engrafted NOD/SCID/IL2rgammaKO mice. Journal of immunology, 2012, 188(12): 6145-6155.

[49] Johnston S C, Dustin M L, Hibbs M L, et al. On the species specificity of the interaction of LFA-1 with intercellular adhesion molecules. Journal of immunology, 1990, 145(4): 1181-1187.

# 第二篇　肿瘤个体化与靶向治疗新策略

肿瘤免疫治疗新策略的核心主要在于个体化与靶向两个方面。个体化是源于应对肿瘤高度的异质性特征，靶向治疗源于人们对高效低毒抗肿瘤免疫治疗新技术的渴望。近年来无论是以免疫抗肿瘤为原理的单克隆抗体、双功能抗体还是工程化免疫细胞回输技术均在临床实践中显示出客观抗肿瘤效果，使免疫抗肿瘤治疗成为当今临床肿瘤治疗领域最受瞩目的新方向。

本篇重点阐述近年来已经进入临床试验或刚刚获批临床应用的肿瘤免疫治疗新技术，以及临床应用领域的新发现。其中新抗原筛查技术、个体化疫苗新策略和基因靶向编辑新技术等已经用于临床治疗的转化研究，PD-1 抗体、BiTe、CAR-T 和 TCR-T 等一批在临床试验中获得肯定疗效的新技术也进行了专门介绍。此外，肿瘤的治疗需要多学科多技术参与，本篇在精准放疗与免疫治疗、中医药治疗与免疫治疗等整合医疗方面也进行了介绍。

# 第十章 新 抗 原

近年来，肿瘤个体化与靶向免疫治疗在肿瘤治疗研究领域获得了巨大的进步，新的免疫治疗技术具有鲜明的应用前景，已经成为肿瘤治疗最受瞩目的领域。从目前免疫治疗领域主要模式的基础和临床实践中，研究人员认识到抗原靶点的选择是肿瘤免疫治疗的关键性核心问题。事实上，越来越多的研究表明，新抗原特异性 T 细胞是包括免疫卡控点抑制剂、肿瘤浸润性淋巴细胞（TILs）和工程化免疫细胞等多个免疫治疗策略获得临床响应的基石[1]。本章重点阐述新抗原在肿瘤免疫治疗中的核心地位，新抗原的个体化筛选和新抗原为基础的个体化免疫治疗临床应用前景。

## 1 新抗原概述

肿瘤精准医疗是通过基因组、蛋白质组等组学技术和医学前沿技术，对疾病进行精细分类及精确诊断，进而对疾病和特定患者进行个体化精准治疗的新型医学概念与医疗模式。肿瘤精准医疗包括：基因检测、大数据分析和用药指导。精准医疗的传统思路：基因检测-发现药物靶点-使用靶向药物-靶点突变或建立新旁路-肿瘤复发或进展-寻找新靶点-使用新靶向药物。然而在临床实际应用中，一方面可选择的靶向药物非常之少，另一方面肿瘤异质性很强，靶向并杀死部分变异的肿瘤细胞，其他的亚克隆群则继续生长，继而产生耐药。这种反复不断的"打靶"治疗不但给患者家庭及整个社会医疗体系造成巨大的经济负担，而且往往只能在极小一部分患者中发挥短暂疗效。所以自 2015 年美国白宫高调启动"精准医疗计划"以来，不断有学者在权威文献上对精准医疗这一传统思路的缺陷提出质疑[2, 3]。

近年来，肿瘤免疫治疗在基础和临床实践中均取得了引人瞩目的成果，学术界已普遍认同利用免疫系统攻击肿瘤的途径将成为癌症治疗的转折点。针对传统的以靶向药物为核心的精准医疗策略存在的缺陷，免疫治疗被认为有望在以下三个方面克服肿瘤的异质性[4]。①抗原串联与抗原扩展：免疫系统激活后杀伤肿瘤细胞，坏死或者凋亡的肿瘤细胞可释放更多的抗原到肿瘤微环境中去，激活的免疫系统能够识别和提呈加工这些新释放的抗原，继而能够寻找并杀伤负载这些抗原的肿瘤细胞。这就好比免疫细胞拥有一定的学习能力，这是分子靶向药物所不具备的。②激活记忆性免疫细胞：与药物不同，活化的免疫系统通过激活记忆性免疫细胞，在超出治疗周期的很长一段时间内，体内仍有发挥抗肿瘤作用的记忆性细胞存在。事实上，研究表明，免疫治疗结束后，仍有持续的抗肿瘤作用[5]。这也解释了在部分免疫治疗的临床实践中，即使短期内中位无进展生存时间（mPFS）未改变，却延长了患者的生存期[6, 7]。③T 细胞受体（TCR）的多样性：不同 T 细胞所携带的 TCR 千差万别，具有高度的多样性，为实施针对不同肿瘤变异信息的精准医学治疗提供了足够的选择[8]。通过免疫系统的激活，利用免疫系统的生物学多样性来对抗存在复杂多样突变的恶性肿瘤，有望实现肿瘤治疗领域革命性的突破。

目前肿瘤免疫治疗临床试验中取得标志性成果的手段主要包括 TILs 免疫检查点阻断（checkpoint blockade）、嵌合抗原受体 T 细胞（CAR-T）和 T 细胞受体工程化 T 细胞（TCR-T）[9, 10]。美国国立癌症研究所（NCI）的 Rosenberg 教授在转移性黑色素瘤的临床试验中，在联合非清髓性化疗或者放疗后进行 TILs 回输，可实现 40%～72%临床缓解率，其中在取得完全缓解（CR）的患者中有近 40%患者持续 7 年以上无复发[11]。不断有证据揭示，突变产生的新抗原（neoantigens）是肿瘤特异性 TILs 的主要靶点，也是TILs 中引起肿瘤消退的主要抗原[10]。免疫卡控点抑制剂 PD-1/CTLA-4 单抗在临床治疗中均取得了 20%～40%的应答，已部分地超越化疗的效果，且肿瘤缓解时间长[12-14]。新近发表在 Nature 上的研究通过基因组学和生物信息学的方法也证实，肿瘤特异性突变抗原是CTLA-4 和 PD-1 抗体阻断治疗中活化的 T 细胞靶点，突变抗原反应性 T 细胞是发挥抗肿瘤作用的主要细胞群[15]。另一篇 Science 上研究结果也表明，在非小细胞肺癌中存在非同义突变越多的患者对 PD-1 抗体治疗越敏感，显示出更高的临床缓解率、持续的临床获益和无进展生存时间延长[16]。尽管 CAR-T 在血液系统肿瘤中取得了巨大的成功，但由于其针对的是肿瘤细胞表面的肿瘤相关抗原（TAA），当其与正常组织表达的 TAA 结合后会引起正常组织产生的损伤，称为脱靶效应。一位转移性肠癌患者在接受 ERBB2-CAR-T 细胞回输后很快死亡，尸检证实 CAR-T 细胞的脱靶效应是重要死因[17]。由于目前在实体肿瘤中缺乏仅在肿瘤中表达而关键正常组织不表达的表面抗原，这使得 CAR-T 在实体肿瘤中的应用严重受限。

综合以上临床试验和基础研究成果，不难发现抗原是肿瘤免疫治疗中的关键性问题。依据 T 细胞在胸腺的阴性筛选理论，与自身正常组织提呈抗原有一定亲和力的 T 细胞在发育过程中会被机体清除，以避免导致自身免疫性疾病。因此，能诱导有效抗肿瘤作用的抗原一般认为有两类[18]：一类是只在特定组织器官里表达的非突变抗原，如癌-睾抗原，针对这部分抗原 T 细胞不完全耐受，与 TCR 有一定的亲和力；第二类是非人类正常基因组来源的新抗原，突变蛋白产生的抗原和致瘤病毒整合进基因组产生的抗原，它们未经胸腺阴性筛选，与 TCR 亲和力高，免疫原性强。新抗原相对传统的 TAA，不在正常组织表达，因而不会引起中枢免疫耐受，也不会引起自身免疫性疾病，具有独特优势。因只有部分肿瘤的发生由致瘤病毒引起，而所有的肿瘤都会有突变。因此突变产生的新抗原被认为是肿瘤治疗的最理想靶点。

然而，并非所有的突变蛋白都能成为抗原。编码基因突变的产物成为抗原需要满足两个条件：①能够被加工成抗原肽，且被 MHC 分子提呈出来；②抗原肽-MHC 复合物能够被 T 细胞受体（TCR）所识别[18]。NCI 的 Rosenberg 教授团队采用全外显子组测序，结合MHC-抗原肽亲和力算法进行模拟预测评估，合成高亲和力的抗原表位，进行免疫原性验证，可快速鉴定出来能被 TILs 识别的突变抗原[19]。随后，Rosenberg 团队将该技术成功应用于临床，他们使用基因测序鉴定出的肿瘤特异性新抗原为基础的个体化过继性免疫细胞疗法，治疗一例 ERBB2IP 基因点突变的晚期难治性胆管癌患者，通过回输新抗原反应性免疫细胞使该患者的疾病获得了持久的缓解，生存期明显延长[20]。该研究在 Nature 期刊和2015 年的 ASCO 大会上报道引起了学术界的轰动。

越来越多的权威文献指出，基于患者自身的肿瘤基因组变异信息，建立以新抗原为基础的个体化免疫治疗模式是未来免疫治疗的重要发展方向，有着治愈性的潜力，尤其在实体瘤中相比其他免疫治疗模式更具优势[9]。这一通过高通量测序及大数据分析，利用生物信息学，筛选出针对癌细胞基因突变产生的特异性新抗原，分选并扩增新抗原反应性 T 细胞回输患者进行精准生物免疫治疗的策略，是新一代免疫治疗的发展方向，有望克服以靶向药物为核心的传统肿瘤精准医疗模式的缺陷，是精准医疗的重要突破口。

# 2　个体化新抗原筛选

设计肿瘤特异性新抗原为基础的免疫治疗策略，首先需要鉴定出免疫原性的新抗原表位。NCI 的一项研究中通过经典的 cDNA 文库筛选的方法，针对一位接受过 TILs 治疗后病情完全缓解多年的转移性黑色素瘤患者，成功鉴定出 PPP1R3B 基因的新抗原表位。研究亦证实，该新抗原反应性的 T 细胞构成了患者以往输注 TILs 的主要部分，这就解释了这位患者治疗中未发生任何不良反应，且实现病情完全缓解持续 7 年以上的根本原因[21]。然而通过 cDNA 文库鉴定抗原表位是一件复杂和耗时的过程，往往需要筛选上千个文库才能成功鉴定出一个抗原表位。

伴随着新一代测序技术和生物信息学的快速发展，肿瘤突变产生的新抗原表位的鉴定及相应的个体化免疫治疗策略在实践中不断得到探索。总结目前常见的新抗原的挖掘鉴定模式，大概可以分为三类（图 10-1），接下来结合最新文献具体介绍。

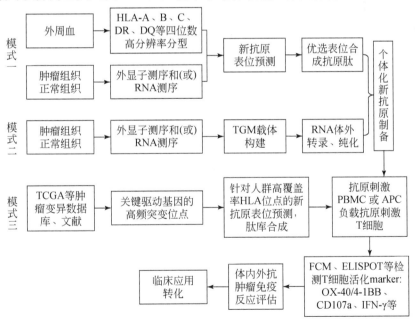

图 10-1　新抗原挖掘和鉴定的常见模式示意图

APC：antigen presenting cell，抗原提呈细胞；TGM：tandem minigene，串联微基因；FCM：flow cytometry，

流式细胞术；ELISPOT：enzyme-linked immunospot assay，酶联免疫斑点测定

模式一：通过新一代测序技术（NGS）结合生物信息学，预测突变蛋白与 HLA 高亲

和力结合的表位肽，选取并合成亲和力最优的一定数量的表位肽，体外刺激淋巴细胞检测细胞因子或者表型，从而鉴定出具免疫原性的抗原肽。2013 年 NCI 的 Rosenberg 团队在 *Nature* 上发表了针对黑色素瘤患者挖掘基因变异信息筛选突变特异性新抗原的报道，该研究中对 5 例恶黑患者的肿瘤细胞进行了全外显子组测序，结合 HLA 分型，通过生物信息学预测非同义突变所在肽段与 HLA 分子的亲和力，依据亲和力高低，合成亲和力最高的前 50 条左右的突变肽来刺激患者的 TILs 后检测 IFN-γ的表达，最终在 5 位患者中有 4 位成功的鉴定出多条可诱发自身 CD8[+]T 抗肿瘤反应的免疫原性新抗原[19]。这种简便有效的个体化肽筛选方法避免了反复和费力的筛选 cDNA 文库。另一研究团队通过在动物模型上联合外显子组测序、转录组测序和质谱分析，并借助多种生物信息学手段，寻找到能被 T 细胞识别且能高效激活免疫反应的两条多肽疫苗，实验证实该个体化新抗原疫苗兼具预防性疫苗与治疗性疫苗的效能[22]。

模式二：依据对患者测序结果中的非同义突变，设计合成数个串联微基因（TGM）载体，体外转录成多表位 RNA，继而 RNA 电转 APC，再刺激 T 细胞，可以高通量快速地发现具免疫原性的多表位 RNA，后续再根据需要验证具有免疫原性的具体突变表位。在 Rosenberg 团队的研究中，通过对 1 例胆管癌患者进行全外显子组测序，发现了 26 个非同义突变，设计 3 个 TGM，每一个 TGM 中的微基因由以突变位点所在位置的前后 12 个氨基酸为基础，然后通过 TGM 电转 DC 刺激 TILs，通过检测 T 细胞活化的标志物 4-1BB 和 OX40，成功的鉴定出 HLA-DQB1*0601 限制性的 ERBB2IP 的新抗原（序列为 NSKEETGHLENGN），之后通过给患者回输含 ERBB2IP 新抗原反应性的 CD4[+]T 细胞，有效地控制了肿瘤生长[20]。在后续的研究中，该团队又通过类似的构建 TGM 的方法在 10 例消化道肿瘤患者中，有 9 例患者成功地鉴定出自身 T 细胞可识别的新抗原[23]。德国科学家在三种不同的动物肿瘤模型中，通过测序和生物信息学分析，构建 RNA 五连体疫苗，可以有效地控制肿瘤生长和肺转移[22]。

模式三：针对常见的高频突变基因的热点突变，依据生物信息学，设计出多个抗原肽片段，体外筛选出最佳表位，以期覆盖更多该基因位点突变的患者。对于在实体瘤中存在的一些高频突变位点的抗原肽鉴定是该模式的关键。例如，IDH1 是脑胶质瘤、急性髓细胞性白血病、胆管癌中的典型突变，超过 70%的Ⅱ或Ⅲ级弥漫性脑胶质瘤患者携带 IDH1（R132H）突变。*Nature* 上的一项研究通过生物信息学和多肽合成鉴定出 1 条 HLA-DRB1 限制性的 IDH1（R132H）的突变肽，并证实表达该突变的部分脑胶质瘤患者体内存在着自发的针对 IDH1（R132H）突变肽的 Th1 型细胞免疫反应和体液免疫反应[24]。随后 *Oncoimmunology* 和 *The New England Journal of Medicine* 杂志专门对这篇研究的重要意义做了评论，指出其作为突变肽疫苗联合免疫卡控点阻断在脑胶质瘤治疗中的巨大前景[25, 26]。此外，在恶黑、胰腺癌、大肠癌、胃癌等实体瘤中，存在着 BRAF、EGFR、KRAS 等基因的高频突变位点，它们也有望成为免疫治疗的理想靶点。目前针对人类实体肿瘤中关键驱动突变基因的热点突变，已有少量的新抗原表位被报道（表 10-1）。对临床中已行基因检测的患者来说，若突变及 HLA 分型匹配，可以参考这些表位行进一步的抗原肽筛选。需要注意的是，即使患者的突变和 HLA 分型与表 10-1 中的信息匹配，患者也未必对这些新抗原表位有免疫响应，进一步的体外筛选是必不可少的。

表 10-1　实体瘤中已鉴定的部分 MHC Ⅰ 类分子限制性新抗原表位

| 基因/蛋白 | HLA 分型 | 抗原表位 | 变异位置 |
|---|---|---|---|
| CTNNB1 | A24 | SYLDSGIHF[27] | S37F |
| CDK4 | A2 | ACDPHSGHFV[28] | R24C |
| CDK12 | A11 | CILGKLFTK[19] | E928K |
| CLPP | A2 | ILDKVLVHL[29] | P248L |
| GAS7 | A2 | SLADEAEVYL[19] | H149Y |
| HSP70-2 | A2 | SLFEGIDIYT[30] | F293I |
| MART2 | A1 | FLEGNEVGKTY[31] | G448E |
| ME1 | A2 | FLDEFMEGV[32] | A231G |
| TP53 | A2 | VVPCEPPEV[33] | Y220C |
| K-RAS | B35 | VVVGAVGVG[34] | G12V |
| | A2 | KLVVVGADGV[35] | G12D |
| | A2 | KLVVVGAVGV[35] | G12V |
| | A0302 | VVGACGVGK[36] | G12C |
| N-RAS | A1 | ILDTAGREEY[37] | Q61R |

注：带下划线的为突变后的氨基酸。

　　除上述三种模式外，还有其他的方法值得借鉴，如通过分选外周血或者 TILs 中的 CD8[+]PD-1[+]T 细胞，行 TCR 深度测序和序列比对，直接鉴定出针对新抗原反应性的 TCR，后续可制备 TCR-T 验证其功能，但是这种鉴定方法的特异性并不清楚[38]。这种鉴定方法是建立在之前的一项研究基础上，该研究认为 TILs 或者 PBMC 中 PD-1[+]CD8[+]T 细胞代表着新抗原特异性的 T 细胞亚群[39]。

# 3　MHCⅡ类分子限制性新抗原与 CD4[+]T 细胞

　　T 细胞抗原表位的鉴定传统上来说，主要集中在细胞毒性 T 淋巴细胞 CD8[+]T 细胞上，由 MHC Ⅰ 类分子限制性提呈。然而，MHC Ⅰ 类分子对肽段的限制性较高，一般长度在 8～11 个氨基酸。来自德国科学家的研究发现，利用黑色素瘤、结肠癌、乳腺癌三种不同的小鼠模型，通过对小鼠肿瘤细胞系行外显子组测序，选择突变丰度高的非同义突变位点合成肽疫苗和 mRNA 疫苗，发现近 1/3 的疫苗都是能诱发免疫反应的，但是其中大部分为 CD4[+]T 细胞所识别。后续结合生物信息学分析，选择与 HLA Ⅱ 类分子高亲和力结合且突变丰度高的位点，合成多表位 mRNA 疫苗，通过多个实验证明这种多表位 RNA 疫苗可显著抑制肿瘤生长和控制肿瘤转移，并能有效改善肿瘤微环境[22]。包括 Rosenberg 团队在胆管癌患者中证实的 ERBB2IP 突变来源的新抗原也是自体 CD4[+]T 细胞的靶点，且回输新抗原反应性的 CD4[+]T 细胞可有效地控制肿瘤生长[20]。因此，MHC Ⅱ 类分子限制性的 CD4[+]T 细胞的新抗原逐渐受到研究者的关注。

MHC Ⅱ类分子限制性的 CD4$^+$T 细胞相关新抗原,本身具有很多优势,原因如下述几个方面[25]。①CD4$^+$T 细胞一方面作为 Th 细胞,辅助 CTL 杀伤靶细胞,辅助 B 细胞产生抗体。②CD4$^+$T 细胞也可以通过 IFN-γ 和 MHC Ⅱ限制性的方式直接介导特异性肿瘤的杀伤。③肿瘤细胞通过自噬可以加工和提呈 HLA Ⅱ类抗原肽。④IFN-γ 导致肿瘤细胞上调 HLA Ⅱ类分子表达,使其更易被 CD4$^+$T 细胞所杀伤。⑤坏死的肿瘤细胞和凋亡释放的突变抗原,可被 APC 吞噬加工提呈。⑥与 CD8$^+$T 细胞严格的 MHC Ⅰ类分子限制性相比,CD4$^+$T 细胞对 MHC 的依赖性非常的宽泛。例如,IDH1(R132H)在 A2DR1 和 DR4 小鼠均有特异性抗肿瘤反应。⑦CD4$^+$T 细胞不依赖于肿瘤细胞的抗原提呈,而肿瘤细胞抗原提呈往往是缺陷的。⑧CD4$^+$T 细胞是具有演变、适应和自我调整的多效应功能的可塑性群体。从以上各个方面可以看出,虽然普遍认为抗原特异性的 CD8$^+$T 细胞很优秀,但是 CD4$^+$T 细胞介导的免疫反应在多个方面超越 CD8$^+$T 细胞,MHC Ⅱ类分子限制性的 CD4$^+$T 细胞的新抗原鉴定和价值不容忽视,其在免疫治疗的未来发展中具有重要地位。

# 4 新抗原的应用

新抗原的鉴定为开展精准免疫治疗奠定了基础。以新抗原为基础可实现不同的精准免疫治疗模式。

首先,新抗原作为肿瘤治疗性疫苗可以诱发和增强体内针对这类特异性抗原的免疫反应,产生大量可以识别这一抗原淋巴细胞,从而去杀伤表达这类抗原的靶细胞。新抗原疫苗可有不同的存在形式,如肽疫苗、RNA 疫苗、DC 疫苗等。来自华盛顿大学的学者,在 *Science* 上报道负载新抗原的 DC 疫苗在黑色素瘤中的研究:通过质谱分析鉴定出分型为 HLA-A0201 的黑色瘤患者的新抗原表位,结果发现新抗原 DC 疫苗增强了机体自发及新发的 HLA Ⅰ类分子限制性的新抗原-抗肿瘤免疫反应,增加了新抗原特异性 T 细胞的 TCR 的多样性和克隆多样性,从而增强抗肿瘤免疫[40]。另有来自德国约翰内斯·古腾堡大学医学中心在不同动物模型上的研究,揭示 MHC Ⅱ类分子限制性的 RNA 疫苗及多肽疫苗可有效地增强机体抗肿瘤免疫反应、改善肿瘤微环境,控制肿瘤生长和肺转移[22]。

其次,以新抗原为基础的过继性细胞免疫治疗是目前最受关注和极具潜力的领域。手段包括分选扩增新抗原特异性 T 细胞、获取新抗原特异性 T 细胞的 TCR 转染 T 淋巴细胞、制备针对肿瘤表面提呈的新抗原的 CAR-T 细胞等。Rosenberg 教授团队在消化道肿瘤中通过富集分选新抗原特异性的 TILs 及新抗原反应性的 TCR-T 细胞,取得了较好的临床转归,报道的 4 例胃肠肿瘤患者中有 2 例出现部分缓解(PR),其中一例持续性 PR 两年以上。但是,研究同时指出需要进一步改进 TCR-T 细胞,如如何增强 TCR-T 细胞体内的存活时间,选择哪一群细胞进行转染等,需要进一步的探索和发展[23]。另一项发表在 *PNAS* 上的研究:通过噬菌体肽库展示技术制备出针对 HLA-A2 限制性的 KRAS G12V 胞外段的抗体,有望进一步设计出针对 KRAS G12V 突变位点 HLA-A2 限制性的 CAR-T 细胞,亦有很好的临床应用前景[41]。

另外新抗原与其他常规肿瘤治疗模式的联合,可以更好地改善肿瘤微环境,进一步增强新抗原为基础的精准免疫治疗的效果,逆转免疫耐受。免疫卡控点抑制剂与新抗原的联合被认为是一个优势的组合，新抗原疫苗可以增强机体特异性抗原反应性 T 淋巴细胞的比例；而免疫卡控点抑制剂，如 PD-1/PD-L1 单抗可通过改善新抗原活化的 T 细胞的肿瘤抑制微环境，逆转 T 细胞的免疫耐受[42]。放疗通过杀伤肿瘤细胞，释放更多的免疫原性抗原，增加 MHC I 类分子和 ICAM-1 的表达，从而增强抗原提呈。放疗同时可以使肿瘤细胞表达更多的趋化因子，如 CXCL16，吸引 CD4+T 细胞或者 CD8+T 细胞到达肿瘤部位[43-46]。免疫治疗联合非清髓性化疗可以有效地降低 Treg、MDSC 等抑制性免疫细胞的数量，增强免疫治疗疗效[47]。总之，影响肿瘤免疫微环境的各种因素，都将对免疫治疗疗效产生一定的影响。目前已有不少的研究建议免疫治疗合理的联合放疗、细胞毒性化疗、免疫卡控点抑制剂、肿瘤抗原靶向的单克隆抗体等，以期更好地发挥免疫治疗的疗效[18]。

# 5　总结与展望

结合目前免疫治疗领域最新的临床试验和基础研究成果，以及 T 细胞在胸腺中发育过程的理论基础，抗原靶点的选择是免疫治疗成败的关键核心，而新抗原被认为是最具前景的肿瘤抗原。以肿瘤特异性突变产生的新抗原为基础的个体化免疫治疗模式是未来实体瘤中免疫治疗的主要发展方向。伴随着新一代测序技术和生物信息学的发展，个体化新抗原的鉴定不断在研究中得到探索，以新抗原为基础的肿瘤疫苗、过继性细胞治疗等精准免疫治疗策略，在临床和临床前的研究中不断地取得可喜的成果。另外鉴于肿瘤复杂的免疫抑制微环境，新抗原为基础的免疫治疗，与免疫卡控点抑制剂，以及与传统肿瘤治疗模式：如放疗、化疗、肿瘤抗原为靶点的单克隆抗体等的合理联合，可以进一步增加免疫治疗疗效，发挥更佳的协同抗肿瘤效果。

## 参 考 文 献

[1] Martin S D, Coukos G, Holt R A, et al. Targeting the undruggable: immunotherapy meets personalized oncology in the genomic era. Annals of oncology: official journal of the European Society for Medical Oncology / ESMO, 2015, 26(12): 2367-2374.

[2] Prasad V. Perspective: The precision-oncology illusion. Nature, 2016, 537(7619): S63.

[3] Tannock I F, Hickman J A. Limits to Personalized Cancer Medicine. The New England journal of medicine, 2016, 375(13): 1289-1294.

[4] Madan R A, Gulley J L.(R)Evolutionary therapy: the potential of immunotherapy to fulfill the promise of personalized cancer treatment. Journal of the National Cancer Institute, 2015, 107(1): 347.

[5] Sheikh N A, Petrylak D, Kantoff P W, et al. Sipuleucel-T immune parameters correlate with survival: an analysis of the randomized phase 3 clinical trials in men with castration-resistant prostate cancer. Cancer immunology, immunotherapy: CII, 2013, 62(1): 137-147.

[6] Hodi F S, O'Day S J, McDermott D F, et al. Improved survival with ipilimumab in patients with metastatic melanoma. The New England journal of medicine, 2010, 363(8): 711-723.

[7] Kantoff P W, Higano C S, Shore N D, et al. Sipuleucel-T immunotherapy for castration-resistant prostate cancer. The New England journal of medicine, 2010, 363(5): 411-422.

[8] Vanhanen R, Heikkila N, Aggarwal K, et al. T cell receptor diversity in the human thymus. Molecular

immunology, 2016, 76: 116-122.

[9] Rosenberg S A, Restifo N P. Adoptive cell transfer as personalized immunotherapy for human cancer. Science, 2015, 348(6230): 62-68.

[10] Hinrichs C S, Rosenberg S A. Exploiting the curative potential of adoptive T-cell therapy for cancer. Immunological reviews, 2014, 257(1): 56-71.

[11] Phan G Q, Rosenberg S A. Adoptive cell transfer for patients with metastatic melanoma: the potential and promise of cancer immunotherapy. Cancer control: journal of the Moffitt Cancer Center, 2013, 20(4): 289-297.

[12] Hamid O, Robert C, Daud A, et al. Safety and tumor responses with lambrolizumab(anti-PD-1)in melanoma. The New England journal of medicine, 2013, 369(2): 134-144.

[13] Topalian S L, Hodi F S, Brahmer J R, et al. Safety, activity, and immune correlates of anti-PD-1 antibody in cancer. The New England journal of medicine, 2012, 366(26): 2443-2454.

[14] Brahmer J R, Tykodi S S, Chow L Q, et al. Safety and activity of anti-PD-L1 antibody in patients with advanced cancer. The New England journal of medicine, 2012, 366(26): 2455-2465.

[15] Gubin M M, Zhang X, Schuster H, et al. Checkpoint blockade cancer immunotherapy targets tumour-specific mutant antigens. Nature, 2014, 515(7528): 577-581.

[16] Rizvi N A, Hellmann M D, Snyder A, et al. Cancer immunology. Mutational landscape determines sensitivity to PD-1 blockade in non-small cell lung cancer. Science, 2015, 348(6230): 124-128.

[17] Morgan R A, Yang J C, Kitano M, et al. Case report of a serious adverse event following the administration of T cells transduced with a chimeric antigen receptor recognizing ERBB2. Molecular therapy: the journal of the American Society of Gene Therapy, 2010, 18(4): 843-851.

[18] Schumacher T N, Schreiber R D. Neoantigens in cancer immunotherapy. Science, 2015, 348(6230): 69-74.

[19] Robbins P F, Lu Y C, El-Gamil M, et al. Mining exomic sequencing data to identify mutated antigens recognized by adoptively transferred tumor-reactive T cells. Nature medicine, 2013, 19(6): 747-752.

[20] Tran E, Turcotte S, Gros A, et al. Cancer immunotherapy based on mutation-specific CD4+ T cells in a patient with epithelial cancer. Science, 2014, 344(6184): 641-645.

[21] Lu Y C, Yao X, Li Y F, et al. Mutated PPP1R3B is recognized by T cells used to treat a melanoma patient who experienced a durable complete tumor regression. Journal of immunology, 2013, 190(12): 6034-6042.

[22] Kreiter S, Vormehr M, van de Roemer N, et al. Mutant MHC class II epitopes drive therapeutic immune responses to cancer. Nature, 2015, 520(7549): 692-696.

[23] Tran E, Ahmadzadeh M, Lu Y C, et al. Immunogenicity of somatic mutations in human gastrointestinal cancers. Science, 2015, 350(6266): 1387-1390.

[24] Schumacher T, Bunse L, Pusch S, et al. A vaccine targeting mutant IDH1 induces antitumour immunity. Nature, 2014, 512(7514): 324-327.

[25] Schumacher T, Bunse L, Wick W, et al. Mutant IDH1: An immunotherapeutic target in tumors. Oncoimmunology, 2014, 3(12): e974392.

[26] Melief C J. Mutation-specific T cells for immunotherapy of gliomas. The New England journal of medicine, 2015, 372(20): 1956-1958.

[27] Robbins P F, El-Gamil M, Li Y F, et al. A mutated beta-catenin gene encodes a melanoma-specific antigen

recognized by tumor infiltrating lymphocytes. The Journal of experimental medicine, 1996, 183(3): 1185-1192.

[28] Wolfel T, Hauer M, Schneider J, et al. A p16INK4a-insensitive CDK4 mutant targeted by cytolytic T lymphocytes in a human melanoma. Science, 1995, 269(5228): 1281-1284.

[29] Kaiser E, Loch E G. [Newer aspects of hormonal therapy in gynecology]. Zeitschrift fur Allgemeinmedizin, 1975, 51(13): 600-605.

[30] Gaudin C, Kremer F, Angevin E, et al. A hsp70-2 mutation recognized by CTL on a human renal cell carcinoma. Journal of immunology, 1999, 162(3): 1730-1738.

[31] Kawakami Y, Wang X, Shofuda T, et al. Isolation of a new melanoma antigen, MART-2, containing a mutated epitope recognized by autologous tumor-infiltrating T lymphocytes. Journal of immunology, 2001, 166(4): 2871-2877.

[32] Karanikas V, Colau D, Baurain J F, et al. High frequency of cytolytic T lymphocytes directed against a tumor-specific mutated antigen detectable with HLA tetramers in the blood of a lung carcinoma patient with long survival. Cancer research, 2001, 61(9): 3718-3724.

[33] Ito D, Visus C, Hoffmann T K, et al. Immunological characterization of missense mutations occurring within cytotoxic T cell-defined p53 epitopes in HLA-A*0201+ squamous cell carcinomas of the head and neck. International journal of cancer Journal international du cancer, 2007, 120(12): 2618-2624.

[34] Gjertsen M K, Bjorheim J, Saeterdal I, et al. Cytotoxic CD4+ and CD8+ T lymphocytes, generated by mutant p21-ras(12Val)peptide vaccination of a patient, recognize 12Val-dependent nested epitopes present within the vaccine peptide and kill autologous tumour cells carrying this mutation. International journal of cancer journal international du cancer, 1997, 72(5): 784-790.

[35] Abrams S I, Khleif S N, Bergmann-Leitner E S, et al. Generation of stable CD4+ and CD8+ T cell lines from patients immunized with ras oncogene-derived peptides reflecting codon 12 mutations. Cellular immunology, 1997, 182(2): 137-151.

[36] Gjertsen MK, Saeterdal I, Saeboe-Larssen S, et al. HLA-A3 restricted mutant ras specific cytotoxic T-lymphocytes induced by vaccination with T-helper epitopes. Journal of molecular medicine, 2003, 81(1): 43-50.

[37] Linard B, Bezieau S, Benlalam H, et al. A ras-mutated peptide targeted by CTL infiltrating a human melanoma lesion. Journal of immunology, 2002, 168(9): 4802-4808.

[38] Pasetto A, Gros A, Robbins P F, et al. Tumor- and Neoantigen-Reactive T-cell Receptors Can Be Identified Based on Their Frequency in Fresh Tumor. Cancer immunology research, 2016, 4(9): 734-743.

[39] Cohen C J, Gartner J J, Horovitz-Fried M, et al. Isolation of neoantigen-specific T cells from tumor and peripheral lymphocytes. The Journal of clinical investigation, 2015, 125(10): 3981-3991.

[40] Carreno B M, Magrini V, Becker-Hapak M, et al. Cancer immunotherapy. A dendritic cell vaccine increases the breadth and diversity of melanoma neoantigen-specific T cells. Science, 2015, 348(6236): 803-808.

[41] Skora A D, Douglass J, Hwang M S, et al. Generation of MANAbodies specific to HLA-restricted epitopes encoded by somatically mutated genes. Proceedings of the National Academy of Sciences of the United States of America, 2015, 112(32): 9967-9972.

[42] Katsnelson A. Mutations as munitions: Neoantigen vaccines get a closer look as cancer treatment. Nature

medicine, 2016, 22(2): 122-124.

[43] Liu Y. Neoantigen: A Long March toward Cancer Immunotherapy. Clinical cancer research: an official journal of the American Association for Cancer Research, 2016, 22(11): 2602-2604.

[44] Leisegang M, Engels B, Schreiber K, et al. Eradication of Large Solid Tumors by Gene Therapy with a T-Cell Receptor Targeting a Single Cancer-Specific Point Mutation. Clinical cancer research: an official journal of the American Association for Cancer Research, 2016, 22(11): 2734-2743.

[45] Apetoh L, Ghiringhelli F, Tesniere A, et al. Toll-like receptor 4-dependent contribution of the immune system to anticancer chemotherapy and radiotherapy. Nature medicine, 2007, 13(9): 1050-1059.

[46] Panaretakis T, Kepp O, Brockmeier U, et al. Mechanisms of pre-apoptotic calreticulin exposure in immunogenic cell death. The EMBO journal, 2009, 28(5): 578-590.

[47] Ghiringhelli F, Menard C, Puig P E, et al. Metronomic cyclophosphamide regimen selectively depletes CD4+CD25+ regulatory T cells and restores T and NK effector functions in end stage cancer patients. Cancer immunology, immunotherapy: CII, 2007, 56(5): 641-648.

# 第十一章　TCR-T 细胞治疗技术

## 1　TCR-T 细胞治疗简介

细胞免疫治疗是如今最值得关注的肿瘤治疗领域之一。随着分子生物学技术的快速发展，T 细胞可通过基因编辑在细胞表面表达识别肿瘤抗原的 T 细胞受体（TCRs）或嵌合抗原受体（CARs），以此提高免疫细胞的特异性及反应性。不同于肿瘤浸润性 T 淋巴细胞（TILs）的获取受限与筛选繁琐，基因改造 T 细胞的制备相对简便且更具普适性[1]。

TCR-T 细胞免疫治疗指利用病毒或非病毒载体系统将特异性识别肿瘤抗原的 TCR 基因转导至患者外周血来源的 T 细胞中，经过体外培养、大量扩增后回输给患者，从而发挥主要组织相容性复合体（MHC）依赖性抗肿瘤效应的一种治疗技术[2]。目前开展的相关临床试验已经证明了 TCR-T 细胞治疗在恶性黑色素瘤[3]、骨髓瘤[4]等恶性肿瘤治疗中获得显著疗效，具有很大的发展潜力。

## 2　TCR-T 细胞治疗原理

TCR 是 T 细胞表面的特征性标志，介导识别 MHC 分子提呈的抗原肽。TCR 分子属于免疫球蛋白超家族，是由两条不同的肽链组成的异二聚体，每条肽链分为胞外区（包括结合抗原的可变区及与之相连的恒定区）、跨膜区和胞质区。TCR 分为 αβTCR 和 γδTCR 两类，在外周血中，90%～95%的 T 细胞表达的 TCR 由 α 和 β 两条链组成[5]。

T 细胞通过基因转移载体将目标 TCR 的 α 链和 β 链基因插入后，可形成具有特定肿瘤抗原特异性的 TCR-T 细胞。与表达在所有 T 细胞上的内源性 TCR 分子相似，外源基因所表达的 TCR 同样能以非共价键形式结合 CD3（cluster of differentiation 3）分子，形成 TCR-CD3 复合物表达于细胞膜上，并且能进一步识别 MHC-抗原肽复合物，通过细胞内原有的信号传导结构诱发 T 细胞的活化，而后对靶细胞进行特异性杀伤[6]。也就是说 TCR-T 细胞与正常的 T 细胞一样，可通过外源性的 TCR 识别靶抗原，进而激活下游信号通路使 T 细胞活化，发挥其抗肿瘤的免疫反应（图 11-1）。

## 3　TCR-T 细胞治疗的技术流程

构建 TCR-T 细胞，首先是将特定的肿瘤抗原高反应性 T 细胞的 TCR 基因克隆出来，随后利用基因转移载体系统将外源性 TCR 基因转导至 T 细胞中进行表达，最后将所得的 TCR-T 细胞进行功能验证，观察其能否靶向识别、杀伤表达对应抗原和 HLA（human leukocyte antigen）分型的肿瘤细胞。制备 TCR-T 细胞主要分以下 4 个部分进行，操作流程见图 11-2。

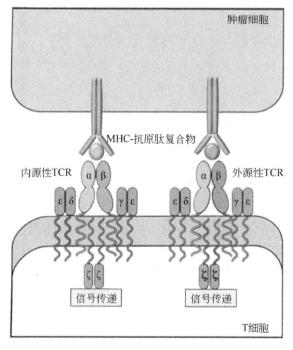

图 11-1    TCR-T 细胞与肿瘤细胞作用的模式图

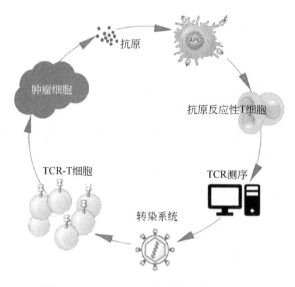

图 11-2    TCR-T 细胞免疫治疗技术流程图

（1）靶点的选择：抗原的存在是促使 T 细胞在局部聚集并被激活的根本原因，因此选择合适的肿瘤抗原作为靶点在抗肿瘤免疫反应中极其重要。用于 T 细胞治疗的候选靶抗原应尽可能满足以下条件[7]：①抗原仅选择性表达于肿瘤组织中而不在正常组织表达，以诱发特异性的抗肿瘤效应；②抗原与促进肿瘤的发生、发展相关，因而发生抗原表达下调所致的免疫逃逸可能性减小；③抗原的免疫原性强，能引起强烈的 T 细胞免疫反应。

　　TCR-T 细胞发挥功能的关键是特异性地识别靶细胞,所以肿瘤抗原的特异性表达是靶点选择最为重要的条件,避免修饰的 T 细胞对正常组织造成严重的损伤。在目前开展的临床试验中这一点也得到了体现。癌胚抗原(carcino-embryonic antigen, CEA)是一个在多种上皮癌、尤其是结直肠腺癌中过表达的肿瘤相关抗原。2011 年,Parkhurst 等[8]报道了利用靶向 CEA 的 TCR-T 细胞第一次成功使非黑色素瘤的实体瘤消退的临床试验。3 名入选的结肠癌患者接受细胞回输治疗后血清 CEA 水平均明显下降,其中 1 名观察到肿瘤部分消退,但是全部患者都出现了严重的短暂性结肠炎,原因是 TCR-T 细胞杀伤了同样表达 CEA 的正常肠上皮细胞而引发了脱靶(on-target off-tumor)毒性。

　　肿瘤抗原的高选择性表达很大程度保证了治疗的安全性。随着经验的积累和技术的发展,目前较为认可的肿瘤候选抗原包括突变抗原、致癌病毒抗原及癌-睾抗原[7]。由于 TCR-T 细胞识别的是 HLA-抗原肽复合物,针对的是某一特定的抗原表位,所以在谨慎选择抗原的同时还要兼顾抗原表位肽的特异性、免疫原性等。在 2013 年开展的一项临床试验中,研究者利用靶向癌-睾抗原 MAGE-A3、HLA-A2 限制性的 TCR-T 细胞治疗黑色素瘤、滑膜肉瘤及食管癌,其客观有效率达 56%(5/9),然而,有 2 名患者出现了致死性神经毒性[9]。因为该 TCR 识别的抗原表位同样存在于 MAGE 蛋白家族中的 MAGE-A12,而 MAGE-A12 低水平表达于脑内,所以产生了脱靶的不良反应[10]。由此可见,靶点的特异性表达及 TCR 的特异性识别对于临床安全应用至关重要。

　　(2)TCR 的获取:TCR-T 细胞的靶点确定后,接着是将针对该抗原肽的具有高亲和力的 T 细胞群分离出来。这些 TCR 的来源主要分为以下 3 种[7, 11-14]。

　　1)利用人体的免疫系统分离得到的。大多数 TCR 来源于肿瘤患者本身已存在的 TILs 及外周血中已有的细胞毒性 T 淋巴细胞(CTLs);还有一部分 TCR 来自通过体外抗原提呈细胞(APC)负载抗原肽等方式活化诱导而成的特异性 CTLs,或是通过给患者体内直接接种疫苗而诱导出来的 CTLs。

　　2)随着转基因技术的发展,研究者们还可以利用转基因小鼠获取 TCR。将靶抗原肽直接免疫接种于表达人类 HLA 分子的人源化鼠,以此获得能识别人类抗原的特异性 TCR,而且该 TCR 对于靶抗原的亲和力往往较高。

　　3)应用噬菌体展示技术也可获取 TCR。该技术无需患者的样本,不依赖于产生 T 细胞克隆的能力便可筛选到肿瘤抗原反应性的高亲和力 TCR,但其潜在的缺点是,由于筛选得到的 TCR 亲和力非常高,在个别案例中发现其抗原识别的特异性也随之丢失。

　　在获得抗肿瘤特异性 T 细胞后随之对其进行 TCR 测序。早期因受测序平台及生物信息学技术的限制,只能利用如多重 PCR 法、5′ RACE 法对单一的 T 细胞克隆进行检测分析[15, 16]。为了减少繁琐的建立克隆的时间,目前还可通过高通量 TCR 基因捕获法或多重巢式单细胞实时 PCR 法实现对单个细胞的测序[17, 18]。另外,近期报道的一种 pairSEQ 的方法,无需物理上分离单细胞或建立细胞克隆后再进行测序,仅利用组合学原理将来源于大量 T 细胞群中获取的测序数据经过层层系统分析后,最终得到正确配对的 α 链和 β 链的具体序列[19]。这些技术上的改进为后续简化 TCR 的克隆奠定了基础。

　　(3)TCR 基因的修饰:TCR 的基因修饰可在原本测序所得的 TCR 序列基础上进行优化,

用于增加 TCR 对靶点的亲和力、增强 T 细胞表面正确配对的受体表达量等,进一步提高 TCR-T 细胞的抗肿瘤能力。

增加 TCR 的亲和力可通过在 α 链或 β 链的互补决定区 (complementarity-determining region,CDR) 中替代单个或两个氨基酸实现,从而改善 T 细胞的抗原特异性反应[20]。还可通过免疫人类 HLA 转基因小鼠获得高亲和力的 TCR,虽有报道在接受鼠源性 TCR 基因修饰的 T 细胞治疗的患者体内检测到针对小鼠 TCR 可变区的抗体,但这样的免疫反应并不影响临床结果[21]。需注意的是,在 TCR 亲和力提高的同时可能伴随着抗原特异性识别的丢失,但是目前 TCR 亲和力的阈值尚不清楚。

提高 T 细胞表面外源性 TCR 正确表达的策略也多种多样。在 mRNA 水平将野生型中罕见的密码子置换为人类基因组中常见的同义密码子,优化后的密码子便于插入基因的表达[22]。为了使 TCR 的两条链表达均衡,最普遍的方法是在病毒载体中利用 IRES 序列或微小核糖核酸病毒的 p2A 肽连接 α 链和 β 链[23]。为了防止外源性及内源性 TCR 链的错配,减少异源二聚体的形成,可将人类 TCR 的恒定区替换为鼠类的恒定区,或在 α 链和 β 链中引入半胱氨酸残基以产生分子间二硫键,以加强 TCR 的正确表达,提高其功能活性[24]。还可在两条链的恒定区插入一对相互作用的氨基酸,改变 TCR 恒定区的二级结构以提高正确配对能力[25]。这些修饰方法使外源 TCR 在细胞表面的表达水平得以提高,进一步改善了 T 细胞的抗肿瘤活性。

(4) 转染方法:利用基因表达载体系统将已知序列的 TCR 基因转导至人淋巴细胞中。基因转染载体主要分为病毒载体和非病毒载体。逆转录病毒和慢病毒两种基于病毒的载体系统具有较高的基因转染效率,且已用于人类 TCR-T 细胞免疫治疗临床试验,目前未见严重不良反应[4, 26]。逆转录病毒只能转导分裂细胞,偏好整合于基因转录起始点附近,导入的基因可能因插入突变而导致细胞癌变。与之相比,慢病毒还可转导未分裂细胞和最小刺激的淋巴细胞,如低分化或幼稚的 T 细胞可成为转染的靶细胞,继而在细胞过继治疗中发挥更好的抗肿瘤作用;其容纳的外源 DNA 片段较逆转录病毒大;随机整合至基因内,发生插入突变的可能性较逆转录病毒小[7]。非病毒载体可直接利用理化方法如电穿孔法将基因转导入靶细胞,其对外源基因片段大小无要求,有很好的安全性,操作简便且花费不高,但缺点是转染效率很低。值得一提的是 "睡美人"(sleeping beauty)的转座子/转座酶系统已被应用于 TCR 基因转移的临床前研究,转导的基因可长期稳定表达,转导效率虽低于病毒载体,但较其余非病毒载体高,存在整合位点的偏好性,还需进一步优化条件后应用于 TCR-T 细胞临床治疗[27, 28]。

# 4　NY-ESO-1 特异性 TCR-T 细胞治疗技术

2006 年,Morgan 等[26]首次报道利用 MATR-1 的特异性 TCR-T 细胞治疗黑色素瘤,17 名患者中 2 名患者 (12%) 疗效评价为部分缓解。该试验证明了 TCR 基因治疗在临床应用中的可行性,为后续开展的基于 TCR-T 细胞的免疫治疗提供了实践依据。表 11-1 列举了目前已公布结果的各项 TCR-T 细胞治疗临床试验及其相关细节。

**表 11-1　TCR-T 细胞治疗临床试验总结**

| 靶抗原表位 | 肿瘤类型 | TCR 来源 | TCR 优化 | 客观缓解率 | CR | PR | 细胞治疗相关不良反应 | 评价 | 参考文献 |
|---|---|---|---|---|---|---|---|---|---|
| MART-1: 27-35 (HLA-A2) | 黑色素瘤 | TIL (DMF4T 细胞克隆) | 无 | 2/17 (12%) | 0 | 2 | 未报道 | 首个黑色素瘤 TCR-T 细胞治疗临床试验 | [26] |
| MART-1: 27-35 (HLA-A2) | 黑色素瘤 | TIL (DMF5T 细胞克隆) | 无 | 6/20 (30%) | 0 | 6 | 红斑性皮疹、前葡萄膜炎、听力受损（脱靶毒性）| | [29] |
| gp100: 154-162 (HLA-A2) | 黑色素瘤 | 免疫转基因小鼠 | 无 | 3/16 (19%) | 1 | 2 | （脱靶毒性）| | |
| CEA: 691-699 (HLA-A2) | 结直肠癌 | 免疫转基因小鼠 | α 链 CDR3 突变 (S112T) | 1/3 (33%) | 0 | 1 | 严重的短暂性结肠炎（脱靶毒性）| 首次报道靶向非黑色素瘤实体瘤 TCR-T 临床试验 | [8] |
| NY-ESO-1:157-165 (HLA-A2) [LAGE-1] | 黑色素瘤 | CTL 细胞系 (1G4-α95:LY) | α 链 CDR3 突变 | 5/11 (45%) | 2 | 3 | 未报道 | 首次报道实体瘤靶向癌睾抗原的 TCR-T 临床试验 | [30] |
| | 滑膜肉瘤 | | | 4/6 (66%) | 0 | 4 | | | |
| | 黑色素瘤 | CTL 细胞克隆 (1G4T 细胞克隆) | | 11/20 (55%) | 4 | 7 | | 2011 年临床试验的数据更新 | [3] |
| | 滑膜肉瘤 | | | 11/18 (61%) | 1 | 10 | | | |
| | 多发性骨髓瘤 | | CDR 突变 (NY-ESOc259) | 18/20 (90%) | 14 | 4 | | 首次发表的用腺病毒转染 TCR 的人类研究 | [4] |
| MAGE-A3:112-120 (HLA-A2) [MAGE-A9/A12] | 黑色素瘤 | 免疫转基因小鼠 | α 链 CDR3 突变 (A118T) | 4/7 (57%) | 1 | 3 | 精神状态改变、昏迷、死亡 (n=2) | 神经毒性与 MAGE-A12 在大脑低表达相关 | [9] |
| | 滑膜肉瘤 | | | 1/1 (100%) | 0 | 1 | | | |
| | 食管癌 | | | 0/1 (0%) | 0 | 0 | | | |
| MAGE-A3:168-176 (HLA-A1) | 黑色素瘤 | CTL 细胞克隆 (ALVAC-MAGE 疫苗接种人体后用肽体外再刺激 PBMC) | α 链 CDR2 突变 (a3a) | 0/1 (0%) | 0 | 0 | 致死性心脏毒性 | 因识别别来源于心肌的不相关肽段导致脱靶毒性 | [31] |
| | 多发性骨髓瘤 | | | 0/1 (0%) | 0 | 0 | | | |
| MART-1: 26-35 (HLA-A2) | 黑色素瘤 | 1D3T 细胞克隆 (肽疫苗接种人体) | C 区鼠源化、加入额外的半胱氨酸残基、密码子优化、2A 肽连接 α 和 β 链 (1D3HMCysocx) | 0/1 (0%) | | | 多器官衰竭、不可逆性神经系统损失、死亡 | 死亡猜测与细胞因子释放综合征或急性心衰和瘤热发作有关 | [32] |

注: [Ab] 表示该抗原表达达同一表位肽。

为了避免靶抗原因特异性较差所致的脱靶毒性，特异性较强的癌-睾抗原作为免疫治疗靶点受到了关注。癌-睾抗原表达于各种类型的肿瘤细胞，却在正常组织中主要限于睾丸的生殖细胞表达，而睾丸是免疫豁免器官，不表达 HLA 分子，对特异性 TCR 的攻击不易感[33]。NY-ESO-1 属于癌-睾抗原，是最易引起自发免疫反应的蛋白之一[34]。已有的临床研究表明，它是免疫治疗中一个较为出色的靶点。

2011 年，Robbins 等[30]首次证实了针对 NY-ESO-1 的 TCR-T 细胞免疫治疗在黑色素瘤及滑膜肉瘤患者的临床效果，所用的 TCR 是来源于 CTL，其 α 链 CDR3 区两个位点进行氨基酸替代以提高亲和力后得到的。该临床试验的完整结果已于 2015 年正式发表，滑膜肉瘤组的客观缓解率为 61%（11/18），完全缓解的 1 名患者持续时间超过 20 个月，部分缓解的 10 名患者中，持续时间最长的约为 4 年，其余的为 3~18 个月，3 年和 5 年的总生存率约为 38%和 14%。而黑色素瘤组的客观缓解率为 55%（11/20），4 名患者病灶完全消失，其中 3 名持续时间为 40~58 个月，7 名部分缓解的患者无疾病进展时间为 3~28 个月，3 年和 5 年的总生存率均为 33%。值得注意的是，参加此临床试验的患者在肿瘤消退的同时并没有出现对正常组织损伤的毒性[3]。

以 NY-ESO-1 作为 TCR 靶点的细胞治疗在血液恶性肿瘤多发性骨髓瘤中同样也取得了令人鼓舞的效果，在自体干细胞移植两天后接受细胞回输治疗的 20 名患者中有 14 名（70%）达到完全缓解或接近完全缓解，客观反应率高达 90%。截至 2015 年 4 月平均随访时间为 30.1 个月时，平均无进展生存期（PFS）为 19.1 个月，平均总生存期（OS）为 32.1 个月。与以往选择逆转录病毒作为基因载体不同，此试验是慢病毒介导的 TCR-T 细胞在人类肿瘤治疗的第一次应用，其转染后的淋巴细胞在体内存活时间延长且未观察到与免疫相关的不良反应[4]。这一系列的试验验证了 NY-ESO-1 的安全有效性，因此，针对该靶点的其他临床试验也在陆续开展，www.clinicaltrials.gov 网站上现有的 18 项关于 NY-ESO-1 的 TCR-T 细胞治疗临床试验中有 9 项研究均是从 2015 年开始的（截至 2017 年 1 月），见表 11-2。

表 11-2　目前正在开展的 TCR-T 细胞临床试验

| TCR 靶点 | 肿瘤类型 | NCT 编号 | 国家/主办者 |
| --- | --- | --- | --- |
| HBV/HLA 未知 | 肝移植后复发性肝癌 | NCT02719782 | 中国中山大学附属第三医院 |
| HPV E6/HLA-A2 | 阴道/宫颈/肛门/阴茎/口咽癌 | NCT02280811 | 美国 NCI |
| MAGE-A3/HLA-DP4 | 食管/黑色素/尿路上皮/宫颈/其他实体瘤 | NCT02111850 | 美国 NCI |
| MAGE-A3/HLA-A1 | 食管/黑色素/尿路上皮/宫颈/其他实体瘤 | NCT02153905 | 美国 NCI |
| MAGE-A4/HLA-A24*02 | 实体瘤 | NCT02096614 | 日本 Mie University Hospital |
| MART-1/HLA-A2 | 转移性黑色素瘤 | NCT02654821 | 荷兰 NKI |
| MART-1/HLA-A2 + 疫苗 | 转移性黑色素瘤 | NCT00910650 | 美国 Jonsson Cancer Center |
| NY-ESO-1/HLA-A2+Nivolumab | 成人/儿童/转移性实体瘤 | NCT02775292 | 美国 Jonsson Cancer Center |
| NY-ESO-1/HLA-A2 + Ipilimumab | 实体瘤 | NCT02070406 | 美国 Jonsson Cancer Center |
| NY-ESO-1 /HLA-A2 + 疫苗 | 恶性肿瘤 | NCT01697527 | 美国 Jonsson Cancer Center |

续表

| TCR 靶点 | 肿瘤类型 | NCT 编号 | 国家/主办者 |
|---|---|---|---|
| NY-ESO-1：TGFbDN/HLA-A2 | 实体瘤 | NCT02650986 | 美国 Roswell Park Cancer Institute |
| NY-ESO-1/HLA-A2 | 输卵管/卵巢/腹膜癌 | NCT03017131 | 美国 Roswell Park Cancer Institute |
| NY-ESO-1/HLA-A2 | 滑膜肉瘤 | NCT01343043 | 美国 Adaptimmune |
| NY-ESO-1/HLA-A2 | 黏液样圆形细胞脂肪肉瘤/高级别黏液样脂肪肉瘤 | NCT02992743 | 美国 Adaptimmune |
| NY-ESO-1/HLA-A2 | 卵巢癌 | NCT01567891 | 美国 Adaptimmune |
| NY-ESO-1/HLA-A2 | 非小细胞肺癌 | NCT02588612 | 美国 Adaptimmune |
| NY-ESO-1/HLA-A2 | 转移性黑色素瘤 | NCT01350401 | 美国 Adaptimmune |
| NY-ESO-1/HLA-A2 | 多发性骨髓瘤 | NCT01892293 | 美国 Adaptimmune |
| NY-ESO-1/HLA-A2 | 膀胱/乳腺/食管/肺/其他实体瘤 | NCT02457650 | 中国深圳市第二人民医院 |
| NY-ESO-1/HLA-A2 | 滑膜肉瘤/黑色素/食管/卵巢/肺/膀胱/肝癌 | NCT02869217 | 加拿大 University Health Network |
| NY-ESO-1/HLA-A2 | 实体瘤 | NCT02366546 | 日本 Mie University Hospital |
| murineNY-ESO-1/HLA-A2 | 滑膜肉瘤/乳腺/非小细胞肺/肝癌 | NCT01967823 | 美国 NCI |
| murineNY-ESO-1/HLA-A2 | 转移性恶性肿瘤/转移性脑肿瘤 | NCT02774291 | 美国 Albert Einstein College of Medicine |
| 甲状腺球蛋白/HLA-A2 | 转移性甲状腺癌 | NCT02390739 | 美国 Jonsson Cancer Center |
| 酪氨酸酶/HLA-A2 | 转移性黑色素瘤 | NCT01586403 | 美国 Loyola University |
| WT1/HLA-A2 | 间皮瘤/非小细胞肺癌 | NCT02408016 | 美国 Fred Hutchinson Cancer Center |
| WT1/HLA-A2 | 急性髓系白血病 | NCT02550535 | 英国 Cell Therapy Catapult |
| WT1/HLA-A2 | 急/慢性髓系白血病 | NCT01621724 | 英国 Cell Therapy Catapult |
| P53/HLA-A2.IL2（融合蛋白） | 膀胱癌 | NCT01625260 | 美国 Altor Bioscience |

# 5　个体化新抗原介导的特异性 TCR-T 细胞治疗技术

新抗原是由肿瘤细胞突变所形成的独特的特异性肿瘤抗原，在自体 TILs 中存在部分新抗原反应性的 T 细胞。将包含这类细胞的 TILs 回输给患者，具有抗肿瘤效应，且已在多例黑色素瘤及一例胆管上皮癌患者中观察到肿瘤消退[35, 36]。但是，分离得到的突变特异性 T 细胞数量较少，扩增培养至治疗量将导致细胞的复制能力消失，进入终末分化状态，限制了其在细胞免疫治疗中的应用，而通过 TCR 基因修饰合适的 T 细胞亚群可避免上述的问题出现[28, 37]。

构建肿瘤新抗原特异性 TCR-T 细胞的流程[28, 36, 38-40]（图 11-3）有下述几步。①患者样本经过二代测序后，将其肿瘤细胞和对应的正常细胞的 DNA 序列进行比对，鉴定突变位点。②通过计算机算法预测潜在的新抗原表位，从中筛选出免疫原性和亲和力较高的表位肽。③分离突变抗原特异性的 T 细胞：肿瘤反应性 T 细胞多来源于患者的 TILs，通过自体 APC 负载已合成的编码突变抗原的串联微小基因（tandem minigene，TMG）或多肽，将这些 APC 与 T 细胞共孵育，根据如 CD8$^+$T 细胞上的 4-1BB 和 CD4$^+$T 细胞上的 OX-40 等激活分子的表达鉴定出反应性 T 细胞，而后通过流式细胞术纯化、扩增。另外，还可通过肽-MHC 多聚体法成功捕获少量的新抗原特异性 T 细胞，让 PBMC 也成为潜在的新抗原表位肽特异性 TCR 来源。④对 TCR 进行测序，将得到的序列导入基因转移系统中表达。目前已有研究证明利用"睡美人"系统转染的新抗原 TCR 在体外具有特异性抗肿瘤效应。

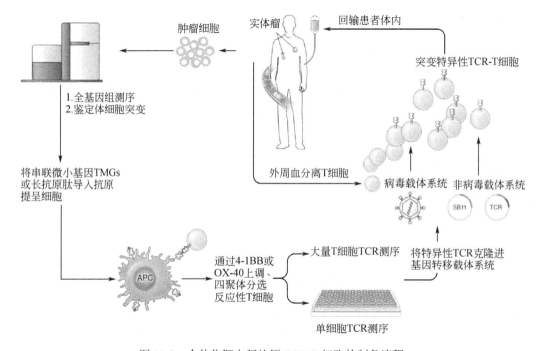

图 11-3 个体化靶向新抗原 TCR-T 细胞的制备流程

针对突变抗原的个体化 TCR-T 细胞治疗目前未见临床应用的报道，而越来越多的证据展示了这种靶向新抗原的细胞免疫疗法的有效性。为了简化繁琐的测序、预测抗原肽等步骤，Pasetto 等[41]猜测 TILs 中最多的 TCR 克隆型是具有肿瘤抗原反应性的，他们通过测序分析 12 例新鲜转移性黑色素瘤组织中的 CD8 和 PD-1（programmed death 1）双阳性 T 细胞亚群，进而检测所得 TCR 对肿瘤抗原的特异性后发现，有 11 例样本在所测的 TCR 频率排名前 5 的克隆型中，最多包括 5 个肿瘤反应性的 TCR，其中也包括针对新抗原的 TCR。这些结果验证了上述的假设，同时也说明了发展这种无需鉴定免疫反应性、迅速而个体化的靶向突变抗原 TCR 的细胞治疗方法的可行性。

另外，由于预测的大量新抗原中仅有小部分被患者自体的 T 细胞识别，因而借用正常人的初始 T 细胞受体库也成为了患者突变抗原特异反应性 T 细胞的一个来源。体外实验中，正常供体来源的 TCR 可识别患者来源的包含相关突变的黑色素瘤细胞，为外源免疫反应用于肿瘤的免疫治疗提供了依据[42]。

# 6 总结与展望

近年来免疫治疗的迅速发展,已然成为人类对抗肿瘤新的希望。虽然 CAR-T 疗法在治疗某些白血病方面效果显著,但对于实体瘤却遇到了各种障碍。与 CAR-T 细胞不同,TCR-T 细胞治疗在实体瘤中成功应用,被认为是迄今最有前景的肿瘤免疫细胞治疗方法之一。同时,这种细胞治疗还需要解决许多基础及临床应用的问题以使其更加成熟。肿瘤免疫治疗的持续发展依赖于合适的免疫靶标,突变抗原是较为理想的特异性抗原,选择如 BRAF 和 KRAS 等的热点突变作为靶点,理论上将在安全的基础上覆盖更多的人群[38]。优化 TCR 的转染系统、提高转染效率、增加 TCR 的亲和力及细胞表达水平等多种途径可进一步改善 T 细胞的性能[5]。细化选择转导的靶淋巴细胞也十分重要,改造具有强增殖潜力的较"年轻"的 T 细胞亚群如幼稚、干细胞性记忆 T 细胞和中心记忆 T 细胞更有可能延长细胞在体内的存活时间而发挥更持久的效应[37]。肿瘤终末期患者体内的免疫细胞状态较差,尝试采用异基因细胞作为靶转导细胞将为患者提供便利。另外,实体瘤中肿瘤微环境的存在如畸形的血管、密集的细胞外基质等阻碍了 T 细胞的迁移与浸润,由抑制性细胞、细胞因子及分子等构成的免疫抑制性微环境则限制了 T 细胞的局部激活,可利用 CTLA-4 或 PD-1 等的抗体以阻断 T 细胞的抑制性信号,通过细胞回输前淋巴清除预处理以清除体内抑制性细胞等对策以削弱微环境的影响,以期提高临床疗效[7, 38]。

随着高通量测序技术的普及,针对新抗原的高度个体化 TCR-T 细胞免疫治疗在临床上也将一步步成为现实。然而目前 TCR-T 细胞免疫治疗高昂的制备费用和繁复的操作流程也对未来提出了不断改进的要求,在提高疗效的同时带来临床应用的便捷性[2],让更多的癌症患者获益。

## 参 考 文 献

[1] Johnson L A, June C H. Driving gene-engineered T cell immunotherapy of cancer. Cell Res, 2017, 27(1): 38-58.

[2] Klebanoff C A, Rosenberg S A, Restifo N P. Prospects for gene-engineered T cell immunotherapy for solid cancers. Nature medicine, 2016, 22(1): 26-36.

[3] Robbins P F, Kassim S H, Tran T L, et al. A pilot trial using lymphocytes genetically engineered with an NY-ESO-1-reactive T-cell receptor: long-term follow-up and correlates with response. Clinical cancer research : an official journal of the American Association for Cancer Research, 2015, 21(5): 1019-1027.

[4] Rapoport A P, Stadtmauer E A, Binder-Scholl G K, et al. NY-ESO-1-specific TCR-engineered T cells mediate sustained antigen-specific antitumor effects in myeloma. Nature medicine, 2015, 21(8): 914-921.

[5] Zhang L, Morgan R A. Genetic engineering with T cell receptors. Advanced drug delivery reviews, 2012, 64(8): 756-762.

[6] Ahmadi M, King J W, Xue S A, et al. CD3 limits the efficacy of TCR gene therapy in vivo. Blood, 2011, 118(13): 3528-3537.

[7] Debets R, Donnadieu E, Chouaib S, et al. TCR-engineered T cells to treat tumors: Seeing but not touching?

Seminars in immunology, 2016, 28(1): 10-21.

[8] Parkhurst M R, Yang J C, Langan R C, et al. T cells targeting carcinoembryonic antigen can mediate regression of metastatic colorectal cancer but induce severe transient colitis. Molecular Therapy, 2011, 19(3): 620-626.

[9] Morgan RA, Chinnasamy N, Abate-Daga D D, et al. Cancer regression and neurologic toxicity following anti-MAGE-A3 TCR gene therapy. Journal of immunotherapy(Hagerstown, Md : 1997), 2013, 36(2): 133-151.

[10] Chinnasamy N, Wargo J A, Yu Z, et al. A TCR targeting the HLA-A*0201-restricted epitope of MAGE-A3 recognizes multiple epitopes of the MAGE-A antigen superfamily in several types of cancer. Journal of immunology, 2011, 186(2): 685-696.

[11] Johnson L A, Heemskerk B, Jr. Powell D J, et al. Gene transfer of tumor-reactive TCR confers both high avidity and tumor reactivity to nonreactive peripheral blood mononuclear cells and tumor-infiltrating lymphocytes. Journal of immunology, 2008, 177(9): 6548-6559.

[12] Parkhurst M R, Joo J, Riley J P, et al. Characterization of Genetically Modified T-Cell Receptors that Recognize the CEA: 691-699 Peptide in the Context of HLA-A2. 1 on Human Colorectal Cancer Cells. Clinical cancer research, 2009, 15(1): 169-180.

[13] Li Y, Moysey R, Molloy P E, et al. Directed evolution of human T-cell receptors with picomolar affinities by phage display. Nature biotechnology, 2005, 23(3): 349-354.

[14] Zhao Y, Bennett A D, Zheng Z, et al. High-affinity TCRs generated by phage display provide CD4+ T cells with the ability to recognize and kill tumor cell lines. Journal of immunology, 2007, 179(9): 5845-5854.

[15] Zhao Y, Zheng Z, Robbins PF, et al. Primary Human Lymphocytes Transduced with NY-ESO-1 Antigen-Specific TCR Genes Recognize and Kill Diverse Human Tumor Cell Lines. Journal of immunology(Baltimore, Md : 1950), 2005, 174(7): 4415-4423.

[16] Straetemans T, Van B M, Van S S, et al. TCR gene transfer: MAGE-C2/HLA-A2 and MAGE-A3/HLA-DP4 epitopes as melanoma-specific immune targets. Clinical & developmental immunology, 2011, 2012(2): 158-163.

[17] Linnemann C, Heemskerk B, Kvistborg P, et al. High-throughput identification of antigen-specific TCRs by TCR gene capture. Nature medicine, 2013, 19(11): 1534-1541.

[18] Wang G C, Dash P, McCullers J A, et al. T cell receptor αβ diversity inversely correlates with pathogen-specific antibody levels in human cytomegalovirus infection. Science translational medicine, 2012, 4(128).

[19] Howie B, Sherwood A M, Berkebile A D, et al. High-throughput pairing of T cell receptor α and β sequences. Science translational medicine, 2015, 7(301).

[20] Robbins P F, Li Y F, El-Gamil M, et al. Single and Dual Amino Acid Substitutions in TCR CDRs Can Enhance Antigen-Specific T Cell Functions. The Journal of immunology, 2008, 180(9): 6116-6131.

[21] Davis J L, Theoret M R, Zheng Z, et al. Development of human anti-murine T-cell receptor antibodies in both responding and nonresponding patients enrolled in TCR gene therapy trials. Clinical cancer research an official journal of the American Association for Cancer Research, 2010, 16(23): 5852-5861.

[22] Scholten K B J, Kramer D, Kueter E W M, et al. Codon modification of T cell receptors allows enhanced

functional expression in transgenic human T cells. Clinical immunology, 2006, 119(2): 135-145.

[23] Yang S, Cohen C P, Zhao Y, et al. Development of optimal bicistronic lentiviral vectors facilitates high-level TCR gene expression and robust tumor cell recognition. Gene therapy, 2008, 15(21): 1411-1423.

[24] Sharyn T, Stauss H J, Morris E C. Molecular immunology lessons from therapeutic T-cell receptor gene transfer. Immunology, 2010, 129(2): 170-177.

[25] Voss R H, Willemsen R A, Kuball J, et al. Molecular design of the Calphabeta interface favors specific pairing of introduced TCRalphabeta in human T cells. Journal of immunology, 2008, 180(1): 391-401.

[26] Morgan R A, Dudley M E, Wunderlich J R, et al. Cancer Regression in Patients After Transfer of Genetically Engineered Lymphocytes. Science(New York, NY), 2006, 314(5796): 126-129.

[27] Peng P D, Cohen C J, Yang S, et al. Efficient nonviral Sleeping Beauty transposon-based TCR gene transfer to peripheral blood lymphocytes confers antigen-specific antitumor reactivity. Gene therapy, 2009, 16(8): 1042-1049.

[28] Deniger D C, Pasetto A, Tran E, et al. Stable, Nonviral Expression of Mutated Tumor Neoantigen-specific T-cell Receptors Using the Sleeping Beauty Transposon/Transposase System. Molecular therapy : the journal of the American Society of Gene Therapy, 2016.

[29] Johnson L A, Morgan R A, Dudley M E, et al. Gene therapy with human and mouse T-cell receptors mediates cancer regression and targets normal tissues expressing cognate antigen. Blood, 2009, 114(3): 535-546.

[30] Robbins P F, Morgan R A, Feldman S A, et al. Tumor regression in patients with metastatic synovial cell sarcoma and melanoma using genetically engineered lymphocytes reactive with NY-ESO-1. Journal of clinical oncology : official journal of the American Society of Clinical Oncology, 2011, 29(7): 917-924.

[31] Linette G P, Stadtmauer E A, Maus M V, et al. Cardiovascular toxicity and titin cross-reactivity of affinity-enhanced T cells in myeloma and melanoma. Blood, 2013, 122(6): 863-871.

[32] Berg J H V D, Gomez-Eerland R, Wiel B V D, et al. Case Report of a Fatal Serious Adverse Event Upon Administration of T Cells Transduced With a MART-1-specific T-cell Receptor. Molecular therapy: the journal of the American Society of Gene Therapy, 2015, 23(9).

[33] Caballero O L, Chen Y T. Cancer/testis(CT)antigens: Potential targets for immunotherapy. Cancer Science, 2009, 100(11): 2014-2021.

[34] Chen Y T, Scanlan M J, Sahin U, et al. A testicular antigen aberrantly expressed in human cancers detected by autologous antibody screening. Proceedings of the National Academy of Sciences of the United States of America, 1997, 94(5): 1914-1918.

[35] Robbins P F, Lu Y C, El-Gamil M, et al. Mining exomic sequencing data to identify mutated antigens recognized by adoptively transferred tumor-reactive T cells. Nature medicine, 2013, 19(6): 747-752.

[36] Tran E, Turcotte S, Gros A, et al. Cancer immunotherapy based on mutation-specific CD4[+] T cells in a patient with epithelial cancer. Science, 2014, 344(6184): 641-645.

[37] Gattinoni L, Klebanoff C A, Restifo NP. Paths to stemness: building the ultimate antitumour T cell. Nature reviews cancer, 2012, 12(10): 671-684.

[38] Rosenberg S A, Restifo N P. Adoptive cell transfer as personalized immunotherapy for human cancer. Science, 2015, 348(6230): 62-68.

[39] Cohen C J, Gartner J J, Horovitz-Fried M, et al. Isolation of neoantigen-specific T cells from tumor and peripheral lymphocytes. The Journal of clinical investigation, 2015, 125(10): 3981-3991.

[40] Bareli R, Cohen C J. MHC-multimer guided isolation of neoepitopes specific T cells as a potent-personalized cancer treatment strategy. Oncoimmunology, 2016, 5(7): e1159370.

[41] Pasetto A, Gros A, Robbins P F, et al. Tumor- and Neoantigen-Reactive T-cell Receptors Can Be Identified Based on Their Frequency in Fresh Tumor. Cancer immunology research, 2016, 4(9): 734-743.

[42] Strønen E, Toebes M, Kelderman S, et al. Targeting of cancer neoantigens with donor-derived T cell receptor repertoires. Science, 2016, 352.

# 第十二章　CAR-T 细胞治疗技术

CAR-T 细胞的全称是 chimeric antigen receptor T cell,即嵌合抗原受体 T 细胞治疗技术,是指将 T 细胞在体外进行设计、改造和扩增,令其识别肿瘤细胞表面的抗原,回输入体内后进行扩增并杀伤具有相应特异性抗原的肿瘤细胞。CAR 是一种蛋白质受体,可使 T 细胞识别肿瘤细胞表面的特定抗原,表达 CAR 的 T 细胞通过识别并结合肿瘤抗原,进而攻击肿瘤细胞。与一般的抗原提呈依赖于主要组织相容性抗原(MHC)Ⅰ类或Ⅱ类分子不同,CAR-T 细胞则可不依赖于 MHC 分子识别抗原,归因于 CAR-T 细胞胞外的识别特异性抗原的抗体单链可变片段(scFv)[1]。CAR 的设计逐年改进,目的在于提高特异靶向性及改善安全性,以下将针对 CAR-T 细胞的原理、近年来在设计领域的变化趋势及临床应用评价等进行详细介绍。

## 1　CAR-T 细胞的结构与原理

### 1.1　靶向元件 – 单链可变片段

在 20 世纪 90 年代,学者们在研究 HIV 的时候发现将 CD4 分子与 TCR 的 ζ 链(zeta chain)融合在一起,可以激活机体对 HIV 的免疫攻击。也有人发现 ζ 链自身足以偶联受体相关的信号转导通路;在此基础上,将抗体用于识别抗原的靶向元件-单链可变片段(targeting element-single-chain variable fragment,scFv)与 TCR 的 ζ 链融合在一起,实现了信号从细胞外转导入细胞内的过程,于是便有了第一代 CAR-T 细胞的产生[2]。

嵌合抗原受体 CAR 是一种重组受体,利用具有灵活性、特异性的抗体靶向,作为导弹将 T 细胞带到癌细胞,其本质上是由不同蛋白功能结构域串联所形成的膜蛋白,具体可以分为胞外区、铰链区和跨膜区、胞内区。

首先介绍 CAR 的第一部分:胞外区 scFv。CAR 通常通过来自抗体的 scFv 与目标结合。单链抗体由轻链可变区、重链可变区,以及他们之间的 15 个氨基酸(Gly4Ser)$_3$接头组成。这种结构赋予了 CAR 以下特征:①与生理情况下的 T 细胞受体不同,CAR 可以不依赖于 MHC 分子识别未处理的抗原。因此,CAR 可以克服因 MHC 分子下调表达或抗原酶体加工过程紊乱而导致的肿瘤免疫逃逸[3]。②CAR 不仅可以结合蛋白质还可以结合碳水化合物、神经节苷脂、蛋白聚糖和重糖基化蛋白等,从而扩大潜在的结合目标。

除了特异性识别抗原外,有些 CAR 可通过生物素或 FITC 结合标记了生物素抗体或 FITC 抗体的肿瘤细胞。另有识别双抗原的 CAR,可独立识别目标抗原,并使 T 细胞完全活化。

## 1.2　铰链区和跨膜区

其次介绍的元件是铰链区（spacer/hinge domain）和跨膜区（transmembrane domain）。连接在靶向元件和 T 细胞膜之间的区域称为铰链区，通常所用的序列是 IgG 亚类，如 IgG1、IgG4、IgD 和 CD8，其中 IgG1 应用得最为广泛。胞外的铰链区和跨膜区对 CAR 的功能及 scFv 的灵活性极其重要。T 细胞和肿瘤细胞之间的距离受表位的位置及铰链区的长度影响，因此肿瘤识别、T 细胞因子的产生和增殖、T 细胞和靶细胞之间的突触形成也与此相关。与铰链区类似，CAR 跨膜区也影响着 CAR 在细胞表面的表达。跨膜区的多样性来自 T 细胞分子，如 CD3ζ、CD4、CD8 或 CD28。与 CD3ζ 跨膜区相比，CD28 跨膜区可诱导 CAR 的高表达。虽然目前对于铰链区和跨膜区的设计准则还知之甚少，但靶向新抗原的 CAR 的设计还需综合考虑以上观点。总之，空间的限制性可影响 CAR 与抗原的结合，无信号作用的铰链区和跨膜区对于 CAR 设计的优化也非常重要[4]。

## 1.3　胞内区

最后介绍 CAR 的第三部分：胞内区。CAR 设计的关键在于胞内的信号模块，这些模块源自淋巴细胞信号启动分子。所谓的第一代 CAR 的胞内设计主要为 TCR / CD3 复合物的 ζ 链，启动磷脂酰肌醇和酪氨酸激酶级联，从而导致基因转录、细胞活化和对异常细胞的反应。

肿瘤细胞可诱导特异性抗原耐受、MHC Ⅰ类分子抗原提呈逃逸及共刺激配体缺乏，从而造成 T 细胞无法识别肿瘤细胞，诱导免疫逃逸。因此，CAR 的设计应该以为效应 T 细胞的活化提供合适的共刺激因子为目标，通过共刺激因子改善免疫应答（正如二代 CAR 的设计）。这些共刺激区域可能包括 ICOS、OX40（CD134）、CD28、4-1BB（CD137）、CD27 和 DAP10 等，以单独或与 CD3 ζ 串联的形式发挥作用。与只包含 CD3 ζ 的 CAR 相比，提供共刺激因子的 CAR 可以增加细胞因子的表达，在体内外均能促进对肿瘤相关抗原反应 T 细胞的增殖。研究显示，4-1BB 信号传导可改善由持续 CAR 信号激活造成的 CAR-T 细胞耗竭。

尽管二代 CAR 可以增强 T 细胞的抗肿瘤作用，但还不足以完全激活 T 细胞的功能。紧接着设计的三代 CAR 包括两个共刺激因子，如 CD28、4-1BB 和 CD3ζ，这类 CAR 可以促进细胞因子的产生，并且抑制肿瘤生长。具有细胞因子分泌功能或配体改造的 CAR-T 细胞有很强的抗肿瘤作用，并能调节具有免疫抑制作用的肿瘤微环境。

在此基础上具有细胞因子杀伤作用的第四代 CAR-T 细胞（T-cells redirected for universal cytokine killing，TRUCKs）应运而生，其在 CAR 的构建中加入了细胞因子表达元件。一旦 CAR-T 细胞在靶组织中被激活，具有促炎作用的细胞因子就会持续产生。机制可以总结为当 CAR-T 细胞在局部组织被激活后，促炎因子就会在靶组织中聚集，从而促进天然免疫细胞靶向肿瘤组织，发挥抗肿瘤功效。有研究表明，当 CAR-T 细胞表达 CD40L 或 4-1BBL 的时候，会提高抗肿瘤作用并对肿瘤的微环境产生影响。这些研究对于 CAR-T 细胞在实体肿瘤中的应用有一定的提示作用[5]。

# 2　四代 CAR-T 细胞的比较

CAR-T 细胞的设计原理可以概括为：将识别肿瘤相关抗原（TAA）的单链抗体（scFv）、跨膜的共刺激结构域（如 CD28 和 CD4-1BB）和 T 细胞活化基序[如 CD3 复合物（ζ 链）胞内结构域]构成一体，通过基因转导方法转染 T 细胞，经基因修饰的 T 细胞通过单链抗体增强与肿瘤细胞结合的能力，同时通过共刺激信号和活化基序的表达激活 T 细胞的增殖和细胞毒活性，即将抗体对肿瘤抗原的高亲和性和 T 细胞的杀伤机制结合，使其能特异性地识别和杀伤肿瘤细胞，提高表达特定肿瘤抗原患者的临床疗效。

第一代 CAR 的设计包括肿瘤相关抗原结合区（scFv）、胞外铰链区、跨膜区和作为胞内信号区的 ζ 链。第一代 CAR 只能引起短暂的 T 细胞增殖和较低的细胞因子分泌，却不能提供持续的 T 细胞扩增信号和长久的体内抗肿瘤效应。因为共刺激信号的缺乏，CAR-T 细胞进入患者体内后增殖能力较差，甚至其尚未接触到肿瘤细胞就已发生凋亡。第二代 CAR 改进了第一代 CAR 的短板，将 T 细胞完全活化和生存必需的第二信号分子（CD28、CD134 或 CD137 分子）组装进 T 细胞，这种设计能够增加 CAR-T 细胞对肿瘤细胞的免疫记忆效应及杀伤活性。随后发展的第三代 CAR，不仅包括第一信号和第二信号，还包括了额外的共刺激信号，将 CD28、CD134 及 CD137 分子同时组装进 CAR-T 细胞。第四代 CAR 在此基础上将 CAR-T 细胞导入细胞因子的表达，当 CAR-T 细胞受体识别目标肿瘤活化后，在肿瘤部位表达特定细胞因子，达到募集各类免疫细胞杀伤肿瘤的目的（图 12-1）。

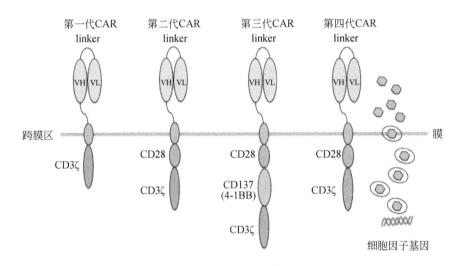

图 12-1　CAR-T 细胞的发展演变

# 3　CAR-T 细胞的制备流程

CAR-T 细胞的制备可以总结为如下流程（图 12-2）。

（1）外周血单个核细胞分离：外周血富集单个核细胞，从中分离出 T 细胞。

（2）T 细胞激活：通过 T 细胞受体和共刺激因子（如 CD3、CD28）的共同作用，使其转化为细胞毒 T 细胞（CD8$^+$）。

（3）转染：随着基因转染技术的发展，可高效地将 CAR 基因组件插入到 T 细胞中。转染系统的选择取决于安全性、CAR 的表达水平、制作的难易程度及费用。在研究初期，使用比较多的是非病毒转染质粒技术，优势在于其低免疫原性及较低的插入突变发生率。虽然这种技术十分安全，但是因培养时间较长及抗生素的使用，使得转染后的细胞存活时间短。相对于质粒而言，转座子系统整合基因的能力更强，在 CAR 中也有所使用。但由于较低的转染效率，这些转染系统逐渐被病毒逆转录系统取代，慢病毒系统具备高效永久地转染特性，在转染非分裂细胞中有独特的作用。除此之外，RNA 电转染诱导的瞬时 CAR 表达也有所应用。

（4）扩增：通常情况下，细胞在体外培养 10 天至 3 周后将会收获 CAR-T 细胞。目前的临床试验中，T 细胞的扩增往往通过抗 CD3 抗体与抗 CD28 抗体联合，或与外周血单个核细胞共培养来实现。IL-2 也可在体外促进 T 细胞的扩增。在体外培养过程中，根据改造 T 细胞的目的可加入其他细胞因子，如 IL-7 和 IL-15。研究表明，IL-7 和 IL-15 都可将 CAR-T 细胞扩增为优选的记忆 T 细胞表型[6]。

（5）化疗：在 T 细胞回输之前对患者进行化疗预处理，目前常用的化疗前预处理药物包括苯达莫司汀、环磷酰胺及氟达拉滨。

（6）回输：将基因修饰过的 T 细胞回输入患者体内，目前临床试验中的 T 细胞疗法常规给患者回输 10$^{11}$ 个细胞，但是临床中 CAR-T 细胞输入的最佳剂量尚未知。

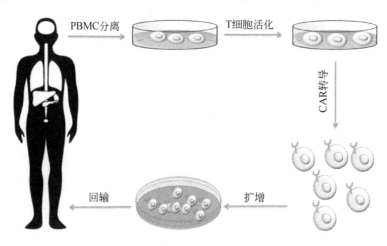

图 12-2　CAR-T 细胞的制备流程

# 4　CD19 特异性 CAR-T 细胞治疗技术

在大多数 B 系淋巴瘤和白血病中都可检测到抗原 CD19 的表达。20 世纪 90 年代中期人们认为 CD19 对 B 细胞的分化、功能及 B 细胞恶性肿瘤患者的生存均有重要影响。选择 CD19 不仅因为其在 B 细胞恶性肿瘤中有着较高的表达频率和表达水平，也因为其在正常组织中很少表达。因此，CD19 被认为是治疗 B 细胞恶性肿瘤的靶点，给予 CD19 特异性 CAR-T 细胞治疗便是基于此原理。

CD19 特异性的 CAR-T 细胞免疫治疗在儿童和成人复发性 B 细胞急性淋巴细胞白血病（B cell acute lymphoblastic leukemia，B-ALL）、慢性淋巴细胞白血病（chronic lymphocytic leukemia，CLL）及 B 细胞非霍奇金淋巴瘤（B cell non-Hodgkin lymphoma，B-NHL）中都有着不错的疗效。无论是 CAR-T 的设计、活化、转染方式、回输剂量，还是在回输人群、化疗方式上，不同机构间都有着差异，因此使得临床疗效的对比变得困难。

## 4.1　CD19 特异性的 CAR-T 细胞治疗技术在成人 B-ALL 中的应用

在复发性成人 B-ALL 中，研究 CD19 特异性的 CAR-T 比较多的当属纪念斯隆-凯特琳癌症中心（MSKCC）及美国 Fred Hutchinson 癌症研究中心（FHCRC）。MSKCC 在 2015 年的美国血液病学会（American Society of Hematology，ASH）年会上更新了 I 期临床实验的结果。MSKCC 团队构建了含有 CD28（19-28z）共刺激区域的 CAR，入组了 46 例成人患者。最终有 37 例患者获得了形态学完全缓解，有 30 例经流式细胞学证实为微小残留病灶（minimal residual disease，MRD）阴性，其中有 13 例随后进行异基因造血干细胞移植，但是 6 个月的总体生存率在移植组和未移植组差异无统计学意义（79% vs 80%）[7, 8]。

FHCRC 团队在 2015 年 ASH 年会上也更新了 I 期 CD19 特异性的 CAR-T 细胞免疫治疗的结果。这项研究纳入了 29 例成人 B-ALL 患者，其中 10 例获得了骨髓形态完全缓解，7 例复发（中位时间 66 天），5 例患者治疗无效后再次接受了回输。与 MSKCC 相比，不同之处在于共刺激分子 4-1BB 的加入、细胞分开扩增、CD4 和 CD8 T 细胞按 1 : 1 的比例分别回输。研究者还发现，清髓处理可以提高 T 细胞的持续时间。有 14 例患者采用环磷酰胺和氟达拉滨清髓化疗，全部获得完全缓解，且无病生存期较单一清髓处理者更长[7]。

## 4.2　CD19 特异性的 CAR-T 细胞治疗技术在儿童 B-ALL 中的应用

CHOP/UPenn 临床试验中，含有共刺激分子 4-1BB 的 CAR-T 治疗应用于 53 例难治或复发性儿童 B-ALL 患者。其中 12% 的患者属于首次复发，88% 的患者属于第二次或再次复发。50 例患者获得形态学完全缓解，45 例患者流式细胞学证实为 MRD 阴性。有 20 例患者再次复发，其中 13 例患者肿瘤细胞表面 CD19 抗原变为阴性。来自西雅图儿童医院的初步数据也表明含有共刺激分子 4-1BB 的 CAR-T 细胞免疫治疗（JCAR017）在儿童复发或难治 B-ALL 中有极高的完全缓解率（NCT02028455）。来自 NCI 的研究也得出了相似的结果，其入组了 20 例复发性 B-ALL 的儿童患者，14 例达到了完全缓解，其中 12 例为 MRD 阴性[7]。

## 4.3　CD19 特异性的 CAR-T 细胞治疗技术在 CLL 及 B-NHL 中的应用

在 UPenn II 期临床试验中，26 例复发或难治性 CLL 患者被随机分至不同的剂量组 $5 \times 10^7$（$n=13$）或 $5 \times 10^8$（$n=13$）。9 例获得了治疗反应，5 例完全缓解。但尚未观察到剂量优劣。NCI 临床试验中，纳入了 8 例复发性 CLL 或 B-NHL 患者，治疗反应持续 7～18 个月。在 UPenn 临床试验中，纳入了 38 例 B-NHL 患者，14 例获得了治疗反应。FHCRC

临床试验中，28 例 B-NHL 患者接受治疗，12 例接受环磷酰胺清髓处理，1 例获得完全缓解，5 例部分缓解；16 例接受环磷酰胺和氟达拉滨预处理，42%达到完全缓解，25%部分缓解[7]。

尽管不同的临床试验结果有所不同，但靶向 CD19 的 CAR-T 细胞免疫治疗是难治或复发性 B 细胞恶性肿瘤的高效方案。但是治疗剂量尚未固定，需根据患者病情、疾病种类、清髓方案和肿瘤负荷决定。

# 5 EGFRvⅢ特异性 CAR-T 细胞治疗技术

表皮生长因子受体（epidermal growth factor receptor，EGFR）在多种上皮来源的肿瘤中因基因扩增而高表达。EGFRvⅢ是指 EGFR 第 2～7 外显子缺失，使得突变受体无法结合配体。EGFRvⅢ通过减少内化和下调，表现出低水平的组成性信号转导。EGFRvⅢ的紊乱信号通常促进了肿瘤的进展，并且与不良预后相关。EGFRvⅢ的独特之处在于只在肿瘤组织中表达，而在正常组织中不表达，因此被认为是肿瘤治疗的理想靶点。

EGFRvⅢ的表达率在不同的肿瘤中有所不同，在胶质母细胞瘤中的表达率为 24%～67%，并有报道说其有促进血管生成的作用[9]；EGFRvⅢ在肺鳞癌中的表达率为 11%，在腺癌中为 3.6%，并有延长 OS 的趋势；EGFRvⅢ在头颈鳞癌中的表达率为 42%，并且被认为与体内外肿瘤生长相关[10]；其在乳腺癌中的表达率为 5%，被认为可通过 wnt 通路促进肿瘤干细胞转化；在前列腺癌中，EGFRvⅢ的表达率为 87%，并且其表达随着肿瘤级别的增高而增加[11]；在转移性结肠癌组织中尚未发现 EGFRvⅢ的表达[12]。

针对 EGFRvⅢ靶点，目前研究最多的当属 EGFRvⅢ特异性 CAR-T 细胞疗法在脑胶质瘤中的应用。2012 年，杜克大学学者利用抗 EGFRvⅢ抗体序列构建 CAR-T 细胞，可以靶向识别携带 EGFRvⅢ突变的胶质瘤细胞系，而对携带野生型 EGFR 的细胞没有作用；并且它可以产生效应因子、干扰素并裂解表达该突变抗原的靶细胞。以此为基础，临床试验 NCT01454596 开展了：在回输 EGFRvⅢ特异性 CAR-T 细胞前，患者会接受环磷酰胺和氟达拉滨清髓化疗，截止到目前，这项研究正在进行中，相关结果尚未发布（https://clinicaltrials.gov/ct2/show/results/NCT01454596）。一项来自匹兹堡大学医学院的研究利用三代 CAR 技术构建了 EGFRvⅢ特异性 CAR-T 细胞，将其与 miR-17-92 联合应用可以提高颅内胶质瘤小鼠的疗效，为后续开展新的治疗策略提供了思路。另外，来那度胺联合 EGFRvⅢ特异性 CAR-T 细胞也被认为可以提高疗效[13]。在侵袭性的小鼠脑胶质母细胞瘤模型中，EGFRvⅢ特异性 CAR-T 细胞可迁移到颅内的播散病灶，并且发挥杀伤肿瘤细胞的作用[14]。宾夕法尼亚大学的研究者也构建了 EGFRvⅢ特异性 CAR-T 细胞，并用于在宾夕法尼亚大学和加州旧金山大学开展的Ⅰ期临床试验中（NCT02209376）。这项研究评估了 CAR 共刺激区域的最佳构建模式，在体内外对二代 CAR-T 细胞（4-1BB 和 CD3zeta）和三代 CAR-T 细胞（CD28-4-1BB-CD3z）进行了比较。该研究体内试验表明，第二代 CAR-T 细胞可以发挥更快速的抗肿瘤作用，因此后续试验均以第二代 CAR-T 细胞为基础[15]。

EGFRvⅢ特异性 CAR-T 细胞在胶质瘤中的应用正处于起步阶段，目前正在进行的临床试验有北京三博脑科医院的 NCT02844062、杜克大学的 NCT02664363、来自 NCI 的

NCT01454596 和来自 UPenn 的 NCT02209376。目前这些研究都尚在进行中，相关结果拭目以待。

# 6　CAR-T 细胞治疗的安全性

## 6.1　脱靶毒性

CAR-T 细胞的应用中，最令人担心的是其脱靶毒性（On-target，off-tumor），即表达特定抗原的正常组织受损。在 B 细胞恶性肿瘤中，CD19 分子是 CD19 特异性 CAR-T 细胞发挥功效的标记，并且还是 CAR-T 细胞功能持久性的有效标记。为了避免毒性的发生，选择高度肿瘤特异性抗原分子作为靶标及在回输治疗前进行相应的预处理都是十分必要的。

## 6.2　细胞因子释放综合征

CAR-T 细胞的毒副作用是"细胞因子释放综合征"（cytokine release syndrome，CRS）。大量激活的 T 细胞可以产生细胞因子释放综合征，临床表现为高热、低血压、缺氧、器官衰竭及少见的肺水肿或神经精神症状（如谵妄）。与器官衰竭相关的促炎因子包括 IL-6、TNF-α 和 IFN-γ。有研究表明，C 反应蛋白（CRP）可以作为严重 CRS 的指标，且能指导预后。现在，IL-6 受体拮抗剂托珠单抗可用于对严重 CRS 的控制，因其并不影响 CAR-T 细胞本身的抗原特异性，故而不会减弱 T 细胞的功效。除了使用细胞因子阻断药物外，一些研究已经使用类固醇药物在治疗 CRS。CRS 的严重性可能与输注 CAR-T 细胞时的肿瘤负荷直接相关，这里的肿瘤负荷是指癌症组织的总质量或恶性肿瘤细胞的数量；越高的肿瘤负荷似乎更容易引起更强烈的免疫反应。CAR-T 细胞治疗相关的死亡主要集中在成年人，这些人中部分存在严重的潜在健康问题，另一些则可能有未被确诊的感染。与成人相比，儿童似乎对严重 CRS 更有抗性，发病后也更容易得到控制。在病程中较早进行 CAR-T 细胞输注、使用免疫调变化疗与高强度化疗联合以减少肿瘤负荷都被认为可以显著降低严重 CRS 的风险[16]。

虽然 CAR-T 细胞在恶性肿瘤中的应用取得了一定的成绩，但其安全性也不容忽视，至今还没有成熟的 CAR-T 细胞免疫治疗产品上市。Juno 公司一共承担三项靶向 CD19 的 CAR-T 细胞临床试验，分别为 JCAR015（Ⅱ期）、JCAR017（Ⅰ期）和 JCAR014（Ⅰ期）。其中 JCAR015 代号为 ROCKET 的Ⅱ期研究在 2016 年 11 月 23 日被 Juno 公司宣布暂停。因为研究中继 5 月及 7 月 3 例脑水肿死亡病例后，再次出现 2 例脑水肿，其中 1 例已经死亡，另外 1 例患者根据 11 月 22 日夜间的形势来看也是希望渺茫。

# 7　总结与展望

CAR-T 细胞技术在 B 淋巴细胞恶性肿瘤、急性淋巴细胞白血病中都取得了惊人的疗效，其在血液肿瘤中的作用远远超过了实体瘤，但其治疗相关的副作用也需密切关注，如何提高 CAR-T 细胞技术在实体瘤中的疗效是未来研究的热点和难点。笔者从以下几个方面做以展望。①优化 CAR 的设计：共刺激区域的改造带来了第二代和第三代 CAR-T 细胞，提高了 CAR-T 细胞技术的效能，在未来发掘新的共刺激分子来优化 CAR 的设计也许是提高 CAR-T 细胞治疗技术疗效的潜在途径。②增强 CAR-T 细胞的肿瘤趋化性：CAR-T 细胞的肿瘤穿透性不佳是限制 CAR-T 细胞技术在实体瘤中应用的重要原因，在 CAR 中加入细胞因子的表达基因带来了第四代 CAR-T 细胞技术，也许在 CAR 中加入促进 CAR-T 细胞迁移能力和肿瘤趋化作用的基因可改良 CAR 的设计，有望提高其在实体肿瘤中的疗效。③寻找肿瘤新抗原：无论是 CD19 特异性 CAR-T 细胞还是 EGFRvIII 特异性 CAR-T 细胞的设计都是基于肿瘤相关抗原，近年来，肿瘤突变肽的研究提示个体化的肿瘤新抗原可以成为 CAR-T 设计的新思路。寻找高度特异性的肿瘤抗原可以在提高疗效的同时降低副作用及脱靶效应的发生，是未来值得努力的方向。④CAR-T 细胞治疗技术与其他治疗方式的联合应用：已有文献证实将 EGFRvIII 特异性 CAR-T 细胞与 miR-17-92 联合可以提高小鼠颅内胶质瘤的疗效，来那度胺联合 EGFRvIII 特异性 CAR-T 细胞也被认为可以提高疗效，这些皆提示了联合其他的治疗手段可以成为提高 CAR-T 疗效的新途径。⑤在其他免疫细胞中转导 CAR：经 CAR 改造的 NK 细胞被证实具有靶向杀伤肿瘤的作用，这提示我们不仅可以改造 T 细胞还可改造其他免疫细胞，未来可根据不同肿瘤设计出经 CAR 改造过的特定免疫细胞，实现个体化的免疫治疗。

# 参 考 文 献

[1] Fesnak A D, June C H, Levine B L. Engineered T cells:the promise and challenges of cancer immunotherapy. Nat Rev Cancer, 2016, 16(9):566-581.

[2] Hombach A, Heuser C, Sircar R, et al. T cell targeting of TAG72+ tumor cells by a chimeric receptor with antibody-like specificity for a carbohydrate epitope. Gastroenterology, 1997, 113(4):1163-1170.

[3] Singh R, Paterson Y. Immunoediting sculpts tumor epitopes during immunotherapy. Cancer Res, 2007, 67(5):1887-1892.

[4] Westwood J A, Smyth M J, Teng M W, et al. Adoptive transfer of T cells modified with a humanized chimeric receptor gene inhibits growth of Lewis-Y-expressing tumors in mice. Proc Natl Acad Sci USA, 2005, 102(52):19051-19056.

[5] Louis C U, Savoldo B, Dotti G, et al. Antitumor activity and long-term fate of chimeric antigen receptor-positive T cells in patients with neuroblastoma. Blood, 2011, 118(23):6050-6056.

[6] Barrett D M, Grupp S A, June C H. Chimeric Antigen Receptor- and TCR-Modified T Cells Enter Main Street and Wall Street. J Immunol, 2015, 195(3):755-761.

[7] Park J H, Geyer M B, Brentjens R J. CD19-targeted CAR T-cell therapeutics for hematologic malignancies:interpreting clinical outcomes to date. Blood, 2016, 127(26):3312-3320.

[8] Davila M L, Riviere I, Wang X, et al. Efficacy and toxicity management of 19-28z CAR T cell therapy in B cell acute lymphoblastic leukemia. Sci Transl Med, 2014, 6(224):224ra25.

[9] Gan H K, Cvrljevic A N, Johns T G. The epidermal growth factor receptor variant III(EGFRvIII):where wild things are altered. FEBS J, 2013, 280(21):5350-5370.

[10] Duan J, Wang Z, Bai H, et al. Epidermal growth factor receptor variant III mutation in Chinese patients

with squamous cell cancer of the lung. Thorac Cancer, 2015, 6(3):319-326.

[11] Del Vecchio C A, Jensen K C, Nitta R T, et al. Epidermal growth factor receptor variant Ⅲ contributes to cancer stem cell phenotypes in invasive breast carcinoma. Cancer Res, 2012, 72(10):2657-2671.

[12] Olapade-Olaopa E O, Moscatello D K, MacKay E H, et al. Evidence for the differential expression of a variant EGF receptor protein in human prostate cancer. Br J Cancer, 2000, 82(1):186-194.

[13] Ohno M, Ohkuri T, Kosaka A, et al. Expression of miR-17-92 enhances anti-tumor activity of T-cells transduced with the anti-EGFRvⅢ chimeric antigen receptor in mice bearing human GBM xenografts. J Immunother Cancer, 2013, 1:21.

[14] Kuramitsu S, Ohno M, Ohka F, et al. Lenalidomide enhances the function of chimeric antigen receptor T cells against the epidermal growth factor receptor variant Ⅲ by enhancing immune synapses. Cancer Gene Ther, 2015, 22(10):487-495.

[15] Miao H, Choi B D, Suryadevara C M, et al. EGFRvⅢ-specific chimeric antigen receptor T cells migrate to and kill tumor deposits infiltrating the brain parenchyma in an invasive xenograft model of glioblastoma. PLoS One, 2014, 9(4):e94281.

[16] Dai H, Wang Y, Lu X, et al. Chimeric Antigen Receptors Modified T-Cells for Cancer Therapy. J Natl Cancer Inst, 2016, 108(7).

# 第十三章　BiTE®免疫治疗技术

## 1　BiTE®的技术原理

BiTE®（bispecific T cell engagers）：是指利用DNA重组技术将两种特异性单链抗体scFv（由抗体的重链可变区 VH 和轻链可变区 VL 组成）通过连接肽相连形成的双特异性抗体。BiTE®具有 2 个抗原结合部位，其中一段 scFv 能特异性结合细胞表面的肿瘤相关抗原 TAA（tumor associated antigen），另一段 scFv 则通过 CD3 ε 亚基与 T 细胞结合（图 13-1）。通过此方式将 T 细胞靶向到肿瘤组织，进一步使 T 细胞活化、增殖并杀伤肿瘤细胞[1, 2]。

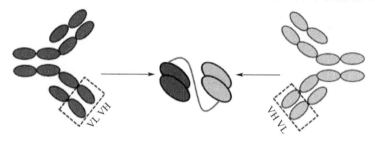

图 13-1　BiTE®结构示意图

BiTE®的作用机制：当 BiTE®与表达 TAA 的肿瘤细胞及 T 细胞同时结合时，CD3 scFv通过 T 细胞表面 CD3 分子刺激 T 细胞活化和增殖。T 细胞活化首先表现为活化标志分子CD69、CD25 和黏附分子 LFA-1 等表达上调，随后 T 细胞分泌细胞因子 IL-6、IL-10、IFN-γ等[3]，同时 CD3 刺激信号可引起 T 细胞的多克隆增殖。T 细胞对肿瘤细胞的杀伤作用与两者之间形成的免疫突触有关[4]，该免疫突触以 CD3-BiTE®-TAA 复合物、PKC θ 等信号分子及含有穿孔素和颗粒酶 B 的囊泡为中心，黏附分子如 LFA-1、CD11A 等则环形分布于免疫突触的外周。此免疫突触使肿瘤细胞及周围 T 细胞在空间距离上靠近，活化的 T 细胞释放穿孔素及颗粒酶进入突触间隙，从而起到杀伤肿瘤细胞的作用[5, 6]，此外，还可以通过 Fas/FasL 信号通路启动肿瘤细胞凋亡。

BiTE®的作用过程有以下特点：①BiTE®只有与肿瘤抗原及 T 细胞同时结合时，才能引起 T 细胞的活化、增殖及杀伤效应，与不表达相应抗原的肿瘤组织和正常组织结合时则没有以上作用[7]；②BiTE®的作用强度主要取决于肿瘤组织中 TAA 的表达水平及 BiTE®的药物浓度，而不依赖于 TCR 与 pMHC 之间的特异性结合，即与 APC 及肿瘤细胞 MHC 的表达、T 细胞原有的抗原特异性均无关；③BiTE®对 T 细胞的活化作用不需要其他共刺激信号如 CD28 的参与，其可能机制为，发挥杀伤效应的细胞主要为 CD8⁺CD45RO⁺记忆 T细胞，而未接触过抗原的初始 T 细胞在 BiTE®的作用下可能处于无应答状态[8, 9]；④BiTE®可以诱导 T 细胞对其他肿瘤抗原的特异性免疫应答反应，即表位扩展效应[10]。

药理学特点：BiTE®体外研究中，在药物浓度为 ng/ml 和较低效靶比（20∶1～1∶1）的情况下就能有效杀伤肿瘤细胞。在体内动物模型中，微克的给药剂量即能起到明显的抑瘤效果，临床试验中 BiTE®每天的给药剂量也通常在 10～100μg 之间。由于 BiTE®结构中不含有抗体的 Fc 段，缺乏 Fc 段介导的长循环效应，且 BiTE®本身分子量小（约 55kDa），因此 BiTE®在体内的血浆半衰期较短，为 2～3 小时，在临床试验中 BiTE®主要采取持续静脉输注的给药方式[5, 11]。

# 2　BiTE®的制备流程

BiTE®的基本 DNA 序列结构为 VH1-likner-VL1-linker-VHCD3-linker-VLCD3（图 13-2）。目前应用最广泛的连接肽是由 1 个丝氨酸和 4 个甘氨酸组成的重复序列，即（SGGGG）$n$。其中甘氨酸是分子量最小，侧链最短的氨基酸，可增加侧链的柔韧性，丝氨酸是亲水性最强的氨基酸，可增加肽链的亲水性。两段 scFv 的 VH 和 VL 之间（VH1-VL1/VHCD3-VLCD3）的连接肽较长，通常由 3 组及以上的 SGGGG 重复序列组成，使 VH 和 VL 能有充分的折叠空间以形成特异性的抗原结合位点。两段 scFv 之间（VL1-VHCD3）的连接肽通常只由 1 组 SGGGG 的重复序列组成。此外，在该序列的上游需插入一段分泌蛋白信号肽序列，下游则需添加 His 标签（6 个组氨酸 HHHHHH）来进行表达后的纯化及鉴定[12, 13]。根据此序列表达出来的 BiTE®双特异性抗体分子量约为 55kDa，长度约 11nm。

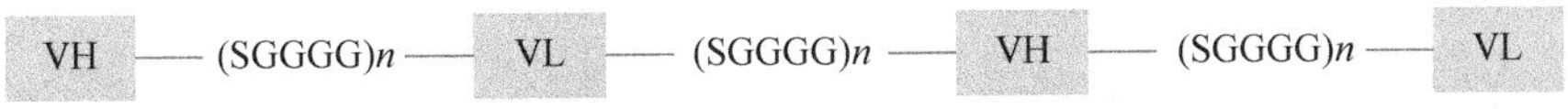

图 13-2　BiTE®基本 DNA 序列示意图

目前，BiTE®双特异性抗体中选用的 CD3 scFv 通常来自鼠源性 CD3 抗体 L2K-07，常用表达载体为 pEF-DHFR（二氢叶酸还原酶），表达系统为 DHFR 缺陷型中国仓鼠细胞（CHO/DHFR-）真核表达系统。未成功转染载体的 CHO 细胞由于 DHFR 缺乏，在不含核苷的培养基中无法存活，同时可以在培养基中加入不同浓度 MTX 进行加压筛选，以提高目的抗体的产量。表达出来的目的 BiTE®抗体在细胞上清液中收集，利用 His 标签通过镍柱亲和层析法来纯化目的抗体，并通过 SDS-PAGE 及 western blot 法进行目的抗体的鉴定。

# 3　CD19/CD3 双特异性抗体

CD19 作为 B 细胞活化的共受体之一，除造血干细胞及成熟浆细胞外，在正常 B 细胞及恶变 B 细胞表面都有表达。且 CD19 在多种 B 细胞性血液系统肿瘤包括 ALL、NHL 及 CLL 中呈高表达，是常用的免疫治疗靶点[14]。

Blinatumomab（商品名 Blincyto）：即 CD19/CD3 双特异性抗体。此抗体最早于 2000 年由德国 Micromet 公司研制，2012 年该公司被美国 Amgen 公司收购。CD19/CD3 双特异性抗体 2014 年 9 月被美国 FDA 加速批准用于治疗成人初发难治性和复发性费城染色体阴性前体 B 细胞 ALL（Ph-R/R B-ALL），2015 年 9 月被 EMA 批准在欧洲上市。Blinatumomab 是继 Catumaxomab 之后第二个获批上市的双特异性抗体，此次上市也使 BiTE®在约 16 种不同结构类型的双特异性抗体中脱颖而出[15]。

Blinatumomab 此次获得加速批准是基于 2012～2013 年的多中心、单臂、非盲Ⅱ期临床试验结果（NCT01466179）[16]。该研究共纳入 189 例初发难治性或复发性费城染色体阴性前体 B 细胞 ALL 患者，采取连续静脉给药的方式，以 6 周为一个疗程，每一个疗程包括 4 周治疗期和 2 周间歇期，2 个疗程结束后评价疗效。其中有 81 例（43%）患者获得完全缓解（CR，33%）或血液学完全缓解（CRh，10%）。中位无复发生存期（RFS）为 5.9 个月（CR：6.9 个月；CRh：5 个月），中位 OS 为 6.1 个月。Ph-R/R B-ALL 的患者如果接受常规挽救性化疗，只有 20%～30%的患者能获得 CR，中位 OS 也只有 3～6 个月。该临床试验中 3 级以上不良反应主要包括粒细胞减少性发热（25%）、粒细胞减少（16%）、贫血（14%），3 例（2%）患者发生细胞因子释放综合征，24 例（13%）患者发生 3、4 级神经系统不良反应，3 例患者由于感染死亡。

Blinatumomab 除了用于 Ph-R/R B-ALL 的治疗外，其联合化疗用于一线 B-ALL 的治疗已进入Ⅲ期临床试验（NCT02003222、NCT02143414）。该抗体治疗其他血液肿瘤的Ⅰ～Ⅲ期临床试验也已开展，包括 B 细胞性 NHL、MRD+R/R B-ALL、Ph+R/R B-ALL 及小儿 R/R ALL 等[17]。

# 4  BiTE®在实体瘤中的治疗进展

BiTE®双特异性抗体在血液肿瘤中取得了显著的疗效，在实体瘤中目前有 3 种 BiTE®抗体进入了Ⅰ期临床试验阶段，分别为 EpCAM/CD3、CEA/CD3 和 PSMA/CD3，同时至少还有 9 种不同的 BiTE®抗体处于临床前研究中（表 13-1）。

表 13-1  BiTE®相关临床研究及临床前研究

| 抗原靶点 | 肿瘤类型 | 研究进展 |
| --- | --- | --- |
| EpCAM | 多种实体瘤 | Ⅰ期临床研究（已完成） |
| | | NCT00635596 |
| CEA | 胃肠道肿瘤 | Ⅰ期临床研究（已完成） |
| | | NCT01284231 |
| | | Ⅰ期临床研究 |
| | | NCT02291614 |
| PSMA | 前列腺癌 | Ⅰ期临床研究 |
| | | NCT01723475 |
| EGFRvⅢ | 脑胶质瘤 | 临床前研究 |
| EGFR | 结直肠癌 | 临床前研究 |
| HER2 | | 临床前研究 |
| GD2 | 神经母细胞瘤 | 临床前研究 |
| MCSP | 恶性黑色素瘤 | 临床前研究 |
| ADAM17/PSCA | 前列腺癌 | 临床前研究 |
| CLDN6 | 多种实体瘤 | 临床前研究 |
| EphA2 | 多种实体瘤 | 临床前研究 |

MT-110（solitomab，AMG110）：EPCAM/CD3 双特异性抗体，是第二个进入临床试验的 BiTE®双特异性抗体。该抗体通过靶向上皮细胞分子标志 EpCAM 来治疗不同上皮组织来源的恶性肿瘤[18]。MT-110 用于治疗多种实体瘤的 I 期临床试验（NCT00635596）已完成。该研究纳入了 51 例晚期肿瘤患者，包括肺癌、胃癌、结直肠癌、乳腺癌、前列腺癌及卵巢癌。主要不良反应包括腹泻、肝功能异常、3 级以上的粒细胞减少等。38%的患者疗效评价为病情稳定（SD），其中肿瘤标志物下降、CTC 数目减少及肿瘤组织坏死也显示出该抗体的抗肿瘤效果[19]。

MT-111（MEDI-565，AMG 211）：CEA/CD3 双特异性抗体。MT-111 用于治疗晚期胃癌的 I 期临床试验共有 2 项（NCT01284231 和 NCT02291614），其中前一项临床试验 NCT01284231 已完成，在该研究中，28%（11 例）的患者疗效评价为 SD[20]。此外，MT-111 在结直肠癌小鼠模型中也显示出较好的抗肿瘤效果，且文献中证实 MT-111 的作用与结直肠癌基因突变状态无关[21, 22]。

MT-112（BAY2010112，AMG 212）： PSMA/CD3 双特异性抗体。MT-112 用于治疗去势难治性前列腺癌患者的 I 期临床试验（NCT01723475）正在开展。在 MT-112 皮下给药用于治疗前列腺癌小鼠模型的体内实验中，肿瘤体积能迅速缩小并达到 CR 的治疗效果[23]。

# 5　总结与展望

目前 BiTE®双特异性抗体主要选择肿瘤相关抗原为作用靶点，这些肿瘤抗原除了在特定肿瘤组织中高表达外，在正常组织中也会有少量表达。为了提高 BiTE®作用于肿瘤组织的特异性，尽量减少治疗相关不良反应，在进行 BiTE®结构设计时，可以考虑以下 3 种类型的肿瘤抗原。①癌-睾抗原：是一类只在正常睾丸组织和多种肿瘤组织中表达的抗原。该类抗原以与 HLA 分子结合的形式表达在肿瘤细胞表面，即有 HLA 分型的限制性。癌-睾抗原按照组织的表达情况可以分为：生殖细胞限制性抗原，如 NY-ESO-1[24]、MAGE-A1、SSX2 等；生殖细胞/脑组织限制性抗原；生殖细胞选择性抗原，如 MAGE-A3 等[25]。结合抗原表达特异性、肿瘤组织表达率及 HLA 分型，较为理想的 BiTE®作用靶点为：NY-ESO-1157-165 / HLA-A0201、MAGE-A1 / HLA-A1[26-28]，其相应的抗体已有文献报道。②新抗原（neo-antigen）：即肿瘤特异性抗原。此类抗原由肿瘤细胞突变产生，只存在肿瘤组织中，而在任何正常组织均不表达，是 BiTE®抗体最为理想的抗原靶点[29]，但设计中需考虑突变率、HLA 分型及抗体的制备问题，目前文献有报道的是 KRAS G12V/HLA-A2 和 EGFR L858R/HLA-A3 对应的抗体[30]。③病毒相关抗原：胃癌中约有 10%为 EBV 感染相关，EBV 感染只存在胃癌肿瘤细胞中，而在正常及肠化生的胃黏膜组织中均检测不到[31]。因此位于肿瘤表面的 LMP2A（潜伏感染膜蛋白）也属于肿瘤特异性抗原。然而 LMP2A 只在约 50%的 EBV 相关胃癌中表达，其在胃癌中的总体表达率（5%）偏低[32]。目前的 BiTE®结构设计中，均选择 CD3 作为活化 T 细胞的靶点，此外还可以考虑的靶点包括 CD28、CD137 等。CD28 能为 T 细胞活化提供重要的第二信号，目前虽然没有关于 CD28 双特异性抗体的文献，其双特异性核酸适配体 MRP-1/CD28 在黑色素瘤小鼠模型中已被证实有较好的抗肿瘤效果[33]。CD137 信号通路的激活也可以引起 T 细胞活化，PSMA/CD137 和

VEGF/CD137 双特异性核酸适配体的抗肿瘤作用已有文献报道[34, 35]，HER-2/CD137 双特异性抗体目前也在研发中。

　　Blinatumomab 的上市使 BiTE® 这种结构形式的双特异性抗体获得了广泛关注，BiTE® 抗体不仅在血液肿瘤中取得了显著的疗效，其用于实体瘤治疗的临床研究和临床前研究也在积极开展。BiTE® 双特异性抗体为肿瘤免疫治疗提供了新途径，相信能有更多的肿瘤患者从中获益。

## 参 考 文 献

[1] Stieglmaier J, Benjamin J, Nagorsen D. Utilizing the BiTE(bispecific T-cell engager)platform for immunotherapy of cancer. Expert opin biol ther, 2015, 15(8): 1093-1099.

[2] Nagorsen D, Baeuerle P A. Immunomodulatory therapy of cancer with T cell-engaging BiTE antibody blinatumomab. Experimental cell research, 2011, 317(9): 1255-1260.

[3] Klinger M, Benjamin J, Kischel R, et al. Harnessing T cells to fight cancer with BiTE® antibody constructs-past developments and future directions. Immunological reviews, 2016, 270(1): 193-208.

[4] Offner S, Hofmeister R, Romaniuk A, et al. Induction of regular cytolytic T cell synapses by bispecific single-chain antibody constructs on MHC class I-negative tumor cells. Molecular immunology, 2006, 43(6): 763-771.

[5] Huehls A M, Coupet T A, Sentman C L. Bispecific T-cell engagers for cancer immunotherapy. Immunol cell biol, 2015, 93(3): 290-296.

[6] Suryadevara C M, Gedeon P C, Sanchez-Perez L, et al. Are BiTEs the "missing link" in cancer therapy? Oncoimmunology, 2015, 4(6): e1008339.

[7] Brischwein K, Parr L, Pflanz S, et al. Strictly target cell-dependent activation of T cells by bispecific single-chain antibody constructs of the BiTE class. Journal of immunotherapy, 2007, 30(8): 798-807.

[8] Dreier T, Lorenczewski G, Brandl C, et al. Extremely potent, rapid and costimulation-independent cytotoxic T-cell response against lymphoma cells catalyzed by a single-chain bispecific antibody. International journal of cancer, 2002, 100(6): 690-697.

[9] Kischel R, Hausmann S, Baeuerle P, et al. Effector memory T cells make a major contribution to redirected target cell lysis by T cell-engaging BiTE antibody MT110. Cancer Research, 2009, 69: 3252.

[10] Dao T, Pankov D, Scott A, et al. Therapeutic bispecific T-cell engager antibody targeting the intracellular oncoprotein WT1. Nature biotechnology, 2015, 33(10): 1079-1086.

[11] Bargou R, Leo E, Zugmaier G, et al. Tumor regression in cancer patients by very low doses of a T cell-engaging antibody. Science, 2008, 321(5891): 974-977.

[12] Loffler A, Kufer P, Lutterbuse R, et al. A recombinant bispecific single-chain antibody, CD19 x CD3, induces rapid and high lymphoma-directed cytotoxicity by unstimulated T lymphocytes. Blood, 2000, 95(6): 2098-2103.

[13] Mack M, Riethmuller G, Kufer P. A small bispecific antibody construct expressed as a functional single-chain molecule with high tumor-cell cytotoxicity. Proceedings of the National Academy of Sciences of the United States of America, 1995, 92(15): 7021-1025.

[14] Raponi S, De Propris M S, Intoppa S, et al. Flow cytometric study of potential target antigens(CD19, CD20,

CD22, CD33)for antibody-based immunotherapy in acute lymphoblastic leukemia: analysis of 552 cases. Leukemia & Lymphoma, 2011, 52(6): 1098-1107.

[15] Kontermann R E, Brinkmann U. Bispecific antibodies. Drug discovery Today, 2015, 20(7): 838-847.

[16] Topp M S, Gökbuget N, Stein A S, et al. Safety and activity of blinatumomab for adult patients with relapsed or refractory B-precursor acute lymphoblastic leukaemia: a multicentre, single-arm, phase 2 study. The Lancet oncology, 2015, 16(1): 57-66.

[17] Goebeler M E, Bargou R. Blinatumomab: a CD19/CD3 bispecific T cell engager(BiTE)with unique anti-tumor efficacy. Leuk lymphoma, 2016, 57(5): 1021-1032.

[18] Brischwein K, Schlereth B, Guller B, et al. MT110: a novel bispecific single-chain antibody construct with high efficacy in eradicating established tumors. Molecular Immunology, 2006, 43(8): 1129-1143.

[19] Fiedler W M, Wolf M, Kebenko M, et al. A phase I study of EpCAM/CD3-bispecific antibody(MT110)in patients with advanced solid tumors. Journal of clinical oncology, 2012, 30(15): 1.

[20] Pishvaian M, Morse M A, McDevitt J, et al. Phase 1 Dose Escalation Study of MEDI-565, a Bispecific T-Cell Engager that Targets Human Carcinoembryonic Antigen, in Patients With Advanced Gastrointestinal Adenocarcinomas. Clin colorectal cancer, 2016.

[21] Lutterbuese R, Raum T, Kischel R, et al. T cell-engaging BiTE antibodies specific for EGFR potently eliminate KRAS- and BRAF-mutated colorectal cancer cells. Proceedings of the National Academy of Sciences of the United States of America, 2010, 107(28): 12605-12610.

[22] Oberst M D, Fuhrmann S, Mulgrew K, et al. CEA/CD3 bispecific antibody MEDI-565/AMG 211 activation of T cells and subsequent killing of human tumors is independent of mutations commonly found in colorectal adenocarcinomas. MAbs, 2014, 6(6): 1571-1584.

[23] Friedrich M, Raum T, Lutterbuese R, et al. Regression of human prostate cancer xenografts in mice by AMG 212/BAY2010112, a novel PSMA/CD3-Bispecific BiTE antibody cross-reactive with non-human primate antigens. Molecular cancer therapeutics, 2012, 11(12): 2664-2673.

[24] Esfandiary A, Ghafouri-Fard S. New York esophageal squamous cell carcinoma-1 and cancer immunotherapy. Immunotherapy, 2015, 7(4): 411-439.

[25] Hofmann O, Caballero O L, Stevenson B J, et al. Genome-wide analysis of cancer/testis gene expression. Proc Natl Acad Sci U S A, 2008, 105(51): 20422-20427.

[26] Gjerstorff M F, Andersen M H, Ditzel H J. Oncogenic cancer/testis antigens: prime candidates for immunotherapy. Oncotarget, 2015, 6(18): 15772-15787.

[27] Stewart-Jones G, Wadle A, Hombach A, et al. Rational development of high-affinity T-cell receptor-like antibodies. Proc Natl Acad Sci U S A, 2009, 106(14): 5784-5788.

[28] Willemsen R, Debets R, Hart E, et al. A phage display selected fab fragment with MHC class I-restricted specificity for MAGE-A1 allows for retargeting of primary human T lymphocytes. Gene therapy, 2001, 8(21): 1601-1608.

[29] Schumacher T N, Schreiber R D. Neoantigens in cancer immunotherapy. Science, 2015, 348(6230): 69-74.

[30] Skora A D, Douglass J, Hwang M S, et al. Generation of MANAbodies specific to HLA-restricted epitopes encoded by somatically mutated genes. Proc Natl Acad Sci U S A, 2015, 112(32): 9967-9972.

[31] Shinozaki-Ushiku A, Kunita A, Fukayama M. Update on Epstein-Barr virus and gastric cancer(review).

International journal of oncology, 2015, 46(4): 1421-1434.

[32]Elgui de Oliveira D, Muller-Coan B G, Pagano J S. Viral Carcinogenesis Beyond Malignant Transformation: EBV in the Progression of Human Cancers. Trends microbiol, 2016.

[33] Soldevilla M M, Villanueva H, Casares N, et al. MRP1-CD28 bi-specific oligonucleotide aptamers: target costimulation to drug-resistant melanoma cancer stem cells. Oncotarget, 2016, 7(17): 23182-23196.

[34] Pastor F, Kolonias D, Nd M N J, et al. Targeting 4-1BB costimulation to disseminated tumor lesions with bi-specific oligonucleotide aptamers. Molecular therapy: the journal of the American Society of Gene Therapy. Ther, 2011, 19(10): 1878-1886.

[35] Schrand B, Berezhnoy A, Brenneman R, et al. Targeting 4-1BB costimulation to the tumor stroma with bispecific aptamer conjugates enhances the therapeutic index of tumor immunotherapy. Cancer immunology research, 2014, 2(9): 867-877.

# 第十四章　基因定点编辑技术

## 1　基因定点编辑技术概述

近年来随着分子生物学技术的快速进步与临床需求的不断提高，对工程化 T 细胞（engineered T cell）的研究日趋增多。工程化 T 细胞是指通过对外周血正常 T 细胞进行基因改造使其具有高效的肿瘤抗原识别能力，即是通过基因工程技术使 T 细胞表面表达特异性识别肿瘤抗原表位的 T 细胞受体（T cell receptors，TCRs）或嵌合抗原受体（chimeric antigen receptors，CARs）。这种基因编辑的细胞疗法可以弥补以往过继性细胞治疗在肿瘤抗原特异性弱这方面的缺陷。

虽然这个领域目前在肿瘤的免疫治疗方面引领了一个较高的技术浪潮，正在朝着临床应用的方向大步迈进，然而单纯的 CAR-T、TCR-T 技术疗效的稳定发挥依然可能受到诸多不利因素的影响：①体内肿瘤组织血管结构功能缺陷且含大量细胞外基质，免疫细胞进入肿瘤深部较为困难；②肿瘤缺乏表达于细胞表面的特异性的标志物，靶点的选择存在很大的难度；③抗原特异性 T 细胞在活化的同时免疫抑制卡控点如 PD-1 等分子的上调从而抑制细胞疗效的发挥；④细胞产品的制备受到个体差异的影响，在编辑效率上差异较大，很难取得一个统一的评价标准。

因而，如何在增强 T 细胞抗原识别能力的同时促进其效应的发挥、促进其在肿瘤实质的浸润、解除免疫抑制微环境的制约等方面显得尤为重要。除了 CAR-T、TCR-T 技术，基因编辑技术在免疫治疗中的应用还包括以下几个重要领域：通过干预其中免疫抑制基因的表达以替代抗体等外源性物质的体内应用，以减少带来的全身毒副作用；通过增强效应基因的作用，使得免疫细胞的迁移、浸润、杀伤能力得以增强；通过抑制内源性 TCR 的表达，减少移植细胞对宿主的攻击，从而制备标准统一的异基因细胞治疗产品，最大程度地归避治疗的不良反应。我们将目前几个较常用的基因定点编辑技术分别进行介绍，并重点详细介绍目前最具应用潜力的 CRISPR-Cas9 基因编辑技术，对其在免疫细胞治疗中的应用进行回顾和前景展望。

## 2　基因定点编辑技术原理

基因定点编辑技术是一种能够对生物体基因组进行精确的靶向改造和修饰，从而实现对基因组的定点敲除和外源基因的定点整合的系列技术。其原理主要是通过对基因特异性位点的识别，引起 DNA 的断裂、修复，进而实现对特定位点的删除、突变或引入新的基因序列。目前，在生物医学中应用较为广泛的基因定点编辑技术有以下几类，根据其出现的先后的命名为一代、二代、三代技术，分别为：锌指核酸酶（zinc finger nuclease，ZFN）技术、类转录激活子样效应物核酸酶（transcription activator like effector nucleases，TALEN）

技术、规律性重复短回文序列簇（clustered regularly interspaced short palindromic repeats -associated Cas9，CRISPR-Cas9）技术。他们都是通过在靶序列处引入双链断裂（double strand break，DSB），进而通过非同源末端连接修复（non-homologous end joining，NHEJ）造成缺口处的碱基缺失或突变实现基因敲除；或者通过同源重组途径（homologous recombination，HR）引入同源序列，实现外源基因的插入或靶向修复。这些新技术的应用为生物医学领域，尤其是为肿瘤的基因治疗领域打开了新的大门。下面，我们就以上几项主要技术平台的技术原理、应用范围及优缺点进行介绍。

## 2.1 ZFN 技术

ZFN 技术是基于人工核酶的第一代技术，基于蛋白质-DNA 的识别模式。每个锌指核酸酶单位主要由以下几个部分构成。①特异性 DNA 结合域：由锌指蛋白（Zinc-Finger protein，ZFP）构成，ZFP 通常由 3～6 个锌指组成，不同的锌指蛋白具有类似的 Cys2、His2 结构框架。每个锌指识别基因组中连续的 3 个碱基，因而每个 ZFP 可结合 9～18 个核苷酸。②核酸切割域：由核酸内切酶 Fok I 构成，ZFP 在识别位点以后由 Fok I 发挥内切酶活性，对特定的核酸进行切割。但是 Fok I 的活性依赖于二聚体的形成，当切割结构域发生二聚化时才会发挥作用，所以一般需要 2 个 ZFP 分别与 Fok I 结合形成二聚体。而通常两个相邻的 ZFN 对必须保持合适的距离（通常 5～7bp）才能发生二聚体化。ZFN 结合切割 DNA 后，产生 DNA 双链断裂，断裂后通过 HR 或 NHEJ 的方式进行修复或引入基因的删除。③连接肽：通常 ZFP 和 Fok I 之间还需要一段小肽构成[1-3]。

目前 ZFNs 技术已经成功应用于很多物种的遗传研究，成功地在果蝇、斑马鱼、小鼠、大鼠等多种模式动物中实现了基因敲除，在 2005 年首次将该技术成功用于对人类细胞基因的定点敲除。ZFN 这项技术有着一定的优势，如不需要获取胚胎干细胞就能实现基因组修饰、可以实现基因的定点修饰、敲除效率明显提高、无细胞及物种的限制、脱靶效应较低。在 ZFN 的构建上，目前主要有 Sangamo Biosciences 公司提供的专利技术服务，该技术服务可通过 Sigma 公司订购。此外还有 Oligomerized Pool Engineering，即 OPEN 平台，它是一个免费的资源平台[4, 5]。这一技术需要筛选特异性好、结合效率高的 ZFP，过程较为耗时，因而 ZFN 的构建通常需要数月时间，工作量巨大，目前掌握这一技术平台的国内只有少数的实验室，且有部分的三联碱基对尚未发现对应锌指。

## 2.2 TALEN 技术

TALEN 技术是基于人工核酶的第二代技术，与第一代技术相似，也是基于蛋白质-DNA 的识别模式。每个 TALEN 单位主要是由下述两部分构成。第一部分为特异性 DNA 结合域：该结构由 TALE 蛋白构成。TALE 蛋白是 2009 年植物学家在植物病原体黄色单胞杆菌中发现分泌的一种效应蛋白，类似转录激活因子，可以与基因组中的核酸特异性的结合。TALE 蛋白的 DNA 结合域由 12 个以上的串联重复单元组成，每个重复单元一般含有 34 个氨基酸残基，除第 12、13 位氨基酸特异而外其他序列都是高度保守的，因而每个单元只靶向识别结合一种核酸。这两个氨基酸残基称为重复可变的双氨基酸残基位点（repeat variable di-residues，RVDs）。TALE 特异识别 DNA 的原理是 RVD 只能对核酸 4 种碱基其中之一进行识别，其识别规律为：组氨酸-天冬氨酸识别碱基 C；天冬酰胺-异亮氨酸识别碱基 A；天冬酰胺-天冬酰胺识别碱基 G 或 A；天冬酰胺-甘氨酸识别碱基 T；天冬酰胺-丝氨酸可以识别 A、T、G、C 中的任一种。第二部分为核酸切割域：与 ZFN 相同，该系统还有一个重要的部分是核酸内切酶 Fok I，与 ZFN 的工作原理相似，两个 TALE 蛋白分别与 Fok I 结合形成二聚体，TALEN 的 DNA 结合结构域将每个模块单元固定在识别序列上，内切酶 Fok I 对基因组上特定靶位点进行切割，从而诱导 DSBs。DSBs 以后，细胞通过 HDR 及 NHEJ 修复机制来完成对特定基因的突变、敲除或是外源基因的敲入[6, 7]。目前 TALEN 技术已经成功地应用于包括果蝇、斑马鱼、大鼠、小鼠及人类的多能干细胞等的基因组编辑修饰[8]。

目前，TALEN 表达载体构建的方法包括 Golden Gate 法、REAL 法、单元组装法，其中最常用的是 Golden Gate 法[9]。

TALEN 技术较前面技术有着较大的优势，首先，它很好地解决了 ZFN 技术存在的构建困难、成本高及周期长的问题。在构建上，TALEN 只需要依靠分子克隆技术将特异性位点结合的模块构建在表达载体上，进行蛋白表达，避免了 ZFN 技术的庞大的筛选工作。在识别靶位点时，TALEN 有更加广泛的选择范围，不受基因序列的限制，且特异性更强，效率也更高。但是 TALEN 技术也有相应的缺陷，在设计不同的识别位点时，每次都需要重新构建 TALE 模块和蛋白表达。另外，构建识别 20bp DNA 的蛋白，可能就需要上千个氨基酸，这样合成的 TALE 较大，很可能会引起机体的免疫反应。但总体来说，较第一代技术相比，还是有很多进步，也更为容易被广泛应用。

## 2.3 CRISPR-Cas9 技术

CRISPR-Cas9 技术是基于人工核酶的第三代基因编辑技术，是基于蛋白质-RNA 的识别模式。该技术兴起于 2012 年初，虽然时间不长，但其突出的优势使得其逐步取代前两代基因编辑技术的地位，被人们越来越广泛的应用。在 2013 年 Science 评选的十大科技进展中该技术位列第二，在 2015 年 Science 最新评选出的十大科技进展中又位列第一。

CRISPR-Cas 系统发现是在 1987 年日本大阪大学研究细菌的一个碱性磷酸酶时，发现这个基因编码区附近还存在一段重复序列，重复序列旁还有一段特有序列，称为 CRISPR（clustered regularly interspaced short palindromic repeats），即成簇规律间隔的短回文重复序列。Cas9 蛋白是一种能够降解 DNA 分子的核酸酶（nuclease），其中含有两个酶切活性位点，每一个位点负责切割 DNA 双螺旋中的一条链。CRISPR 在大约 40% 的细菌和 90% 的古细菌（archaea）的基因组中均有存在，通过对入侵的病毒和核酸进行特异性识别，并利用 Cas 蛋白进行切割，从而达到对自身的免疫。CRISPR-Cas 系统需要多种蛋白的参与，但是在很多细菌的胞内都只需要一种内切酶（endonuclease）-Cas9，这种依赖于 Cas9 酶的 CRISPR-Cas 系统也称作 2 型系统（type II systems）。如果要形成一个有功能的 DNA 切割复合体，还需要另外两个 RNA 分子的帮助，它们就是 CRISPR RNA（crRNA）和反式作用 CRISPR RNA（trans-acting CRISPR RNA，tracrRNA）。利用这一细菌获得性免疫的工作原理，California 大学的生化学家 Jennifer Doudna 研究团队将 tracrRNA 和空格 RNA（spacer RNA）组合起来，形成一个"向导 RNA"分子（single-guide RNA，sgRNA），然后将其与 Cas9 蛋白混合在一起，成功地对特定的 DNA 位点进行了切割。

　　CRISPR-Cas9 技术较第一代 ZFN 及第二代 TALEN 敲除系统相比有着很大优越性：①无基因序列及物种限制，可同时对多个位点进行剪切；②实验设计简单准确，实验周期短，成本低，其中适合于 sgRNA 识别的目标序列在基因组上广泛特异存在；③成功率高，毒性低，使用带点突变的 Cas9（D10A）可避免脱靶效应；④活性明显高于人工构建的 ZFN 和 TALEN 活性；⑤操作较前简便；⑥在 DNA 水平进行基因敲除，将暂时性的基因敲除 RNA 干扰转变为永久性的基因敲除，建立稳定的可传代的细胞系或突变体系。在多种类型的细胞和生物体内，这种 RNA 介导的 Cas9 酶切作用能够正常地行使功能，在完整基因组上的特定位点完成切割反应。这样就可以方便地进行后续的基因组改造工作了。

　　迄今为止，国内外研究者已成功采用该技术对包括人、鼠、斑马鱼、细菌、果蝇及农作物等的基因进行成功的基因编辑[10-12]。有国内研究者通过增加这一系统在真核系统的核定位，实现对真核生物中特定位点 DNA 的剪切，从而在剪切修复的过程中引入突变，实现对基因打靶的目的，利用并进一步优化该技术，成功地在小鼠、大鼠及猴等物种中实现多个基因的同时编辑[13-15]，其研究成果发表在 Cell 等期刊上。CRISPR-Cas9 技术在免疫细胞中的应用目前还处于早期探索阶段。近期陆续有研究报道采用 CRISPR-Cas9 技术在 T 细胞领域抗肿瘤及抗感染方面的应用[16]。Osborn 等[17]采用该技术成功对 T 细胞的内源性 TCR 进行敲除，解决了免疫细胞回输治疗中异体细胞移植排斥的难题[17]。Li 等[18]利用该技术将 CD4+T 细胞上 CCR5 基因敲除起到抑制 HIV 复制的作用。

# 3　基因定点编辑技术的应用

## 3.1　基因定点编辑技术用于免疫卡控点的干预

　　随着免疫细胞治疗的进展，从最早的通过细胞因子活化的 LAK、CIK、DC-CTL 及 TIL 到现在的以基因改造为策略的 TCR-T、CAR-T 等技术，基因编辑用于免疫细胞治疗已经不再陌生。除外对 T 细胞进行抗原受体的编辑，对于回输的 T 细胞本身进行基因改造，从而调控其活化功能也是极具潜力的发展方向[19]。

　　抗原特异性 T 细胞在活化的同时，往往伴随着免疫卡控点分子的表达上调，这种免疫耐受机制的形成使得 T 细胞对肿瘤的靶向杀伤能力受到一定程度的制约。如果能够在 T 细胞具备抗原特异性及活化扩增的同时抑制其免疫抑制卡控点分子的功能，就能使得 T 细胞免疫耐受得到一定程度的解除。近五年来，免疫卡控点抑制剂 PD-1 单抗的问世在不同实体瘤的临床治疗中均取得了 20%～40% 的应答，在晚期恶性黑色素瘤，非小细胞肺癌及血液肿瘤等的治疗中已取得超越化疗的效果[20-25]。目前 PD-1 单抗在部分肿瘤中已经成为标准二线治疗，在非小细胞肺癌中率先进入一线治疗，是近年来肿瘤治疗领域一颗闪耀的新星，使得人们对肿瘤的免疫治疗有了新的认识和期待。与此同时，随着人们对靶点 PD-1 的认识和逐渐肯定，更多被认为具有潜在治疗价值的免疫调节点也在被逐渐研究并进入临床试验阶段。

　　研究表明，免疫卡控点抑制剂如 PD-1 单抗与细胞免疫治疗联合应用能够增强免疫细胞的抗肿瘤能力[19]。尽管这样的联合策略有着较好的理论基础,在实际临床工作中,一方面,这些作用于免疫活性细胞的免疫单抗或小分子药物可能需要长期的、系统性的给药,才得以达到调节细胞功能、逆转免疫耐受的作用,而这种长期的、全身性的应用不可避免地会带来全身的副作用;另一方面,免疫细胞功能的调控不是由某一个单一的分子或信号通路调节的,往往是伴随多个靶点的激活和调节,因而多个靶点抑制剂的联合应用才能有望达到最佳的治疗效果。然而,与此同时,联合应用后毒副作用也会相应的增加。因而,对 T 细胞进行基因编辑,调控其免疫调控点分子的表达可望克服这一缺陷,是 T 细胞抗原受体编辑之外的又一个很有临床应用价值的领域。

### 3.1.1 免疫卡控点的靶点选择

通过基因编辑技术强化肿瘤杀伤 T 细胞的功能可以有多条途径,本章我们着眼于肿瘤的免疫抑制微环境,以如何利用基因敲除技术对 T 细胞的负性调控分子进行干预为出发点,对其可行性及潜在的有效靶点进行归纳分析。

对 T 细胞进行免疫抑制基因的编辑,其靶点的选择首先需要满足的几个条件是:第一,这些具有免疫抑制功能的分子的作用机制必须是严格受限于细胞内途径;第二,这些分子是与效应性 T 细胞相关的,而不是初始 T 细胞;第三,选取的这些分子不仅在抗肿瘤免疫中具有负性调控的功能,它们在维持免疫自稳、预防自身免疫疾病的发生方面也起到一定的作用。换言之,其全身应用有可能会造成严重的毒副作用[19]。

那么哪些分子有望成为最佳的治疗靶点呢?总体来说,根据 T 细胞活化受抑制的共刺激分子靶点及信号通路(图 14-1),大体可分为以下几类。

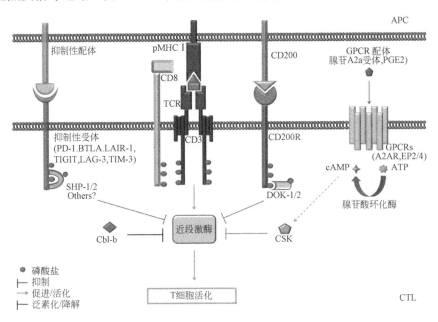

图 14-1 T 细胞活化抑制的共刺激分子靶点和信号通路示意图[19]

PD-1:程序性死亡受体 1;BTLA:B/T 淋巴细胞抑制分子;LAIR-1:白细胞相关免疫球蛋白样受体 1;TIGIT:T 细胞 Ig 及 ITIM 域免疫受体;LAG-3:淋巴细胞活化蛋白 3;TIM-3:T 细胞免疫球蛋白黏蛋白 3;DOK-1/2:对接蛋白-1/2;SHP-1/2 Others?:蛋白酪氨酸磷酸酶-1/2 及其他;Cb1-b:E3 泛素化配体;CSK:叶绿体传感器激酶

T 细胞表达的共刺激受体分子：这一类分子通常表达在免疫细胞表面，伴随着细胞的活化，尤其是抗原受体介导的通路活化而上调表达。从目前临床证据来看，首选的是 PD-1 分子。PD-1 主要表达在活化的 T 细胞、B 细胞和巨噬细胞表面。PD-1 能够抑制 T 细胞的活化，促进 Treg 的功能，从而抑制自身免疫疾病的发生。PD-L1（CD274）是 B7 家族成员，是 PD-1 的配体，属于 1 型跨膜蛋白，全长 290 个氨基酸[26]。目前的研究发现，在多种肿瘤细胞及肿瘤微环境的基质细胞中都表达 PD-L1，其与 PD-1 结合后抑制了由 TCR 传导信号引起的细胞内磷酸化 SHP-2 蛋白的聚集，增加了 E3 泛素化配体 Cbl-b 的表达，从而通过去磷酸化和蛋白酶体降解影响到 TCR 下游信号传导的关键组分[27,28]。除此之外，其他的一些伴随 TCR 通路激活的免疫抑制分子也被认为是进行基因编辑的有效靶点（Table 1），包括 TIM-3、LAG-3、BTLA、OX2R、TIGHT 等。其中，TIM-3、LAG-3 的阻断性抗体都已进入临床试验阶段。值得一提的是，PD-1 与 TIM-3 或 LAG-3 抗体的联合应用在临床前研究中取得了良好的协同抗肿瘤效果，目前也正在积极开展临床试验[29, 30]。因而，利用基因编辑技术对这几个分子进行联合干预可能会是很好的策略。

可溶性免疫负性调控分子受体：这类分子的受体常常以可溶性分子的形式表达于细胞外，如腺苷受体 2A（A2AR），属于 G 蛋白偶联受体家族的成员之一，表达于 T 细胞上，一直以来也被认为是免疫治疗的靶点[31-33]。A2AR 被证实通过 cAMP-PKAI-CSK 通路抑制 T 细胞的活化。在实体肿瘤微环境中，伴随组织的缺氧，产生大量的腺苷分泌到细胞外。有临床前研究证实，对 A2AR 基因的敲除或拮抗可以明显增强过继回输的 T 细胞的抗肿瘤作用[32]。因此靶向于 T 细胞的 A2AR 抑制腺苷介导的免疫耐受理论上可行。但是，腺苷受体还广泛作用于人体各项生理活动过程，尤其是在神经传导的过程中起到重要作用，其拮抗剂的系统性应用很有可能会带来各种毒副反应。因而，对过继回输前的 T 细胞进行该基因的干预可以在实现免疫抑制逆转的同时有效避免其脱靶效应带来的不安全因素。此外，前列腺素 E2（PGE2）被认为是可以通过 cAMP 通路直接抑制效应性及记忆性 CD8$^+$T 细胞的活化。PGE2 的受体 EP2、EP4 表达于 T 细胞上，与肿瘤细胞分泌表达的 PGE2 作用后会抑制 T 细胞免疫应答[34, 35]，因而，对 T 细胞基因组的 EP2、EP4 进行干预也能有效逆转免疫抑制，增强 T 细胞的抗肿瘤应答。

传递细胞内免疫抑制信号的分子：很多的免疫共刺激分子如 PD-1、LAG-3、BTLA、LAIR-1，其免疫抑制功能的发挥都依赖于"胞内卡控点分子"如酪氨酸磷酸酶 SHP-1 或 SHP-2 起作用，抑制 SHP-1/2 的作用可以同时阻断上述多条免疫抑制通路的作用。有研究者报道，采用敲除 SHP-1 基因后的活化的 CD8$^+$T 细胞给予荷瘤小鼠过继治疗，其效应性 CD8$^+$T 细胞的功能及对肿瘤的抑制能力明显增强[36]。另外还有一个近期刚被报道的具有巨大潜力的"胞内卡控点分子"：核孤儿受体家族的 NR2F6，该分子主要是通过影响胞内转录因子而发挥作用。研究发现，NR2F6 基因缺失小鼠肿瘤中，伴有明显的 T 细胞活化增多及细胞因子 IL-2、IFN-γ、TNF-α 的分泌水平增高，从机制上证实，NR2F6 基因是通过拮抗 NFAT/AP-1 复合物对于以上细胞因子基因启动子的结合，进而影响蛋白的转录表达影响到 T 细胞的功能。NR2F6 在静息状态下表达很弱，在受到 CD3-CD28 信号活化后表达明显增强，研究者在将 NR2F6 基因缺失组小鼠的 T 细胞过继回输给正常小鼠，较野生型 T 细胞抗肿瘤作用明显增强，其效果与加入 PD-1/PD-L1 抑制相比没有差异[37]。近年来有学者认为该分子对于免疫系统的影响不亚于 PD-1、CTLA-4[38]，然而像 CTLA-4 、PD-1 一样开发抗体的可能性就目前来说应用比较难,在细胞治疗方面联合这个基因的敲除很值得期待。

### 3.1.2 技术方式比较

在几种基因编辑方式的选择上,不仅需要考虑到技术操作可行性,也必须考虑到其临床应用可行性、安全性、时间周期、经济成本等各种因素。作为第一代基因敲除技术的ZFN目前已经走向临床,也已经有II期临床试验的报道[39]。然而,ZFN的构建所需时间长,工作量巨大,只有极少数的专业从事的实验室可以开展,从长远来看,不利于临床的规模化应用;TALEN相对来说其设计更为简便,研究者可以利用较低的成本在实验室自行设计,虽然较前有一定进步,但是,作为应用于肿瘤免疫细胞治疗,编辑T细胞的工具,还存在一个与其他的技术兼容编辑的问题,如TCR-T、CAR-T。在前两代技术的基础上发展起来的CRISPR-Cas9技术较前相比有着很大优越性:无基因序列的限制、可同时对多个位点进行编辑、仅需要设计识别靶位点的sgRNA序列(可软件或人工设计)、实验周期短、成本明显减低等。笔者认为,从未来的应用来看,该技术可能是能够最快扩大应用,兼具有效性和实用性的一项基因编辑技术,在后面的研究应用中还会重点介绍到。

### 3.1.3 目前已有的研究和临床应用

目前,基因敲除技术在免疫细胞中的应用还处于早期探索阶段。近年来陆续有研究报道采用基因敲除技术在T细胞领域抗肿瘤及抗感染方面的应用[40]。Osborn等[41]成功对T细胞的内源性TCR进行敲除,解决了免疫细胞回输治疗中异体细胞移植排斥的难题。Li等[42]将CD4$^+$T细胞上CCR5基因敲除起到抑制HIV复制的作用。尽管如此,在对免疫细胞进行免疫卡控点敲除抗肿瘤作用方面的研究报道并不多,且主要集中于临床前研究。

最早采用基因敲除技术敲除PD-1基因报道于2015年,研究者尝试用ZFN的方法敲除恶黑患者的肿瘤浸润性T细胞(TIL)的PD-1。研究采用电转染的方法,在TIL上转染了编码PD-1靶向性的ZFN的mRNA,通过对三名恶黑患者来源的TIL的测试发现,基因编辑的平均效率分别达到84.1%、69.9%、70.4%,平均降低了PD-1表达水平的76%。这些PD-1基因编辑后的TIL在体外接受抗原匹配的恶黑细胞株的再刺激后Th1型细胞因子如TNF-α、GM-CSF及IFN-γ较前明显升高。此外,重编后的TIL更多以效应、记忆性细胞亚群为主,该群细胞在体外可以大量扩增,且进入体内后可以快速地发挥抗肿瘤作用[43]。当然,因为缺乏体内实验的证据,其安全性和有效性还有待更进一步的验证。

除了ZFN技术,采用CRISPR-Cas9技术对患者的外周血T细胞的免疫卡控点进行编辑在笔者所在的南京大学临床肿瘤研究所也得到首次尝试。我中心成功构建了靶向敲除人PD-1分子的hPD-1sgRNA/Cas9双质粒敲除系统,采用电转染的方法将hPD-1sgRNA及Cas9质粒共转染肿瘤患者的外周血淋巴细胞。结果证实转染成功,经验证基因敲除效率最高达到60%以上。基因编辑后的T细胞活化扩增能力没有明显变化,且PD-1敲除组T细胞在受到肿瘤相关抗原体外再刺激后细胞免疫应答水平及肿瘤杀伤能力明显提高。该研究成果发表在 *Nature* 子刊 *Scientific reports* 上[44]。

笔者在近期研究中还发现,EBV抗原特异性CTL细胞在体外培养诱导扩增的过程中,伴有免疫抑制分子PD-1的明显升高;同时发现EBV相关肿瘤细胞系伴有IFN-γ诱导的PD-L1的升高,这种免疫耐受机制的形成使得EBV抗原特异性CTL细胞对EBV阳性的肿瘤细胞的抗肿瘤作用受到很大程度的制约。采用上述 CRISPR-Cas9 技术敲除 T 细胞的 PD-1 基因后，PD-1 敲除的 EBV 抗原特异性 CTL 有着更强的免疫应答水平、对 EBV 阳性的肿瘤细胞株有着更强的杀伤作用、且在动物实验证实体内安全性较好、有着更强的抑瘤作用[45]（图 14-2）。在这些前期研究基础上，笔者目前正在申请开展针对 EBV 阳性的晚期胃癌、鼻咽癌、淋巴瘤患者一线药物治疗失败后采用 PD-1 基因敲除的 CTLs 治疗的临床试验，期待通过该新技术实现对体内残余肿瘤细胞的杀伤，延长晚期胃癌、鼻咽癌、淋巴瘤等患者的无进展生存时间并改善患者的免疫指标。并且，我们希望能够通过对相关免疫指标的检测，筛选出能够从该治疗获益的优势人群，使免疫治疗更加个体化、精细化。

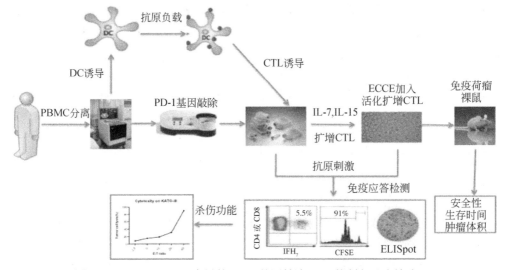

图 14-2　CRISPR-Cas9 介导的 PD-1 基因敲除 CTL 的制备及疗效验证

几乎与此同时，美国的一项研究同样采用CRISPR-Cas9技术针对人原代 T 细胞的 PD-1 进行编辑。研究者采用 Cas9 蛋白及靶点特异性的 sgRNA 在体外转录后的 mRNA 转染人原代 T 细胞，将 T 细胞基因组中的 PD-1 基因成功敲除，结果证实 PD-1 蛋白的水平表达明显下降[46]。虽然国内外同时有研究证实该技术用于 T 细胞免疫卡控点基因编辑的可行性，该领域临床研究结果还未见报道。但就目前来看，正在蓄势待发，积极走向临床。CRISPR 技术的第一个临床试验由宾夕法尼亚大学医学院提出，该临床试验主要针对骨髓瘤、黑色素瘤和肉瘤的患者。研究人员利用 CRISPR 对 T 细胞的 PD-1 分子进行基因敲除，再将基因编辑后的 T 细胞回输患者以摧毁体内的肿瘤细胞。此外，美国的朱诺治疗公司、诺华公司等相继联手 CRISPR 技术的领跑者 Intellia 治疗公司进行 CRISPR-Cas9 技术在 CAR-T 细胞治疗和造血干细胞中的应用。在国内，除了笔者所在的南京大学临床肿瘤研究所，华西医科大学、北京大学等多个中心也正在申请开展采用 CRISPR-Cas9 技术进行 T 细胞编辑的临床试验。

### 3.1.4　机遇与挑战

肿瘤反应性T细胞的有效激活和免疫抑制检查点的有效阻断作用是目前免疫治疗的两大关键问题。采用单抗阻断联合 T 细胞回输可以显著提高抗肿瘤治疗的效果，但必须指出其局限性：一方面，T 细胞在肿瘤微环境的持续刺激下，免疫抑制分子的表达会持续性地升高，因而需要长时期的在体内应用抗体，而采用小干扰 RNA 一类的技术同样也只能带来暂时的功能抑制，效率较低；另一方面，体内长期的应用阻断抗体或小分子抑制剂等不可避免地会带来一定风险，如打破免疫平衡，引起对正常组织的免疫攻击。基于此，我们有理由相信，将基因编辑技术用于敲除免疫卡控点分子以提高肿瘤反应性 T 细胞的抗肿瘤能力及存活能力是充满前景的。但与此同时，很多问题是这个领域在临床实践中必须面临和解决的。

第一，相比编辑抗原受体基因如 TCR-T、CAR-T 等，编辑免疫抑制性卡控点基因需要我们尽可能更多地提高敲除效率。前者只需要转染成功一定比例的 T 细胞就可以达到治疗目的，或者可以通过分选后再扩增的方法使之纯度和数量都得到增加，而后者如果转染比例过少，就很难达到逆转免疫抑制的目的，分选相对来说技术难度也较大。原代 T 细胞的转染较细胞系更难，淋巴细胞又为悬浮细胞，通常较贴壁细胞的转染效率更低，用一般的化学转染法如脂质体转染等不能达到满意的效果。目前最常用于淋巴细胞转染的方法是病毒转染法和电转法，两者有各自的优势。细胞的活化方式对于转染的效率至关重要，未活化的 T 细胞其转染较难，但如果过度活化后，细胞趋于耗竭状态同样使得转染难度增加，因而需要寻找合适的转染条件使得效率最大化的同时又不影响后续的培养和扩增。

第二，外周血 T 细胞与 TIL 不同的是，其本身并没有或很少经历过抗原的刺激，不具备抗原特异性，单纯的敲除免疫抑制卡控点分子只能逆转很少一部分具有抗肿瘤作用的 T 细胞的功能，很难产生临床疗效。因而需要与其他的免疫细胞疗法结合，如 DC-CTL、TCR-T、CAR-T，这样才能够解决 T 细胞在具有肿瘤抗原特异性的同时规避免疫耐受的发生。此外，值得注意的是，仅仅一个免疫卡控点的敲除其作用往往不大，要取得临床效应的最大化，不同免疫卡控点的联合敲除可能是未来的发展方向。

第三，在用免疫卡控点抑制剂如 PD-1/PD-L1 阻断性单抗对临床患者的治疗中发现，尽管部分患者取得了很好疗效，但还是有很大一部分患者效果不佳，采用基因编辑技术改造免疫细胞毕竟是耗时耗力的，如何在治疗前筛选出这部分受益人群也是治疗成功的关键。

总之，该领域充满了机遇和挑战，唯有在不断地科研摸索和临床实践转化中前行。不过我们相信，伴随着分子生物学技术的不断改进，随着我们对机体抗肿瘤免疫机制认识的不断提升，其应用一定能够得以拓展，不久的将来能够在临床细胞治疗中占有一席之地。

## 3.2 基因定点编辑技术在异基因细胞治疗中的应用

### 3.2.1 异基因细胞治疗的需求及面临的问题

随着免疫细胞治疗技术的不断发展与改进，目前以 CAR-T、TCR-T 等为主的基因修饰的免疫细胞疗法已经在逐步走向临床。然而，目前临床所应用的 CAR-T、TCR-T 细胞都是由来源于患者自体的 PBMC 制备的，尽管已经出现了一些有效的案例，但仍然有很多因素制约着其大规模的临床应用。①制备的时间较长：从患者的采血分离到活化、细胞转染、扩增到所需的数量，都需要花费大量的时间；②制备的成本较高：自体来源的细胞需要对每一位患者都单独执行一整套的细胞制备程序，对于生产成本来说无疑是很高的；③患者个体的差异使得其来源细胞质量差别巨大，有的患者由于前期的各种治疗包括化疗、放疗等，体内的淋巴细胞的数量和功能受到了一定的影响，并不是每一个患者的淋巴细胞接受基因改造后都能达到满意的表达效率和细胞数量；④患者的个体差异导致的细胞成品的质量差异，使得治疗效果也不尽相同，因而很难有一个统一的评判标准去界定治疗效果的好坏。基于存在的这些问题，细胞治疗亟待需要走向"规模化""成品化""标准化"，最好的方法就是以异体来源的细胞如健康捐献者的细胞来替代患者自体的细胞作为生产原料，在符合 GMP 级别的细胞制备车间统一完成制备、扩增和鉴定。这样患者就可以最及时地得到符合标准的细胞治疗[47]。

然而，异基因细胞治疗面临的最大问题是如何能够有效避免异体细胞输注患者体内后产生的移植物抗宿主疾病（graft-versus-host disease，GVHD）。移植物抗宿主反应（graft versus host reaction，GVHR）是由移植物中的特异性淋巴细胞识别宿主抗原而发生的一种反应，这种反应不仅导致移植失败，还可以给受者造成严重后果。GVHR 所引起的疾病称为 GVHD，往往导致受者多器官功能衰竭。常见于接受骨髓移植的患者，另外也可见于有大量淋巴组织的实质性器官移植受者，如小肠移植。受者的皮肤、肠道、眼是主要的受损器官。

如何避免和减少异基因细胞治疗中 GVHD 的发生呢？有以下的这样一些策略可供参考（表 14-1）。①去除对受体细胞有反应的 T 细胞（depletion of alloreactive T cells）：将供者 T 细胞与受者的抗原提呈细胞共培养后，用细胞表面分子如 CD25、CD69、CD137 等表面标记将活化的细胞采用磁珠分选等方法分选去除活化的 T 细胞[48-52]。缺点是去除不彻底，且在体外培养的时间延长，临床应用的可行性较差。②灭活对受体细胞有反应的 T 细胞（inactivation of alloreactive T cells）：采用供者 T 细胞与受者抗原提呈细胞共培养的同时，加入抗 CD28 进行阻断[53]，这种策略的缺陷与上相似。③对供者 T 细胞的 TCR 种类进行限制：保留记忆 T 细胞亚群 CD45RO，去除初始细胞亚群 CD45RA。有研究发现输注初始 T 细胞较输注记忆 T 细胞更易发生 GVHD[54, 55]。④选用固有免疫细胞作为治疗用细胞的来源：包括 γδT 细胞、NKT 细胞、NK 细胞及 T 细胞的前体细胞等[47]。⑤引入自杀基因如 iCasp9 及 TK 等，当针对受体细胞活化反应启动时使细胞执行自我清除[56-58]。⑥对供者细胞的内源性 TCR 进行基因敲除：采用基因定点编辑技术如人工核酶技术直接将内源性 αβTCR 敲除，避免对受体细胞的识别。笔者认为最后一条策略能最大程度地避免异基因细胞回输后的不良反应，且具有较好的可操作性和临床应用价值，在下一小节中将进行重点介绍。

表 14-1　"成品化"细胞治疗避免 GVHD 的策略

| 策略 | 方法 |
| --- | --- |
| 去除自身反应性 T 细胞 | 去除 CD25、CD69、CD137 阳性细胞 |
| 抑制 TCR 介导的细胞活化 | B7 阻断性抗体封闭 CD28 介导的细胞活化 |
| 减少 TCR 库的种类 | 采用记忆性细胞亚群 |
| 使用 TCR 特异性的 T 细胞 | 病毒或肿瘤特异性 T 细胞，γδ T 细胞 |
| 使用固有免疫细胞 | γδT 细胞、NKT 细胞、NK 细胞及 T 细胞的前体细胞 |
| 引入自杀基因 | HSV1-TK、iCasp9 |
| 内源性 TCR 进行基因敲除 | ZFN、TALEN、CRISPR-Cas9 等技术敲除 αβTCR 基因 |

### 3.2.2　基因定点编辑技术在异基因细胞治疗中的应用

作为最先一代的也是临床应用最早的基因敲除技术,锌指酶技术最先应用于 T 细胞的内源性基因的敲除[59],接下来的二、三代技术如 TALEN、CRISPR 技术在此领域也具有很大的临床转化潜力。在对于内源性 αβTCR 基因敲除这个方向,近年来国际上先后有研究机构开展相关研究,其中有基础研究也有临床转化,接下来我们对目前该类技术在异基因细胞治疗的领域的应用作一下介绍。

ZFN 技术介导的异基因细胞治疗:美国 MD. Anderson 肿瘤中心最先将第一代基因敲除技术 ZFN 技术应用于 CD19-CAR-T 细胞的编辑[60]。研究者将人外周血淋巴细胞的内源性 αβTCR 基因敲除以彻底避免 GVHD 的发生。由于一个 TCR 功能的完整发挥需要 α 和 β 亚基形成异二聚体的形式才可以,因而只要敲除 α 或 β 亚基中的一个就可以使其作用失活。基于此,研究者首先设计了一对靶向于 TCR 的 α 亚基的恒定区 1 号外显子基因(TRAC: NG_001332.2)的 ZFN(TRAC-ZFN1 及 TRAC-ZFN2)。将上述 ZFN 的基因序列克隆到表达载体上,再体外转录成 mRNA,通过电转染的方法将其转换到原代 T 细胞上。表达出来的 ZFP 与靶位点结合后,随即 Fok I 发挥作用将位点进行切割,达到基因敲除的目的。

值得注意的是,在这一过程中,由于受到转染效率的影响,不能保证所有的细胞的 TCR 基因都成功得以敲除,实际上只有 20%～40% 的细胞敲除成功,因而,为了最大程度地降低 GVHD 的发生,研究者还通过细胞分选的方法,将 $CD3^+T$ 细胞去除掉,原理是由于 TCR 基因敲除后的细胞不表达 CD3,通过分选这一步将剩余内源性 TCR 基因还存在的细胞也去除掉了。该研究所应用于的细胞是 CD19-CAR-T 细胞,利用转座子-转座酶(sleeping beauty)系统及电转染的方法使 T 细胞表达 CD19 嵌合性抗原受体基因,采用人工抗原提呈细胞来活化和扩增转染后的 CAR-T 细胞。通过这样的方法,可以从含有 $8 \times 10^7$ $CD3^+T$ 细胞的血中制备出至少 $3 \times 10^9$ 个 TCR 阴性的 CAR-T 细胞。研究者认为,以每人每次接受 $3 \times 10^8$ 个 CAR-T 细胞来计算,一个异基因供者来源的细胞就可供至少 10 人次的细胞治疗所需。当然,如果体外再将这些基因编辑后的细胞刺激扩增一轮,按照至扩增 10 倍的细胞数量来算,就能供 100 人次所使用。这一方法的建立为选用异体基因的供者制备 CAR-T 细胞,为规模化、成品化的免疫细胞制备提供了可能性。

同样是采用 ZFN 技术用于 TCRT 细胞的内源性 TCR 的敲除也有研究报道[61]。在成熟的 T 细胞表达外源性 αβTCR 基因之前,自己本身已经具有某种内源性的 αβTCR 基因,如此一来,这种双 TCR 特异性的 T 细胞的功能就会受到影响:一方面对肿瘤特异性抗原的亲和力降低;另一方面新的 TCR 配对的形成可能会打破了机体的免疫自稳,导致自身免疫性疾病的发生。为了解决这一难题,研究者构建了靶向于 αβTCR 亚基的 TRAC-ZFN 及 TRBC-ZFN 的慢病毒载体,制备病毒上清用于感染 T 细胞。研究者采用健康供者来源的外周血单核细胞,用 CD3-CD28 抗体偶联的磁珠对其进行活化后进行慢病毒转染,转染后 48 小时加入细胞因子 IL-7、IL-15 进一步活化扩增。研究者同样分选出了 CD3 阴性的细胞进行后续实验以保证基因的缺失。接下来,研究者选择了 WT1(wilm's tumor antigen 1)(在白血病白细胞及多数实体瘤细胞中表达)作为靶抗原,选用慢病毒载体表达的 HLA-A02 限制性针对免疫表位 $WT1_{126\sim134}$ 的 TCR 对上述 CD3 阴性细胞再次进行转染,最终得到内源性 TCR 敲除的 WT1-TCRT。进一步实验结果证实,内源性 TCR 敲除后的 WT1-TCRT

对 WT1 抗原的亲和力提高了将近 10 倍，对靶细胞的杀伤能力也有明显提高。在人源化
小鼠模型当中证实，内源性 TCR 敲除后的 WT1-TCRT 细胞注射小鼠以后可以在体内长
期存活且没有引起明显的 GVHD，而未改造的 TCRT 在输注后短短两周之内就引起了小鼠
的死亡。

目前 ZFN 技术用于 T 细胞 CCR5 基因及糖皮质激素受体基因的敲除已经有临床试验
正在开展（NCT00842634、NCT01082926），相信通过该技术敲除内源性 TCR 基因在异基
因细胞免疫治疗方面具有一定的应用前景，但同时也需要更多的实验基础和临床前验证。

TALEN 技术介导的异基因细胞治疗：作为第二代基因编辑技术，TALEN 因为其设计
方面的优势紧接着 ZFN 之后很快也被用于编辑内源性 TCR。研究者同样选取目前临床应
用最为广泛的 CD19-CART 进行改造以满足异基因治疗的需要[62]。与之前不同的是，采用
TALEN 技术可以同时靶向敲除 2 个以上的基因。在该研究中，同时靶向了内源性 TCR 受
体 α 链基因 TRAC 及 CD52 基因。阿仑单抗（Alemtuzumab）被 FDA 批准用于治疗慢性淋
巴细胞白血病，是抗 CD52 单克隆抗体，通过针对 CD52 阳性的淋巴瘤细胞发挥 ADCC 效
应。然而治疗用的 T 细胞表面由于也有 CD52 的表达，在接受 Alemtuzumab 治疗后体内
的这部分细胞同时也被清除了，严重影响了细胞治疗的效果。因而，采用 CD52 基因敲
除的细胞与 Alemtuzumab 的同步治疗能很好地避免这一弊端。研究者将靶向 CD52 及
TRAC 的 TALEN 基因串联起来体外转录成 mRNA 的形式，电转染后 5 天，分别有 63%
及 78% 的细胞表面 CD52 和 TRAC 的表达消失。研究者采用 CD3 单抗活化淋巴细胞，在
第 3 天时采用慢病毒体系转染 CD19-CAR，2 天后再电转 TALEN 的 mRNA，培养 10～
12 天后将残留 αβTCR 的 CD3$^+$T 细胞去除。经过制备工艺的最佳化以后，整个基因的改
造加上细胞活化扩增总共只需要大约 17 天的时间。以每个健康供者提供 10$^9$ 个 T 淋巴细
胞为例，可以获取 10$^{10}$ 个改造后的 CAR-T 细胞，以每人次回输 2×10$^7$ 个细胞来计算，总
共可以供 500 次回输。这无论是在制备规模还是在时间、经济统筹上都明显优于自体来
源的 CAR-T 细胞治疗。

与此同时，TALEN 技术也被尝试用于 TCRT 的改造[63]。ZFN 技术虽然最先被用于 TCRT
的内源性 TCR 敲除，但总体来讲效率仍然不高（<10%）。来自欧洲的一项研究同样是设计
一对分别靶向于 TCR 的 α 链和 β 链的 TALEN 载体，体外转录成 mRNA 后电转淋巴细胞。
结果证实在转染后 24 小时就出现了基因表达的抑制，且在原代人淋巴细胞中的敲除效率
较之前的 ZFN 技术明显提高（α 链：60%；β 链：40%）。在完成内源性 TCR 敲除之后，
研究者紧接着采用慢病毒载体将针对流感病毒抗原的外源性 Flu-TCR 导入淋巴细胞得到
Flu-TCRT 细胞。值得一提的是，mRNA 用于转染被认为较病毒载体或者其他基因改造的
载体更为安全和实用：一方面，引入外源性基因插入人体细胞的风险明显减小，因而有着
更好的安全性；另一方面，生产要求条件低，有利于规模化的制备。研究中还探讨了敲除
α 链和 β 链中的其一与两者同时敲除相比，两者同时敲除能最大程度地降低 GVHD 的发生，
而对于 CAR-T 改造，只要其中一个亚基敲除就足够了（图 14-3）。

研究虽然屈指可数，但 TALEN 技术用于该领域已经在很多方面包括设计的简化及基
因编辑的效率明显超越了前一代技术，当然，在阔步走向临床之前我们需要的是更多的临
床前证据。

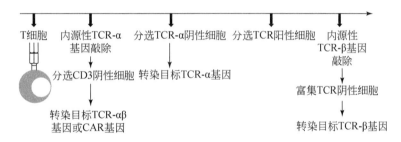

图 14-3　内源性 TCR 敲除的基因重编程细胞的制备流程示意图[63]

CRISPR-Cas9 技术介导的异基因细胞治疗：直到 2015 年才有文献报道 CRISPR-Cas9 技术用于异基因细胞治疗的研究。作为最新一代的基因敲除技术，虽然在该领域的研究最晚，但却被认为是目前最具潜力的技术[17]。既往文献报道的 ZFN 技术以 mRNA 的投递方式对 α 亚基的敲除效率在 27%～37%，对 β 亚基的敲除效率只有 4%～15%，以病毒载体形式投递后对 α 亚基的敲除效率在 10%～50%，对 β 亚基的敲除效率在 5%～40%；TALEN 技术与之相比有所提高，以 mRNA 的投递方式对 α 亚基的敲除效率最高达到 60%，对 β 亚基的敲除效率最高达到 40%。研究者通过对不同基因敲除技术敲除内源性 TCR 的效率对比发现，CRISPR-Cas9 体系的敲除效率在所有当中是最高的，最高可以达到 90%，平均都在 60% 以上。不仅如此，对细胞的毒性也最小，内源性 TCR 敲除后的细胞在体外培养过程中至少可以扩增 10 倍。当然，采用 CRISPR-Cas9 技术最大的优势还在于其设计简单，在普通的分子生物实验室就可以完成整套载体的构建工作。相信随着该技术的深入研究和改进，能够在异基因细胞治疗领域发挥最主要的作用。

### 3.2.3　机遇与挑战

基因定点编辑技术在异基因细胞治疗领域被看好，充满了应用前景，但同时也可谓机遇与挑战并存。由于各种技术难度的限制，相信在临床的推广仍然是障碍重重的，如转染效率的提高、脱靶效应的深入验证和规避、如何降低多次基因操作对细胞活性的影响等。尽管如此，我们依然相信，在不久的将来，伴随基因定点编辑技术的不断改进，成品化的异基因细胞治疗产品能够为更多的肿瘤患者造福。

### 参 考 文 献

[1] Terada R, Johzuka-Hisatomi Y, Saitoh M, et al. Gene targeting by homologous recombination as a biotechnological tool for rice functional genomics. Plant Physiol, 2007, 144(2): 846-856.

[2] Yamauchi T, Johzuka-Hisatomi Y, Fukada-Tanaka S. Homologous recombination-mediated knock-in targeting of the MET1a gene for a maintenance DNA methyltransferase reproducibly reveals dosage-dependent spatiotemporal gene expression in rice. Plant J, 2009, 60(2): 386-396.

[3] Zhang F, Maeder M L, Unger-Wallace E, et al. High frequency targeted mutagenesis in Arabidopsis thaliana using zinc finger nucleases. Proc Natl Acad Sci USA, 2010, 107(26): 12028-12033.

[4] Maeder M L, Thibodeau-Beganny S, Osiak A, et al. Rapid"open-source"engineering of customized zinc finger nucleases for highly efficient gene modification. Mol Cell, 2008, 31(2): 294-301.

[5] Sander J D, Maeder M L, Reyon D, et al. ZiFiT(Zinc Finger Targeter); an updated zinc finger engineering

tool. Nucleic acids research, 2010, 38 Suppl: W462-468.

[6] Boch J, Scholze H, Kay S, et al. Breaking the code of DNA binding specificity of TAL-type III effectors. Science, 2009, 326(5959): 1509-1512.

[7] Hockemeyer D, Wang H, Kiani S, et al. Genetic engineering of human pluripotent cells using TALE nucleases. Nature biotechnology, 2011, 29(8): 731-734.

[8] 支大龙, 牛昱, 季维智. 人工核酸酶介导的基因组编辑技术. 中国生物化学与分子生物学报, 2015, 31(11): 1132-1137.

[9] 韩勇, 杨杰, 李子彬, 等. 新型基因组编辑技术研究进展. 动物医学进展, 2015, 36(10): 100-105.

[10] Jinek M, Chylinski K, Fonfara I, et al. A programmable dual-RNA-guided DNA endonuclease in adaptive bacterial immunity. Science, 2012, 337(6096): 816-821.

[11] Mali P, Esvelt K M, Church G M. Cas9 as a versatile tool for engineering biology. Nature methods, 2013, 10(10): 957-963.

[12] Li W, Teng F, Li T, et al. Simultaneous generation and germline transmission of multiple gene mutations in rat using CRISPR-Cas systems. Nat biotechnol, 2013, 31(8): 684-686.

[13] Shen B. Zhang J, Wu H, et al. Generation of gene-modified mice via Cas9/RNA-mediated gene targeting. Cell research, 2013, 23(5): 720-723.

[14] Niu Y, Shen B, Cui Y, et al. Generation of gene-modified cynomolgus monkey via Cas9/RNA-mediated gene targeting in one-cell embryos. Cell, 2014, 156(4): 836-843.

[15] Zhou J, Shen B, Zhang W, et al. One-step generation of different immunodeficient mice with multiple gene modifications by CRISPR/Cas9 mediated genome engineering. The international journal of biochemisty & cell biology, 2014, 46: 49-55.

[16] Chen Y Y. Efficient Gene Editing in Primary Human T Cells. Trends in immunology, 2015, 36(11): 667-669.

[17] Osborn M J, Webber B R, Knipping F, et al. Evaluation of TCR Gene Editing Achieved by TALENs, CRISPR/Cas9, and megaTAL Nucleases. Molecular therapy: the journal of the American Society of Gene Therapy, 2016, 24(3): 570-581.

[18] Li C, Guan X, Du T, et al. Inhibition of HIV-1 infection of primary CD4[+] T-cells by gene editing of CCR5 using adenovirus-delivered CRISPR/Cas9. The Journal of general virology, 2015, 96(8): 2381-2393.

[19] Lloyd A, Vickery O N, Laugel B. Beyond the antigen receptor; editing the genome of T-cells for cancer adoptive cellular therapies. Frontiers in immunology, 2013, 4: 221.

[20] Weber J S, D'Angelo S P, Minor D, et al. Nivolumab versus chemotherapy in patients with advanced melanoma who progressed after anti-CTLA-4 treatment(CheckMate 037); a randomised, controlled, open-label, phase 3 trial. The Lancet oncology, 2015, 16(4): 375-384.

[21] Asaoka Y, Ijichi H, Koike K. PD-1 Blockade in Tumors with Mismatch-Repair Deficiency. The New England journal of medicine, 2015, 373(20): 1979.

[22] Valsecchi M E. Combined Nivolumab and Ipilimumab or Monotherapy in Untreated Melanoma. The New England journal of medicine, 2015, 373(13): 1270.

[23] Garon E B, Rizvi N A, Hui R, et al. Pembrolizumab for the treatment of non-small-cell lung cancer. The New England journal of medicine, 2015, 372(21): 2018-2028.

[24] Brahmer J, Reckamp K L, Baas P, et al. Nivolumab versus Docetaxel in Advanced Squamous-Cell Non-Small-Cell Lung Cancer. The New England journal of medicine, 2015, 373(2): 123-135.

[25] Ansell S M, Lesokhin A M, Borrello I, et al. PD-1 blockade with nivolumab in relapsed or refractory Hodgkin's lymphoma. The New England journal of medicine, 2015, 372(4): 311-319.

[26] McDermott D F, Atkins M B. PD-1 as a potential target in cancer therapy. Cancer Medicine, 2013, 2(5): 662-673.

[27] Freeman G J, Long A J, Iwai Y, et al. Engagement of the PD-1 immunoinhibitory receptor by a novel B7 family member leads to negative regulation of lymphocytectivation. The journal of experimental medicine, 2000, 192(7): 1027-1034.

[28] Karwacz K, Bricogne C, Macdonald D, et al. PD-L1 costimulation contributes to ligandinduced T cell receptor downmodulation on CD8$^+$ T cells. EMBO molecular medicine, 2011, 3(10): 581-592.

[29] Woo S R, Turnis M E, Goldberg M V, et al. Immune inhibitory molecules LAG-3 and PD-1 synergistically regulate T-cell function to promote tumoral immune escape. Cancer Research, 2012, 72(4): 917-927.

[30] Fougeray S, Brignone C, Triebel F. A soluble LAG-3 protein as an immunopotentiator for therapeutic vaccines; preclinical evaluation of IMP321. Vaccine, 2006, 24(26): 5426-5433.

[31] Ohta A, Sitkovsky M. Role of Gprotein-coupled adenosine receptors in downregulation of inflammation and protection from tissue damage. Nature, 2001, 414: 916-920.

[32] Ohta A, Gorelik E, Prasad S J, et al. A2A adenosine receptor protects tumors from antitumor T cells. Proceedings of the National Academy of Sciences of the United States of Ameica, 2006, 103(35): 13132-13137.

[33] Sitkovsky M, Ohta A. Targeting the hypoxia-adenosinergic signaling pathway to improve the adoptive immunotherapy of cancer. Journal of molecular medicine (Berlin, Germany), 2013, 91(2): 147-155.

[34] Oberprieler N G, Lemeer S, Kalland M E, et al. High-resolution mapping of prostaglandin E2-dependent signaling networks identifies a constitutively active PKA signaling node in CD8$^+$CD45RO$^+$ T cells. Blood, 2010, 116(13): 2253-2265.

[35] Mosenden R, Tasken K. Cyclic AMP-mediated immune regulation- overview of mechanisms of action in T cells. Cell signal, 2011, 23(6): 1009-1016.

[36] Stromnes I M, Fowler C, Casamina C C, et al. Abrogation of SRC homology region 2 domain-containing phosphatase1 in tumor-specific T cells improves efficacy of adoptive immunotherapy by enhancing the effector function and accumulation of short-lived effector T cells in vivo. Journal of immunology, 2012, 189: 1812-1825.

[37] Hermann-Kleiter N, Klepsch V, Wallner S, et al. The Nuclear Orphan Receptor NR2F6 Is a Central Checkpoint for Cancer Immune Surveillance. Cell reports, 2015, 12(12): 2072-2085.

[38] Klepsch V, Hermann-Kleiter N, Baier G. Beyond CTLA-4 and PD-1; Orphan nuclear receptor NR2F6 as T cell signaling switch and emerging target in cancer immunotherapy. Immunology letters, 2016, 178: 31-36.

[39] Tebas P, Stein D, Tang W W, et al. Gene editing of CCR5 in autologous CD4 T cells of persons infected with HIV. The New England journal of medicine, 2014, 370(10): 901-910.

[40] Chen Y Y. Efficient Gene Editing in Primary Human T Cells. Trends in immunology, 2015, 36(11): 667-669.

[41] Osborn M J, Webber B R, Knipping F, et al. Evaluation of TCR Gene Editing Achieved by TALENs, CRISPR/Cas9, and megaTAL Nucleases. Molecular therapy: the journal of the American Society of Gene Therapy, 2015.

[42] Li C, Guan X, Du T, et al. Inhibition of HIV-1 infection of primary CD4+ T-cells by gene editing of CCR5 using adenovirus-delivered CRISPR/Cas9. The Journal of general virology, 2015, 96(8): 2381-2393.

[43] Beane J D, Lee G, Zheng Z, et al. Clinical Scale Zinc Finger Nuclease-mediated Gene Editing of PD-1 in Tumor Infiltrating Lymphocytes for the Treatment of Metastatic Melanoma. Molecular therapy: the journal of the American Society of Gene Therapy, 2015, 23(8): 1380-1390.

[44] Su S, Hu B, Shao J, et al. CRISPR-Cas9 mediated efficient PD-1 disruption on human primary T cells from cancer patients. Scientific reports, 2016, 6: 20070.

[45] Su S, Zou Z Y, Chen F J, et al. CRISPR-Cas9 mediated disruption of PD-1 on human T cells for adoptive cellular therapies of EBV positive gastric cancer. Oncoimmunology, 2017, 6: e1249558.

[46] Kathrin S, Steven L, Eric B, et al. Generation of knock-in primary human T cells using Cas9 ribonucleoproteins. Proc Natl Acad Sci U S A, 2015, 112(33): 10437-10442.

[47] Torikai H, Cooper L J. Translational Implications for Off-the-shelf Immune Cells Expressing Chimeric Antigen Receptors. Molecular therapy: the journal of the American Society of Gene Therapy, 2016, 24(7): 1178-1186.

[48] Amrolia P J, Muccioli-Casadei G, Huls H, et al. Adoptive immunotherapy with allodepleted donor T-cells improves immune reconstitution after haploidentical stem cell transplantation. Blood, 2016, 108(6): 1797-1808.

[49] Amrolia P J, Muccioli-Casadei G, Yvon E, et al. Selective depletion of donor alloreactive T cells without loss of antiviral or antileukemic responses. Blood, 2003, 102(6): 2292-2299.

[50] Solomon S R, Mielke S, Savani B N, et al. Selective depletion of alloreactive donor lymphocytes: a novel method to reduce the severity of graftversus-host disease in older patients undergoing matched sibling donor stem cell transplantation. Blood, 2005, 106(3): 1123-1129.

[51] Hartwig U F, Nonn M, Khan S, et al. Depletion of alloreactive T cells via CD69: implications on antiviral, antileukemic and immunoregulatory T lymphocytes. Bone Marrow Transplant, 2006, 37(3): 297-305.

[52] Wehler T C, Nonn M, Brandt B, et al. Targeting the activation-induced antigen CD137 can selectively deplete alloreactive T cells from antileukemic and antitumor donor T-cell lines. Blood, 2007, 109(1): 365-373.

[53] Davies J K, Singh H, Huls H, et al. Combining CD19 redirection and alloanergization to generate tumor-specific human T cells for allogeneic cell therapy of B-cell malignancies. Cancer research, 2010, 70(10): 3915-3924.

[54] Anderson B E, McNiff J, Yan J, et al. Memory CD4+ T cells do not induce graft-versus-host disease. The Journal of clinical investigation, 2003, 112(1): 101-108.

[55] Foster A E, Marangolo M, Sartor M M, et al. Human CD62L- memory T cells are less responsive to alloantigen stimulation than CD62L+naive T cells: potential for adoptive immunotherapy and allodepletion. Blood, 2004, 104(8): 2403-2409.

[56] Berger C, Flowers M E, Warren E H, et al. Analysis of transgene-specific immune responses that limit the in

vivo persistence of adoptively transferred HSV-TK-modified donor T cells after allogeneic hematopoietic cell transplantation. Blood, 2006, 107(6): 2294-2302.

[57] Di Stasi A, Tey S K, Dotti G, et al. Inducible apoptosis as a safety switch for adoptive cell therapy. The New England journal of medicine, 2011, 365(18): 1673-1683.

[58] Zhou X, Di Stasi A, Tey S K, et al. Long-term outcome after haploidentical stem cell transplant and infusion of T cells expressing the inducible caspase 9 safety transgene. Blood, 2014, 123(25): 3895-3905.

[59] Perez E E, Wang J, Miller J C, et al. Establishment of HIV-1 resistance in CD4[+] T cells by genome editing using zinc-finger nucleases. Nature biotechnology, 2008, 26(7): 808-816.

[60] Torikai H, Reik A, Liu P Q, et al. A foundation for universal T-cell based immunotherapy: T cells engineered to express a CD19-specific chimeric-antigen-receptor and eliminate expression of endogenous TCR. Blood, 2012, 119(24): 5697-5705.

[61] Provasi E, Genovese P, Lombardo A, et al. Editing T cell specificity towards leukemia by zinc finger nucleases and lentiviral gene transfer. Nature medicine, 2012, 18(5): 807-815.

[62] Poirot L, Philip B, Schiffer-Mannioui C, et al. Multiplex Genome-Edited T-cell Manufacturing Platform for "Off-the-Shelf" Adoptive T-cell Immunotherapies. Cancer Res, 2015, 75(18): 3853-3864.

[63] Berdien B, Mock U, Atanackovic D, et al. TALEN-mediated editing of endogenous T-cell receptors facilitates efficient reprogramming of T lymphocytes by lentiviral gene transfer. Gene therapy, 2014, 21(6): 539-548.

# 第十五章　个体化肽疫苗

## 1　肽疫苗免疫治疗简介

在肿瘤的诸多治疗方法中，以疫苗为基础的免疫治疗是一种前景广阔的治疗方法。与单克隆抗体等被动免疫治疗方法相比，疫苗疗法属于主动免疫，能够诱导或扩增体内预存的针对靶抗原的细胞免疫和体液免疫反应，并能形成长期的免疫记忆反应，可以降低肿瘤的复发。而肽疫苗由于肽段短，便于合成，可以在体内诱导出肽特异性 T 细胞从而发挥抗肿瘤作用，有着很好的临床应用前景。

目前肽疫苗的应用形式有单短肽疫苗、多短肽疫苗、长肽疫苗、串联多表位肽疫苗和个体化肽疫苗（personalized peptide vaccine，PPV）等[1]。单一短肽疫苗由于靶点单一，诱导出的 CTL 杀伤靶标有限，所以抗肿瘤作用也受到限制。串联多表位肽疫苗和长肽疫苗肽段较长，而且组合形式单一，临床应用较少。多个短肽疫苗联合可以诱导多克隆的针对多个靶点的 CTL，是目前应用渐多的一种疫苗形式。然而个体化肽疫苗是根据患者自身的免疫学特征选取合适的肽疫苗，每位患者所选用的肽疫苗不尽相同，实现了个体化免疫治疗的设想，在未来有着广阔的临床应用前景。本章将对个体化肽疫苗的原理与优势、个体化肽疫苗库的构建、个体化肽疫苗的筛选及其临床应用和疗效等方面做一介绍。

## 2　个体化肽疫苗治疗方法的原理与优势

目前人们发现了大量的肿瘤相关抗原。鉴别这些肿瘤相关抗原常用的方法有 cDNA 表达克隆法、cDNA 表达文库的血清学分析（serological analysis of recombinant tumor cDNA expression libraries，SEREX）和反向免疫学分析等[2]。尽管这些抗原数目众多，但针对某一具体肿瘤患者选取哪些抗原肽进行治疗仍是临床上的一个问题。肿瘤免疫取决于肿瘤细胞自身的免疫学特性和患者体内的免疫细胞应答谱两个方面。由于免疫细胞反应谱具有多样性和异质性，不同个体具有不同的免疫细胞应答谱，所以抗肿瘤免疫要因人而异，针对某一具体的个体选择最合适的肽疫苗进行临床治疗，以期获得最佳的临床疗效。目前大多数肽疫苗治疗的临床试验对不同的患者选用相同的抗原，没有考虑不同个体间免疫学状况的差异。显然在肽疫苗治疗前分析具体个体体内预存的免疫反应从而科学地选择肽疫苗是一种更好的方法。

细胞免疫反应的一个特点是其具有免疫记忆性，针对某一肽疫苗的记忆性免疫细胞在遇到同一肽疫苗时表现出比幼稚型（naive）免疫细胞更快更强的免疫应答。因此可以预测，如果某一个体体内存在针对治疗所用肽疫苗的记忆性免疫细胞，这一个体对此疫苗具有较强的应答能力。相反，如果患者体内不存在针对治疗所用肽疫苗的记忆性免疫细胞，则患者针对这一肽疫苗产生免疫效应细胞所需的时间更长，可能需要多轮的抗原肽刺激；同时由于阴性选择，个体体内可能不会诱导出有效的细胞免疫应答。在临床应用中，肽疫苗治疗的对象大多是晚期肿瘤患者，疾病进展迅速；同时体内的免疫系统应答能力降低，直接诱导幼稚型免疫细胞成为效应细胞需要的时间较长，诱导效率较低。如果选用的肽疫苗不能有效地诱导出抗原特异性的免疫细胞而产生非特异性免疫应答，结果将适得其反，肽疫苗治疗可能会加速疾病的进展[3]。根据现代免疫学理论，获得性免疫系统具有一定的库容和组成，在有限的免疫空间中，免疫细胞间互相竞争，不恰当的肽疫苗诱导出的免疫效应细胞可能抑制体内针对肿瘤的预存记忆性免疫细胞功能，这将导致疾病更快地进展甚至引起过早的死亡[4]。所以根据不同个体体内预存记忆性免疫细胞的应答谱选择相应的肽疫苗进行治疗具有更好的临床应用潜力（图 15-1）。

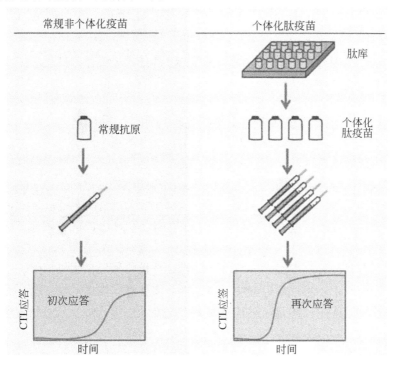

图 15-1　个体化肽疫苗原理

由于肿瘤细胞具有免疫逃逸能力，肿瘤细胞通过多种机制逃避免疫监视而维持其自身生长和转移。在机体的肿瘤细胞和免疫系统相互作用的平衡阶段，肿瘤细胞不断改变自身的特征，通过下调或沉默肿瘤相关抗原的表达而逃避抗原特异性免疫细胞的杀伤。同时，肿瘤细胞具有异质性，同一肿瘤组织内不同的肿瘤细胞具有不同的蛋白表达谱。由于单一肽疫苗的治疗模式诱导出的抗原特异性免疫细胞只会针对表达该单一肿瘤抗原的肿瘤细胞有作用，针对的肿瘤细胞有限；一旦这部分肿瘤细胞下调或沉默这一靶蛋白，则肽疫苗治疗很难再发挥作用，所以选取针对不同靶点的多个肽疫苗进行临床治疗是一种更加科学有效的方法。经过临床试验，Itoh 等推荐最多 4 条肽作为疫苗使用为宜。

个体化肽疫苗治疗方法可以联合其他治疗方法以达到临床治疗受益最大化。肽疫苗治疗方法的一个限制因素是 CTL 在肿瘤组织内的渗透。实体肿瘤往往具有坚实的屏障，肿瘤微环境中基质成分也限制 CTL 在肿瘤组织内的渗透，从而削弱了肽疫苗治疗的临床效果。放疗和 PD-1 等单克隆抗体可以促进 CTL 在肿瘤组织内的渗透，所以肽疫苗治疗方法联合放疗或 PD-1 等单克隆抗体有望提高肽疫苗治疗方法的疗效。肽疫苗治疗方法的另一个限制因素是部分肿瘤细胞 MHC Ⅰ类分子表达缺失，肽疫苗诱导的抗原特异性 CTL 不能识别肿瘤细胞，从而使肽疫苗治疗方法的临床疗效受到限制。肿瘤细胞 MHC Ⅰ类分子表达缺失是肿瘤细胞免疫逃逸的重要机制之一，同时肿瘤细胞多药耐药性的产生又使单独的化疗效果下降，而肽疫苗治疗方法联合化疗可以部分地解决这个问题。例如，个体化肽疫苗治疗方法联合低剂量磷酸雌二醇氮芥（estramustine phosphate，EMP）在治疗去势抵抗性前列腺癌（castration-resistant prostate cancer，CRPC）中取得了较好的临床疗效[5, 6]。联合疗法中需要注意的是化疗药物的用量。化疗药物一般有免疫抑制作用，常规剂量很难发挥较好的联合效果。例如，磷酸雌二醇氮芥常规剂量是 560mg/d，这个剂量能抑制肽诱导的免疫应答；如果使用半量（280mg/d）则对免疫应答影响较小。所以个体化肽疫苗治疗方法联合化疗时应该全面权衡化疗药物的用量，既要发挥抗肿瘤作用，又对免疫系统没有明显的抑制作用。

# 3 个体化肽疫苗库的构建

个体化肽疫苗库的设计与构建至关重要，需要考虑如下几点。①肽疫苗应该在临床试验中已经运用或准许应用。②需要考虑病种和人类白细胞抗原（human leukocyte antigen，HLA）分型。不同病种由于肿瘤相关抗原不同，体内预存 CTL 谱系也不尽相同。所以，不同病种最好分别建立不同的个体化肽疫苗库，同时各病种肽库应该覆盖主要 HLA 型别，如 HLA-A2、A24 及 A3 超型（supertype，包括 A3、A11、A31 和 A33）等。③肽疫苗库应具有一定的肽容量，太小很难保证每个个体筛到合适抗原肽段的成功率，太大又增加了工作量和临床应用成本。④肽库也应注意稳定性和变化性。随着临床试验的进行，一些新的肽段可以充实到肽库中；同时经过筛选实验，去除一些筛选频次较低的肽段，以降低临床应用成本。

Itoh 等从临床试验中总结了一些肽段并将它们纳入肽库中，经过个体化肽疫苗临床试验的筛选，最终形成了一个相对固定的个体化肽疫苗库（表 15-1）。此肽疫苗库共包含 14 种肿瘤相关抗原的 31 条肽段，涵盖 HLA-A2、A24、A3 超型和 A26[7]。肽段最多的两种肿瘤相关抗原是 p56 lck 和 SART2，各有 7 条肽段。p56 lck 是淋巴细胞特异性酪氨酸激酶（lymphocyte-specific protein tyrosine kinase，LCK），分子质量为 56kDa，属于 Src 家族蛋白酪氨酸激酶，是 T 细胞发育中选择与成熟的重要分子。在结肠癌、肺癌、乳腺癌、口腔肿瘤及前列腺肿瘤等肿瘤中表达异常[8]。来源于 p56 lck 的肽段在 HLA-A2、A24 和 A3 超型等型别的肿瘤患者外周血中可以诱导出抗原肽特异性的 CTL 应答[9, 10]。SART2 又被称为硫酸皮肤素异构酶（dermatan sulfate epimerase，DSE），它位于细胞的内质网中，在硫酸皮肤素合成的过程中可以将 D-葡糖醛酸转化为 L-艾杜糖醛酸。SART2 在卵巢癌、宫颈癌、子宫内膜癌及结直肠癌等肿瘤中表达增加。来源于 SART2 的肽段在肿瘤患者外周血中也可以诱导出抗原肽特异性的 CTL 应答[11]。

除了 Itoh 等所用的 31 条肽段以外，其他的一些肿瘤相关抗原也可以考虑纳入个体化肽疫苗库，如 NY-ESO-1 及 WT1。这些蛋白在某些肿瘤中高表达，来源于此蛋白的肽段可以诱导出抗原特异性 CTL 并已经应用于临床试验中[12, 13]。

表 15-1 Itoh 等所使用的个体化肽疫苗库

| 肽疫苗来源 | 肽疫苗名称 | 肽段位置 | 序列 | HLA 限制性 |
|---|---|---|---|---|
| Cyclophilin B | CypB-129 | 129～138 | KLKHYGPGWV | A2、A3sup |
| EGFR | EGFR-800 | 800～809 | DYVREHKDNI | A24 |
| EZH2 | EZH2-735 | 735～743 | KYVGIEREM | A24 |
| HNRPL | HNRPL-140 | 140～148 | ALVEFEDVL | A2 |
| | HNRPL-501 | 501～510 | NVLHFFNAPL | A2、A26 |
| MRP3 | MRP3-1293 | 1293～1302 | NYSVRYRPGL | A24 |
| | MRP3-503 | 503～511 | LYAWEPSFL | A24 |
| p56 Lck | Lck-246 | 246～254 | KLVERLGAA | A2 |
| | Lck-422 | 422～430 | DVWSFGILL | A2、A3sup |
| | Lck-449 | 449～458 | VIQNLERGYR | A3sup |
| | Lck-488 | 488～497 | DYLRSVLEDF | A24 |
| | Lck-90 | 90～99 | ILEQSGEWWK | A3sup |
| | Lck-208 | 208～216 | HYTNASDGL | A24 |
| | Lck-486 | 486～494 | TFDYLRSVL | A24 |
| PAP | PAP-213 | 213～221 | LYCESVHNF | A24 |
| | PAP-248 | 248～257 | GIHKQKEKSR | A3sup |
| ppMAPkkk | MAP-432 | 432～440 | DLLSHAFFA | A2、A26 |
| PSA | PSA-248 | 248～257 | HYRKWIKDTI | A24 |
| PSMA | PSMA-624 | 624～632 | TYSVSFDSL | A24 |
| PTHrP | PTHrP-102 | 102～111 | RYLTQETNKV | A24 |
| SART2 | SART2-161 | 161～169 | AYDFLYNYL | A24 |
| | SART2-93 | 93～101 | DYSARWNEI | A24 |
| | SART3-109 | 109～118 | VYDYNCHVDL | A24、A3sup、A26 |
| | SART3-302 | 302～310 | LLQAEAPRL | A2 |
| | SART3-309 | 309～317 | RLAEYQAYI | A2 |
| | SART3-511 | 511～519 | WLEYYNLER | A3sup |
| | SART3-734 | 734～742 | QIRPIFSNR | A3sup |
| UBE2V | UBE-43 | 43～51 | RLQEWCSVI | A2 |
| | UBE-85 | 85～93 | LIADFLSGL | A2 |
| WHSC2 | WHSC2-103 | 103～111 | ASLDSDPWV | A2、A3sup、A26 |
| | WHSC2-141 | 141～149 | ILGELREKV | A2 |

# 4 个体化肽疫苗的筛选

个体化肽疫苗的恰当选择至关重要。个体化肽疫苗主要是根据细胞免疫应答和体液免疫应答的应答谱进行筛选的。最早的筛选方法是利用酶联免疫吸附测定法（enzyme linked immunosorbent assay，ELISA）或酶联免疫斑点测定法（enzyme-linked immunospot assay，ELISPOT）检测受抗原肽刺激后的抗原特异性 T 细胞分泌的 IFN-γ 的量。首先抽取患者外周血（一般 30ml 左右），行外周血单个核细胞（peripheral blood mononuclear cell，PBMC）分离，重悬在含 IL-2 的培养基中，然后种在培养板的各培养孔中，每孔按设计加入一种合成的抗原肽。培养 9～14 天后弃上清并加入新鲜的培养基，18 h 后用 ELISA 法检测上清中的 IFN-γ 的量或 ELISPOT 法检测分泌 IFN-γ 的细胞数。然后对每位患者选取反应最强的 4 条肽作为备用肽疫苗。如果有反应的肽段不足 4 条，则选取所有有反应的肽段作为备用肽疫苗。备用肽疫苗经皮试排除即刻型超敏反应即可作为肽疫苗进行临床注射[14-16]。

研究发现，所有能诱导 CTL 应答的肽段可以在患者外周血中检测到预存的抗此肽段的抗体[17]。依据体内预存的肽特异性 IgG 水平的不同也可筛选出肽疫苗，并且这些肽中约 50%可以在患者体内诱导出抗原特异性的 CTL 应答[6, 18]。目前仍缺乏检测 CTL 活性的标准方法，现在的检测手段在灵敏度和可重复性上仍需优化，在临床试验中检测标准的确定也比较困难[19]。相较之下，Luminex 技术检测外周血中肽特异性 IgG 方法简单快速，重复性好，可以高通量筛选，标本用量少。研究还发现，外周血中肽特异性 IgG 水平和临床受益密切相关[20]。所以在简单便捷重复性好的检测 CTL 应答的方法建立之前，通过血清中 IgG 水平筛选抗原肽无疑是一种较好的替代方法。

# 5 个体化肽疫苗治疗方法的临床疗效

## 5.1 常规非个体化肽疫苗的临床疗效

Rosenberg 等[21]研究者统计了常规肽疫苗的临床疗效。在美国国立癌症研究所接受肽疫苗治疗的 381 例转移性癌症患者中有 11 例取得一定的疗效，客观缓解率为 2.9%。病毒载体疫苗的客观缓解率为 1.9%。随后对肽疫苗及免疫细胞疗法的 36 项研究中 765 例病例统计表明，肽疫苗和免疫细胞疗法总的客观缓解率为 3.8%。对最近 10 项肽疫苗Ⅰ～Ⅲ期临床试验分析表明，Ⅰ期或Ⅰ/Ⅱ期试验均有一定的临床效果，部分患者经疫苗治疗后表现出部分缓解（PR）。但在Ⅱ期和Ⅲ期的临床试验中，疫苗组和对照组的 2 年或 5 年无病生存期并无显著性差异（表 15-2）。肽疫苗研究的一个趋势是来源于不同肿瘤相关抗原的多条肽疫苗联合应用（一般 3～10 条）。

表 15-2　近年来肽疫苗Ⅰ～Ⅲ期临床试验总结

| 肽疫苗来源 | 联合治疗方法 | 病种 | 临床试验期别 | 患者总数 | 疫苗组患者数 | 对照组患者数 | 结果 | 参考文献 |
|---|---|---|---|---|---|---|---|---|
| IMA901* | 舒尼替尼 | 晚期或转移肾细胞癌 | Ⅲ | 339 | 204 | 135 | 中位存活率疫苗联合 Sunitinib 组和单独 Sunitinib 组无显著性差异 | [22] |
| PR1 | | 急/慢性髓细胞白血病及骨髓增生异常综合征 | Ⅰ/Ⅱ | 66 | 66 | | 53%患者有免疫应答，客观反应率为24% | [23] |
| EphA2 + IL13Rα2 + survivin | | 胶质母细胞瘤、多形性成胶质细胞瘤及恶性脑胶质瘤病 | Ⅰ | 12 | 12 | | 9名患者有免疫应答，1例患者PR | [24] |
| TARP | | D0 期前列腺癌 | Ⅰ/Ⅱ | 41 | 41 | | 80%患者有免疫应答，与治疗前相比肿瘤中位生长率降低50% | [25] |
| GP2 | | 乳腺癌 | Ⅱ | 180 | 89 | 91 | 与对照组相比 5 年无病生存期无显著性差异 | [26] |
| GPC3 | 手术 | 原发性肝癌 | Ⅱ | 46 | 25 | 21 | 疫苗组一年复发率为 24%（对照组为 48%，有显著性差异）；两年复发率两组无显著性差异 | [27] |
| IDO | | 转移性黑色素瘤 | Ⅰ | 10 | 10 | | 3 例患者可检测到疫苗特异性免疫应答；5 例患者为 SD | [28] |
| TS | 吉西他滨 | 转移性结直肠癌 | Ⅰb | 29 | 29 | | 表现出抗肿瘤效果（不同治疗方案的疾病控制率为 70.6%～83.3%） | [29] |
| EphA2 + IL-13Rα2 + survivin | | 神经胶质瘤 | Ⅰ | 14 | 14 | | 3 例患者为 PR | [30] |
| AE37 (HER2) | | 乳腺癌 | Ⅱ | 298 | 153 | 145 | 两组无病生存期无显著性差异 | [31] |

\* PLIN2 + APOL1 + CCND1 + GUCY1A3 + PRUNE2 + MET + MUC1 + RGS5 + MMP7 + HbcAg。

## 5.2　个体化肽疫苗的临床疗效

理论上讲，每位患者的肿瘤细胞特性及免疫系统状态存在着一定的差异，所以个体化选择疫苗治疗更符合临床需要。目前常用的个体化疫苗有三种：①以自体肿瘤细胞或其成分作为疫苗来源，但目前并无确切的临床受益报道。②以自体肿瘤组织中肿瘤相关抗原的表达为依据选择蛋白或肽疫苗。这种方法的局限是恰当肿瘤组织的获取在临床上比较困难，而且取材也很难具有代表性，所以临床应用难以推广。③以每位患者的免疫学特征为依据选取适当的抗原肽疫苗。在这个方案中，根据每位患者肽疫苗免疫治疗前 PBMC 中抗原特异性前体 CTL 的数量选择不多于 4 条肽作为肽疫苗。这种方法简便可靠，便于临床应用。

Itoh 等总结了他们早期 7 项研究中 72 例患者个体化肽疫苗研究[32]，发现 PR 为 8 例（11.1%），SD 为 28 例（38.9%），总疾病控制率（overall disease control rate）为 50%。在肺癌、胃癌、胰腺癌和黑色素瘤等肿瘤病例中，未见有客观反应的病例；而在脑胶质瘤、宫颈癌和结直肠癌中有占比不等的客观反应率，说明个体化肽疫苗治疗临床疗效可能和肿瘤类型有关。而他们的非个体化肽疫苗研究中无 PR 病例，SD 有 9 例（23.7%），总疾病控制率为 23.7%。总体来说，仅个体化肽疫苗治疗的临床疗效有限，而个体化肽疫苗联合其他治疗手段有望进一步提高个体化肽疫苗的治疗效果。研究发现前列腺癌中相当一部分（30%～60%）的癌细胞不表达 MHC 分子，所以单纯的疫苗治疗效果有限。EMP 是治疗激素难治性前列腺癌（hormone refractory prostate cancer，HRPC）的二线药物，有 30%～40% 的临床反应率（根据血清前列腺特异性抗原 PSA 水平的变化判断临床反应率）。疫苗联合半量（280 mg/d）EMP 可以有效诱导出细胞应答（63%）和体液应答（87%），54%的病例血清 PSA 水平下降过半。

Sasada 等[33]总结了更大样本量的个体化肽疫苗研究结果。在 10 多种肿瘤类型的 436 例可评价病例中，PR 为 10%，SD 为 33%。不同类型肿瘤的临床疗效也不尽相同。在非小细胞肺癌、肾癌、黑色素瘤和乳腺癌等病例中客观反应率为 0%，而在前列腺癌、脑部肿瘤、宫颈癌和尿道上皮癌病例中客观反应率均超过 10%。在疾病控制率方面，乳腺癌仅有 10%，而肾癌高达 75%。随后 Noguchi 等对 23 项研究中 430 例个体化肽疫苗研究结果进行了更加详细的总结，发现体液反应率范围为 17%～91%，细胞反应率范围为 5%～86%；临床疗效中 CR 仅在一项研究中出现，为 10%；PR 范围为 0%～63%，SD 最高为 80%。中位生存时间最长为 24 个月。大部分研究中未出现 3/4 级的毒性反应，在所有病例中仅有个别 3 级毒性反应，未出现 4 级毒性反应，说明个体化肽疫苗治疗方法的安全性较好。在胃癌、肺癌、肾癌和黑色素瘤等肿瘤中未见客观反应病例；而前列腺癌和胰腺癌等肿瘤中客观反应率较高。这方面的可能原因有两个：一是不同类型的肿瘤具有不同的免疫状态和疾病特点，某些肿瘤难以用肽疫苗治疗得到较好的临床疗效；二是抗原肽库的偏性，研究所用的抗原肽库涵盖有较多的某些特定肿瘤高表达的肿瘤相关抗原肽段，而对另一些肿瘤涵盖较少，也就是说，对某些肿瘤来说，可能并没有用最优肽段组合。所以进一步优化个体化疫苗治疗方法，如设计分病种的个体化肽疫苗库可能会进一步提高临床疗效。

表 15-3 总结了最近发表的 10 项个体化肽疫苗研究 600 例病例的临床治疗效果。在 79 例乳腺癌病例中，3 例为 CR，6 例为 PR，客观反应率为 11%，接近之前的统计结果。在 24 例宫颈癌病例中客观反应率为 5.6%；而在可统计的去势抵抗性前列腺癌中未见客观反应病例。在一项去势抵抗性前列腺病研究中发现疫苗联合激素组无进展生存期和中位总生存期，与单独激素组相比有显著性差异；在一项膀胱癌研究中个体化肽疫苗组和对照组间

无病生存期无显著性差异，但是疫苗联合最佳支持治疗（best supportive care，BSC）组的中位生存期比 BSC 组延长；而在一项非小细胞肺癌研究中个体化肽疫苗组和对照组间总反应率、疾病控制率和总生存期两组间无显著性差异。在 Ⅱ 期临床试验中，大部分病例诱导出肽特异性体液应答和细胞应答，而且应答和临床治疗效果相关。由于所有这些研究均使用相同的 31 条肽疫苗库，对每一 HLA 型别来说疫苗库容相对较小，所以得到的临床疗效不尽相同。这也进一步提示设计分病种的个体化肽疫苗库以进一步提高临床疗效的必要性，从而实现更好的个体化。

**表 15-3  近年来个体化肽疫苗临床研究总结**

| 肽疫苗库 | 联合治疗方法 | 病种 | 临床试验期别 | 患者总数 | 疫苗组患者数 | 对照组患者数 | 结果 | 参考文献 |
|---|---|---|---|---|---|---|---|---|
| PPV | 个体化日本汉方医学（PKM）或化疗 | 晚期食管癌 | I | 34 | 34* | | 与 PPV 联合化疗相比，PPV 联合 PKM 具有更长的中位存活时间 | [34] |
| PPV | 多西他赛 | 非小细胞肺癌 | II | 50 | 26 | 24 | 总反应率、疾病控制率和总生存期两组间无显著性差异 | [7] |
| PPV | 地塞米松 | 去势抵抗性前列腺癌 | II | 72 | 37 | 35 | 疫苗联合地塞米松组无进展生存期（22.0 个月 vs 7.0 个月）和中位总生存期（73.9 个月 vs 34.9 个月）与单独地塞米松组有显著性差异 | [35] |
| PPV | 环磷酰胺 | 转移性去势抵抗性前列腺癌 | II | 59 | 31 | 28 | 疫苗联合环磷酰胺组无进展生存期总生存期与单独疫苗组无显著性差异 | [36] |
| PPV | BSC | 化疗后进展型膀胱癌 | II | 80 | 39 | 41 | 两组间无病生存期无显著性差异；疫苗联合 BSC 组的中位生存期比 BSC 组延长(7.9 个月 vs 4.1 个月) | [37] |
| PPV+HCV C35 | | HCV+晚期原发性肝癌 | II | 42 | | | 肽特异性 CTL 反应在64%患者中可以检出（疫苗治疗前为7%）；肽特异性 IgG1 应答和总生存期相关 | [38] |
| PPV | | 宫颈癌 | I | 24 | 24 | | 可评价疗效的18例患者中，1例 PR，17 例 PD | [39] |
| PPV | | 晚期结直肠癌 | II | 60 | 60 | | 肽特异性IgG 和 CTL 应答的检出率分别为 49%和 63%。肽特异性 CTL 应答和总生存期相关 | [40] |
| PPV | | 转移复发的三阴型乳腺癌 | I | 79 | 79 | | 肽特异性IgG 和 CTL 应答的检出率分别为 71%和 94%。3 例 CR，6 例 PR | [41] |
| PPV | | 去势抵抗性前列腺癌 | II | 100 | 100 | | 无 CR 和 PR 病例；肽特异性 IgG 和 CTL 应答前列腺特异性抗原（PSA）倍增时间密切相关 | [42] |

*34 例患者中，PKM+PPV 12 例、PKM+PPV+化疗 11 例、PPV 6 例、PPV+化疗 5 例。

# 6　总结与展望

从目前统计结果看，个体化肽疫苗治疗方法要优于常规非个体化肽疫苗研究。但是，总体上个体化肽疫苗治疗方法的临床客观反应率仍较低，方法仍有待于改进和提高，以期进一步提高个体化肽疫苗治疗方法的临床疗效。以下几个方面或许可以提高个体化肽疫苗治疗方法的临床疗效，可能是未来个体化肽疫苗方法改进的方向和趋势。

（1）进一步丰富和优化肽疫苗库，不但在数量上有所增加，而且应设计分病种的个体化肽疫苗库，并增加 HLA Ⅱ 类分子结合的肽疫苗，以增加特定肿瘤筛选合适抗原肽疫苗的概率从而进一步提高临床疗效。

（2）个体化肽疫苗治疗方法和放疗的联合应用。目前的研究仅限于联合常规的化疗或手术等手段，而个体化肽疫苗联合放疗是一个十分有发展潜力的趋势。放疗除了直接引起肿瘤细胞死亡外，还可以通过改变肿瘤细胞表面表型、调节抗凋亡基因或免疫反应性基因、调节抗原提呈系统和钙网蛋白在肿瘤细胞上的转位等机制引起肿瘤细胞的免疫原性修饰，肿瘤细胞分子表达谱发生改变，从而对抗原特异性 CTL 的杀伤更加敏感[43]。肿瘤细胞经放疗后可以上调 Fas 等死亡受体、细胞间黏附分子 1（Intercellular adhesion molecule-1，ICAM-1）、肿瘤相关抗原、MHC Ⅰ 类分子及效应细胞调节分子 OX40L 等，从而有利于 CTL 对残存肿瘤细胞的杀伤。同时，放疗还可引起肿瘤组织产生更多的趋化因子，可以增加 T 细胞在肿瘤组织内的渗透。在一项肽疫苗联合放疗的研究中发现所有的 11 例食管癌患者均有针对 5 条肽中至少 1 条的肽产生特异性 CTL 应答，经过 8 次免疫治疗后 CR 的患者有 6 例（55%）。在之后继续肽疫苗治疗的 4 例 CR 患者中 CR 反应可以持续长达 2～4.6 年[44]。这充分说明了肽疫苗联合放疗的有效性，也为 PPV 联合放疗提供了实验依据。

（3）个体化肽疫苗治疗方法和免疫检查点（immune checkpoint）阻断剂的联合应用。免疫检查点分子主要是 PD-1 和 CTLA-4 等，他们在 T 细胞活化过程中起抑制性作用，对这些免疫检查点分子进行阻断可以增强 T 细胞对肿瘤细胞的杀伤活性并能促进 T 细胞在肿瘤组织内的渗透，从而使抗原特异性 CTL 更好地杀伤肿瘤细胞。免疫检查点阻断在多种实体瘤中显示出巨大的治疗潜力，已被批准应用于转移性黑色素瘤等肿瘤，是近年来研究的热点。最近的一项临床前研究表明，肽疫苗联合抗 PD-1 单抗可以增加肽特异性 CTL 在肿瘤组织内的渗透，降低 TIL 表面抑制性分子的表达水平，从而提高肽疫苗的治疗效果[45]。后续需要开展肽或个体化肽疫苗联合免疫检查点阻断的临床试验，以期提高临床治疗效果。

（4）来源于肿瘤相关抗原的肽疫苗和来源于突变抗原的新抗原（neoantigen）肽疫苗的优化融合。识别新抗原肽段的 T 细胞克隆未经胸腺阴性筛选，与 MHC-新抗原肽亲和力高，杀伤作用强。伴随着新一代测序技术和生物信息学的快速发展，肿瘤突变抗原表位的鉴定及相应的个体化免疫治疗策略在实践中不断探索，正成为肿瘤免疫治疗中一个令人鼓舞的方向。2014 年，Rosenberg 及其团队在 *Science* 杂志上，发表了一项振奋人心的临床试验：在 1 例胆管癌患者身上鉴定出 HLA-DQB1*0601 限制性的 ERBB2IP 的突变肽（序列为 NSKEETGHLENGN），之后通过给患者回输 ERBB2IP 突变反应性的 CD4$^+$T 细胞，有效地控制了肿瘤。这是在除黑色素瘤以外的实体瘤中取得的疗效，为实体瘤带来了治疗的希望[46]。随后，多项研究证实新抗原在肽疫苗或细胞过继疗法中取得瞩目的结果（详见第二

篇第十章 新抗原）。可以预见，肿瘤相关抗原和新抗原肽库的设计与应用是未来个体化肽疫苗的一个十分有潜力的临床治疗方法。

## 参 考 文 献

[1] Yamada A, Sasada T, Noguchi M, et al. Next-generation peptide vaccines for advanced cancer. Cancer science, 2013, 104(1): 15-21.

[2] Cheever M A, Allison J P, Ferris A S, et al. The prioritization of cancer antigens: a national cancer institute pilot project for the acceleration of translational research. Clinical cancer research: an official journal of the American Association for Cancer Research, 2009, 15(17): 5323-5337.

[3] Chen W, McCluskey J. Immunodominance and immunodomination: critical factors in developing effective CD8+ T-cell-based cancer vaccines. Advances in cancer research, 2006, 95: 203-247.

[4] Mochizuki K, Sato Y, Tsuda N, et al. Immunological evaluation of vaccination with pre-designated peptides frequently selected as vaccine candidates in an individualized peptide vaccination regimen. International journal of oncology, 2004, 25(1): 121-131.

[5] Noguchi M, Kakuma T, Uemura H, et al. A randomized phase II trial of personalized peptide vaccine plus low dose estramustine phosphate (EMP) versus standard dose EMP in patients with castration resistant prostate cancer. Cancer immunology, immunotherapy: CII, 2010, 59(7): 1001-1009.

[6] Noguchi M, Uemura H, Naito S, et al. A phase I study of personalized peptide vaccination using 14 kinds of vaccine in combination with low-dose estramustine in HLA-A24-positive patients with castration-resistant prostate cancer. The Prostate, 2011, 71(5): 470-479.

[7] Takayama K, Sugawara S, Saijo Y, et al. Randomized phase II study of docetaxel plus personalized peptide vaccination versus docetaxel plus placebo for patients with previously treated advanced wild type EGFR Non-Small-Cell lung cancer. Journal of immunology research, 2016, 2016: 1745108.

[8] Rouer E. Expression of the p56lck by colon tumors: a marker of their invasive capacity? Bulletin du cancer, 2004, 91(12): 928-940.

[9] Harashima N, Tanaka K, Sasatomi T, et al. Recognition of the Lck tyrosine kinase as a tumor antigen by cytotoxic T lymphocytes of cancer patients with distant metastases. European journal of immunology, 2001, 31(2): 323-332.

[10] Naito M, Komohara Y, Ishihara Y, et al. Identification of Lck-derived peptides applicable to anti-cancer vaccine for patients with human leukocyte antigen-A3 supertype alleles. British journal of cancer, 2007, 97(12): 1648-1654.

[11] Nakao M, Shichijo S, Imaizumi T, et al. Identification of a gene coding for a new squamous cell carcinoma antigen recognized by the CTL. Journal of immunology, 2000, 164(5): 2565-2574.

[12] Miyai M, Eikawa S, Hosoi A, et al. Detection and Tracking of NY-ESO-1-Specific CD8+ T Cells by High-Throughput T Cell Receptor beta (TCRB) Gene Rearrangements Sequencing in a Peptide-Vaccinated Patient. PloS one, 2015, 10(8): e0136086.

[13] Sawada A, Inoue M, Kondo O, et al. Feasibility of cancer immunotherapy with WT1 peptide vaccination for solid and hematological malignancies in children. Pediatric blood & cancer, 2016, 63(2): 234-241.

[14] Sato Y, Maeda Y, Shomura H, et al. A phase I trial of cytotoxic T-lymphocyte precursor-oriented peptide

vaccines for colorectal carcinoma patients. British journal of cancer, 2004, 90(7): 1334-1342.

[15] Matsumoto K, Noguchi M, Satoh T, et al. A phase I study of personalized peptide vaccination for advanced urothelial carcinoma patients who failed treatment with methotrexate, vinblastine, adriamycin and cisplatin. BJU international, 2011, 108(6): 831-838.

[16] Hida N, Maeda Y, Katagiri K, et al. A simple culture protocol to detect peptide-specific cytotoxic T lymphocyte precursors in the circulation. Cancer immunology, immunotherapy: CII, 2002, 51(4): 219-228.

[17] Noguchi M, Sasada T, Itoh K. Personalized peptide vaccination: a new approach for advanced cancer as therapeutic cancer vaccine. Cancer immunology, immunotherapy: CII, 2013, 62(5): 919-929.

[18] Terasaki M, Shibui S, Narita Y, et al. Phase I trial of a personalized peptide vaccine for patients positive for human leukocyte antigen--A24 with recurrent or progressive glioblastoma multiforme. Journal of clinical oncology: official journal of the American Society of Clinical Oncology, 2011, 29(3): 337-344.

[19] Sharma P, Wagner K, Wolchok J D, et al. Novel cancer immunotherapy agents with survival benefit: recent successes and next steps. Nature reviews Cancer, 2011, 11(11): 805-812.

[20] Noguchi M, Mine T, Komatsu N, et al. Assessment of immunological biomarkers in patients with advanced cancer treated by personalized peptide vaccination. Cancer biology & therapy, 2010, 10(12): 1266-1279.

[21] Rosenberg S A, Yang J C, Restifo N P. Cancer immunotherapy: moving beyond current vaccines. Nature medicine, 2004, 10(9): 909-915.

[22] Rini B I, Stenzl A, Zdrojowy R, et al. IMA901, a multipeptide cancer vaccine, plus sunitinib versus sunitinib alone, as first-line therapy for advanced or metastatic renal cell carcinoma (IMPRINT): a multicentre, open-label, randomised, controlled, phase 3 trial. The Lancet oncology, 2016.

[23] Qazilbash M H, Wieder E, Thall P F, et al. PR1 peptide vaccine induces specific immunity with clinical responses in myeloid malignancies. Leukemia, 2016.

[24] Pollack I F, Jakacki R I, Butterfield L H, et al. Antigen-specific immunoreactivity and clinical outcome following vaccination with glioma-associated antigen peptides in children with recurrent high-grade gliomas: results of a pilot study. Journal of neuro-oncology, 2016.

[25] Wood L V, Fojo A, Roberson B D, et al. TARP vaccination is associated with slowing in PSA velocity and decreasing tumor growth rates in patients with Stage D0 prostate cancer. Oncoimmunology, 2016, 5(8): e1197459.

[26] Mittendorf E A, Ardavanis A, Litton J K, et al. Primary analysis of a prospective, randomized, single-blinded phase II trial evaluating the HER2 peptide GP2 vaccine in breast cancer patients to prevent recurrence. Oncotarget, 2016.

[27] Sawada Y, Yoshikawa T, Ofuji K, et al. Phase II study of the GPC3-derived peptide vaccine as an adjuvant therapy for hepatocellular carcinoma patients. Oncoimmunology, 2016, 5(5): e1129483.

[28] Bjoern J, Iversen T Z, Nitschke N J, et al. Safety, immune and clinical responses in metastatic melanoma patients vaccinated with a long peptide derived from indoleamine 2, 3-dioxygenase in combination with ipilimumab. Cytotherapy, 2016, 18(8): 1043-1055.

[29] Correale P, Botta C, Martino E C, et al. Phase Ib study of poly-epitope peptide vaccination to thymidylate synthase (TSPP) and GOLFIG chemo-immunotherapy for treatment of metastatic colorectal cancer patients. Oncoimmunology, 2016, 5(4): e1101205.

[30] Pollack I F, Jakacki R I, Butterfield L H, et al. Immune responses and outcome after vaccination with glioma-associated antigen peptides and poly-ICLC in a pilot study for pediatric recurrent low-grade gliomas. Neuro-oncology, 2016, 18(8): 1157-1168.

[31] Mittendorf E A, Ardavanis A, Symanowski J, et al. Primary analysis of a prospective, randomized, single-blinded phase II trial evaluating the HER2 peptide AE37 vaccine in breast cancer patients to prevent recurrence. Annals of oncology: official journal of the European Society for Medical Oncology, 2016, 27(7): 1241-1248.

[32] Itoh K, Yamada A. Personalized peptide vaccines: a new therapeutic modality for cancer. Cancer science, 2006, 97(10): 970-976.

[33] Sasada T, Noguchi M, Yamada A, et al. Personalized peptide vaccination: a novel immunotherapeutic approach for advanced cancer. Human vaccines & immunotherapeutics, 2012, 8(9): 1309-1313.

[34] Muroya D, Yutani S, Shichijo S, et al. Personalized kampo medicine facilitated both cytotoxic T lymphocyte response and clinical benefits induced by personalized peptide vaccination for advanced esophageal cancer. Evidence-based complementary and alternative medicine: eCAM, 2016, 2016: 5929525.

[35] Yoshimura K, Minami T, Nozawa M, et al. A Phase 2 Randomized controlled trial of personalized peptide vaccine immunotherapy with low-dose dexamethasone versus dexamethasone alone in chemotherapy-naive castration-resistant prostate cancer. European urology, 2016, 70(1): 35-41.

[36] Noguchi M, Moriya F, Koga N, et al. A randomized phase II clinical trial of personalized peptide vaccination with metronomic low-dose cyclophosphamide in patients with metastatic castration-resistant prostate cancer. Cancer immunology, immunotherapy: CII, 2016, 65(2): 151-160.

[37] Noguchi M, Matsumoto K, Uemura H, et al. An open-label, randomized phase II trial of personalized peptide vaccination in patients with bladder cancer that progressed after platinum-based chemotherapy. clinical cancer research: an official journal of the American Association for Cancer Research, 2016, 22(1): 54-60.

[38] Yutani S, Ueshima K, Abe K, et al. Phase II study of personalized peptide vaccination with both a hepatitis C virus-derived peptide and peptides from tumor-associated antigens for the treatment of HCV-Positive advanced hepatocellular carcinoma patients. Journal of immunology research, 2015, 2015: 473909.

[39] Kawano K, Tsuda N, Waki K, et al. Personalized peptide vaccination for cervical cancer patients who have received prior platinum-based chemotherapy. Cancer science, 2015, 106(9): 1111-1117.

[40] Kibe S, Yutani S, Motoyama S, et al. Phase II study of personalized peptide vaccination for previously treated advanced colorectal cancer. Cancer immunology research, 2014, 2(12): 1154-1162.

[41] Takahashi R, Toh U, Iwakuma N, et al. Feasibility study of personalized peptide vaccination for metastatic recurrent triple-negative breast cancer patients. Breast cancer research: BCR, 2014, 16(4): R70.

[42] Noguchi M, Moriya F, Suekane S, et al. A phase II trial of personalized peptide vaccination in castration-resistant prostate cancer patients: prolongation of prostate-specific antigen doubling time. BMC cancer, 2013, 13: 613.

[43] Garnett-Benson C, Hodge J W, Gameiro S R. Combination regimens of radiation therapy and therapeutic cancer vaccines: mechanisms and opportunities. Seminars in radiation oncology, 2015, 25(1): 46-53.

[44] Iinuma H, Fukushima R, Inaba T, et al. Phase I clinical study of multiple epitope peptide vaccine combined

with chemoradiation therapy in esophageal cancer patients. Journal of translational medicine, 2014, 12: 84.

[45] Sawada Y, Yoshikawa T, Shimomura M, et al. Programmed death-1 blockade enhances the antitumor effects of peptide vaccine-induced peptide-specific cytotoxic T lymphocytes. International journal of oncology, 2015, 46(1): 28-36.

[46] Tran E, Turcotte S, Gros A, et al. Cancer immunotherapy based on mutation-specific CD4[+] T cells in a patient with epithelial cancer. Science, 2014, 344(6184): 641-645.

# 第十六章　放疗与免疫治疗

## 1　放疗联合免疫治疗

1953 年，Mole 等[1]首次报道了放疗不仅可以治疗射野内肿瘤，还可发挥射野外的抗肿瘤疗效，并提出了放疗的"远位效应"这一概念。后有学者陆续发表多个临床案例，证实该效应存在于各种不同类型和部位的肿瘤中[2-5]。直至近 10 年，随着免疫治疗理念的更新，放疗远位效应的本质得以揭示，即放疗通过诱导产生原位疫苗、调变肿瘤微环境、激活宿主免疫反应来产生全身抗肿瘤效应。但临床上单纯放疗所导致的远位效应罕见，原因可能在于单纯放疗虽存在一定程度的免疫激活效应，但不足以解除机体对肿瘤的免疫耐受，仍需联合其他免疫治疗策略以发挥远位抗肿瘤效应。

放疗和免疫相关研究由来已久，早期有学者报道 T 细胞对于辐射诱导的肿瘤有抑制作用[6]，而后进一步证实了放疗能够诱导 T 细胞对于外源性小鼠移植瘤抗原的免疫反应[7, 8]。2012 年，Hiniker 等报道的一例放疗激活免疫系统成功治疗晚期肿瘤的病例，拉开了放疗"联姻"免疫治疗的序幕。该病例报道了一名晚期黑色素瘤患者使用细胞毒性 T 淋巴细胞抗原 4（CTLA-4）抑制剂伊匹木单抗（Ipilimumab）期间出现了疾病进展，但在联合胸部放疗后，多处转移灶出现缩小，甚至达到完全缓解（CR），血液学指标分析提示联合放疗后外周血中抗原提呈细胞（APC）数量较前明显升高，而髓系抑制细胞（MDSC）较前降低，结果表明，局部放疗与免疫卡控点抑制剂可能存在协同作用，诱发了全身抗肿瘤免疫反应[9]。该报道为放疗联合免疫治疗提供了新的临床研究思路，即将放疗作为免疫治疗的"助燃剂"，以期显著提高免疫治疗的疗效。本章从放疗联合免疫治疗的理论基础、临床前和临床研究、几个关键问题等方面进行了综述。

## 2　放疗联合免疫治疗的理论基础

### 2.1　放疗诱导原位疫苗的产生并激活全身免疫反应

放疗协同免疫治疗的核心机制之一为放疗可诱导原位肿瘤疫苗形成，通过抗原提呈，激活肿瘤特异性 T 细胞发挥抗肿瘤作用。放疗后的肿瘤细胞经历"免疫原性死亡"的过程，即死亡的肿瘤细胞有效地暴露或释放肿瘤抗原，形成原位疫苗并通过一系列途径激活机体的抗肿瘤免疫反应。在濒临死亡的细胞中，由钙网蛋白和二硫化物异构酶组成的内质网蛋白复合物向细胞膜表面转移（图 16-1），募集巨噬细胞和树突状细胞（DC）向其周边聚集并对其进行吞噬[10-13]。钙网蛋白对吞噬行为有正向调控作用，而 CD47 对吞噬行为有负向调控作用，因此缺乏负性调节因子 CD47 表达的细胞更容易被吞噬[14, 15]。钙网蛋白促进了 APC 内部炎症因子如 IL-6 及 TNF-α 的产生[16]。IgM 与肿瘤细胞的结合激活了补体系统，从而促进了 DC 的聚集和成熟[17]。放疗杀伤的肿瘤细胞亦会释放损伤相关模式分子（DAMPs），包括三磷酸腺苷（ATP）和高迁移率族蛋白 B1（HMGB1），这类分子通过信号转导通路，促进 DC 的成熟，使其具备更有效提呈抗原的能力[18, 19]。HMGB1 与 DC 的 Toll 样受体 4（TLR4）结合，在髓样分化因子 88（MyD88）的协同下完成死亡肿瘤细胞的抗原加工和提呈过程[20, 21]。P2X7 是一种嘌呤受体，ATP 与其相互作用，进而通过核苷酸结合寡聚化结构域样受体蛋白 3（NLRP3）依赖的含半胱氨酸的天冬氨酸蛋白水解酶 1（caspase-1）促进白细胞介素 1β（IL-1β）的释放（图 16-2）。DC 向 T 细胞提呈肿瘤特异性抗原，肿瘤特异性 T 细胞增殖活化，最终引发全身抗肿瘤免疫反应[22]。

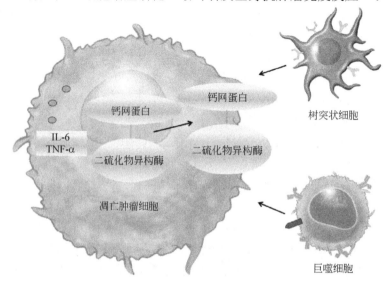

图 16-1 内质网蛋白复合物向肿瘤细胞膜表面迁移

IL-6，Interleukin-6，白细胞介素 6；TNF-α，tumor necrosis factor-α，肿瘤坏死因子 α

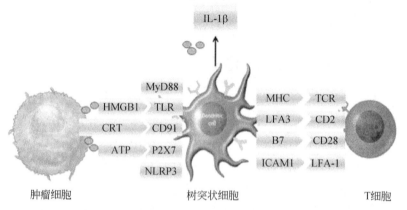

图16-2 与抗原提呈及T细胞活化相关的信号分子

HMGB1，high mobility group box 1，高迁移率族蛋白B1；ATP，adenosine triphosphate，三磷酸腺苷；MyD88，myeloid differentiation factor 88，髓样分化因子88； P2X7，purinogenic receptor，嘌呤受体；NLRP3，核苷酸结合寡聚化结构域样受体蛋白3

## 2.2 放疗重塑肿瘤微环境

放疗协同免疫治疗的核心机制之二为放疗通过重塑肿瘤微环境，协同免疫系统克服肿瘤免疫耐受壁垒（图 16-3、图 16-4）。电离辐射诱导趋化因子的产生，募集效应 T 细胞，使肿瘤组织局部转变为"炎症组织"[23]。而放疗亦可作用于血管内皮细胞，促使其表达 ICAM1 等因子，引发内皮炎症，从而促使 T 细胞从炎症部位通过血管屏障，到达肿瘤组织发挥作用[24, 25]。巨噬细胞分为 M1 和 M2 型，M1 型巨噬细胞可分泌各种细胞因子，密切参与固有免疫和适应性免疫过程，从而增强抗肿瘤免疫反应，而 M2 细胞则恰恰相反。肿瘤相关巨噬细胞（TAMs）大部分为 M2 型巨噬细胞，这就导致了肿瘤免疫抑制的微环境，从而促使肿瘤生长和转移[26-28]。而低剂量放疗可以改变 TAMS 构成，使其大部分为 M1 型

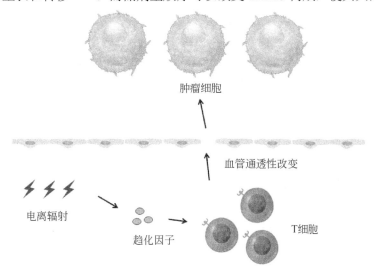

图 16-3　趋化因子释放及血管内皮通透性增加促使 T 细胞向肿瘤局部迁移

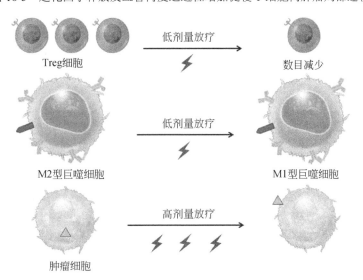

图 16-4　不同的放疗剂量对肿瘤微环境的影响

巨噬细胞[29]。Treg 细胞在肿瘤免疫耐受中起到重要作用[30]，放疗和 Treg 细胞的关系目前还未明确，但可能与剂量相关。部分研究发现，放疗后的 Treg 细胞呈现衰减表型，而放疗可以抑制 Treg 细胞的生成，特别是在 0.94Gy 的剂量时[31-33]。另外，大剂量放疗可以增加肿瘤细胞表面 MHC I 类分子及新抗原的暴露，强化抗原提呈，并使其更容易受到 T 细胞攻击[34]。基于以上机制，放疗协同免疫系统能更好地克服肿瘤免疫耐受壁垒。

# 3　放疗联合免疫治疗的研究

## 3.1　放疗联合细胞因子的相关研究

2015 年，Golden 等[35]在非小细胞肺癌及乳腺癌中报道了放疗联合细胞因子免疫治疗所致远位效应的存在：该研究中，大分割放疗联合粒细胞巨噬细胞集落刺激因子（GM-CSF）诱导出 22%（4/18）的非小细胞肺癌、36%（5/14）的乳腺癌患者出现远位效应，并且，发生远位效应患者组的中位生存期为 20.98 个月（95% CI 为 11.05～30.96），较未发生远位效应患者组［中位生存期 8.33 个月（95% CI 为 5.03～13.29）］明显延长，而后者死亡风险约为前者的两倍（HR 2.06，95% CI 为 1.04～4.11）。此研究提示，GM-CSF 放大并增强了大分割放疗后机体的非特异性及特异性免疫反应，导致远位效应的发生，最终使得患者生存获益。目前国内亦有相关临床试验正在进行中，如一项体部立体定向放射治疗（stereotactic body radiation therapy，SBRT）联合 GM-CSF 治疗二线化疗失败的晚期非小细胞肺癌的研究（NCT02623595）。

另外一项 I 期临床试验探究了 SBRT 和白细胞介素 2（IL-2）联合应用的安全性和疗效，受试对象为未接受治疗的晚期转移性恶黑和肾癌患者。研究发现，71.4%的恶黑患者疗效为 PR 或 CR，60%的肾癌患者达到了 PR，对比同类型同期肿瘤标准治疗的历史数据，总缓解率有明显提高[36]。放疗与 IL-2 的协同作用，有待后续III期的临床研究。

2016 年，Takeshima 等[37]在小鼠模型上探究了放疗后肿瘤早期的免疫反应，发现放疗可以诱发肿瘤局部的无菌性炎症和中性粒细胞的局部浸润，这些中性粒细胞促进了活性氧的产生，肿瘤特异性 T 细胞的募集，最终导致肿瘤细胞的凋亡，而粒细胞集落刺激因子（G-CSF）可以激活并增强这一过程。结合目前发现，后续或可进一步探究 G-CSF 是否有放疗增敏效果，以协助提高大体积乏氧型肿瘤放疗的局部疗效或潜在的全身效果。

Z-100 是从含有多糖的人类结核杆菌中热水萃取的产物，是一种免疫调节剂。一项IIB-IVA 宫颈癌患者放疗中应用或不应用免疫调节剂 Z-100 的安慰剂对照的随机双盲III期临床研究结果显示，研究组的 5 年生存率（75.7%，95% CI 为 66.4～82.8）优于对照组（65.8%，95% CI 为 56.2～73.8），P=0.007。研究组无论是放、化疗还是单独放疗，均可观察到生存收益，无进展生存期及不良反应无明显差别[38]。但作者认为，两组超出预期的较长生存期影响了统计功效，Z-100 的免疫调节作用是否让患者获益仍待商榷。

## 3.2 放疗联合免疫卡控点抑制剂的相关研究

2012 年 Hiniker 等报道了一例放疗联合 Ipilimumab，引发远位效应的经典案例，揭开了放疗联合免疫卡控点（CTLA-4 和 PD-1/PD-L1 等）抑制剂临床研究的序幕。近年来，研究者们认识到，单纯放射治疗在具有局部疗效的同时，亦具有全身免疫激活效应，但临床能观察到的远位效应却极少，分析原因可能为单纯放疗产生的免疫反应尚没有大到克服肿瘤的免疫耐受；而单纯免疫卡控点抑制剂治疗实体瘤的有效率也仅 20%～30%，有可能为免疫卡控点抑制剂虽然解除了免疫反应的抑制，但却没有足够的肿瘤新抗原刺激机体产生免疫反应，而局部放疗可促使释放肿瘤新抗原。鉴于以上两点，联合使用放疗和免疫卡控点抑制剂，发挥两者的协同增效作用成为新的希望[39]。

鉴于放疗联合免疫卡控点抑制剂的临床前研究取得令人鼓舞的结果，目前大量临床研究正在进行中（表 16-1），部分已有初步结果。一项III期临床试验旨在研究放疗联合 Ipilimumab 对比安慰剂对于多西他赛化疗进展后的转移性激素抵抗性前列腺癌患者的疗效[40]。共 799 例入组，其中联合治疗组 400 例。结果显示，虽然两组患者的中位总生存期无明显差异（11.2 个月 vs 10 个月），但放疗联合 Ipilimumab 组有生存延长的趋势（$P=0.053$）；进一步的亚组分析提示，对于骨转移的患者，放疗联合 Ipilimumab 组的总生存期有统计学优势。另一项 I 期临床试验研究旨在研究转移性黑色素瘤患者局部 SBRT 后给予 Ipilimumab 治疗的疗效，初步结果显示试验组有 18%患者出现射野外肿瘤退缩，还有 18%患者射野外肿瘤维持稳定，而中位无进展生存期和总生存期分别为 3.8 个月和 10.7 个月，近期反应率及生存时间与单用 Ipilimumab 类似[41, 42]。因此，部分学者猜想，若要使放疗与免疫卡控点抑制剂的协同作用转化为实质性的临床获益，放疗剂量、分割方式及免疫治疗的介入时机应该结合目前已有的临床前研究数据、临床个案报道的经验及现有临床研究结果，加以谨慎制订。

## 3.3 放疗联合肿瘤疫苗的相关研究

一项 I 期临床研究入组了 11 例 HLA-A2402 阳性的不可切除的食管癌患者，采用标准同步放化疗联合包含 5 种肽的肿瘤疫苗疗法。第 8 次疫苗注射后评估，6 例患者疗效 CR，5 例患者疗效为 PD，期间无严重的毒副反应，并观察到放化疗后多肽特异性 CTL 的响应。疗效为 CR 的 6 名患者继续行疫苗疗法维持，其中 4 例患者获得了超过 2 年的无病生存时间（DFS）[43]。另外一项 II 期临床研究入组了 24 例胶质母细胞瘤，常规放疗联合口服替莫唑胺化疗后，以替莫唑胺口服化疗及自体肿瘤疫苗维持治疗，结果显示，患者耐受性良好，中位无进展生存期（PFS）及总生存期（OS）分别为 8.2 个月及 22.2 个月，DTH 实验反应较强者显示了更长的 PFS[44]。由此可见，肿瘤疫苗疗法用于恶性肿瘤放化疗后的维持治疗时，有助于获得更长的 PFS 或 DFS，后续或有临床前景。

表 16-1  免疫卡控点抑制剂联合放疗的临床研究

| 登记号 | 机构 | 年份 | 分期 | 癌症种类 | 剂量（Gy）/次数 | 免疫卡控点抑制剂 |
|---|---|---|---|---|---|---|
| NCT01401062 | New York University | 2011 | I / II | 转移性乳腺癌 | 22.5/3 | Fresolimumab（anti-TNF-β antibody） |
| NCT01449279 | Stanford University | 2011 | 未提供 | 黑色素瘤 | 未提供 | Ipilimumab |
| NCT01497808 | University of Pennsylvania | 2011 | I / II | 转移性黑色素瘤 | 未提供 | Ipilimumab |
| NCT01557114 | Gustave Roussy，Cancer Campus，Grand Paris | 2011 | I | 恶黑 | 9～24/3～8 | Ipilimumab |
| NCT01565837 | Wolfram Samlowski，with Comprehensive Cancer Centers of Nevada | 2012 | II | 黑色素瘤 | 未提供 | Ipilimumab |
| NCT01689974 | New York University School of Medicine | 2012 | II | 转移性黑色素瘤 | 30/5 | Ipilimumab |
| NCT01703507 | Thomas Jefferson University | 2012 | I | 复发的黑色素瘤，IV期黑色素瘤，脑转移灶 | 15～24/1 | Ipilimumab |
| NCT01711515 | NCI（USA） | 2012 | I | 宫颈癌 | 未提供 | Ipilimumab |
| NCT01769222 | Stanford University | 2013 | I / II | 复发的黑色素瘤，非霍奇金淋巴瘤，结直肠癌 | 20/2 | Ipilimumab |
| NCT01860430 | University of Pittsburgh，with NCI | 2013 | I | 头颈部癌 | 70～74/35～37 | Ipilimumab |
| NCT01862900 | Chiles Research Institute | 2013 | I / II | 转移性乳腺癌，肺部转移灶，肝转移灶 | 15/1，20/1 | Anti-OX40 |
| NCT01935921 | NCI（USA） | 2013 | I | III-IV期头颈部癌 | 未提供 | Ipilimumab |
| NCT01950195 | Johns Hopkins University | 2013 | I | 新诊断的黑色素瘤，脑转移灶和脊柱转移灶 | 未提供 | Ipilimumab |
| NCT01952769 | Hadassah Medical Organization | 2014 | I / II | 脑桥内扩散的恶性胶质瘤 | 未提供 | Pidilizumab |
| NCT01970527 | University of Washington，with NCI | 2013 | II | 复发的黑色素瘤，IV期黑色素瘤 | 未提供 | Ipilimumab |
| NCT01996202 | Duke University | 2013 | I | 高危黑色素瘤 | 未提供 | Ipilimumab |
| NCT02097732 | University of Michigan Cancer Center | 2014 | II | 转移性黑色素瘤，脑转移灶 | 未提供 | Ipilimumab |
| NCT02107755 | Ohio State University Comprehensive Cancer Center，with Bristol-Myers Squibb | 2014 | II | 黑色素瘤 | 未提供 | Ipilimumab |

续表

| 登记号 | 机构 | 年份 | 分期 | 癌症种类 | 剂量（Gy）/次数 | 免疫卡控点抑制剂 |
|---|---|---|---|---|---|---|
| NCT02115139 | Grupo Español Multidisciplinar de Melanoma，with Bristol-Myers Squibb | 2014 | II | 黑色素瘤 | 30/10 | Ipilimumab |
| NCT02239900 | MD Anderson Cancer Center | 2014 | I / II | 肝癌，肺癌 | 50/4，60/10 | Ipilimumab |
| NCT02289209 | University of Maryland | 2014 | II | 局部无法切除的、复发的或第二原发的头颈部鳞癌 | 30/25 | Pembrolizumab |
| NCT02298946 | NIH/NCI | 2014 | I | 结直肠癌 | 8/1，24/3 | AMP-224（PD-1 inhibitor） |
| NCT02303366 | Peter MacCallum Cancer Centre | 2014 | I | 寡转移性乳腺癌 | 20～100/1～5 | Pembrolizumab |
| NCT02303990 | Abramson Cancer Center of the University of Pennsylvania | 2014 | I | 转移性癌 | 未提供 | Pembrolizumab |
| NCT02336165 | Ludwig Institute for Cancer Research，the Cancer Research Institute，New York，and Cure Brain Cancer Foundation，Australia，with MedImmune | 2015 | II | 恶性胶质瘤 | 未提供 | Durvalumab（anti-PD-L1 antibody） |
| NCT02383212 | Regeneron | 2015 | I | 进展期恶性肿瘤 | 未提供 | REGN2810（PD-1 inhibitor） |
| NCT02400814 | University of California，Davis，with NCI（USA）and Genentech | 2015 | I | IV期非小细胞肺癌 | 未提供 | Atezolizumab（anti-PD-L1 antibody） |
| NCT02407171 | Yale University | 2015 | I / II | 转移性黑色素瘤，非小细胞肺癌 | 30/3～5 | Pembrolizumab |
| NCT02434081 | European Thoracic Oncology Platform，with BMS and the Frontier Science Foundation | 2015 | II | III期非小细胞肺癌 | 未提供 | Nivolumab（PD-1 inhibitor） |
| NCT02444741 | MD Anderson Cancer Center | 2015 | I / II | 肺癌 | 50/4 | Pembrolizumab |
| NCT02463994 | University of Michigan Cancer Center，with the University of Washington | 2015 | 0 | 转移性非小细胞肺癌 | 未提供 | Atezolizumab（anti-PD-L1 antibody） |
| NCT02525757 | MD Anderson Cancer Center，with Genentech | 2015 | II | 肺癌，包括非小细胞肺癌 | 60～66/30～33 | Atezolizumab（anti-PD-L1 antibody） |
| NCT02560636 | Royal Marsden NHS Foundation，Institute of Cancer Research，NIHR（UK），with MSD | 2015 | I | 膀胱癌 | 未提供 | Pembrolizumab |
| NCT02584829 | Fred Hutchinson Cancer Research Center，and NCI（USA），with EMD Serono | 2015 | I / II | 转移性默克尔细胞癌 | 未提供 | Avelumab（anti-PD-L1 antibody） |

| 登记号 | 机构 | 年份 | 分期 | 癌症种类 | 剂量（Gy）/ 次数 | 免疫卡控点抑制剂 |
|---|---|---|---|---|---|---|
| NCT02587455 | Royal Marsden NHS Foundation，Institute of Cancer Research，NIHR（UK），with MSD | 2015 | I | 肺癌 | 未提供 | Pembrolizumab |
| NCT02599779 | Sunnybrook Health Sciences Centre，with MSD and Ozmosis Research | 2015 | II | 转移性肾癌 | 未提供 | Pembrolizumab |
| NCT02608385 | University of Chicago | 2015 | I | 非小细胞肺癌，进展期实体瘤 | 未提供 | Pembrolizumab |
| NCT02621398 | Rutgers Cancer Institute of New Jersey，Rutgers University，with NCI（USA） | 2015 | I | 非小细胞肺癌 | 未提供 | Pembrolizumab |
| NCT02642809 | Washington University School of Medicine，with MSD | 2015 | I | 转移性食管癌 | 16/2 | Pembrolizumab |

# 4　放疗联合免疫治疗的关键问题探讨

## 4.1　对于转移性肿瘤，是否有特殊优势

除了 2012 年 Hiniker 等[9]报道外，Postow 等[45]发现，一例恶黑患者接受 CTLA-4 单抗 Ipilimumab 治疗时病灶缓慢进展，病情进展后给予脊柱旁病灶 9.5Gy×3 次照射，治疗后未接受照射的肺门旁淋巴结和脾脏转移灶也相继缩小；Stamell 等[46]报道，一例转移性黑色素瘤患者接受 Ipilimumab 治疗和对原发灶的姑息放疗后病情获得 CR，3 年后出现脑转移，又行 Ipilimumab 联合颅内立体定向放射外科（stereotatic Radiosurgery，SRS）治疗，再次获得 CR。这些个案报道均提示，局部立体定向放疗协同免疫卡控点抑制剂免疫治疗对于晚期转移性肿瘤是一种非常有潜力获得长期生存的全身治疗模式。

同本章"3 放疗联合免疫治疗的相关研究：'1+1>2?'"中所述，目前有大量临床试验正在开展，包括 CTLA-4 单抗 Ipilimumab 联合 SBRT 治疗转移性黑色素瘤，PD-1 单抗 Pembrolizumab、Nivolumab 联合 SBRT 治疗转移性黑色素瘤、非小细胞肺癌、寡转移乳腺癌，PD-L1 单抗 Atezolizumab 联合 SBRT 治疗转移性非小细胞肺癌等，结果令人期待。

## 4.2　对于早期肿瘤，是否有望进一步提高治愈率

研究结果显示，立体定向放疗（SABR）或手术治疗早期肺癌，SABR 组的长期生存率与手术组无明显差异[47]。虽然有学者对研究细节提出质疑，但不可否认，SABR 已成为不可切除 I 期 NSCLC 的标准治疗，也是可手术 I 期 NSCLC 的治疗选择之一。SABR 后失败主要是远处转移及区域淋巴结转移。因此他们进一步设想，SABR 杀伤的肿瘤细胞可作为原位肿瘤特异性疫苗，并产生抗肿瘤免疫效应，免疫治疗与放疗结合有望进一步提高早

期 NSCLC 的治愈率。后续正在进行一项 II 期临床研究,比较 SABR 结合免疫治疗(I-SABR)与单用 SABR 治疗 I 期或复发的孤立肺病灶的 NSCLC 的疗效。

## 4.3　关于免疫响应的"冷"与"热"

部分肿瘤对于单纯的免疫卡控点抑制剂治疗并不敏感,部分学者认为,产生这种情况的原因是肿瘤组织缺乏足够的 T 淋巴细胞浸润,即缺乏足够的预先存在的免疫响应。而这种预先存在的免疫响应是免疫卡控点治疗起效的先决条件。在淋巴细胞浸润型肿瘤("热"肿瘤)中,免疫卡控点抑制剂能够恢复抗肿瘤 T 细胞的活性。相反,"冷"肿瘤缺乏淋巴细胞浸润,免疫卡控点抑制剂疗法对此类肿瘤不能发挥作用。临床前数据表明,放疗可以通过招募抗肿瘤 T 细胞使"冷"肿瘤转化为"热"肿瘤,从而启动及强化免疫卡控点抑制剂的疗效[48]。

胰腺癌细胞对肿瘤疫苗及免疫卡控点抑制剂等肿瘤免疫疗法并不敏感,同时高剂量的放疗亦疗效欠佳。Weichselbaum 等发现,直接使用免疫卡控点抑制剂治疗胰腺癌效果不佳的原因在于,患者肿瘤细胞中 CD8$^+$T 免疫细胞缺乏,且 PD-L1 高表达(CD8$^+$TloPD-L1hi)。基于此,他们开发了一种小鼠模型,模拟人患 CD8$^+$TloPD-L1hi 类型的胰腺癌,此类型肿瘤的特点是,肿瘤组织中包含的 CD8$^+$ T 细胞数量少,对 PD-L1 抑制剂、肿瘤疫苗及放疗都不敏感。动物实验发现,局部放疗与肿瘤疫苗联合后,肿瘤组织中 CXCL10 和 CCL5 趋化因子上调,增加了 CD8$^+$ T 细胞在肿瘤中的浸润,从而抑制了肿瘤生长。然而 PD-L1 的抗体和放疗联用,则能够增强肿瘤内部的效应 T 细胞的功能,肿瘤细胞发生凋亡,而生存率对比前述方案进一步提高。因此,按照一定次序联合使用放疗、肿瘤疫苗和免疫卡控点抑制剂,会将原来没有 T 细胞浸润的肿瘤组织转化为 T 细胞浸润的肿瘤组织,即将"冷"肿瘤变成"热"肿瘤,是后续临床研究的可行思路[49]。

## 4.4　放疗联合免疫治疗的最佳时机和放疗分割模式的选择

放疗的细胞毒作用,可能会破坏已存在和正在进行的细胞免疫反应,而放疗后所带来的免疫活化时间较为短暂[50, 51],故免疫治疗的合适介入时机仍需探讨。研究表明,大分割放疗能增加小鼠结肠癌 MHC I 的表达,诱导 DC 成熟,释放大量 CXCL16,诱导活化的 CD8$^+$ CTL 细胞在肿瘤局部和淋巴结聚集[8, 23, 34]。大分割放疗与常规分割放疗相比,似乎更容易诱发全身和局部免疫反应。总之,选择最佳的免疫治疗介入时机,选择最合适的放疗分割模式和剂量,以最大程度地提高反应率,延长无进展生存期及总生存期,是今后临床研究的主要方向。

## 4.5　放疗联合免疫治疗的"个体化"

Herrera 等[22]认为,目前放疗联合免疫治疗有以下三种思路:①在标准的大分割治疗寡转移性肿瘤疗程中,加入免疫治疗,通过形成肿瘤原位疫苗并诱发全身的免疫反应,减少远处转移的发生;②在标准的同步放化疗疗程中,加入免疫治疗,通过放疗、免疫治疗、化疗的三者协同作用，提高疗效；③在标准的免疫治疗疗程中，加入放疗，通过局部放疗的免疫启动及免疫强化作用，以最大化免疫治疗效果。因此，对于不同部位、不同类型及不同分期的肿瘤，根据其特点，个体化地设计放疗联合免疫治疗方案，将是未来发展的重要方向之一。

<h1 style="text-align:center">参 考 文 献</h1>

[1] Mole R H. Whole body irradiation; radiobiology or medicine? The British journal of radiology. 1953, 26(305): 234-241.

[2] Wersall P J, Blomgren H, Pisa P, et al. Regression of non-irradiated metastases after extracranial stereotactic radiotherapy in metastatic renal cell carcinoma. Acta oncol, 2006, 45(4): 493-497.

[3] Ohba K, Omagari K, Nakamura T, et al. Abscopal regression of hepatocellular carcinoma after radiotherapy for bone metastasis. Gut, 1998, 43(4): 575-577.

[4] Kingsley D P. An interesting case of possible abscopal effect in malignant melanoma. The British journal of radiology, 1975, 48(574): 863-866.

[5] Kaminski J M, Shinohara E, Summers J B, et al. The controversial abscopal effect. Cancer treatment reviews, 2005, 31(3): 159-172.

[6] Stone H B, Peters LJ, Milas L. Effect of host immune capability on radiocurability and subsequent transplantability of a murine fibrosarcoma. Journal of the National Cancer Institute, 1979, 63(5): 1229-1235.

[7] Lugade A A, Moran J P, Gerber S A, et al. Local radiation therapy of B16 melanoma tumors increases the generation of tumor antigen-specific effector cells that traffic to the tumor. Journal of immunology, 2005, 174(12): 7516-7523.

[8] Lee Y, Auh S L, Wang Y, et al. Therapeutic effects of ablative radiation on local tumor require CD8[+] T cells: changing strategies for cancer treatment. Blood, 2009, 114(3): 589-595.

[9] Hiniker S M, Chen D S, Knox S J. Abscopal effect in a patient with melanoma. The New England journal of medicine, 2012, 366(21): 2035; author reply -6.

[10] Obeid M, Tesniere A, Ghiringhelli F, et al. Calreticulin exposure dictates the immunogenicity of cancer cell death. Nature medicine, 2007, 13(1): 54-61.

[11] Obeid M, Panaretakis T, Joza N, et al. Calreticulin exposure is required for the immunogenicity of gamma-irradiation and UVC light-induced apoptosis. Cell death and differentiation, 2007, 14(10): 1848-1850.

[12] Panaretakis T, Joza N, Modjtahedi N, et al. The co-translocation of ERp57 and calreticulin determines the immunogenicity of cell death. Cell death and differentiation, 2008, 15(9): 1499-1509.

[13] Panaretakis T, Kepp O, Brockmeier U, et al. Mechanisms of pre-apoptotic calreticulin exposure in immunogenic cell death. The EMBO journal, 2009, 28(5): 578-590.

[14] Chao M P, Jaiswal S, Weissman-Tsukamoto R, et al. Calreticulin is the dominant pro-phagocytic signal on multiple human cancers and is counterbalanced by CD47. Science translational medicine, 2010, 2(63): 63ra94.

[15] Gardai S J, McPhillips K A, Frasch S C, et al. Cell-surface calreticulin initiates clearance of viable or

apoptotic cells through trans-activation of LRP on the phagocyte. Cell, 2005, 123(2): 321-334.

[16] Pawaria S, Binder R J. CD91-dependent programming of T-helper cell responses following heat shock protein immunization. Nature communications, 2011, 2: 521.

[17] Surace L, Lysenko V, Fontana A O, et al. Complement is a central mediator of radiotherapy-induced tumor-specific immunity and clinical response. Immunity, 2015, 42(4): 767-777.

[18] Shi Y, Evans J E, Rock K L. Molecular identification of a danger signal that alerts the immune system to dying cells. Nature, 2003, 425(6957): 516-521.

[19] Lotze M T, Zeh H J, Rubartelli A, et al. The grateful dead: damage-associated molecular pattern molecules and reduction/oxidation regulate immunity. Immunological reviews, 2007, 220: 60-81.

[20] Suzuki Y, Mimura K, Yoshimoto Y, et al. Immunogenic tumor cell death induced by chemoradiotherapy in patients with esophageal squamous cell carcinoma. Cancer research, 2012, 72(16): 3967-3976.

[21] Apetoh L, Ghiringhelli F, Tesniere A, et al. The interaction between HMGB1 and TLR4 dictates the outcome of anticancer chemotherapy and radiotherapy. Immunological reviews, 2007, 220: 47-59.

[22] Herrera F G, Bourhis J, Coukos G. Radiotherapy combination opportunities leveraging immunity for the next oncology practice. CA: a cancer journal for clinicians, 2016.

[23] Matsumura S, Wang B, Kawashima N, et al. Radiation-induced CXCL16 release by breast cancer cells attracts effector T cells. Journal immunology, 2008, 181(5): 3099-3107.

[24] Chakraborty M, Abrams S I, Camphausen K, et al. Irradiation of tumor cells up-regulates Fas and enhances CTL lytic activity and CTL adoptive immunotherapy. Journal immunology, 2003, 170(12): 6338-6347.

[25] Chakraborty M, Abrams S I, Coleman C N, et al. External beam radiation of tumors alters phenotype of tumor cells to render them susceptible to vaccine-mediated T-cell killing. Cancer research, 2004, 64(12): 4328-4337.

[26] De Palma M, Lewis C E. Macrophage regulation of tumor responses to anticancer therapies. Cancer cell, 2013, 23(3): 277-286.

[27] Rodriguez P C, Quiceno D G, Zabaleta J, et al. Arginase I production in the tumor microenvironment by mature myeloid cells inhibits T-cell receptor expression and antigen-specific T-cell responses. Cancer research, 2004, 64(16): 5839-5849.

[28] Huang Y, Snuderl M, Jain R K. Polarization of tumor-associated macrophages: a novel strategy for vascular normalization and antitumor immunity. Cancer cell, 2011, 19(1): 1-2.

[29] Klug F, Prakash H, Huber P E, et al. Low-dose irradiation programs macrophage differentiation to an iNOS(+)/M1 phenotype that orchestrates effective T cell immunotherapy. Cancer cell, 2013, 24(5): 589-602.

[30] Curiel T J, Coukos G, Zou L, et al. Specific recruitment of regulatory T cells in ovarian carcinoma fosters immune privilege and predicts reduced survival. Nature medicine, 2004, 10(9): 942-949.

[31] Zhou Y, Ni H, Balint K, et al. Ionizing radiation selectively reduces skin regulatory T cells and alters immune function. PloS one, 2014, 9(6): e100800.

[32] Qinfeng S, Depu W, Xiaofeng Y, et al. In situ observation of the effects of local irradiation on cytotoxic and regulatory T lymphocytes in cervical cancer tissue. Radiation research, 2013, 179(5): 584-589.

[33] Cao M, Cabrera R, Xu Y, et al. Different radiosensitivity of CD4[+]CD25[+] regulatory T cells and effector T

cells to low dose gamma irradiation in vitro. International journal of radiation biology, 2011, 87(1): 71-80.

[34] Reits E A, Hodge J W, Herberts C A, et al. Radiation modulates the peptide repertoire, enhances MHC class I expression, and induces successful antitumor immunotherapy. The Journal of experimental medicine, 2006, 203(5): 1259-1271.

[35] Golden E B, Chhabra A, Chachoua A, et al. Local radiotherapy and granulocyte-macrophage colony-stimulating factor to generate abscopal responses in patients with metastatic solid tumours: a proof-of-principle trial. The Lancet oncology, 2015, 16(7): 795-803.

[36] Seung S K, Curti B D, Crittenden M, et al. Phase 1 study of stereotactic body radiotherapy and interleukin-2--tumor and immunological responses. Science translational medicine, 2012, 4(137): 137ra74.

[37] Takeshima T, Pop L M, Laine A, et al. Key role for neutrophils in radiation-induced antitumor immune responses: Potentiation with G-CSF. Proceedings of the National Academy of Sciences of the United States of America, 2016, 113(40): 11300-11305.

[38] Sugiyama T, Fujiwara K, Ohashi Y, et al. Phase III placebo-controlled double-blind randomized trial of radiotherapy for stage IIB-IVA cervical cancer with or without immunomodulator Z-100: a JGOG study. Annals of oncology: official journal of the European Society for Medical Oncology, 2014, 25(5): 1011-1017.

[39] Weichselbaum R R, Liang H, Deng L, et al. Radiotherapy and immunotherapy: a beneficial liaison? Nature reviews clinical oncology, 2017.

[40] Kwon E D, Drake C G, Scher H I, et al. Ipilimumab versus placebo after radiotherapy in patients with metastatic castration-resistant prostate cancer that had progressed after docetaxel chemotherapy (CA184-043): a multicentre, randomised, double-blind, phase 3 trial. The Lancet oncology, 2014, 15(7): 700-712.

[41] Robert C, Thomas L, Bondarenko I, et al. Ipilimumab plus dacarbazine for previously untreated metastatic melanoma. The New England journal of medicine, 2011, 364(26): 2517-2526.

[42] Twyman-Saint Victor C, Rech A J, Maity A, et al. Radiation and dual checkpoint blockade activate non-redundant immune mechanisms in cancer. Nature, 2015, 520(7547): 373-377.

[43] Iinuma H, Fukushima R, Inaba T, et al. Phase I clinical study of multiple epitope peptide vaccine combined with chemoradiation therapy in esophageal cancer patients. Journal of translational medicine, 2014, 12: 84.

[44] Ishikawa E, Muragaki Y, Yamamoto T, et al. Phase I/IIa trial of fractionated radiotherapy, temozolomide, and autologous formalin-fixed tumor vaccine for newly diagnosed glioblastoma. Journal of neurosurgery, 2014, 121(3): 543-553.

[45] Postow M A, Callahan M K, Barker C A, et al. Immunologic correlates of the abscopal effect in a patient with melanoma. The New England journal of medicine, 2012, 366(10): 925-931.

[46] Stamell E F, Wolchok J D, Gnjatic S, et al. The abscopal effect associated with a systemic anti-melanoma immune response. International journal of radiation oncology, biology, physics, 2013, 85(2): 293-295.

[47] Chang J Y, Senan S, Paul M A, et al. Stereotactic ablative radiotherapy versus lobectomy for operable stage I non-small-cell lung cancer: a pooled analysis of two randomised trials. The Lancet Oncology, 2015, 16(6): 630-637.

[48] Demaria S, Coleman C N, Formenti S C. Radiotherapy: changing the game in immunotherapy. Trends in

cancer, 2016, 2(6): 286-294.

[49] Zheng W, Skowron K B, Namm J P, et al. Combination of radiotherapy and vaccination overcome checkpoint blockade resistance. Oncotarget, 2016.

[50] 刘思涵, 田野, 张大昕. 大剂量分割放疗与肿瘤免疫——新概念与新结合. 中华放射肿瘤学杂志, 2016, 25(7): 777-781.

[51] 于金明, 滕菲菲. 放疗与免疫治疗联合应用的相关机制及研究进展. 中国肿瘤临床, 2014, (09): 547-550.

# 第十七章　免疫卡控点单克隆抗体

T 细胞是抗肿瘤免疫的核心执行者，其活化不仅需要抗原提呈细胞（APC）提供的第一信号的刺激，还需协同刺激分子提供的第二信号的刺激。但是协同刺激分子也可提供抑制免疫的共抑制信号，这些免疫抑制信号即是免疫卡控点（immune checkpoints）。

免疫卡控点是一组介导免疫调节的重要分子，是免疫系统固有的维持自身免疫耐受和机体免疫稳态、避免机体组织损伤和适度调节外周免疫应答的众多抑制性分子，是机体免疫系统在长期进化过程中逐步建立的调节机制，是机体共刺激或抑制信号转换的开关，能控制 T 细胞应答的幅度和持续时间，在免疫应答的适时中止中发挥极为重要的作用[1]。

免疫卡控点的重要成员可异常表达于诸多人类肿瘤组织及肿瘤浸润的免疫细胞中，参与肿瘤免疫逃逸，是肿瘤微环境的重要组成部分，并与患者的临床病理参数及预后密切相关。它们一方面可以负性调控 T 细胞介导的抗肿瘤应答，另一方面还可以调节肿瘤细胞自身的生物学行为，共同参与肿瘤的发生与发展，见图 17-1。

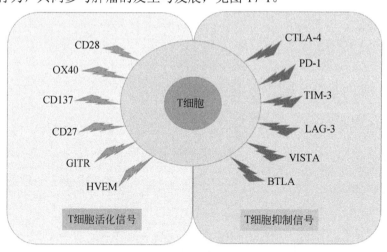

图17-1　T细胞上的活化与抑制信号

OX40：又称 CD134；GITR：糖皮质激素诱导的肿瘤坏死因子受体；HVEM：疱疹病毒进入中介体；CTLA-4：细胞毒 T 淋巴细胞相关抗原 4；PD-1：程序性死亡受体 1；TIM-3：T 细胞免疫球蛋白黏蛋白 3；LAG-3：淋巴细胞活化；VISTA：T 细胞活化的免疫球蛋白抑制 V 形结构域；BTLA：B 和 T 细胞衰减器

由于许多免疫卡控点分子需要与配体/受体结合后才能活化，所以可以用抗体阻断调控其信号途径，使肿瘤组织微环境重新获得抗肿瘤的免疫力。鉴此，抗免疫卡控点如 CTLA-4、PD-1 及 PD-L1 的单抗在多种类型肿瘤治疗中显示出了卓著疗效。另外，它们的联合阻断显示出了更强的抗肿瘤效应[2]。免疫卡控点途径干预在临床肿瘤免疫治疗中取得了前所未有的疗效，极大地推动了肿瘤免疫治疗，并成为最有发展前景、最具治疗价值的肿瘤免疫治疗策略，甚至可能会改变某些肿瘤的治疗模式。下面就目前常见的几种免疫卡控点单克隆抗体的临床研究及应用作一概述（表 17-1）。

**表 17-1 免疫卡控点单抗临床研究的现状**

| 类型 | 药物 | 目前的临床研究阶段/是否已获批上市 | 被批准的适应证 |
|---|---|---|---|
| CTLA-4 单抗 | Ipilimumab | 已获批上市 | 黑色素瘤、非小细胞肺癌 |
| | Tremelimumab | 已获批上市 | 恶性间皮瘤 |
| PD-1 单抗 | Nivolumab | 已获批上市 | 黑色素瘤、肺鳞癌 |
| | Pembrolizumab | 已获批上市 | 黑色素瘤 |
| | Pidilizuma | Ⅱ期临床研究 | — |
| PD-L1 单抗 | Atezolizumab | 已获批上市 | 尿路上皮癌、非小细胞肺癌 |
| | Durvalumab | 已获批上市 | 尿路上皮膀胱癌 |
| | BMS-936559 | Ⅰ期临床研究 | |

# 1　CTLA-4 抗体

细胞毒 T 淋巴细胞相关抗原 4（cytotoxic T lymphocyte-associated antigen-4，CTLA-4）又名 CD152，是一种白细胞分化抗原，是 T 细胞上的一种跨膜受体，主要表达于活化的 T 细胞表面，与 T 细胞表面的协同刺激分子受体（CD28）具有高度的同源性，共同享有 B7 分子配体。但与 CD28 的功能相反，CTLA-4 与 B7 分子结合后抑制 T 细胞活化，诱导 T 细胞无反应性，参与免疫反应的负调节[3]。

CTLA-4 抗体的抗肿瘤作用机制主要包括以下两种：①调节肿瘤特异性免疫效应细胞如 CD8$^+$细胞，促进其克隆扩增。②去除肿瘤诱导的免疫抑制性 T 细胞（Treg），解除对肿瘤相关免疫反应的抑制[4]。

目前已有两种靶向 CTLA-4 的抗体 Ipilimumab 和 Tremelimumab 被美国 FDA 批准上市，用于治疗黑色素瘤、肾癌、肺癌、恶性间皮瘤等。临床研究显示，这两种抗体无论是单用还是联合 IL-2、gp100 疫苗或化疗、放疗、分子靶向药物治疗均安全有效，见图 17-2。

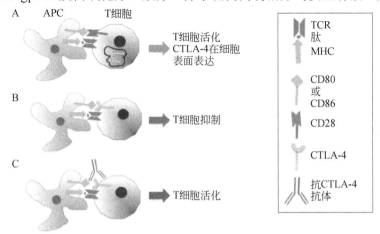

图 17-2　T 细胞活化与 CTLA-4 抗体

## 1.1　Ipilimumab

Ipilimumab（Yervoy）是靶向作用于 CTLA-4 的全人源化单克隆抗体，通过作用于 APC 与 T 细胞的活化途径而间接活化抗肿瘤免疫反应，达到清除癌细胞的目的。2011 年被美国 FDA 批准用于晚期恶黑。Ipilimumab 的药物半衰期为 15.4 天，对黑色素瘤患者的推荐给药剂量为 3mg/kg。

首个成功的免疫卡控点单克隆抗体的随机对照III期临床研究就是关于 Ipilimumab 的。该研究显示，Ipilimumab 可以延长转移性黑色素瘤患者的总生存期，单用 Ipilimumab 或者与 gp100 肽疫苗联合应用比单用 gp100 肽疫苗的总生存期均明显延长，分别为 10.1 个月、10 个月和 6.4 个月。大部分不良反应通过适当的治疗是可以逆转的[5]。

体内外实验研究均证实，CTLA-4 单抗可以与化疗联合应用。尤其在 NSCLC 的临床试验中证实，Ipilimumab 可以与化疗药物联合使用，且毒副作用耐受良好。Lynch 等[6]报道了一项 Ipilimumab 联合紫杉醇/卡铂一线治疗IIIb/IV期 NSCLC 的随机双盲多中心 II 期临床试验，结果显示：序贯免疫治疗组的免疫相关无疾病进展时间（irPFS）明显优于安慰剂对照组，序贯应用组的 PFS 也有延长。但同步免疫治疗组与安慰剂对照组之间差异无统计学意义。序贯免疫治疗、同步免疫治疗和对照组的中位 OS 分别为 12.2 个月、9.7 个月和 8.3 个月。研究认为，Ipilimumab 序贯化疗可有效改善 irPFS 和 PFS，而且鳞癌患者优于非鳞癌患者。

Ipilimumab 除了在肺鳞癌治疗的疗效令人鼓舞以外，在广泛期小细胞肺癌领域也有不错的疗效。Ipilimumab 联合紫杉醇/卡铂一线治疗广泛期小细胞肺癌（ED-SCLC）的随机双盲多中心 II 期临床试验（CA184-041），共入组了 130 例患者，按 1∶1∶1 随机分为 3 组，序贯免疫治疗、同步免疫治疗和对照组中位 OS 分别为 12.94 个月、9.13 个月和 9.92 个月，序贯免疫治疗组同样有改善 OS 的趋势[7]。

## 1.2　Tremelimumab

Tremelimumab 又称为 CP657，206，是一种人源化 CTLA-4 的免疫球蛋白 G2 抗体[8]。2015 年美国 FDA 已授予 Tremelimumab 治疗恶性间皮瘤（malignant mesothelioma，MM）的孤儿药地位。

在一项 II 期临床研究中，Tremelimumab 用于治疗化疗耐药的晚期恶性间皮瘤患者，结果，29 例患者中有 4 例获得 irPR，15 例（52%）患者疾病得到控制，中位有效期达 10.9 个月[9]。主要的不良反应为胃肠炎、皮肤反应和发热，但大部分为 1~2 级，3~4 级的严重不良反应仅为 7%。

与 Ipilimumab 不同的是，在一项针对晚期黑色素瘤的III期临床研究中，Tremelimumab 与化疗相比并未能改善患者的 PFS 和 OS[10]。在一项 II 期临床试验中，NSCLC 一线标准 4 疗程铂类化疗后处于反应或疾病稳定期的患者被分入两组，即 Tremelimumab 治疗组和最佳维持治疗组，结果发现两组之间的 PFS 无差异[11]。

有研究将 Tremelimumab 与射频消融联合治疗进展期原发性肝癌患者，结果显示，联合治疗后瘤内的 CD8$^+$T 细胞聚集明显增多，该类患者的无进展生存时间也明显延长。这种肿瘤局部直接杀伤性治疗方法可以活化免疫系统，改善免疫微环境，使免疫细胞再次识别并杀伤肿瘤细胞，而免疫卡控点抑制剂可以增强后者的功能，因此两种治疗联合使用有协同作用[12]。目前 Tremelimumab 与抗 PD-L1 抗体、TKI 抑制剂联合治疗 NSCLC 的研究正在进行（NCT020000947；NCT02040064）。

# 2 PD-1 抗体

程序性死亡受体 1（programmed death-1，PD-1）是 T 细胞上的一种抑制性受体，最初是在凋亡的 T 细胞杂交瘤中利用削减杂交技术得到的。PD-1 与 CTLA-4 同属于免疫抑制性受体。PD-1 主要表达在活化的 T 细胞和 B 细胞表面，是激活型 T 细胞的一种表面受体，PD-1 有两个配体，分别是 PD-L1（B7-H1）和 PD-L2（B7-DC）。

PD-1 与 PD-L1 结合后可产生多种生物学效应：①能促进上皮细胞间质化而促进肿瘤发生；②通过与 CD28-B7 途径的拮抗作用阻碍 T 细胞的增殖，最终使 T 细胞功能衰竭甚至凋亡，能够抑制 CD4$^+$T 细胞向 Th1 和 Th17 细胞分化、抑制炎性细胞因子的释放，这些都是免疫负调控的作用；③通过抑制 TIL 细胞活化、影响 Th 细胞分化、抑制效应细胞因子的产生、促进抑制性细胞因子的分泌、增加 TIL 细胞凋亡等方式抑制 TIL 细胞的功能，从而导致肿瘤免疫逃逸的发生；④可促进 Treg 的分化及功能[13]。

PD-1 抗体和 PD-L1 抗体通过阻断 PD-1 与 PD-L1 的结合，恢复 T 细胞活性，从而发挥抗肿瘤作用。需要注意的是，PD-1 与 CTLA-4 虽然都是免疫抑制性受体，但 CTLA-4 主要在淋巴结内抗原提呈细胞诱导 T 细胞活化阶段发挥作用，而 PD-1 是在肿瘤部位 T 细胞的效应阶段发挥作用，因此 PD-1/PD-L1 抗体的抗肿瘤活性可能优于 CTLA-4 抗体，且毒副作用更小，见图 17-3。

现已研发并进入临床试验的 PD-1 抗体有 Nivolumab、Pembrolizumab 和 Pidilizumab。

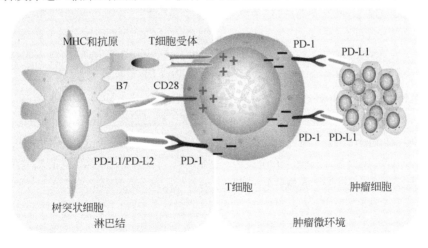

图 17-3 PD-1 与 PD-L1 结合抑制 T 细胞活性

## 2.1 Nivolumab

Nivolumab（BMS-936558，MDX-1106，商品名 Opdivo）是一种抑制 PD-1 受体的人源化 IgG4 型单克隆抗体，通过阻断 PD-1 和 PD-L1 及 PD-L2 之间的相互作用，阻断 PD-1 通路介导的免疫抑制反应[14]。2014 年被美国 FDA 批准用于治疗不可切除的或转移性黑色素瘤及 Ipilimumab 或 Vemurafenib（一种 BRAF 激酶抑制剂，用于治疗 BRAF V600 突变的患者）治疗后疾病仍进展的黑色素瘤患者，2015 年被 FDA 扩展批准用于治疗正在或接受过铂类为基础的化疗后仍进展的晚期鳞状非小细胞肺癌患者。

在 Nivolumab 治疗黑色素瘤的一项单臂、无对比药的Ⅲ期临床试验中，评估了 Nivolumab 用于 Ipilimumab 和（或）BRAF 抑制剂（BRAF V600 突变阳性）治疗后进展的患者的疗效，并与传统化疗药物达卡巴嗪或紫杉醇联合卡铂化疗做比较，研究显示，接受 Nivolumab 治疗的患者 32%出现肿瘤缩小，其中有 4 例完全缓解，34 例部分缓解，并且有 1/3 的患者治疗有效率可维持 6 个月以上；有反应的 38 例患者中，33 例（87%）有效持续时间为 2.6～10 个月，化疗组的客观有效率仅为 10.6%，3/4 级不良事件发生率 Nivolumab 组少于化疗组（5% vs 9%）[15]。另一项关于 Nivolumab 治疗黑色素瘤的Ⅲ期临床试验研究中，评估了 Nivolumab 用于未经治疗的 BRAF 野生型晚期黑色素瘤患者的一线治疗的效果，并与传统化疗药物达卡巴嗪（Dacarbazine，DTIC）进行了对比。结果，Nivolumab 组与 DTIC 组的 1 年生存率分比为（73% vs 42%）、缓解率（40% vs 14%）、无进展生存期（5.1 个月 vs 2.2 个月），3/4 级不良事件发生率 Nivolumab 组少于 DTIC 组（11.7% vs 17.6%）[16]。这是 PD-1 抑制剂首次在Ⅲ期临床一线治疗中显示生存疗效，且不良反应低于化疗。

评估 Nivolumab 治疗晚期 NSCLC 的一项剂量范围扩展的队列研究检测了 Nivolumab 的疗效和安全性，结果显示，3mg/kg 剂量组的客观缓解率最高、总生存期也最长，因此 3mg/kg 被选为后期研究的标准剂量；肺鳞癌与非鳞癌患者的客观缓解率分别为 33%和 12%，但两者的 OS 无明显差异[17]。药物相关的不良事件（AEs）总发生率为 41%，3～4 级的药物严重不良事件（SAEs）为 5%，主要包括：皮肤、胃肠道反应、肺部并发症。药物相关的肺炎发生率为 6%，3～4 级肺炎发生率为 2%，其中试验早期有 2 例患者因肺炎死亡。因此，临床试验早期干预值得研究者重视[17]。

在一项针对晚期肺鳞癌的随机、开放的Ⅲ期临床试验中，共入组 272 例正在或既往接受过铂类为基础的化疗仍进展的患者，按 1∶1 比例分别接受 Nivolumab 或多西他赛治疗，结果显示：Nivolumab 的疗效优于多西他赛，Nivolumab 组的中位总生存期为 9.2 个月，而多西他赛组的仅为 6 个月，接受 Nivolumab 治疗的患者比多西他赛组的患者生存时间延长 3.2 个月，且 Nivolumab 治疗组的生存曲线在 10 个月以后就变得非常平坦，说明治疗有效的患者可以达到长期有效[18]。

除了在黑色素瘤和非小细胞肺癌治疗中有令人满意的疗效外，其他恶性肿瘤的临床研究数据也同样精彩，Nivolumab 在肾细胞癌患者中的客观缓解率为 22%，中位总生存期为 25.5 个月[19]。在 23 名霍奇金病患者中的客观缓解率高达 87%，24 周的无进展生存率达 86%[20]。

## 2.2 Pembrolizumab

Pembrolizumab（MK-3475，商品名 Keytruda）是另一种高度选择性拮抗 PD-1 的人源性 IgG4-κ 同型性抗体，可以抑制 PD-1/PD-L1 信号通路的形成。于 2014 年被美国 FDA 批准用于接受 Ipilimumab 治疗后疾病进展的不可切除的或转移性黑色素瘤患者的治疗[21]。

一项多中心随机对照III期临床研究（KEYNOTE-010）对比了 Pembrolizumab 与多西他赛一线治疗 PD-L1 阳性的晚期 NSCLC 患者的疗效，该研究中 A 组接受 Pembrolizumab 2mg/kg 剂量的患者的 mOS 为 10.4 个月，B 组接受 Pembrolizumab 10mg/kg 剂量的患者的中位总生存期（mOS）为 12.7 个月，均明显长于 C 组接受 75mg/m$^2$ 的多西他赛组患者的 8.5 个月（$P<0.01$），进一步分析发现对于至少有 50%肿瘤细胞表达 PD-L1 的患者，A 组、B 组、C 组的 mPFS 分别为 5.0 个月、5.2 个月及 4.1 个月，mOS 分别为 14.9 个月、17.3 个月及 8.2 个月，A 组、B 组两组患者在中位无进展生存期（mPFS）及 mOS 均较多西他赛组有明显优势（$P<0.001$）[22]。

另外临床研究发现 Pembrolizumab 的疗效与 PD-L1 的表达相关，无论对于初治还是经治的患者，肿瘤组织 PD-L1 高表达患者的疗效均优于低表达的患者，其客观缓解率和生存时间均优于后者，PD-L1 免疫组化 IHC（+++）的患者的客观缓解率（ORR）为 83%（5/6），疾病进展率为 0%（0/6）；PD-L1 阴性的患者的 ORR 为 15%（4/26），疾病进展率为 58%（15/26），因此 PD-L1 可以预测 Pembrolizumab 的疗效[23]。

KEYNOTE-021 临床研究观察 Pembrolizumab 联合紫杉醇+卡铂方案及 Pembrolizumab 联合培美曲塞一线治疗晚期 NSCLC 的疗效，结果两组的 ORR 分别为 30%和 58%[24]，提示 Pembrolizumab 与不同的化疗方案联合可能存在疗效上的差异。

此外，临床研究数据显示 Pembrolizumab 在其他肿瘤的治疗上也具有极大的潜力，Pembrolizumab 在霍奇金病患者中的 ORR 为 65%[25]，在头颈部鳞状细胞癌患者中的 ORR 为 20%[26]。

## 2.3 Pidilizumab

Pidilizumab（CT-011）是一种人源化抗 PD-1 单克隆 IgG1 单抗，其在治疗黑色素瘤和复发滤泡淋巴瘤的临床研究中有较好的疗效。一项 II 期临床试验结果显示：Pidilizumab 在所有转移性黑色素瘤患者中的 ORR 为 5.9%，一年整体存活率为 64.5%。虽然有效率偏低，但在复治患者中一年整体存活率较高，且治疗耐受良好，与其他药物联合治疗的方案值得进一步研究[27]。

一项关于 Pidilizumab 治疗复发滤泡淋巴瘤的 II 期临床试验纳入了 32 名对利妥昔单抗敏感的患者，旨在研究 Pidilizumab 与利妥昔单抗联合用药的安全性和有效性。结果表明，联合用药在复发滤泡淋巴瘤患者中 ORR 达 66%（19/29），联合用药耐受性良好，患者没有出现自身免疫或者治疗相关的 3/4 级严重不良反应[28]。

# 3　PD-L1 抗体

现已研发并进入临床试验或被批准上市的 PD-L1 抗体有 Atezolizumab （MPDL3280A）、Durvalumab（MEDI4736）和 BMS-936559 等。目前的研究数据表明，与 PD-1 抗体相比，PD-L1 抗体的严重不良反应发生率略高，但因药物致死率略低。

## 3.1　Atezolizumab

Atezolizumab（MPDL3280A，商品名 Tecentriq）是一种人源化 PD-L1 单克隆 IgG4 抗体，可提高 $CD8^+T$ 细胞的抗肿瘤免疫应答，不具备抗体依赖的经由细胞传导的细胞毒作用，因而不仅可以避免对活化的 T 细胞产生毒害作用，还可以在肿瘤患者的治疗过程中表现出较好的药物耐受性和较低的不良反应发生率[29]。目前已被美国 FDA 批准用于在含铂类化疗方案治疗中或治疗后，出现疾病进展的局部晚期或转移性尿路上皮癌及含铂类化疗方案治疗进展的转移性 NSCLC。Atezolizumab 是第一个被批准用于肺癌的 PD-L1 抗体。在黑色素瘤、肾癌、胃癌、乳腺癌和头颈部肿瘤中也有治疗效果。肿瘤浸润免疫细胞的 PD-L1 的表达情况是 Atezolizumab 有效性的预测因素[30]。

在一项对比 Atezolizumab 与多烯紫杉醇二线治疗 NSCLC 的Ⅲ期临床研究中，共招募了 1225 例患者，研究未特别限定受试者 PD-L1 表达情况。受试者被随机分配至 Atezolizumab 组或标准多烯紫杉醇化疗组，直至肿瘤进展。研究对于首批加入研究的 850 例患者数据分析发现：Atezolizumab 组受试者的总生存期及主要终点均优于化疗组；Atezolizumab 组受试者中位生存期为 13.8 个月，化疗组中位生存期为 9.6 个月。肿瘤细胞或免疫细胞中≥1% PD-L1 表达阳性的患者亚群得到了类似的总生存结果。

在一项纳入 667 例 NSCLC 的Ⅱ期临床研究中，一线使用 Atezolizumab 的客观有效率为 19%，二线以后使用的客观有效率为 17%。研究报道，在肿瘤免疫组化 IHC（+++）的人群中疗效更好（10%的肿瘤细胞 PD-L1 染色呈阳性）。有吸烟史患者的疗效比无吸烟史患者疗效好。另外，EGFR 野生型和突变型之间或者 KRAS 野生型和突变型之间的疗效没有差异[31]。另一项Ⅱ期临床研究比较了 Atezolizumab 与多西他赛二线治疗 NSCLC 的疗效，共纳入 287 例患者，结果显示，Atezolizumab 组和化疗组的 OS 分别为 12.6 个月和 9.7 个月[32]。

在一项有 310 例晚期膀胱癌患者参与的单臂临床研究中，15%的患者对 Atezolizumab 有效，其中 PD-L1 表达阳性患者有效率为 26%，PD-L1 阴性患者有效率为 10%[33]。目前正在进行的临床研究还有：比较 PD-L1 阳性的肿瘤患者中 Atezolizumab 单药与化疗的疗效（NCT2008227）；比较 EGFR 突变型 NSCLC 患者中 Atezolizumab 和 Erlotinib 联用的疗效（NCT02013219）；比较实体瘤患者中 Atezolizumab 和化疗或者 Bevacizumab 联用的疗效（NCT01633970）。

## 3.2　Durvalumab

Durvalumab（MEDI4736）是一种靶向细胞程序性死亡因子配体 1（PD-L1）的全人源化 IgG1 单克隆抗体。PD-L1 表达可使肿瘤通过在细胞毒性 T 淋巴细胞上与 PD-1 结合而逃避免疫系统的侦识。Durvalumab 可同时阻断 PD-L1 在 T 细胞上与 PD-1 和 CD80 的相互作用，化解肿瘤细胞的免疫逃避伎俩[34]。2016 年被美国 FDA 批准用于治疗 PD-L1 阳性的无法手术或转移性尿路上皮膀胱癌。

一项关于 Durvalumab 单药治疗二线晚期膀胱癌的Ⅰ/Ⅱ期临床研究初步结果显示，ORR 在所有可评价患者中为 31%，在 PD-L1 高表达的肿瘤患者中为 46%。疾病控制率（DCR）可持续 12 周或更长，在所有可评价患者中为 48%，在 PD-L1 高表达的肿瘤患者中为 57%，中位缓解时间尚未达到[35]。

Ventana SP263 检测显示，PD-L1 的表达与对 Durvalumab 单药治疗的应答有相关性。PD-L1 高表达的定义为，采用 Ventana SP263 诊断检测进行评估显示，肿瘤细胞（TC）或免疫细胞（IC）中 PD-L1 染色达 25%或以上[36]。

一项多中心随机对照Ⅲ期临床研究正在观察 Durvalumab 单药或者联合 CTLA-4 单抗 Tremelimumab 用于晚期 NSCLC 三线治疗的疗效[37]。另有几项Ⅲ期临床研究正在观察 Durvalumab 作为单药或联合 Tremelimumab 用于膀胱癌和头颈癌的治疗效果。此外，包括头颈癌、胃癌、食管癌、胰腺癌、膀胱癌、血液肿瘤等的研究也在开展中。但是，联合用药时间质性肺疾病等并发症的发生率会增高，需要密切监测。其中，AZD9291 与 Durvalumab 联合用于肺癌的临床研究就因为安全性问题被停止[38]。

## 3.3　BMS-936559

BMS-936559 是一种抑制 PD-L1 的高亲和力、全人源化 IgG4 抗体，是首次用于临床研究的抗 PD-L1 单克隆抗体[39]。针对 BMS-936559 的Ⅰ期临床试验（NCT00729664）评估了包括 75 例晚期 NSCLC 在内的 207 例晚期实体瘤患者的疗效和安全性，结果显示，只有 NSCLC、黑色素瘤、肾细胞癌、宫颈癌获得持久肿瘤退缩，ORR 为 6%～17%；在 49 例可评估的 NSCLC 患者中，ORR 为 10%，24 周 PFS 率为 31%。药物相关 AE 多为 1～2 级，包括皮疹、腹泻、输液反应、过敏反应、内分泌紊乱、眼干、肝功能异常等[39]。

# 4　免疫卡控点抗体药物的联合应用

由于 CTLA-4 作用于 T 细胞活化的初期阶段，而 PD-1/PD-L1 作用于组织和肿瘤内的 T 细胞活化的后期阶段，因此 CTLA-4 和 PD-1/PD-L1 的联合阻断可以显示出更强的抗肿瘤效应，在临床研究中也得到了证实。另外，免疫卡控点单抗与放化疗、分子靶向治疗及肿瘤疫苗的联合应用的临床研究也在不断地开展中，但是大部分都是在研状态，目前尚缺乏大样本的Ⅲ期临床研究数据（表 17-2）。

**表 17-2 免疫卡控点单抗联合应用的临床研究现状**

| 联合的模式 | 药物名称 | | 研究的病种 | 目前的临床研究阶段 |
|---|---|---|---|---|
| 免疫卡控点单抗之间联合 | Ipilimumab | Nivolumab | 黑色素瘤 | Ⅱ期 |
| | Ipilimumab | Nivolumab | 非小细胞肺癌 | Ⅰ期 |
| | Ipilimumab | Nivolumab | 小细胞肺癌 | Ⅰ期 |
| | Ipilimumab | Pembrolizumab | 非小细胞肺癌 | Ⅰ/Ⅱ期 |
| | Tremelimumab | Durvalumab | 实体瘤 | Ⅰ期 |
| 免疫卡控点单抗与化疗联合 | Ipilimumab | 福莫司汀 | 黑色素瘤脑转移 | Ⅱ期 |
| | Ipilimumab | Dacarbazine | 黑色素瘤 | Ⅱ期 |
| | Pembrolizumab | 紫杉醇+卡铂/培美曲塞 | 非小细胞肺癌 | Ⅱ期 |
| 免疫卡控点单抗与分子靶向药物联合 | Ipilimumab | Bevacizumab | 黑色素瘤 | Ⅰ期 |
| | Nivolumab | Sunitinib/Pazopanib | 肾癌 | Ⅰ期 |
| | Atezolizumab | Bevacizumab | 实体瘤 | Ⅰ期 |
| | Ipilimumab | Erlotinib/Crizotinib | EGFR/ALK 突变型非小细胞肺癌 | Ⅰb期 |
| | Durvalumab | AZD9291 | 非小细胞肺癌 | Ⅰ期 |
| | Pidilizumab | 利妥昔单抗 | 滤泡淋巴瘤 | Ⅱ期 |
| | Atezolizumab | Erlotinib | EGFR 突变型非小细胞肺癌 | Ⅰ期 |
| | Tremelimumab | Erlotinib | 非小细胞肺癌 | Ⅰ期 |
| 免疫卡控点单抗与放疗联合 | Ipilimumab | 放疗 | 内分泌治疗耐药的晚期前列腺癌 | Ⅲ期 |
| | Ipilimumab | 放疗 | 非小细胞肺癌 | Ⅱ期 |
| | Tremelimumab and/or MEDI4736 | 放疗 | 晚期胰腺癌 | Ⅰ期 |
| | Ipilimumab | 放化疗 | 局部晚期宫颈癌 | Ⅰ期 |
| | Ipilimumab | 放疗 | 肝癌/肺癌 | Ⅰ/Ⅱ期 |
| | Ipilimumab | 放疗 | 黑色素瘤 | Ⅰ期 |
| 免疫卡控点单抗与肿瘤疫苗联合 | Ipilimumab | NEO-PV-01 肿瘤疫苗 | 黑色素瘤/肺癌/膀胱癌 | Ⅰ期 |
| | Ipilimumab | 6 种 MHC-Ⅱ限制性抗原肽疫苗 | 黑色素瘤 | Ⅰ/Ⅱ期 |

一项Ⅱ期临床研究评估了 Nivolumab+Ipilimumab 联合治疗与 Ipilimumab 单药治疗晚期黑色素瘤的疗效与安全性。142 例患者按 2∶1 随机分入两组,一组为 Nivolumab 与

Ipilimumab 联合治疗，一组为 Ipilimumab 单药治疗，结果显示，联合治疗组的 2 年生存率为 63.8%，单药治疗的 2 年生存率为 53.6%。两组治疗相关的毒副作用分别为 54% 和 20%[40]。

另有一项使用 Nivolumab 与 Ipilimumab 联合治疗 53 例晚期黑色素瘤患者的 I 期临床研究，有效率达到 40%，尤其在高剂量组内（Nivolumab 1mg/kg+Ipilimumab 3mg/kg）的 ORR 达到 53%（9/17），而且起效快，疗效持久[41]。上述高剂量组中所有 9 例有效患者的瘤体缩小率均在治疗后的 12 周内达到 80% 以上。但是联合治疗组的不良反应较单药治疗组高，49% 的患者出现了的严重毒副作用，包括肝损伤（15%）、胃肠道毒性（9%）、肾功能不全（6%），1 例患者出现重症肺炎。与单药治疗不同的是，联合治疗时肿瘤组织 PD-L1 的表达与疗效无关，PD-L1 阳性患者的 ORR 为 46%（6/13），PD-L1 阴性患者的 ORR 为 41%（9/22）。这是第一个评价联合使用免疫卡控点单抗治疗恶性肿瘤的疗效和安全性的临床研究。

一项评估 Nivolumab 与 Ipilimumab 联合一线治疗 NSCLC 的 I 期临床研究，共纳入了 78 例患者，分为三个剂量组（Nivolumab 1mg/kg q2w + Ipilimumab 1mg/kg q6w；Nivolumab 3mg/kg q2w + Ipilimumab 1mg/kg q12w；Nivolumab 3mg/kg q2w + Ipilimumab 1mg/kg q6w），结果 Ipilimumab q12w 组的客观有效率达 47%，Ipilimumab q6w 组的客观有效率达 38%。中位疗效持续时间尚未达到。该研究目前仍在进行中（CheckMate 012）[42]。

免疫卡控点单抗与化疗、放疗、分子靶向药物、肿瘤疫苗、免疫调节药物（如 OX40、LAG-3）等其他治疗方式联合的临床研究也在不断开展中。2014 年 ASCO 年会上，Amin 等提供了一项关于 Nivolumab 和 Sunitinib 或 Pazopanib 联合治疗肾癌患者的 I 期临床研究，两药联合应用的剂量有一个可控的安全范围，Nivolumab 和 Sunitinib 联合及 Nivolumab 和 Pazopanib 联合的 24 周无进展生存期率分别为 78% 和 55%，这一试验也预示着 PD-1 抗体与抗血管新生药物联合应用有协同作用[43]。

Ipilimumab 与放疗联合治疗内分泌耐药的晚期前列腺癌的一项III期临床研究结果为阴性，两者联合应用并未改善患者的总生存。另有多项免疫卡控点单抗与放疗联合治疗肺癌、黑色素瘤、前列腺癌、宫颈癌等实体瘤的 I 、II 期临床研究正在进行中，目前尚无阳性实验结果。

肿瘤治疗中，多种治疗方法或药物的联合应用往往具有协同效应，在降低药物不良反应的同时，增强抗肿瘤活性，因此"免疫治疗+"的模式也越来越得到人们的重视，成为未来肿瘤治疗的方向。目前生存期延长 2.5～6 个月才能被认为是有临床意义，何种药物组合可以达到这个新标准还有待继续研究。

# 5　总结与展望

靶向 CTLA-4 和 PD-1/PD-L1 的免疫卡控点单抗已在许多类型的恶性肿瘤治疗中显示了令人鼓舞的疗效。但是仍有许多问题存在，例如如何更好地控制免疫相关不良反应、如何制订更好的联合治疗策略等。未来有望从 CTLA-4 或者 PD-1/PD-L1 的实践中探索出更新的免疫卡控点药物。另外，肿瘤的免疫治疗起效慢，作用时间相对持久，当前的 RECIST 等疗效评价体系是否适用于免疫治疗领域及免疫卡控点单抗在单药治疗、辅助治疗、新辅助治疗及与化疗药物、放疗、分子靶向药物联合治疗的疗效与优化仍然需要更多的临床研究提供依据。

## 参 考 文 献

[1] Postow M A, Callahan M K, Wolchok J D. Immune Checkpoint Blockade in Cancer Therapy. J Clin Oncol, 2015, 33(17): 1974-1982.

[2] Pennock G K, Chow L Q. The evolving role of immune checkpoint inhibitors in cancer treatment. Oncologist, 2015, 20(7): 812-822.

[3] Wolchok J D, Saenger Y. The mechanism of anti-CTLA-4 activity and the negative regulation of T-cell activation. Oncologist, 2008, 13 Suppl 4: 2-9.

[4] Selby M J, Engelhardt J J, Quigley M, et al. Anti-CTLA-4 antibodies of IgG2a isotype enhance antitumor activity through reduction of intratumoral regulatory T cells. Cancer Immunol Res, 2013, 1(1): 32-42.

[5] Hodi F S, O' Day S J, McDermott D F, et al. Improved survival with ipilimumab in patients with metastatic melanoma. N Engl J Med, 2010, 363(8): 711-723.

[6] Lynch T J, Bondarenko I, Luft A, et al. Ipilimumab in combination with paclitaxel and carboplatin as first-line treatment in stage ⅢB/Ⅳ non-small-cell lung cancer: results from a randomized, double-blind, multicenter phase II study. J Clin Oncol, 2012, 30(17): 2046-2054.

[7] Reck M, Bondarenko I, Luft A, et al. Ipilimumab in combination with paclitaxel and carboplatin as first-line therapy in extensive-disease-small-cell lung cancer: results from a randomized, double-blind, multicenter phase 2 trial. Ann Oncol, 2013, 24(1): 75-83.

[8] Comin-Anduix B, Escuin-Ordinas H, Ibarrondo F J. Tremelimumab: research and clinical development. Onco Targets Ther, 2016; 9,1767-1776.

[9] Calabro L, Morra A, Fonsatti E, et al. Efficacy and safety of an intensified schedule of tremelimumab for chemotherapy-resistant malignant mesothelioma: an open-label, single-arm, phase 2 study. Lancet Respir Med, 2015, 3(4): 301-309.

[10] Ribas A, Kefford R, Marshall M A, et al. Phase Ⅲ randomized clinical trial comparing tremelimumab with standard-of-care chemotherapy in patients with advanced melanoma. J Clin Oncol, 2013, 31(5): 616-622.

[11] Johnson D B, Rioth M J, Horn L. Immune checkpoint inhibitors in NSCLC. Curr Treat Options Oncol, 2014, 15(4): 658-669.

[12] Duffy A G, Ulahannan S V, Makorova-Rusher O, et al. Tremelimumab in combination with ablation in patients with advanced hepatocellular carcinoma. J Hepatol, 2016.

[13] Keir M E, Liang S C, Guleria I, et al. Tissue expression of PD-L1 mediates peripheral T cell tolerance. J Exp Med, 2006, 203(4): 883-895.

[14] Scott L J. Nivolumab: a review in advanced melanoma. Drugs, 2015, 75(12): 1413-1424.

[15] Weber J S, D' Angelo S P, Minor D, et al. Nivolumab versus chemotherapy in patients with advanced melanoma who progressed after anti-CTLA-4 treatment(CheckMate 037): a randomised, controlled, open-label, phase 3 trial. Lancet Oncol, 2015, 16(4): 375-384.

[16] Robert C, Long G V, Brady B, et al. Nivolumab in previously untreated melanoma without BRAF mutation. N Engl J Med, 2015, 372(4): 320-330.

[17] Agrawal S, Feng Y, Roy A, et al. Nivolumab dose selection: challenges, opportunities, and lessons learned for cancer immunotherapy. J Immunother Cancer, 2016, 4: 72.

[18] Ulmeanu R, Antohe I, Anisie E, et al. Nivolumab for advanced non-small cell lung cancer: an evaluation of a phase III study. Expert Rev Anticancer Ther, 2016, 16(2): 165-167.

[19] Motzer R J, Rini B I, McDermott D F, et al. Nivolumab for metastatic renal cell carcinoma: results of a randomized phase II trial. J Clin Oncol, 2015, 33(13): 1430-1437.

[20] Ansell S M. Nivolumab in the Treatment of Hodgkin Lymphoma. Clin Cancer Res, 2016.

[21] Jazirehi A R, Lim A, Dinh T. PD-1 inhibition and treatment of advanced melanoma-role of pembrolizumab. Am J Cancer Res, 2016, 6(10): 2117-2128.

[22] Herbst R S, Baas P, Perez-Gracia J L, et al. P2. 41(also presented as PD1. 06): pembrolizumab vs docetaxel for previously treated NSCLC(KEYNOTE-010): archival vs new tumor samples for PD-L1 assessment. J Thorac Oncol, 2016, 11(10S): S242-S243.

[23] Herbst R S, Baas P, Kim D W, et al. Pembrolizumab versus docetaxel for previously treated, PD-L1-positive, advanced non-small-cell lung cancer(KEYNOTE-010): a randomised controlled trial. Lancet, 2016, 387(10027): 1540-1550.

[24] Langer C J, Gadgeel S M, Borghaei H, et al. Carboplatin and pemetrexed with or without pembrolizumab for advanced, non-squamous non-small-cell lung cancer: a randomised, phase 2 cohort of the open-label KEYNOTE-021 study. Lancet Oncol, 2016, 17(11): 1497-1508.

[25] Armand P, Shipp M A, Ribrag V, et al. Programmed death-1 blockade with pembrolizumab in patients with classical hodgkin lymphoma after brentuximab vedotin failure. J Clin Oncol, 2016.

[26] Chow L Q, Haddad R, Gupta S, et al. Antitumor activity of pembrolizumab in biomarker-unselected patients with recurrent and/or metastatic head and neck squamous cell carcinoma: results from the phase Ib KEYNOTE-012 expansion cohort. J Clin Oncol, 2016.

[27] Mahoney K M, Freeman G J, McDermott D F. The next immune-checkpoint inhibitors: PD-1/PD-L1 blockade in melanoma. Clin Ther, 2015, 37(4): 764-782.

[28] Westin J R, Chu F, Zhang M, et al. Safety and activity of PD1 blockade by pidilizumab in combination with rituximab in patients with relapsed follicular lymphoma: a single group, open-label, phase 2 trial. Lancet Oncol, 2014, 15(1): 69-77.

[29] Inman B A, Longo T A, Ramalingam S, et al. Atezolizumab: a PD-L1 blocking antibody for bladder cancer. Clin Cancer Res, 2016.

[30] First-line atezolizumab effective in bladder cancer. Cancer Discov, 2016, 6(8): OF7.

[31] First Anti-PD-L1 Drug Approved for NSCLC. Cancer Discov, 2016, 6(12): OF1.

[32] More Benefits for Checkpoint Inhibitors in NSCLC. Cancer Discov, 2015, 5(12): OF2.

[33] Powles T, Eder J P, Fine G D, et al. MPDL3280A(anti-PD-L1)treatment leads to clinical activity in metastatic bladder cancer. Nature, 2014, 515(7528): 558-562.

[34] Brower V. Anti-PD-L1 inhibitor durvalumab in bladder cancer. Lancet Oncol, 2016, 17(7): e275.

[35] Massard C, Gordon M S, Sharma S, et al. Safety and efficacy of durvalumab(MEDI4736), an anti-programmed cell death ligand-1 immune checkpoint inhibitor, in patients with advanced urothelial bladder cancer. J Clin Oncol, 2016, 34(26): 3119-3125.

[36] Smith J, Robida M D, Acosta K, et al. Quantitative and qualitative characterization of Two PD-L1 clones: SP263 and E1L3N. Diagn Pathol, 2016, 11(1): 44.

[37] Planchard D, Yokoi T, McCleod M J, et al. A phase III study of durvalumab(MEDI4736)with or without tremelimumab for previously treated patients with advanced NSCLC: rationale and protocol design of the ARCTIC study. Clin Lung Cancer, 2016, 17(3): 232-236 e1.

[38] Gourd K. AstraZeneca halts two lung cancer drug trials. Lancet Respir Med, 2015, 3(12): 926.

[39] Brahmer J R, Tykodi S S, Chow L Q, et al. Safety and activity of anti-PD-L1 antibody in patients with advanced cancer. N Engl J Med, 2012, 366(26): 2455-2465.

[40] Hodi F S, Chesney J, Pavlick A C, et al. Combined nivolumab and ipilimumab versus ipilimumab alone in patients with advanced melanoma: 2-year overall survival outcomes in a multicentre, randomised, controlled, phase 2 trial. Lancet Oncol. 2016, 17(11): 1558-1568.

[41] Wolchok J D, Kluger H, Callahan M K, et al. Nivolumab plus ipilimumab in advanced melanoma. N Engl J Med, 2013, 369(2): 122-133.

[42] Hellmann M D, Rizvi N A, Goldman J W, et al. Nivolumab plus ipilimumab as first-line treatment for advanced non-small-cell lung cancer(CheckMate 012): results of an open-label, phase 1, multicohort study. Lancet Oncol, 2016.

[43] Calvo E, Schmidinger M, Heng D Y, et al. Improvement in survival end points of patients with metastatic renal cell carcinoma through sequential targeted therapy. Cancer Treat Rev, 2016, 50: 109-117.

# 第十八章 纳米技术与免疫治疗

随着高分子纳米材料的迅速发展，纳米技术越来越多地被应用于医疗领域[1]。在肿瘤治疗领域中，纳米载药系统已经成为基础研究与新药研究的热点之一。纳米载药系统的主要优势在于抗肿瘤药物的靶向输送、改善药物的体内分布、改善药物的溶解度、延长药物半衰期、提高生物利用度、降低全身毒副作用等[2]，其最终的目标在于提高所负载的药物的抗肿瘤效果。纳米载药系统既可以装载各种小分子药物如传统化疗药物，也可以装载核酸、肽、蛋白质等各种新型生物大分子药物。同时，纳米载体本身可被修饰各种抗体、配体、多肽等，用于靶向特定的位点，发挥更加精准有效的治疗作用。目前，已有至少 45 种纳米制剂被美国FDA 批准用于临床使用，如化疗药物阿霉素脂质体、白蛋白结合型紫杉醇、α 干扰素、粒细胞-巨噬细胞集落刺激因子的纳米制剂和抗肿瘤坏死因子抗体的聚合物-蛋白质偶联物等[3]。

在抗肿瘤免疫治疗领域，纳米技术的应用也逐渐成为人们关注的焦点。与负载抗肿瘤药物靶向肿瘤部位直接杀伤肿瘤细胞不同，纳米载体负载免疫活性药物靶向免疫细胞，通过免疫治疗效应进而发挥抗肿瘤作用。纳米技术在抗肿瘤免疫治疗领域具有以下优势：由于纳米载体的自身特性及淋巴器官的结构特点，纳米粒子容易集中于淋巴结、脾脏等淋巴器官中；经过精心构建的纳米载体具有良好的靶向性，可以将免疫激活类药物有效精准地递送给 DC细胞、T 细胞等特定的免疫细胞，在肿瘤相关免疫应答的各个环节发挥作用；纳米载体可同时负载多种不同药物，在同一时空发挥作用，且具有药物缓释、控释功能，在肿瘤抗原提呈、免疫细胞活化过程中具有其他技术无法替代的优势；与抗肿瘤药物疗效的剂量依赖性不同，在免疫治疗中，小部分的免疫细胞被活化，即可以产生强大的抗肿瘤作用；此外，免疫细胞会产生适应性免疫和免疫记忆，可以克服肿瘤的异质性及肿瘤的获得性耐药等导致治疗失败的关键难点[4]。因此，纳米技术在抗肿瘤免疫治疗中具有广阔的应用前景（图 18-1）。

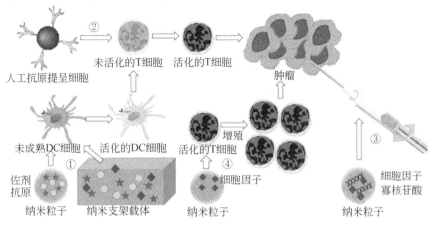

图 18-1　纳米技术在免疫治疗领域的应用

①纳米粒子和支架载体向 DC 细胞提呈肿瘤抗原及佐剂，促进 DC 细胞活化；②纳米粒子作为人工抗原提呈细胞直接激活 T 细胞；③局部注射纳米粒子和支架载体，将激活免疫系统的药物集中在肿瘤免疫抑制微环境中，调节免疫微环境；④纳米粒子持续性地向 T 细胞递送激活性化合物，维持活化的 T 细胞的功能。

# 1 纳米载药系统的参数选择

纳米载药系统可以由不同的材料制备，具有不同的尺寸、形状和表面性质。根据材料的不同，纳米制剂可以分为胶束、脂质体、乳剂及聚合物等[5]。根据特定递送需要，可以控制和设计具有特定参数的纳米粒子。这些设计参数概述如下。

## 1.1 靶向肿瘤部位的纳米载药系统

靶向肿瘤部位的第一代静脉纳米制剂的发展推动了对纳米载体体内分布和药代动力学等物理或化学性质的深入研究，为用于免疫治疗的下一代肿瘤靶向纳米制剂的开发奠定了基础。第一代静脉纳米制剂主要依赖实体瘤的高通透性和滞留效应（enhanced permeability and retention effect，EPR）效应向肿瘤部位递送药物[6]。只有当纳米载体在体内实现"长循环"，才能更好地发挥 EPR 效应。研究证实，纳米粒子成中性或带负电、粒径范围在 8~200nm 时，可以有效减少肾脏、肝脏和脾脏的清除[7]。然而，纳米粒子静脉给药时，在血液循环中因调理作用被血浆蛋白标记，继而被单核巨噬细胞系统清除[7]。因此，大量研究致力于开发规避单核巨噬细胞吞噬系统的长循环纳米制剂[8, 9]。通过用聚乙二醇等"隐形剂"修饰纳米载体表面，可以实现更长的循环半衰期[10]。由于聚乙二醇等材料仍存在如 ABC（accelerated blood clearance，ABC）效应等无法避免的缺点，人们仍在不断探索使纳米粒子长循环的方法，近年来的研究开始使用细胞膜覆盖在纳米粒子表面，可以达到生物相容性好、自然逃避宿主免疫防御的效果，并显著延长体内循环时间[11]。

纳米制剂如何从肿瘤血管进入肿瘤实质是继长循环之后的另一个关键问题。纳米粒子的外形是具有重要作用的影响因素之一，通常具有较高纵横比的非球形纳米粒子比球形纳米粒子更容易被边缘化，即更容易靠近血管壁[12]。一旦纳米粒子接触血管壁，便有机会从脉管系统外渗到肿瘤组织中。然而，肿瘤血管分布异常、肿瘤组织间隙较高的静水压、肿瘤细胞外液流动性差等因素阻挡了载药纳米粒子从血管到达肿瘤细胞。研究表明，将纳米粒子粒径减小到低于 100nm 有利于纳米粒子在肿瘤间质中的扩散，同时多种肿瘤细胞穿透肽（cell penetrating peptide，CPP）可将纳米载体带入肿瘤深部。纳米制剂的缓释和控释性能对提高疗效和降低毒性至关重要。理想情况下，纳米粒子在到达肿瘤部位之前应尽可能少释放药物。纳米载体的药物释放可以通过粒子的降解和扩散（如可生物降解的纳米制剂）、外部刺激（包括光、超声和磁场）及生理刺激（pH 梯度和氧化还原状态）等进行控制[13-16]。

## 1.2 靶向免疫细胞的纳米载药系统

靶向免疫细胞的纳米制剂是一个崭新的领域，其主要作用为向抗原提呈细胞递送抗原或向驻留在淋巴结中的免疫细胞递送药物并促其活化。纳米载药系统的粒径、电荷及表面修饰等因素在靶向免疫细胞递送免疫相关药物的过程中发挥重要作用。

机体的抗肿瘤免疫应答主要在次级淋巴器官中发生，纳米制剂通过皮下、皮内、肌肉、腹腔给药等途径，将其负载的疫苗等药物运输到引流淋巴结。纳米制剂的粒径在免疫应答的形成中起重要作用，不仅影响细胞摄取和胞内运输，也影响淋巴回流。粒径范围在 5～100 nm 的纳米制剂，进入细胞外基质，通过传入淋巴液管到引流淋巴结。粒径大于 500nm 的粒子则停留在细胞外基质中[17]，由驻留在组织中的抗原提呈细胞摄取，然后由抗原提呈细胞转运到引流淋巴结中[18]。纳米粒子到达淋巴结后，较大粒径的粒子将被巨噬细胞摄取，而较小粒径的粒子可以直接接触 T 细胞区域，也可以被存在于淋巴结内的未成熟 DC 细胞摄取[17]。并且研究发现，在淋巴结中，粒径较小的纳米粒子可以靶向更多的未成熟的 DC 细胞、B 细胞和 T 细胞[19]。与皮内注射 100nm 的纳米制剂相比，20 nm 和 45 nm 的纳米制剂可以更多地到达淋巴结中并且在淋巴结中停留的时间更长，最长可达 5 天[20]。近期一项临床试验使用粒径为 40nm 的纳米制剂成功诱导出具有活性的 CD8+ T 细胞，更进一步支持了上述观点[21]。

纳米粒子的表面电荷也会影响淋巴回流和其在淋巴结中的停留时间。细胞外基质由胶原纤维和带负电荷的蛋白质（糖胺聚糖）组成。因此，带正电荷的纳米粒子易被捕获并被抗原提呈细胞吞噬，继而转运到淋巴结中[22]。相反，带负电荷、中性电荷或者表面连有聚乙二醇的纳米粒子与细胞外基质的相互作用有限，影响其被抗原提呈细胞的吞噬及向淋巴结中的转运[23]。

此外，纳米载药系统的表面修饰对其作用的发挥至关重要[24]。抗原提呈细胞和 B 细胞能够通过病原体表面的蛋白质、脂质和多糖等识别病原体，通过模仿这些病原体表面上的高度重复模式，可以增强多价抗原提呈和诱导更强的免疫反应。对于多价配体疫苗，增加配体的化合价可以增强亲和力和表观结合[22]。具体来说，15～20 个半抗原分子、间隔 5～10nm（类似于病毒外壳蛋白的平均间隔）是有效激活 B 细胞受体的理想设计[25]。采用高度重复模式将抗原/佐剂修饰在纳米制剂表面可以诱导天然的 IgM 抗体通过高亲和力相互作用有效结合，招募和激活补体成分 1q（C1q）及经典补体级联途径[25]。此外，亲水性的纳米粒子表面具有如多羟基化（-OH）聚醚等物质，可以激活补体激活的替代途径[26]。因此，改变纳米载体表面的化学基团（聚合物或接头的化学基团）可以触发补体激活级联途径和加强调理作用[27]，从而增加抗原提呈与转运。

# 2 纳米技术在免疫治疗中的应用

纳米技术在免疫治疗领域的应用，起始于模仿纳米载药系统靶向投递抗肿瘤药物[28]。将纳米载体负载细胞因子等多种免疫调节化合物，实现体内的靶向投递与缓释，减少药物体内降解和中和，控制免疫活性药物的脱靶毒性[29-32]。同时，纳米载体在特定情况下本身就具有免疫调节作用[28]。

## 2.1 向 DC 细胞提呈肿瘤抗原及佐剂

### 2.1.1 肿瘤疫苗的递送

目前，纳米技术在肿瘤抗原递送方面已有大量的研究（图 18-2）[33-35]。

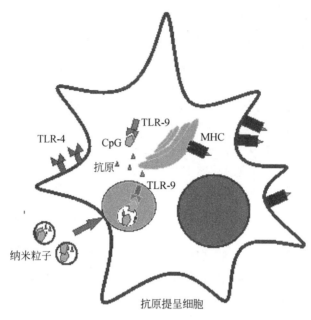

图 18-2　纳米粒子向 DC 细胞递送肿瘤疫苗[36]

治疗性肿瘤疫苗通过上调机体对肿瘤抗原的免疫反应以提高机体抗肿瘤的免疫应答[28]。第一种治疗性肿瘤疫苗近期已被美国 FDA 批准[37]，这是一个有前景的治疗方法，然而仍有许多问题亟待解决。其中一个重要的问题是肿瘤抗原与正常的宿主抗原非常类似，免疫原性有限[38]，通常需要使用佐剂，然而游离的抗原和佐剂进入人体后，靶向不同的 DC 细胞，导致佐剂不能有效发挥作用，抗原微弱的免疫原性无法有效提高。纳米载药系统通过统一抗原和佐剂转运动力学可以显著提高肿瘤抗原的免疫原性。通过将抗原和佐剂分别负载在独立的但理化性质同一的纳米粒子中可以实现这一目的。在小鼠肿瘤模型中使用多聚物纳米载体[39]或金纳米粒子[40]体系均证实了其有效性。其他统一转运动力学的方法包括用同一纳米粒子共包裹[41]、共轭到相同的纳米颗粒上[42]、区室化[43]及使用本身具有佐剂性质的纳米粒子作为载体等[44]。此外，疫苗大多为蛋白质、肽段、碳水化合物或脂质，这些生物分子在体内半衰期短，影响其向靶细胞的投递[3]。使用靶向抗原提呈细胞的纳米粒子作为载体可以特异性靶向抗原提呈细胞，并且延长了所负载抗原的半衰期，保证更有效的抗原加工和提呈[45]。2016 年 12 月发表于 *Nature Materials* 杂志的一项研究采用合成高密度脂蛋白纳米盘负载抗原肽和佐剂，可将抗原肽和佐剂同时投递至淋巴器官，并维持 DC 细胞对抗原的提呈，产生的抗原特异性 CTLs 是可溶性肽疫苗的 47 倍、疫苗联合佐剂的 31 倍。该载体可负载个体化的肿瘤新抗原及多表位疫苗，在小鼠体内联合免疫检查点阻止剂可以达到接近 CR 的疗效[46]。

治疗性肿瘤疫苗的抗原选择是一个难题，目前大多数抗癌疫苗接种策略，倾向于使用单一、已经明确疗效的肿瘤抗原。然而这种单一的肿瘤抗原并不适用于所有肿瘤类型[47]。

纳米载药系统可以向单个细胞递送多个表位的肽疫苗。将多个肿瘤相关抗原肽用纳米粒子组合递送相比于装载单个肽表位的纳米粒子具有更好的抗肿瘤效果[48]。患者自身的肿瘤虽然被认为是理想的抗原材料来源，但迄今为止没有得到预期的效果，原因可能是肿瘤细胞中大量管家蛋白的存在稀释了肿瘤特异性的抗原，干扰了肿瘤抗原的识别[49]。使用肿瘤细胞膜包裹纳米粒子可能会更好地解决这个问题[43,50]。这种新型载药系统以多聚物为核心，负载大量的佐剂，其外包被一层肿瘤细胞来源的膜，膜上包含许多肿瘤抗原[51]。这种纳米载药系统去除了所有细胞内的管家蛋白，使得免疫系统可以更好地识别肿瘤抗原。也有研究采用红细胞膜包裹抗原，提高抗肿瘤疗效[52]。

### 2.1.2 免疫佐剂的递送

免疫佐剂在免疫应答中起重要作用[53]。免疫佐剂通常用于增强疫苗制剂的免疫原性，而且单独使用就具有一定的抗肿瘤作用[54]。因此，有大量文献报道使用纳米载药系统来递送免疫佐剂[55]。一类基于核酸的免疫佐剂为胞嘧啶-磷酸-鸟嘌呤寡脱氧核苷酸，通过Toll样受体9（Toll-like receptor 9，TLR9）信号传导起作用[56]。这类免疫佐剂有多种纳米载药系统包载的研究，包括明胶[57]，脂质体[58]和聚合物[59]等。这些研究的结果均证明，胞嘧啶-磷酸-鸟嘌呤寡脱氧核苷酸的纳米制剂能够显著增加促炎细胞因子的表达，增强抗肿瘤疗效。

将这些基于核酸的佐剂直接偶联到金纳米粒子的表面是一个有前景的策略[60]。连接佐剂的金纳米粒子合成简便，并且纳米粒子的尺寸可调节，通过皮下给药定向输送到淋巴结[61]。一项针对金纳米粒子尺寸的研究发现，15～80nm 的金纳米粒子中，最小的纳米粒子能够诱导出最强的促炎反应[62]。在小鼠模型中，这种递送方法显著抑制肿瘤生长[62]。

## 2.2 作为人工抗原提呈细胞直接激活 T 细胞

T 淋巴细胞活化，需要来自抗原提呈细胞的两个基本信号[63]。第一信号来自 T 淋巴细胞受体与负载肽的主要组织相容性复合体（MHC）的特异性结合，即 T 细胞对抗原识别；第二信号来自共刺激分子，即抗原提呈细胞表达的共刺激分子与 T 细胞表面的相应受体或配体相互作用介导的信号。早期研究将特异性 MHC 和共刺激分子修饰到微米级粒子上，利用微粒代替抗原提呈细胞，可以有效扩增抗原特异性 T 细胞[64]。在小鼠肿瘤模型中，人工抗原提呈细胞已用于体内应用并已证明其有效性[65]。在更基础的层面上，有针对配体流动性[66]和颗粒形状[67]对抗原提呈效率影响的研究正在进行。

最近，人工抗原提呈的概念已经扩展到纳米尺度，与微米体系相比具有独特的优势[68]。纳米体系一个重要的特性是固有的小尺寸，这使得其在体内向淋巴结运输更加高效[69]。有研究利用氧化铁为核心，证实纳米级人工抗原提呈细胞可以促进 T 细胞聚集，进一步促进 T 细胞活化[70]。在纳米级别，与球形的人工抗原提呈细胞相比，椭圆形的人工抗原提呈细胞具有更好的活化效果[71]。基于纳米粒子的人工抗原提呈细胞前景广阔，但仍处于早期探索研究阶段，需要进行进一步研究以验证其有效性。

## 2.3 向肿瘤部位递送免疫激活性化合物

### 2.3.1 细胞因子的递送

细胞因子是抗肿瘤的细胞免疫应答中有效的调节剂[72]。肿瘤坏死因子、γ 干扰素和白细胞介素 2 等由于具有高度免疫激活特性，已被美国 FDA 批准用于治疗恶黑、肾细胞癌和白血病等[3]。但由于细胞因子在体内代谢迅速且容易被酶降解，细胞因子全身治疗通常需要较高的浓度才能达疗效，但副作用也随之增加，严重者可危及生命[73]。近年来发现纳米粒子作为细胞因子的载体可能是较好的解决方案。脂质体和聚合物等纳米载药系统已被研究用于负载 γ 干扰素、肿瘤坏死因子、白细胞介素-2[74,75]，以及其他具有临床价值的细胞因子，如白细胞介素-12、粒细胞-巨噬细胞集落刺激因子、白细胞介素-4 和白细胞介素-6等[76,77]。除了直接递送细胞因子，纳米粒子也可以递送编码细胞因子的质粒[77]。同时将多种细胞因子装载到单个纳米粒子中，能够通过靶向多种免疫途径增强抗肿瘤的疗效[78]。

### 2.3.2　表观遗传学调节剂的递送

肿瘤细胞表观遗传的变化会导致抗原、MHC Ⅰ/Ⅱ分子、共刺激分子及参与抗原提呈途径的蛋白质表达减少[79]。因而，表观遗传学抑制剂与肿瘤疫苗协同使用可以增强抗肿瘤的免疫应答。在针对各种实体瘤的临床试验中，如黑色素瘤、胰腺癌、前列腺癌、乳腺癌和结肠癌，表观遗传学抑制剂效果显著[80-83]。但是表观遗传学抑制剂溶解度低、半衰期短、降解快、渗透性差及具有非特异性毒性等限制了其作为免疫调节剂的使用，因此需要设计有效的递送系统。有研究使用纳米载体递送伏立诺他，溶解度提升高达 40 倍，体内循环时间延长、体内清除减少、药代动力学得到改善[84,85]。此外，表观遗传药物也可以使肿瘤对化疗药的敏感性增加[86]。

### 2.3.3　靶向肿瘤免疫抑制微环境

在肿瘤免疫抑制微环境中，骨髓来源的免疫抑制性细胞（myeloid-derived suppressor cells，MDSCs）、调节性 T 细胞、肿瘤相关巨噬细胞（tumour-associated macrophages，TAM）及肿瘤细胞分泌可溶性介质，可以抑制 DC 细胞、T 淋巴细胞及自然杀伤细胞的功能。阻断这些介质的免疫抑制功能，可以提高肿瘤疫苗和其他免疫疗法的疗效[3]。

用纳米载药系统向肿瘤部位递送转化生长因子-β（transforming growth factor transforming growth factor β，TGF-β）受体抑制剂可以增加肿瘤浸润性 CD8[+]T 细胞、自然杀伤细胞的数量，同时抑制肿瘤生长[87]。最近的一项临床前研究报道了一种生物可降解的纳米胶，用于向肿瘤免疫抑制微环境同时和持续递送亲水性白细胞介素 2 和疏水性 TGF-β 的小分子抑制剂（SB505124），在恶黑模型中疗效显著[87]。对于晚期恶黑，脂质体-鱼精蛋白-透明质酸纳米粒子负载酪氨酸相关蛋白-2（tyrosinase-related protein-2，Trp-2）肽和胞嘧啶-磷酸-鸟嘌呤寡脱氧核苷酸两种肿瘤疫苗效果较差[88]，但同时负载 TGF-β 的 siRNA，使得 TGF-β 的水平降低 50%后，可以增加肿瘤浸润的 CD8[+]T 细胞水平，降低调节性 T 细胞的水平，显著抑制肿瘤生长。

此外，利用纳米载药系统，可以靶向递送调节 MDSC 细胞、调节性 T 细胞、TAM 细胞等细胞功能的小分子抑制剂等[89]。

## 2.4　纳米粒子结合免疫细胞

在肿瘤免疫治疗领域，过继性免疫细胞回输治疗的早期临床试验疗效显著[90]。细胞回输后，为了增强疗效，需要同时回输辅佐性药物。将负载药物的纳米粒子连接到过继性回输的免疫细胞上，可以持续旁分泌式地激活免疫细胞[91]。然而直接连接的缺陷在于只能用于一次细胞回输，在纳米粒子表面修饰靶向配体可以多次回输、持续激活免疫细胞[92]。

# 3　总结与展望

在过去的几十年里，纳米技术越来越多地被用于肿瘤免疫调控。靶向肿瘤组织的纳米载药系统已趋于成熟，目前纳米载药系统已被应用于负载细胞因子和佐剂等免疫调节化合物。纳米载体具有可控地负载不同药物并将其运送到特定部位的能力，可以改变疫苗的设计方式。因免疫系统十分复杂，大多数现行策略只针对其中的一个方面。展望未来，该领域将可能走向联合治疗。总体而言，针对抗肿瘤的免疫调节将越来越精细，将纳米技术与免疫治疗相结合，具有广阔的前景。

## 参 考 文 献

[1] Kim B Y S, Rutka J T, Chan W C W. Nanomedicine. New England journal of medicine, 2010, 363(25): 2434-2443.

[2] Wang A Z, Langer R, Farokhzad O C. Nanoparticle delivery of cancer drugs. Annual review of medicine, 2012, 63: 185-198.

[3] Chintan H K, Jillian L P, Shaomin T, et al. Nanoparticulate immunotherapy for cancer. Journal of controlled release, 2015, 219: 167-180.

[4] Goldberg M S. Immunoengineering: how nanotechnology can enhance cancer immunotherapy. Cell, 2015, 161(2): 201-204.

[5] Smith D M, Simon J K, Jr J R B. Applications of nanotechnology for immunology. Nature reviews immunology, 2013, 13(8): 592-605.

[6] Matsumura Y, Maeda H. A new concept for macromolecular therapeutics in cancer chemotherapy: mechanism of tumoritropic accumulation of proteins and the antitumor agent smancs. Cancer research, 1986, 46(12 Pt 1): 6387-6392.

[7] Nel A E, M dler L, Velegol D, et al. Understanding bio-physicochemical interactions at the nano-bio interface. Nature materials, 2009, 8(7): 543-557.

[8] Alexis F, Pridgen E, Molnar L K, et al. Factors affecting the clearance and biodistribution of polymeric nanoparticles. Molecular pharmaceutics, 2008, 5(4): 505-515.

[9] Howard M D, Jay M, Dziubla T D, et al. PEGylation of nanocarrier drug delivery systems: state of the art. Journal of biomedical nanotechnology, 2008, 4(2): 133-148.

[10] Gref R, Minamitake Y, Peracchia M T, et al. Biodegradable long-circulating polymeric nanospheres. Science, 1994, 263(5153): 1600-1603.

[11] Fang R H, Hu C M, Zhang L. Nanoparticles disguised as red blood cells to evade the immune system. Expert opinion on biological therapy, 2012, 12(4): 385-389.

[12] Carboni E, Tschudi K, Nam J, et al. Particle margination and its implications on intravenous anticancer drug delivery. Aaps pharmscitech, 2014, 15(3): 762-771.

[13] Bae Y, Fukushima S, Harada A, et al. Design of environment-sensitive supramolecular assemblies for intracellular drug delivery: polymeric micelles that are responsive to intracellular pH change. Angewandte chemie international edition, 2003, 42(38): 4640-4643.

[14] Ganta S, Devalapally H, Shahiwala A, et al. A review of stimuli-responsive nanocarriers for drug and gene delivery. Journal of controlled release, 2008, 126(3): 187-204.

[15] Böhmer M R, Klibanov A L, Tiemann K, et al. Ultrasound triggered image-guided drug delivery-European Journal of Radiology. European journal of radiology, 2009, 70(2): 242-253.

[16] Caldorera M M, Guimard N L, Roy K. Designer nanoparticles: incorporating size, shape, and triggered release into nanoscale drug carriers. Expert opinion on drug delivery, 2010, 7(4): 479-495(17).

[17] Irvine D J, Swartz M A, Szeto G L. Engineering synthetic vaccines using cues from natural immunity. Nature material, 2013, 12(11): 978-990.

[18] Manolova V, Flace A, Bauer M, et al. Nanoparticles target distinct dendritic cell populations according to their size. European journal of immunology, 2008, 38(5): 1404-1413.

[19] Kim J, Mooney D J. In vivo modulation of dendritic cells by engineered materials: towards new cancer vaccines. Nano today, 2011, 6(5): 466-477.

[20] Reddy S T, Rehor A, Schmoekel H G, et al. In vivo targeting of dendritic cells in lymph nodes with poly(propylene sulfide)nanoparticles. Journal of controlled release, 2006, 112(1): 26-34.

[21] Frazer I H, Quinn M, Nicklin J L, et al. Phase 1 study of HPV16-specific immunotherapy with E6E7 fusion protein and ISCOMATRIX adjuvant in women with cervical intraepithelial neoplasia. Vaccine, 2004, 23(2): 172-181.

[22] Hartwell B L, Antunez L, Sullivan B P, et al. Multivalent nanomaterials: learning from vaccines and progressing to antigen-specific immunotherapies. Journal of pharmaceutical sciences, 2014, 104(2): 346-361.

[23] Zhan X, Tran K K, Shen H. Effect of the poly(ethylene glycol)(PEG)density on the access and uptake of particles by antigen-presenting cells(APCs) after subcutaneous administration. Molecular pharmaceutics, 2012, 9(12): 3442-3451.

[24] Cruz L J, Tacken P J, Rueda F, et al. Targeting nanoparticles to dendritic cells for immunotherapy. Methods in enzymology, 2012, 509: 143-163.

[25] Bachmann M F, Jennings G T. Vaccine delivery: a matter of size, geometry, kinetics and molecular patterns. Nature reviews immunology, 2010, 10(11): 787-796.

[26] Reddy S, Van-Der-Vlies A E, Angeli V, et al. Exploiting lymphatic transport and complement activation in nanoparticle vaccines. Nature biotechnology, 2007, 25(10): 1159-1164.

[27] Seong S Y, Matzinger P. Hydrophobicity: an ancient damage-associated molecular pattern that initiates innate immune responses. Nature reviews immunology, 2004, 4(6): 469-478.

[28] Ronnie H F, Liangfang Z. Nanoparticle-based modulation of the immune system. Annual review of chemical and biomolecular engineering, 2016, 7: 305-326.

[29] Alexander HvdV, Alexander M M E, Ann L B S, et al. Biodistribution and tumor localization of stealth liposomal tumor necrosis factor-alpha in soft tissue sarcoma bearing rats. International journal of cancer, 1998, 77(6): 901-906.

[30] Anderson P M, Katsanis E, Sencer S F, et al. Depot characteristics and biodistribution of interleukin-2 liposomes: importance of route of administration. Journal of immunotherapy, 1992, 12(1): 19-31.

[31] Kedar E, Gur H, Babai I, et al. Delivery of cytokines by liposomes: hematopoietic and immunomodulatory activity of interleukin-2 encapsulated in conventional liposomes and in long-circulating liposomes. Journal of immunotherapy, 2000, 23(1): 131-145.

[32] Kedar E, Palgi O, Golod G, et al. Delivery of cytokines by liposomes. III. Liposome-encapsulated GM-CSF and TNF-alpha show improved pharmacokinetics and biological activity and reduced toxicity in mice. Journal of immunotherapy, 1997, 20(3): 180-193.

[33] Song C, Noh Y W, Yong T L. Polymer nanoparticles for cross-presentation of exogenous antigens and enhanced cytotoxic T-lymphocyte immune response. International journal of nanomedicine, 2016, 11: 3753-3764.

[34] Jin H, Qian Y, Dai Y, et al. Magnetic enrichment of dendritic cell vaccine in lymph node with fluorescent-magnetic nanoparticles enhanced cancer immunotherapy. Theranostics, 2016, 6(11): 2000-2014.

[35] Grabbe S, Haas H, Diken M, et al. Translating nanoparticulate-personalized cancer vaccines into clinical applications: case study with RNA-lipoplexes for the treatment of melanoma. Nanomedicine, 2016, 11(20): 2723-2734.

[36] Shao K, Singha S, Clementecasares X, et al. Nanoparticle-based immunotherapy for cancer. Acs nano, 2015, 9(1): 16-30.

[37] Cheever M A, Higano C S. PROVENGE(Sipuleucel-T)in prostate cancer: the first FDA-approved therapeutic cancer vaccine. Clinical cancer research, 2011, 17(11): 3520-3526.

[38] Tabi Z, Man S. Challenges for cancer vaccine development. Advanced drug delivery reviews, 2006, 58(8): 902-915.

[39] Min B H, Yong T L. Programmed nanoparticles for combined immunomodulation, antigen presentation and tracking of immunotherapeutic cells. Biomaterials, 2014, 35(1): 590-600.

[40] Joao Paulo Mattos A, Adam Yuh L, Elizabeth Raquel F, et al. In vivo gold nanoparticle delivery of peptide vaccine induces anti‐tumor immune response in prophylactic and therapeutic tumor models. Small, 2015, 11(12): 1453-1459.

[41] Zhenghong X, Srinivas R, Yu-Cheng T, et al. Multifunctional nanoparticles co-delivering Trp2 peptide and CpG adjuvant induce potent cytotoxic T-lymphocyte response against melanoma and its lung metastasis. Journal of controlled release, 2013, 172(1): 259-265.

[42] Lee I H, kuon H K, An S, et al. Imageable antigen-presenting gold nanoparticle vaccines for effective cancer immunotherapy in vivo. Angew andte Chemie(international ed.in English), 2012, 51(35): 8800-8805.

[43] Fang R H, Hu C M, Luk B T, et al. Cancer cell membrane-coated nanoparticles for anticancer vaccination and drug delivery. Nano letters, 2014, 14(4): 2181-2188.

[44] Yoshikawa T, Okada N, Oda A, et al. Development of amphiphilic gamma-PGA-nanoparticle based tumor vaccine: potential of the nanoparticulate cytosolic protein delivery carrier. Biochemical and biophysical research communications, 2008, 366(2): 408-413.

[45] Rosalia R A, Cruz L J, Duikeren S V, et al. CD40-targeted dendritic cell delivery of PLGA-nanoparticle

vaccines induce potent anti-tumor responses. Biomaterials, 2014, 40: 88-97.

[46] Kuai R, Ochyl L J, Bahjat K S, et al. Designer vaccine nanodiscs for personalized cancer immunotherapy. Nature materials, 2016.

[47] Riker A, Cormier J, Panelli M, et al. Immune selection after antigen-specific immunotherapy of melanoma. Surgery, 1999, 126(2): 112-120.

[48] Songwei T, Tetsuro S, Anna B, et al. Combinational delivery of lipid-enveloped polymeric nanoparticles carrying different peptides for anti-tumor immunotherapy. Nanomedicine, 2014, 9(5): 635-647.

[49] Lokhov Petr G, Balashova Elena E. Cellular cancer vaccines: an update on the development of vaccines generated from cell surface antigens. Journal of cancer, 2010, 1: 230-241.

[50] Angsantikul P, Thamphiwatana S, Gao W, et al. Cell membrane-coated nanoparticles as an emerging antibacterial vaccine platform. Vaccines, 2015, 3(4): 814-828.

[51] Vigneron N, Stroobant V, Van dEBJ, et al. Database of T cell-defined human tumor antigens: the 2013 update. Cancer immunity a journal of the Academy of Cancer Immunology, 2013, 13: 15.

[52] Guo Y, Wang D, Song Q, et al. Erythrocyte membrane-enveloped polymeric nanoparticles as nanovaccine for induction of antitumor immunity against melanoma. Acs nano, 2015, 9(7): 6918-6933.

[53] Pashine A, Valiante N M, Ulmer J B. Targeting the innate immune response with improved vaccine adjuvants. Nature medicine, 2005, 11(4 Suppl): S63-S68.

[54] Hobohm U, Stanford J L, Grange J M. Pathogen-associated molecular pattern in cancer immunotherapy. Critical reviews in immunology, 2008, 28(2): 95-107.

[55] Qian C, Xu L, Chao L, et al. Photothermal therapy with immune-adjuvant nanoparticles together with checkpoint blockade for effective cancer immunotherapy. Nature communications, 2016, 7: 13193.

[56] Hemmi H, Takeuchi O, Kawai T, et al. A Toll-like receptor recognizes bacterial DNA. Nature, 2000, 408(6813): 740-745.

[57] Zwiorek K, Bourquin C, Battiany J, et al. Delivery by cationic gelatin nanoparticles strongly increases the immunostimulatory effects of CpG oligonucleotides. Pharmaceutical research, 2008, 25(3): 551-562.

[58] Jong S D, Chikh G, Sekirov L, et al. Encapsulation in liposomal nanoparticles enhances the immunostimulatory, adjuvant and anti-tumor activity of subcutaneously administered CpG ODN. Cancer immunology & immunotherapy, 2007, 56(8): 1251-1264.

[59] Molavi O, Mahmud A, Hamdy S, et al. Development of a poly(d, l-lactic-co-glycolic acid)nanoparticle formulation of STAT3 inhibitor JSI-124: implication for cancer immunotherapy. Molecular pharmaceutics, 2010, 7(7): 364-374.

[60] Ding Y, Jiang Z, Saha K, et al. Gold nanoparticles for nucleic acid delivery. Molecular Therapy, 2014, 22(6): 1075-1083.

[61] Radovicmoreno A F, Chernyak N, Mader C C, et al. Immunomodulatory spherical nucleic acids. Proceedings of the National Academy of Sciences of the United States of America, 2015, 112(13): 3892-3897.

[62] Lin A Y, Almeida J P M, Bear A, et al. Gold nanoparticle delivery of modified CpG stimulates macrophages and inhibits tumor growth for enhanced immunotherapy. Plos one, 2013, 8(5): e63550.

[63] Smith-Garvin J E, Koretzky G A, Jordan M S. T cell activation. Annual review of immunology, 2009,

27(27): 591-619.

[64] Caserta S, Alessi P, Guarnerio J, et al. Synthetic CD4$^+$ T cell-targeted antigen-presenting cells elicit protective antitumor responses. Cancer research, 2008, 68(8): 3010-3018.

[65] Ugel S, Zoso A, Santo C D, et al. In vivo administration of artificial antigen presenting cells activates low avidity T cells for treatment of cancer. Cancer research, 2009, 69(24): 9376-9384.

[66] Anderson H A, Hiltbold E M, Roche P A. Concentration of MHC class II molecules in lipid rafts facilitates antigen presentation. Nature immunology, 2000, 1(2): 156-162.

[67] Sunshine J C, Karlo P, Schneck J P, et al. Particle shape dependence of CD8+ T cell activation by artificial antigen presenting cells. Biomaterials, 2014, 35(1): 269-277.

[68] Perica K, Bieler J G, Schütz C, et al. enrichment and expansion with nanoscale artificial antigen presenting cells for adoptive immunotherapy. Acs nano, 2015, 9(7): 6861-6871.

[69] Perica K, Medero A D L, Durai M, et al. Nanoscale artificial antigen presenting cells for T cell immunotherapy. Nanomedicine nanotechnology biology & medicine, 2014, 10(1): 119-129.

[70] Perica K, Tu A, Richter A, et al. Magnetic field-induced T cell receptor clustering by nanoparticles enhances T cell activation and stimulates antitumor activity. Acs nano, 2014, 8(3): 2252-2260.

[71] Meyer R A, Sunshine J C, Karlo P, et al. Biodegradable nanoellipsoidal artificial antigen presenting cells for antigen specific T-cell activation. Small, 2015, 11(13): 1519-1525.

[72] Hellström I, Hellström KE, Sjögren H O, et al. Demonstration of cell‐mediated immunity to human neoplasms of various histological types. International journal of cancer, 1971, 7(1): 1-16.

[73] Schwartz R N, Stover L, Dutcher J. Managing toxicities of high-dose interleukin-2. Oncology(Williston Park, NY), 2002, 16(11 Suppl 13): 11-20.

[74] McHugh M D, Park J, Uhrich R, et al. Paracrine co-delivery of TGF-β and IL-2 using CD4-targeted nanoparticles for induction and maintenance of regulatory T cells. Biomaterials, 2015, 59: 172-181.

[75] Frick S U, Domogalla M P, Baier G, et al. Interleukin-2 functionalized nanocapsules for T cell-based immunotherapy. Acs nano, 2016.

[76] Christian D A, Hunter C A. Particle-mediated delivery of cytokines for immunotherapy. Immunotherapy, 2012, 4(4): 425-441.

[77] Dehshahri A, Sadeghpour H, Keykhaee M, et al. Enhanced delivery of plasmid encoding interleukin-12 gene by diethylene triamine penta-acetic Acid(DTPA)-conjugated PEI nanoparticles. Applied biochemistry and biotechnology, 2016, 179(2): 251-269.

[78] Peter M A, David C H, Diane E H, et al. Cytokines in liposomes: preliminary studies with IL-1, IL-2, IL-6, GM-CSF and interferon-γ. Cytokine, 1994, 6(1): 92-101.

[79] Tomasi T B, Magner W J, Khan A N H. Epigenetic regulation of immune escape genes in cancer. Cancer Immunology, Immunotherapy, 2006, 55(10): 1159-1184.

[80] Abele R, Clavel M, Dodion P, et al. The EORTC early clinical trials cooperative group experience with 5-aza-2'-deoxycytidine(NSC 127716)in patients with colo-rectal, head and neck, renal carcinomas and malignant melanomas. European journal of cancer & clinical oncology, 1987, 23(12): 1921-1924.

[81] Yoo C B, Jones P A. Epigenetic therapy of cancer: past, present and future. Nature reviews drug discovery, 2006, 5(1): 37-50.

[82] Kozar K, Kamiński R, Switaj T, et al. Interleukin 12-based immunotherapy improves the antitumor effectiveness of a low-dose 5-Aza-2′-deoxycitidine treatment in L1210 leukemia and B16F10 melanoma models in mice. Clinical Cancer Research, 2003, 9(8): 3124-3133.

[83] Gollob J A, Sciambi C J, Peterson B L, et al. Phase I trial of sequential low-dose 5-aza-2′-deoxycytidine plus high-dose intravenous bolus interleukin-2 in patients with melanoma or renal cell carcinoma. Clinical cancer research, 2006, 12(15): 4619-4627.

[84] Tran T H, Ramasamy T, Traorg D H, et al. Development of vorinostat-loaded solid lipid nanoparticles to enhance pharmacokinetics and efficacy against multidrug-resistant cancer cells. Pharmaceutical research, 2014, 31(8): 1978-1988.

[85] Mohamed E A, Zhao Y, Meshali M M, et al. Vorinostat with sustained exposure and high solubility in poly(ethylene glycol)-b-poly(DL-lactic acid)micelle nanocarriers: characterization and effects on pharmacokinetics in rat serum and urine. Journal of pharmaceutical sciences, 2012, 101(10): 3787-3798.

[86] Su X, Wang Z, Zheng M, et al. Lipid-polymer nanoparticles encapsulating doxorubicin and 2′-Deoxy-5-azacytidine enhance the sensitivity of cancer cells to chemical therapeutics. Molecular pharmaceutics, 2013, 10(5): 1901-1909.

[87] Park J, Wrzesinski S H, Stern E, et al. Combination delivery of TGF-β inhibitor and IL-2 by nanoscale liposomal polymeric gels enhances tumour immunotherapy. Nature materials, 2012, 11(10): 895-905.

[88] Xu Z, Wang Y, Lu Z, et al. Nanoparticle-delivered transforming growth factor-β siRNA enhances vaccination against advanced melanoma by modifying tumor microenvironment. Acs nano, 2014, 8(4): 3636-3645.

[89] Torres A F, Alonso M J. Nanomedicine and cancer immunotherapy-targeting immunosuppressive cells. Journal of drug targeting, 2015, 23(7-8): 656-671.

[90] Zeng G. Treatment of metastatic melanoma with autologous CD4+ T cells against NY-ESO-1. New England journal of medicine, 2008, 358(25): 2698-2703.

[91] Stephan M T, Moon J J, Um S H, et al. Therapeutic cell engineering with surface-conjugated synthetic nanoparticles. Nature medicine, 2010, 16(9): 1035-1041.

[92] Zheng Y, Stephan M, Gai S A, et al. In vivo targeting of adoptively transferred t-cells with antibody-and cytokine-conjugated liposomes. Journal of controlled release, 2013, 172(2): 426-435.

# 第十九章　血液微成分与免疫治疗

　　肿瘤患者的血液中蕴含着大量生物学信息，包括血浆游离核酸、循环肿瘤细胞、外泌体等，其中血浆游离核酸及循环肿瘤细胞被证实与肿瘤负荷相关，更多体现的是肿瘤本身的信息，以及抗肿瘤治疗的效果；然而，外泌体近年来被证实除了以上提到的功能外，还和肿瘤患者本身的免疫信息和抗肿瘤免疫治疗有密切关系。本章重点介绍肿瘤患者外周血中外泌体、血浆游离核酸、循环肿瘤细胞及其在肿瘤免疫治疗中功能与作用。

# 1　外泌体与免疫治疗

## 1.1　外泌体的来源与生物效应

　　外泌体（exosomes）是直径约为 50～100nm 的囊泡样结构，外泌体作为一种细胞外的存在模式，具有实现细胞间通讯与分子信息传导的作用。这些信息包括蛋白质、脂类、miRNA/mRNA/DNAs 等[1]（图 19-1）。它们可以从肿瘤细胞和免疫细胞等培养上清中分离得到。不同的外泌体具有不同的生物效应，这取决于它们的来源及内涵的生物信息。在外泌体的形成过程中，一般会随着细胞的内吞作用形成早期胞内体，随后发展为晚期胞内体，之后在相应刺激下与细胞膜融合，从而将内部囊泡释放到细胞外，最终形成外泌体。

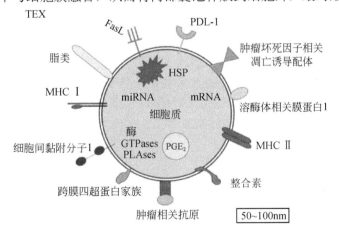

图 19-1　外泌体的结构[1]

　　外泌体在形成过程中，自然携带了核酸、脂类及一些特定的蛋白质，包括 Tsg101、Alix、CD63、CD81 及 Hsp90 等[2-4]，这些信号不但能传递细胞间的信号，而且具有免疫调节功能。如从 B 细胞分泌的外泌体能结合功能性主要组织相容性复合物（MHC）Ⅱ类分子，并直接刺激 CD4$^+$T 细胞的激活和功能[5]。从树突状细胞（DC）来源的外泌体，能绑定 Toll 样受体（Toll-like receptor，TLR），并激活周围的 DC 细胞[6]。白细胞来源的外泌体能诱导抗白血病细胞毒 T 细胞免疫反应[7]。类风湿性关节炎患者的外泌体较正常人具有更高的肿瘤坏死因子（TNF）[8]。也有文献报道，外泌体具有调节自身免疫性疾病和炎症反应的作用，可诱导免疫耐受，防止过敏性致敏作用[9]。

此外，肿瘤来源的外泌体因其所包含的蛋白质、RNAs 和 miRNA 等分子信息，已成为新一代的肿瘤生物标志[10]。如前列腺癌患者血液中外泌体内能检测到前列腺癌基因 3（prostate cancer gene 3，PCA-3）和跨膜丝氨酸蛋白酶 2（transmembrane protease serines 2，TMPRSS2），并已被证实是敏感可行的前列腺癌指标[11]。肠癌患者外泌体内检测到热休克蛋白 60（heatshock protein 60，HSP60），并被证实是该病种的一种新型生物标志[12]。此外，肠癌患者外泌体内的 miR-19a 表达水平也被证实有一定的临床价值[13]。所有的这些将有助于发展新型有效的肿瘤诊断与治疗策略。

## 1.2 肿瘤来源外泌体的免疫调节作用

已有文献证实，肿瘤来源的外泌体在肿瘤的侵袭、转移和血管生成方面占有重要作用；除此之外，近年来有文献陆续报道肿瘤来源的外泌体在免疫的正性调控和负性调控中均有一定价值和作用，具体表现为以下几个方面。

（1）肿瘤细胞来源的外泌体可以抑制自然杀伤细胞（NK）和 T 细胞免疫功能[14, 15]，并能促进 Treg+细胞的增殖，从而促进免疫负性调控，介导肿瘤免疫逃逸[15, 16]。

（2）肿瘤来源的外泌体可以激活巨噬细胞的核因子κB（nuclear factor kappaB，NF-κB），进而导致促炎因子白细胞介素 6（interleukelin-6，IL-6），肿瘤坏死因子 α（tumor necrosis factor alpha，TNF-α）和粒细胞-巨噬细胞集落刺激因子（granulocyte-macrophage colony stimulating factor，GM-CSF）的释放[17]。而这些因子促使骨髓造血前体细胞向骨髓来源的抑制性细胞（myeloid-derived suppressor cells，MDSC）分化，并向肿瘤局部聚集，导致大量 MDSC 积聚于肿瘤局部，从而起到免疫负性调控作用（图 19-2）。

（3）肿瘤来源的外泌体同时能介导转录激活子 3（signal transducer and activator of transcription3，STAT3）和 IL-6 的磷酸化，从而抑制了 CD4$^+$单核细胞分化为成熟的抗原提呈细胞（APC），进而导致 DC 细胞活性降低[19]，表现为免疫负性调控[18, 20]。

（4）FasL 阳性的肿瘤外泌体能通过抗 FasL 抗体阻断效应，引起 Fas 敏感型 T 细胞凋亡，导致免疫逃逸和免疫负性调控[21, 22]。

（5）此外，肿瘤来源外泌体还能通过其他途径抑制淋巴细胞的增殖与活化[1, 23]。如携带转化生长因子-β1（transforming growth factor beta1，TGF-β1）的外泌体可以降低 NK 细胞活化性受体（natural killer group 2，member D，NKG2D），进而下调了 NK 细胞和 CD8$^+$T 细胞的活化[24]。

虽然肿瘤来源的外泌体在免疫调控中主要起到免疫抑制作用，但是部分外泌体具有一定的免疫促进作用（表 19-1）。例如，肿瘤来源的外泌体可以与 APC 细胞共同作用，通过提呈抗原肽等，促进 T 细胞免疫反应[25, 26]。肿瘤来源的外泌体还可以通过细胞因子、肿瘤抗原或热休克蛋白等来增强机体的抗肿瘤免疫[26-28]。此外，肺癌患者的肿瘤来源外泌体可诱导上皮细胞产生 IL-8 和激活 T 细胞效应；与 NK 细胞共孵育的肿瘤来源外泌体可以诱导释放颗粒酶 B，进而启动胰腺癌细胞的凋亡[4]。

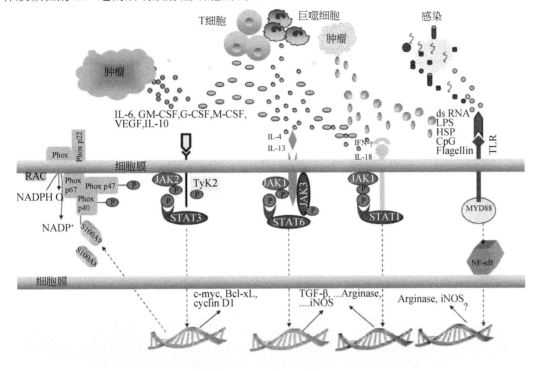

图 19-2　肿瘤来源外泌体介导的 MDSC 增殖分子机制[18]

表 19-1　不同来源的外泌体作用靶点及功能[29]

| 对肿瘤的作用 | 来源 | 肿瘤细胞/免疫细胞 | 靶分子 | 作用途径 |
| --- | --- | --- | --- | --- |
| 促进肿瘤 | 肿瘤细胞 | 结直肠癌肿瘤细胞 | Fas，TNF | 抑制免疫细胞[21] |
| | | 黑色素瘤细胞 | Fas/FasL | T 细胞凋亡[22] |
| | | 鼻咽癌细胞 | Galectin-9/Tim-3 | 诱导 T 细胞凋亡[30] |
| | | AML 细胞 | JAK3、Fas/FasL | 抑制 T 细胞和 NK 细胞[1] |
| | | 乳腺癌细胞 | NF-κB | 降低 T 细胞数量[17] |
| | | 乳腺癌细胞 | 穿孔素、cyclin D3、JAK3 | 抑制 NK 细胞功能[14] |
| | | 卵巢肿瘤细胞 | FasL | T 细胞凋亡，抑制 T 细胞受体[31] |
| | | 急性髓系白血病细胞 | TGF-β1 | 抑制 NK 细胞功能[32] |
| | | 间皮瘤细胞 | NKG2D | 抑制 T 细胞和 NK 细胞功能[33] |
| | | 鳞癌细胞 | Fas/FasL | 促进 Treg 细胞增殖[16] |

续表

| 对肿瘤的作用 | 来源 | 肿瘤细胞/免疫细胞 | 靶分子 | 作用途径 |
|---|---|---|---|---|
| | | 黑色素瘤细胞 | | 促进 Treg 细胞增殖[16] |
| | | 小鼠乳腺肿瘤细胞 | IL-6 | DC 细胞分化[18] |
| | | 乳腺癌细胞 | IL-6、VEGF、PGE2、TGF-β | 聚集髓源性免疫抑制细胞（MDSC）[34] |
| | | 肠癌 CT26 细胞，淋巴瘤 EL4 细胞，肺腺癌 H23 细胞，乳腺癌细胞 | Hsp72、TLR2、STAT3 | 激活和促进 MDSC 细胞的免疫抑制功能[35] |
| | | 卵巢癌细胞 | ATF2、MTA1、ROCK1/2 | 卵巢浆液性癌的血管生成[36] |
| | | 鳞状癌 A431 细胞，乳腺癌 MDA-MB-231 细胞，非小细胞 A549 细胞，H1299 细胞 | Hx、Reox | 调控肿瘤细胞的转移和血管生成[37] |
| | | 胰腺癌细胞 | D6.1A/CO-029 四跨膜蛋白 | 引起全身血管生成[38] |
| 抑制肿瘤 | 肿瘤细胞 | 人源非小细胞肺癌 | MAGE 肽 | 增加 T 细胞和 NK 细胞的细胞溶解活性[39] |
| | | 人源纤维肉瘤 | C1C2 融合抗原 | 促进抗原特异性肿瘤免疫应答[40] |
| | | 鼠源淋巴瘤细胞 E.G7-OVA | SEA-TM | 促进抗原特异性肿瘤免疫应答[41] |
| | | 鼠源肠癌细胞，鼠源黑色素瘤细胞 | HSP70 | 提高免疫活性[4] |
| | | 人源肠癌细胞和胰腺癌细胞 | HSP70 | 促进 NK 细胞的迁移和溶细胞作用[42] |
| | APC 细胞 | 自体单核细胞来源的 DC 细胞 | MAGE3 肽、HLA-A2、HLA-BC | T 细胞应答[26] |
| | | 鼠源脾脏来源的 D1 DC 细胞 | HSC73、MHC Ⅱ、Mac-1 整合素、CD9、MFG-E8 | 引起强烈的 T 细胞依赖性免疫应答[43] |
| | | DC 细胞 | NKG2D、IL-15Rα | 促进 NK 细胞的激活和增殖[44] |
| | | DC 细胞 | MHCⅡ | 引起强烈的 T 细胞依赖性免疫应答[45] |
| | | NK 细胞 | FasL、CD56、穿孔素 | 释放细胞毒性的分子[1] |

## 1.3　免疫细胞来源的外泌体的免疫调节作用

　　由免疫细胞（如 APC 细胞、DC 细胞和 NK 细胞）分泌的外泌体在肿瘤的免疫调节中起到至关重要的作用。首先，免疫细胞分泌的带有抗原肽的外泌体可诱导抗肿瘤 CD8 [+] T 细胞反应，从而杀伤肿瘤细胞[46]。同时，研究发现外泌体联合 MHC Ⅱ类分子可以激活

CD4$^+$T 细胞,进而起到抗肿瘤作用[47]。这也就是说,免疫细胞来源的外泌体既具有直接提呈抗原活化免疫细胞的作用,也可以充当传递功能性 MHC/抗原肽复合物的载体,从而诱发免疫应答。在动物实验发现,通过将 DC 细胞来源的外泌体注射进入小鼠体内,可激活特定的抗肿瘤免疫反应[43]。用 DC 细胞负载白血病细胞系 WEHI3B 来源的外泌体后再免疫小鼠,结果显示小鼠产生 WEHI3B 特异性 CD4$^+$T 细胞,且比直接负载 WEHI3B 裂解物的 DC 细胞产生的抗 WEHI3B 的 CD4$^+$T 细胞要明显增多。

除了抗原提呈相关作用外,DC 细胞来源的外泌体可以激活其他免疫效应细胞,从而起到免疫增敏作用,如表达 NKG2D 配体的外泌体可以促进 NK 细胞的活化和增殖,进而抑制肿瘤生长[44]。NK 细胞来源的外泌体也具有较高水平的 NKG2D 配体表达,可以参与 NK 细胞介导的肿瘤监控[48]。此外,体内外研究均表明,NK 细胞来源的外泌体包含穿孔素和颗粒酶 B,具有抗肿瘤活性[49]。由此可见,免疫细胞来源的外泌体携带众多免疫相关的信号和分子,具有诱导特异性肿瘤免疫反应的作用,这有可能成为新一代免疫治疗策略[50, 51]。

## 1.4 外泌体介导的抗肿瘤治疗新策略

近年来,免疫细胞来源的外泌体,尤其是 DC 细胞来源的外泌体,因其在免疫调节中发挥的重要作用,故而在肿瘤免疫治疗中备受关注。研究表明,这些外泌体可作为肿瘤疫苗,并开展了相应临床前研究[50, 52]。例如,将携带多卵清蛋白(ovalbumin,OVA)抗原基因和乳脂球表皮生长因子 8(milk fat globule EGF factor VIII,MFGE8)的脂质结合结构域基因的 pcDNA3.1 质粒转到 HEK-293T 细胞,培养细胞制备外泌体并免疫小鼠,结果发现此外泌体能诱导出 OVA 特异性的 CD4$^+$T 细胞和 CD8$^+$T 细胞应答[53]。与乳腺肿瘤细胞共培养的 DC 来源外泌体能增强 T 细胞的免疫效应[53]。DC 细胞来源的外泌体的抗肿瘤作用在黑色素瘤患者中也得到证实[26]。此外,Rab27a 和 CD40L 高表达的细胞系来源的外泌体已被证明在肺癌的免疫治疗中具有一定价值,是潜在的免疫疫苗[54]。有研究表明,表达葡萄球菌肠毒素 B(staphylococcal enterotoxin B,SEB)蛋白的外泌体能显著刺激肿瘤细胞凋亡,并上调 Bax、Bak 和 Fas 的表达水平,以及增加 caspase-3 的活性[55]。相继有研究表明,外泌体是新的有效的肿瘤疫苗载体,特别是 DC 细胞来源的外泌体在肿瘤免疫治疗中能发挥较好的作用[56]。

此外,外泌体在以 CAR-T 细胞为基础的免疫治疗中也有一定的价值。正如文献报道,CAR-T 细胞免疫治疗虽然有效且特异性强,但存在一些不可控的过程,这也是其副作用表现的重要原因之一。作为这一有效形式的延伸,CAR-T 细胞来源的外泌体可以替代 CAR-T 细胞作为最终的有效攻击者,从而克服一些局限性。因为 CAR-T 来源的外泌体可以保留其母体细胞的部分特性及细胞间信号传递的作用;但同时,外泌体可以规避 CAR-T 细胞在体内再增殖及细胞因子风暴而产生免疫相关的风险[57],因而它们的应用将使 CAR-T 细胞治疗的临床应用更可控,更多样化(图 19-3)。

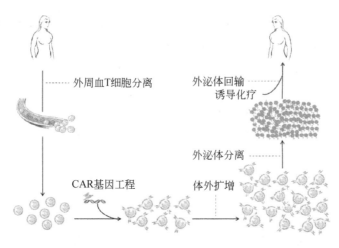

图 19-3　CAR-T 来源的外泌体分离及体内回输流程[57]

# 2　血浆游离核酸与免疫治疗

## 2.1　血浆游离核酸与免疫治疗

血浆游离核酸包括游离的 DNA/RNA/miRNA 等，部分血浆游离核酸被证实和肿瘤负荷有关，因而可以用于评估免疫治疗的效果。此外，因其来源于肿瘤，故而在一定程度上可以作用肿瘤抗原的筛选基础和来源。在一项入组了 102 例乳腺癌患者的病例研究中，证实血浆黑色素瘤相关抗原基因 A（melanoma-associated antigen，MAGE-A）mRNA、肿瘤相关印记位点调节因子（brother imprinted sites，BORIS）mRNA、miR-let-7b 及 miR-202 在乳腺癌患者中的表达水平明显高于良性病变和健康患者（$P<0.001$），且 miR-202 上升是预后不良因素。因 MAGE-A 和其表位肽构成重要抗肿瘤免疫治疗的靶点，因此它们的高表达有利于个体化疫苗为基础的肿瘤免疫治疗的构建和开展。此外，无论是 RNA 或者 miRNA，因其在血液里或游离状态存在，或降解后被包涵入外泌体及微泡中，故而也可作为免疫治疗的抗原和疗效评估的指标[58]。

## 2.2　循环肿瘤细胞与免疫治疗

循环肿瘤细胞（circulating tumor cells，CTC）面临一个特殊的微环境，当它们从肿瘤组织脱落入血后，仅极少数的 CTC 可以生存下来。因为他们可能被 NK 细胞、巨噬细胞或中性粒细胞吞噬或清除。因此，入血的 CTC 可能或逐渐演变出一种可以逃避免疫反应的亚型，从而具有更强的侵袭能力。近来研究表明，表达上皮间质转化（epithelial-mesenchymal transition，EMT）和肿瘤干细胞（cancer stem cell，CTC）标志物的 CTC 具有逃逸免疫反应的能力，对细胞免疫的效应敏感性降低[59]。CTC 的免疫逃逸主要表现为以下几个方面。

（1）研究发现在 CTC 阳性的乳腺癌患者中 T 辅助细胞（CD3$^+$/CD4$^+$）表面的 CD95 表

达水平显著增加,此外这类患者的杀伤性 T 细胞(CD3⁺/CD8⁺)表面的 CD95 表达也有所增加。而肿瘤患者中当 CTC 出现 EMT 变化或者 CSC 亚型时,其表面会高表达 CD95L,这就有利于诱导辅助性 T 细胞和杀伤性 T 细胞的凋亡,从而利于肿瘤的免疫逃逸[60]。

(2)CTC 通过直接与淋巴细胞和血小板聚集在一起的方式来逃避 NK 细胞的免疫杀伤[61]。

(3)CTC 阳性患者中单核树突状细胞 Toll 样受体显著增加,这种不受控制和持续性异常的 Toll 样受体信号可以在肿瘤患者中创建一个有利于肿瘤增殖和免疫逃逸的微环境。因此,目前研究表明,CTC 的存在和数量在一定程度上可以反映肿瘤患者的免疫状态和功能[62]。此外,另外一项研究报道,当患者每 7.5 毫升血 CTC 数量大于 5 时,他们的细胞免疫效应显著低于那些 CTC 数量低于 5 的肿瘤患者[63]。

(4)肿瘤患者外周血的 CTC 中能检测到原发肿瘤组织中检测不到的关键驱动突变,如 KRAS 或 TP53 等,进一步增强 CTC 的免疫逃逸和耐药能力。

(5)基因表达分析提示 CD47 作为一个潜在的免疫逃逸机制分子在 CTC 中显著上调,从而增加了 CTC 的免疫逃逸能力和在外周循环中存活的概率[64]。

(6)肿瘤抗原的表达缺失是一个重要的逃避 T 细胞介导的免疫应答的机制,如研究表明,抗原肽处理相关运载体(transporter associated with antigen processing,TAP)表达的降低和潜伏膜抗原(latent membrane protein,LMP2、LMP7)的下降也是肿瘤逃逸的常见机制,引起抗原提呈与处理的改变。CTC 也可能利用这种抗原的产生、处理或提呈过程的改变而实现免疫逃逸[65]。

CTC 在外周血中存在并非对免疫的激活及作用无任何贡献,CTC 作为脱落和转变的肿瘤细胞,其表面携带的抗原在一定程度上能起到激活杀伤性 T 细胞的作用。近来在 *NETM* 杂志有文献报道,经 CTC 激活的抗原特异性 PD-1+T 细胞具有超过一般杀伤性 T 细胞的作用[66],因而通过分离该抗原特异性 PD-1+T 细胞并回输给人体,将会是更好、更有效的免疫治疗方法。

# 3 总结与展望

总之,血液中各种成分可以通过不同形式影响免疫系统及免疫微环境,更深入地了解其免疫负性调控或促进作用,有助于将其转化为有效的肿瘤免疫新方法。

## 参 考 文 献

[1] Whiteside T L. Immune modulation of T-cell and NK(natural killer)cell activities by TEXs(tumour-derived exosomes). Biochemical Society transactions, 2013, 41(1): 245-251.

[2] Thery C. Exosomes: secreted vesicles and intercellular communications. F1000 biology reports, 2011, 3: 15.

[3] Zoller M. Tetraspanins: push and pull in suppressing and promoting metastasis. Nature reviews Cancer, 2009, 9(1): 40-55.

[4] Gastpar R, Gehrmann M, Bausero M A, et al. Heat shock protein 70 surface-positive tumor exosomes stimulate migratory and cytolytic activity of natural killer cells. Cancer research, 2005, 65(12): 5238-5247.

[5] Raposo G, Nijman H W, Stoorvogel W, et al. B lymphocytes secrete antigen-presenting vesicles. The Journal of experimental medicine, 1996, 183(3): 1161-1172.

[6] Sobo-Vujanovic A, Munich S, Vujanovic N L. Dendritic-cell exosomes cross-present Toll-like receptor-ligands and activate bystander dendritic cells. Cellular immunology, 2014, 289(1-2): 119-127.

[7] Yao Y, Wang C, Wei W, et al. Dendritic cells pulsed with leukemia cell-derived exosomes more efficiently induce antileukemic immunities. PloS one, 2014, 9(3): e91463.

[8] Zhang H G , Liu C, Su K, et al. A membrane form of TNF-alpha presented by exosomes delays T cell activation-induced cell death. Journal of immunol, 2006, 176(12): 7385-7393.

[9] Prado N, Marazuela E G, Segura E, et al. Exosomes from bronchoalveolar fluid of tolerized mice prevent allergic reaction. Journal of immunol, 2008, 181(2): 1519-1525.

[10] Naito Y, Yoshioka Y, Ochiya T. [The functional role of exosomes in cancer biology and their potential as biomarkers and therapeutic targets of cancer]. Gan to kagakuryoho cancer & chemotherapy, 2015, 42(6): 647-655.

[11] Nilsson J, Skog J, Nordstrand A, et al. Prostate cancer-derived urine exosomes: a novel approach to biomarkers for prostate cancer. British journal of cancer, 2009, 100(10): 1603-1607.

[12] Campanella C, Rappa F, Sciume C, et al. Heat shock protein 60 levels in tissue and circulating exosomes in human large bowel cancer before and after ablative surgery. Cancer, 2015, 121(18): 3230-3239.

[13] Matsumura T, Sugimachi K, Iinuma H, et al. Exosomal microRNA in serum is a novel biomarker of recurrence in human colorectal cancer. British journal of cancer, 2015, 113(2): 275-281.

[14] Liu C, Yu S, Zinn K, et al. Murine mammary carcinoma exosomes promote tumor growth by suppression of NK cell function. Journal of immunology, 2006, 176(3): 1375-1385.

[15] Kim S H, Bianco N, Menon R, et al. Exosomes derived from genetically modified DC expressing FasL are anti-inflammatory and immunosuppressive. Molecular therapy : the journal of the American Society of Gene Therapy, 2006, 13(2): 289-300.

[16] Wieckowski E U, Visus C, Szajnik M, et al. Tumor-derived microvesicles promote regulatory T cell expansion and induce apoptosis in tumor-reactive activated CD8+ T lymphocytes. Journal of immunology, 2009, 183(6): 3720-3730.

[17] Chow A, Zhou W, Liu L, et al. Macrophage immunomodulation by breast cancer-derived exosomes requires Toll-like receptor 2-mediated activation of NF-κ B. Scientific reports, 2014, 4: 5750.

[18] Gabrilovich D I, Nagaraj S. Myeloid-derived suppressor cells as regulators of the immune system. Nature reviews immunology, 2009, 9(3): 162-174.

[19] Yu S, Liu C, Su K, et al. Tumor exosomes inhibit differentiation of bone marrow dendritic cells. J Immunol, 2007, 178(11): 6867-6875.

[20] Xiang X, Poliakov A, Liu C, et al. Induction of myeloid-derived suppressor cells by tumor exosomes. International journal of cancer journal international du cancer, 2009, 124(11): 2621-2633.

[21] Huber V, Fais S, Iero M, et al. Human colorectal cancer cells induce T-cell death through release of proapoptoticmicrovesicles: role in immune escape. Gastroenterology, 2005, 128(7): 1796-1804.

[22] Andreola G, Rivoltini L, Castelli C, et al. Induction of lymphocyte apoptosis by tumor cell secretion of FasL-bearing microvesicles. The Journal of experimental medicine, 2002, 195(10): 1303-1316.

[23] Zhang H G, Grizzle W E. Exosomes and cancer: a newly described pathway of immune suppression. Clinical cancer research : an official journal of the American Association for Cancer Research, 2011, 17(5): 959-964.

[24] Ashiru O, Boutet P, Fernandez-Messina L, et al. Natural killer cell cytotoxicity is suppressed by exposure to the human NKG2D ligand MICA*008 that is shed by tumor cells in exosomes. Cancer research, 2010, 70(2): 481-489.

[25] Morse M A, Garst J, Osada T, et al. A phase I study of dexosome immunotherapy in patients with advanced non-small cell lung cancer. Journal of translational medicine, 2005, 3(1): 9.

[26] Escudier B, Dorval T, Chaput N, et al. Vaccination of metastatic melanoma patients with autologous dendritic cell(DC)derived-exosomes: results of thefirst phase I clinical trial. Journal of translational medicine, 2005, 3(1): 10.

[27] Chen W, Wang J, Shao C, et al. Efficient induction of antitumor T cell immunity by exosomes derived from heat-shocked lymphoma cells. European journal of immunology, 2006, 36(6): 1598-1607.

[28] Cho J A, Lee Y S, Kim S H, et al. MHC independent anti-tumor immune responses induced by Hsp70-enriched exosomes generate tumor regression in murine models. Cancer letters, 2009, 275(2): 256-265.

[29] Zhang X, Pei Z, Chen J, et al. Exosomes for immunoregulation and therapeutic intervention in cancer. Journal of cancer, 2016, 7(9): 1081-1087.

[30] Klibi J, Niki T, Riedel A, et al. Blood diffusion and Th1-suppressive effects of galectin-9-containing exosomes released by Epstein-Barr virus-infected nasopharyngeal carcinoma cells. Blood, 2009, 113(9): 1957-1966.

[31] Taylor D D, Gercel-Taylor C, Lyons K S, et al. T-cell apoptosis and suppression of T-cell receptor/CD3-zeta by Fas ligand-containing membrane vesicles shed from ovarian tumors. Clinical cancer research : an official journal of the American Association for Cancer Research, 2003, 9(14): 5113-5119.

[32] Szczepanski M J, Szajnik M, Welsh A, et al. Blast-derived microvesicles in sera from patients with acute myeloid leukemia suppress natural killer cell function via membrane-associated transforming growth factor-beta1. Haematologica, 2011, 96(9): 1302-1309.

[33] Clayton A, Mitchell J P, Court J, et al. Human tumor-derived exosomes down-modulate NKG2D expression. Journal of immunology, 2008, 180(11): 7249-7258.

[34] Liu C, Yu S, Kappes J, et al. Expansion of spleen myeloid suppressor cells represses NK cell cytotoxicity in tumor-bearing host. Blood, 2007, 109(10): 4336-4342.

[35] Park J E, Tan H S, Datta A, et al. Hypoxic tumor cell modulates its microenvironment to enhance angiogenic and metastatic potential by secretion of proteins and exosomes. Molecular & cellular proteomics : MCP, 2010, 9(6): 1085-1099.

[36] Yi H, Ye J, Yang X M, et al. High-grade ovarian cancer secreting effective exosomes in tumor angiogenesis. International journal of clinical and experimental pathology, 2015, 8(5): 5062-5070.

[37] Bu N, Wu H Q, Zhang G L, et al. Immature dendritic cell exosomes suppress experimental autoimmune myasthenia gravis. Journal of neuroimmunology, 2015, 285: 71-75.

[38] Gesierich S, Berezovskiy I, Ryschich E, et al. Systemic induction of the angiogenesis switch by the

tetraspanin D6. 1A/CO-029. Cancer research, 2006, 66(14): 7083-7094.

[39] Wang L, Xu Y, Luo C, et al. MAGEA10 gene expression in non-small cell lung cancer and A549 cells, and the affinity of epitopes with the complex of HLA-A( *)0201 alleles. Cellular immunology, 2015, 297(1): 10-18.

[40] Zeelenberg I S, Ostrowski M, Krumeich S, et al. Targeting tumor antigens to secreted membrane vesicles in vivo induces efficient antitumor immune responses. Cancer research, 2008, 68(4): 1228-1235.

[41] Xiu F, Cai Z, Yang Y, et al. Surface anchorage of superantigen SEA promotes induction of specific antitumor immune response by tumor-derived exosomes. Journal of molecular medicine(Berlin, Germany), 2007, 85(5): 511-521.

[42] Radons J, Multhoff G. Immunostimulatory functions of membrane-bound and exported heat shock protein 70. Exercise immunology review, 2005, 11: 17-33.

[43] Thery C, Regnault A, Garin J, et al. Molecular characterization of dendritic cell-derived exosomes. Selective accumulation of the heat shock protein hsc73. The Journal of cell biology, 1999, 147(3): 599-610.

[44] Viaud S, Terme M, Flament C, et al. Dendritic cell-derived exosomes promote natural killer cell activation and proliferation: a role for NKG2D ligands and IL-15Ralpha. PloS one, 2009, 4(3): e4942.

[45] Nishat S, Andreana P R. Entirely carbohydrate-based vaccines: an emerging field for specific and selective immune responses. Vaccines, 2016, 4(2).

[46] Zitvogel L, Regnault A, Lozier A, et al. Eradication of established murine tumors using a novel cell-free vaccine: dendritic cell-derived exosomes. Nature medicine, 1998, 4(5): 594-600.

[47] Baleeiro R B, Anselmo L B, Soares F A, et al. High frequency of immature dendritic cells and altered in situ production of interleukin-4 and tumor necrosis factor-alpha in lung cancer. Cancer immunology, immunotherapy : CII, 2008, 57(9): 1335-1345.

[48] Guerra N, Tan Y X, Joncker N T, et al. NKG2D-deficient mice are defective in tumor surveillance in models of spontaneous malignancy. Immunity, 2008, 28(4): 571-580.

[49] Lugini L, Cecchetti S, Huber V, et al. Immune surveillance properties of human NK cell-derived exosomes. Journal of immunology, 2012, 189(6): 2833-2842.

[50] Romagnoli G G, Zelante B B, Toniolo P A, et al. Dendritic cell-derived exosomes may be a tool for cancer immunotherapy by converting tumor cells into immunogenic targets. Frontiers in immunology, 2014, 5: 692.

[51] Bell B M, Kirk I D, Hiltbrunner S, et al. Designer exosomes as next-generation cancer immunotherapy. Nanomedicine : nanotechnology, biology, and medicine, 2016, 12(1): 163-169.

[52] Chaput N, Schartz N E, Andre F, et al. Exosomes as potent cell-free peptide-based vaccine. II. Exosomes in CpG adjuvants efficiently prime naive Tc1 lymphocytes leading to tumor rejection. Journal of immunology, 2004, 172(4): 2137-2146.

[53] Sedlik C, Vigneron J, Torrieri-Dramard L, et al. Different immunogenicity but similar antitumor efficacy of two DNA vaccines coding for an antigen secreted in different membrane vesicle-associated forms. Journal of extracellular vesicles, 2014, 3.

[54] Li W, Mu D, Tian F, et al. Exosomes derived from Rab27aoverexpressing tumor cells elicit efficient induction of antitumor immunity. Molecular medicine reports, 2013, 8(6): 1876-1882.

[55] Mahmoodzadeh Hosseini H, Ali Imani Fooladi A, Soleimanirad J, et al. Exosome/staphylococcal enterotoxin B, an anti tumor compound against pancreatic cancer. Journal of BUON : official journal of the Balkan Union of Oncology, 2014, 19(2): 440-448.

[56] Pitt J M, Charrier M, Viaud S, et al. Dendritic cell-derived exosomes as immunotherapies in the fight against cancer. Journal of immunology, 2014, 193(3): 1006-1011.

[57] Tang X J, Sun X Y, Huang K M, et al. Therapeutic potential of CAR-T cell-derived exosomes: a cell-free modality for targeted cancer therapy. Oncotarget, 2015, 6(42): 44179-44190.

[58] Joosse S A, Muller V, Steinbach B, et al. Circulating cell-free cancer-testis MAGE-A RNA, BORIS RNA, let-7b and miR-202 in the blood of patients with breast cancer and benign breast diseases. British journal of cancer, 2014, 111(5): 909-917.

[59] Noman M Z, Messai Y, Carre T, et al. Microenvironmental hypoxia orchestrating the cell stroma cross talk, tumor progression and antitumor response. Critical reviews in immunology, 2011, 31(5): 357-377.

[60] Gruber I, Landenberger N, Staebler A, et al. Relationship between circulating tumor cells and peripheral T-cells in patients with primary breast cancer. Anticancer research, 2013, 33(5): 2233-2238.

[61] Smith H A, Kang Y. The metastasis-promoting roles of tumor-associated immune cells.Journal of molecular medicine (Berlin, Germany), 2013, 91(4): 411-429.

[62] Green T L, Santos M F, Ejaeidi A A, et al. Toll-like receptor(TLR)expression of immune system cells from metastatic breast cancer patients with circulating tumor cells. Experimental and molecular pathology, 2014, 97(1): 44-48.

[63] Green T L, Cruse J M, Lewis R E, et al. Circulating tumor cells(CTCs)from metastatic breast cancer patients linked to decreased immune function and response to treatment. Experimental and molecular pathology, 2013, 95(2): 174-179.

[64] Steinert G, Scholch S, Niemietz T, et al. Immune escape and survival mechanisms in circulating tumor cells of colorectal cancer. Cancer research, 2014, 74(6): 1694-1704.

[65] Hamai A, Benlalam H, Meslin F, et al. Immune surveillance of human cancer: if the cytotoxic T-lymphocytes play the music, does the tumoral system call the tune? Tissue antigens, 2010, 75(1): 1-8.

[66] Schumacher T N, Scheper W. A liquid biopsy for cancer immunotherapy. Nature medicine, 2016, 22(4): 340-341.

# 第二十章　中医药与免疫治疗

## 1　增强免疫细胞的抗肿瘤作用

肿瘤的发生、发展与机体的免疫状态密切相关，机体能够通过激发固有免疫或获得性免疫系统启动抗肿瘤免疫应答，因此抗肿瘤免疫治疗已经成为恶性肿瘤治疗的一种新策略[1]。

在抗肿瘤免疫治疗中，细胞免疫发挥着主要作用，包括自然杀伤细胞、巨噬细胞、树突状细胞、T淋巴细胞等。多年来，中医药对肿瘤免疫调节的研究重点也在于此。

### 1.1　NK细胞

NK细胞是人体固有免疫系统的重要组成部分，是一类在肿瘤发生早期起非特异性免疫的效应细胞，是机体对抗肿瘤的第一道防线[2]。

穿心莲内酯可提高NK细胞分泌IFN-γ水平，且增强NK细胞对非小细胞肺癌细胞系A549、H1299、H1975的杀伤[3]。采用崖角藤属甲醇提取物处理后，NK细胞不仅数量显著增加，而且细胞内穿孔素、颗粒酶B表达增加，同时其所分泌的IFN-γ、TNF-α较单独用IL-2处理组明显升高[4]。Wu等[5]研究证实，羽扇豆醇可通过活化PI3K/Akt和Wnt/β-Catenin信号途径增加PFP、IFN-γ和CD107a的表达，从而促进NK细胞的增殖和对人胃癌细胞系BGC823、N87和HGC27的杀伤活性。Lee等[6]从川椒（ZPDC）中分离出了一种具有抗氧化和抗肿瘤活性的糖蛋白，观察发现ZPDC糖蛋白能够诱导NK细胞分泌穿孔素和颗粒酶B、增强NK细胞的活性，并能诱导肝癌组织中凋亡相关因子Bid、细胞色素C和caspase-3的表达，增强了抗肿瘤活性。此外，三氧化二砷（$As_2O_3$）、川芎嗪（LHC）、黄芪（AMB）、氧化苦参碱（MOX）、猪苓多糖（PUPS）、青蒿琥酯（ART）等6种抗肿瘤中药制剂可通过不同分子机制逆转结直肠癌所致NK细胞的免疫抑制，恢复其对肿瘤细胞的杀伤活性[7]。辣椒素是辣椒中的主要辛辣成分，为香草酰胺衍生物，具有止痛、降脂、抗肿瘤等多种药理活性[8-10]。研究显示，辣椒素对体内B16F10细胞移植瘤有明显抗瘤效应，同时能显著增强荷瘤小鼠NK细胞的杀伤活性，以效靶比为50:1时NK细胞杀伤活性最强。为开发辣椒素营养保健及临床应用奠定了实验基础[11]。

临床研究方面，边士昌等[12]发现固本抑瘤法（黄芪、党参、茯苓、熟地黄、何首乌、菟丝子、法半夏）联合卡培他滨治疗大肠癌术后患者的近期有效率及中药对化疗的增效减毒作用均显著提高，患者外周血NK细胞活性也明显增强。据报道，抗肿瘤药物达沙替尼对NK细胞杀伤卵巢癌细胞HO-8910有抑制效应，可能与下调NK细胞的杀伤介质颗粒酶B和抑制ERK磷酸化有关。人参皂苷Rb1虽然不能直接活化NK细胞，但是能拮抗达沙替尼对 NK 细胞的上述抑制效应[13]。因此，在治疗卵巢癌的同时，联用人参皂苷 Rb1 对于维持化疗过程中 NK 细胞的杀瘤效应、减少肿瘤复发具有重要意义。表 20-1 列举出了上文中中药复方或中药有效成分对 NK 细胞的调节作用。

表 20-1 中药对 NK 细胞的调节作用

| 名称 | 药理活性 |
| --- | --- |
| 穿心莲内酯 | 促进 NK 细胞分泌 IFN-γ，增强 NK 细胞的杀伤活性 |
| 崖角藤属甲醇提取物 | 促进 NK 细胞增殖，诱导 NK 细胞分泌穿孔素和颗粒酶 B，增加 IFN-γ、TNF-α 分泌 |
| 羽扇豆醇 | 促进 NK 细胞增殖，增加 PFP、IFN-γ、CD107a 表达，增强 NK 细胞的杀伤活性 |
| 川椒糖蛋白 | 诱导 NK 细胞分泌穿孔素和颗粒酶 B，增强 NK 细胞的杀伤活性 |
| 三氧化二砷、川芎嗪等 | 逆转 NK 细胞的免疫抑制状态 |
| 辣椒素 | 增强 NK 细胞的杀伤活性 |
| 固本抑瘤法（黄芪等药味） | 增效减毒，提高患者外周血 NK 细胞的活性 |
| 人参皂苷 Rb1 | 拮抗达沙替尼对 NK 细胞的抑制效应 |

## 1.2 巨噬细胞

巨噬细胞（macrophage）通过细胞表面模式识别受体来识别"非己"病原体，具有吞噬和清除病原微生物，加工、处理和提呈抗原，启动适应型免疫应答，介导并促进炎症反应，免疫调节及杀伤肿瘤和病毒感染细胞等生物学功能[14]。其中，最重要的就是吞噬功能。杜仲叶多糖能在一定程度上提高免疫抑制小鼠腹腔巨噬细胞的廓清能力、吞噬速度及血清中溶血素的含量，从而提高小鼠机体免疫能力[15]。此外，枸杞多糖、茯苓酸性多糖、川明参多糖及其硫酸化物、北虫草多糖（CMP）等中药多糖也具有增强模型动物巨噬细胞吞噬功能的作用[16-19]。

巨噬细胞活化之后分泌许多重要的细胞因子，包括 INF-α、TNF-α、NO 和 IL-1 等，中药对巨噬细胞的活化具有调节作用。灵芝多糖（Gl-PS）具有抗炎、抗血管生成、逆转耐药、抗肿瘤、免疫调节等多种药理活性[20]。Lu 等[21]将脂多糖（LPS）活化后的小鼠腹腔巨噬细胞与黑色素瘤 B16F10 细胞共培养，检测培养上清发现巨噬细胞的活力、吞噬能力，以及分泌 NO 和 TNF-α 的能力均显著降低；而 Gl-PS 则可完全或部分逆转上述抑制作用。在环磷酰胺（CTX）诱导的免疫抑制动物模型中，五味子多糖（SCPP11），以及黄芪多糖联合硫酸化的淫羊藿多糖（APS-sEPS）可以增强模型动物腹腔巨噬细胞的吞噬活性、提高血清免疫球蛋白 IgA、IgG、IgM 水平及细胞因子 IL-2、TNF-α、IFN-γ 水平[22, 23]。RAW264.7 细胞是鼠源性单核/巨噬细胞系，在体外，研究者证实五味子多糖（SCPP11）、黑灵芝多糖（PSG-1）能诱导 RAW264.7 细胞分泌 IL-1β、TNF-α 等细胞因子。进一步研究其机制发现 Toll 样受体 4（TLR-4）是五味子多糖、黑灵芝多糖激活巨噬细胞的主要受体，通过上调 NO 和 TNF-α 的表达来发挥免疫调节作用[22, 24]。此外，野茼蒿提取物的成分之一，异氯原酸可以通过诱导 NF-κB 的活化促进 RAW264.7 细胞释放 NO，发挥溶瘤及免疫增强作用[25]。

Peng 等[26]研究发现尖尾芋（AC）作用于人单核细胞系 THP-1 后，可诱导 THP-1 表达 CD11b
及 CD14，呈巨噬细胞样分化，且分泌 IFN-γ 和 TNF-α 水平增加，发挥抗肿瘤效应。中药
对巨噬细胞的调节作用，如图 20-1 所示。

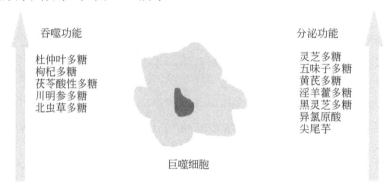

吞噬功能　　　　　　　　　　　　　　　　分泌功能

杜仲叶多糖　　　　　　　　　　　　　　　灵芝多糖
枸杞多糖　　　　　　　　　　　　　　　　五味子多糖
茯苓酸性多糖　　　　　　　　　　　　　　黄芪多糖
川明参多糖　　　　　　　　　　　　　　　淫羊藿多糖
北虫草多糖　　　　　　　　　　　　　　　黑灵芝多糖
　　　　　　　　　　　　　　　　　　　　异氯原酸
　　　　　　　　　　　　　　　　　　　　尖尾芋

巨噬细胞

图 20-1　中药对巨噬细胞的调节作用

## 1.3　树突状细胞

树突状细胞（dendritic cell，DC）是目前已知的功能最强的抗原提呈细胞，成熟 DC
组成性高表达 MHC Ⅱ类分子，高表达黏附分子和共刺激分子 CD80（B7-1）、CD86（B7-2）、
CD40、CD54（ICAM-1）、CD44 等，其表面分子的表达水平是其提呈特异性抗原并有效
活化 T 细胞的分子基础；同时 DC 分泌大量的 IL-12 等炎性反应细胞因子，能有效刺激
初始型 T 细胞活化[27, 28]。因此，DC 是机体免疫应答的主要启动者，在肿瘤免疫中发挥
关键作用。

（1）中药可促进 DC 分化成熟、调节其抗原提呈功能。黄芪（AMs）可以通过 TLR4
介导 NF-κB 信号传导促进 DC 分化成熟[29]。黄芪多糖是黄芪的有效提取物，黄芪多糖在体
外可诱导脐血单核细胞（DC 前体细胞）定向分化为功能性（成熟）DC，其机制可能与黄
芪多糖促使单个核细胞分泌 GM-CSF、TNF-α，从而诱导单个核细胞向 DC 分化、成熟有
关[30]。同样作为多糖的牛膝多糖（ABP）可通过增强 DCs 表面 CD86、CD40 以及 MHCⅡ
类分子的表达诱导 DC 表型成熟，同时可增加 IL-12 的产生[31]。人参皂苷 Rg1、Rh1 能够
增加 DCs 表面第一、二信号系统分子 HLA-DR 和 ICAM-1 的表达及增加介导细胞间黏附
的分子 CD25、CD11c、CD44 的表达，有利于 DC-T 细胞簇的形成及抗原的提呈，从而促
进 DC 的免疫功能[32]。周英武等[33]采用基因芯片（芯片上包含 260 个与抗原提呈细胞功能
相关的基因）检测不同状态 DC 功能相关基因的表达，发现人参皂苷 Rg1 对 DC 功能调控
涉及多基因、多靶点，这些基因贯穿了 DC 分化、成熟与凋亡整个过程，控制着 DC 的细
胞因子分泌、受体表达、吞噬和抗原提呈功能。

肿瘤细胞可以通过分泌免疫抑制因子 IL-10、VEGF、TGF-β 等直接诱导肿瘤浸润性
DC 的不成熟状态[34]。Chen 等[35]研究发现与肝癌细胞系 SMMC-7721 共培养的 DC 分泌
IL-12 明显减少，而分泌 IL-10 则显著增加。壁虎的多聚糖蛋白硫酸化复合物（GSPP）虽
然并不能增加 DC 分泌 IL-12，但可以通过减少 DC 分泌 IL-10 部分修复 DC 的功能缺陷。

（2）中药可增强 DC 疫苗的抗肿瘤作用。DC 疫苗是目前最具临床应用潜能的治疗性疫苗[36]，中药联合 DC 疫苗进行抗肿瘤治疗也具有良好的前景。Chang 等[37]研究发现从黄芪和党参根部提取的多糖成分能有效增强 DC 疫苗对小鼠 4T1 乳腺癌转移的抑制作用，并能够增加 DC 表面 CD40、CD80 和 CD86 的表达。β-榄香烯是从姜科植物莪术中提取的抗肿瘤有效成分。采用 β-榄香烯联合 DC/DRibble 疫苗可显著增加肝癌荷瘤小鼠体内 IFN-γ 分泌量，抑制小鼠肿瘤生长，肿瘤组织 HE 染色可见周围结缔组织包裹紧密完整，大量炎性细胞浸润[38]。

肿瘤细胞的非程序性死亡会向肿瘤微环境中释放大量的损伤相关分子模式（damage-associated molecular patterns，DAMPs）分子，如 GRP、HSP、CRT、HMGB1、S100 家族等[39, 40]。DAMPs 通常只存在于活细胞的胞质当中，释放至胞外被免疫细胞表面的 TLRs 等受体识别后，激活抗原递呈细胞（APC），从而诱导机体的抗肿瘤免疫效应[41, 42]。Chen 等[43]研究发现紫草素（SK）能诱导小鼠黑色素瘤 B16F10（B16）细胞中包括 GRP78、HSP70、HSP90、CRT、HMGB1 等在内的 5 种 DAMPs 的表达，提高肿瘤细胞的免疫原性。此外，紫草素处理后的 B16 肿瘤细胞的裂解产物（SK-TCL）联合 LPS 可以促进 DC 成熟，提高 DC 表面共刺激分子 CD80、CD86、CD40 的表达。随后研究者以 SK-TCL 负载 DCs 制备 DC 疫苗，发现 DCs 分泌 IFN-γ 水平增加，且 DCs 表面 CD86 及 MHC-II 类分子表达上调，同时 SK-TCL-DC 疫苗能显著促进 T 细胞增殖、活化，诱导特异性的细胞免疫应答。体内研究证实，SK-TCL-DC 疫苗能显著增强脾淋巴细胞对靶细胞的细胞毒性，效靶比为80∶1，能引发荷瘤小鼠强烈的抗肿瘤免疫应答，抑制肿瘤生长，延长荷瘤小鼠的生存时间。为进一步开发应用个体化抗肿瘤 DC 疫苗提供实验基础。表 20-2 列举出了上文中中药有效成分对 DC 的调节作用。

表 20-2　中药对 DC 的调节作用

| 名称 | 药理活性 |
| --- | --- |
| 黄芪多糖 | 促使脐血单核细胞分泌 GM-CSF、TNF-α，诱导其定向分化为成熟 DCs |
| 牛膝多糖 | 增强 DC 表面 CD86、CD40 以及 MHC II 类分子的表达，提高 IL-12 的分泌 |
| 人参皂苷 Rg1、Rh1 | 增加 DC 表面 HLA-DR、ICAM-1、CD25、CD11c、CD44 等分子的表达 |
| 壁虎的多聚糖蛋白硫酸化复合物 | 减少 DC 分泌 IL-10，部分修复 DCs 的功能缺陷 |
| 黄芪和党参根部提取的多糖分 | 增加 DC 疫苗细胞表面 CD40、CD80 和 CD86 的表达 |
| β-榄香烯 | 联合 DC/DRibble 疫苗可增加荷瘤小鼠体内 IFN-γ 分泌量 |
| 紫草素 | 诱导 GRP78、HSP70、HSP90、CRT、HMGB1 等 5 种 DAMPs 的表达，提高 DC 表面 CD80、CD86、CD40、MHC II 类分子的表达，诱导 DCs 分泌 IFN-γ |

## 1.4 T 细胞

T 细胞表达与特异性识别和信号传导相关的 TCR/CD3 复合体，依据其功能可分为细胞毒性 T 细胞（$CD3^+CD8^+$）、辅助性 T 细胞（$CD3^+CD4^+$）、调节性 T 细胞（$CD3^+CD4^+CD25^+$）等[14]。T 细胞是人体参与适应性肿瘤免疫的主要部分，$CD4^+$ T 细胞可以产生 IL-2、IL-15 等辅助 $CD8^+$CTL 的激活、维持 CTL 的活性，活化固有免疫细胞（NK 细胞、树突状细胞）；部分活化的 $CD4^+$T 细胞还具有直接杀伤肿瘤细胞的能力。$CD8^+$T 细胞可以通过释放穿孔素和颗粒酶等溶解肿瘤细胞，还可通过 Fas/FasL 通路启动肿瘤细胞凋亡[44, 45]。增强 T 细胞抗肿瘤效能是调节肿瘤免疫的关键之一，也是评价中医药免疫调节功能的重要指标。

Sheng 等[46]用虫草胞外多糖（EPS）干预培养小鼠脾淋巴细胞 48h 后发现淋巴细胞的增殖能力有所提高，且淋巴细胞分泌 TNF-α、IFN-γ、IL-2 等细胞因子的能力也有所提高。体内研究表明，余甘子叶提取物、蝎毒多肽提取物（PESV）可提高 H22 荷瘤小鼠脾脏 $CD4^+$T/$CD8^+$T 比值及荷瘤小鼠血清中 IFN-γ 水平，降低 IL-4 水平[47, 48]。

蛋白激酶和磷酸酯酶分别控制着磷酸化、去磷酸化，二者之间的平衡在调控细胞增殖及分化等过程中扮演重要角色。CD45 分子是一种广泛表达在淋巴细胞表面的跨膜蛋白酪氨酸磷酸酯酶（PTPase）。通过其胞质区 PTPase 的活性，调控 Src 家族蛋白激酶去磷酸化，从而在 TCR 介导的信号转导中发挥关键作用。随着 CD45 分子在 T 细胞信号通路研究的不断深入，CD45 已作为重要的分子靶点，用于免疫活性筛选和分子机制研究[49, 50]。Wan 等[51]首次发现黄芪甲苷Ⅱ可以通过调节 CD45 PTPase 的活性来增强 T 细胞的活化，提高 IL-2 及 IFN-γ 的分泌。

γδT 细胞虽然在外周血占成熟 T 细胞比例较小，但由于其抗原识别特异性低，对多肽抗原无 MHC 限制性，而且能识别一些非多肽抗原，被认为是机体非特异性免疫防御的重要组成部分[52]。研究显示，紫草素、甘草多糖在一定浓度下能促进 γδT 细胞增殖，增加 γδT 细胞内穿孔素、颗粒酶 B，以及表面 CD107a 的表达，促进 γδT 细胞分泌 IFN-γ 和 TNF-α，发挥对靶细胞的杀伤作用[53, 54]。Ma 等[55]发现给予小鼠槲寄生凝集素-55（ACML-55）治疗，可显著延长小鼠的成瘤时间，且引流淋巴结中肿瘤特异性的 γδT、NK 细胞的比例及活性显著提高，同时 $CD8^+$T 细胞 IFN-γ 的分泌量也显著增加。

在小肠上皮内淋巴细胞（IELs）中 γδT 细胞约占 60%，在修复肠黏膜、维持肠道稳态、肠道肿瘤免疫监视等方面具有重要作用[56]。Sun 等[57]利用磁珠分选获得小肠上皮内 γδT 细胞，加入黄芪多糖（APS）体外培养后发现 γδT 细胞显著扩增，同时培养上清中 IFN-γ、TNF-α 的分泌水平显著增加，此外，γδT 细胞表面 FasL 以及 GrB mRNA 表达增加；体内实验得到了一致的结论，并且发现 APS 作用后，S180 肉瘤荷瘤小鼠血清中抑制性细胞因子 IL-10 和 TGF-β 分泌显著减少。由此推断，APS 可增加小肠内 γδT 细胞的数量、提高 γδT 细胞的活性，这可能是 APS 抗肿瘤机制之一。表 20-3 列举出了上文中中药有效成分对 T 细胞的调节作用。

**表 20-3　中药对 T 细胞的调节作用**

| 名称 | 药理活性 |
| --- | --- |
| 虫草胞外多糖 | 促进 T 细胞增殖，提高 T 细胞分泌 TNF-α、IFN-γ、IL-2 水平 |
| 余甘子叶提取物 | 提高荷瘤小鼠脾脏 CD4⁺T/CD8⁺T 比值及血清 IFN-γ 水平，降低 IL-4 水平 |
| 蝎毒多肽提取物 | 提高荷瘤小鼠脾脏 CD4⁺T/CD8⁺T 比值及血清 IFN-γ 水平，降低 IL-4 水平 |
| 黄芪甲苷 II | 调节 CD45 PTPase 活性，增强 T 细胞活化，提高 IL-2 及 IFN-γ 的分泌 |
| 紫草素、甘草多糖 | 促进 γδT 细胞增殖，增加 γδT 细胞内穿孔素、颗粒酶 B，以及表面 CD107a 的表达，促进 γδT 细胞分泌 IFN-γ 和 TNF-α |
| 槲寄生凝集素-55 | 提高 γδT 细胞的活性，增加 CD8⁺T 细胞分泌 IFN-γ |
| 黄芪多糖 | 提高 γδT 细胞的活性，促进 γδT 细胞分泌 IFN-γ、TNF-α，减少 IL-10、TGF-β 分泌 |

## 1.5　B 细胞

B 细胞是体液免疫的主要效应细胞，在细胞免疫中亦发挥重要作用。B 细胞能够通过产生抗肿瘤抗体、分泌多种细胞因子及作为抗原提呈细胞等多种途径正向调控抗肿瘤免疫进程[58, 59]。

去甲斑蝥素、麒麟菜多糖、长柄侧耳发酵产物等中药单体或中药有效成分具有促进 B 淋巴细胞增殖，提高荷瘤小鼠血清中 IgG 和 IL-2 水平的作用，从而改善荷瘤小鼠的免疫功能，抑制肿瘤生长[60-62]。

# 2　调节肿瘤细胞的免疫应答

## 2.1　上调肿瘤细胞表面主要组织相容性复合体（MHC）分子的表达

MHC 分子是免疫过程中重要的识别分子。MHC I 类分子通过将肿瘤抗原提呈给 TCR，CTL 识别抗原肽和 MHC I 类分子，从而启动一系列反应导致肿瘤细胞裂解。MHC II 类分子可以将肿瘤抗原递呈给 CD4⁺T 辅助细胞，启动细胞介导的免疫应答。肿瘤细胞常表现为 MHC 分子表达下调，或不表达典型的 MHC I / II 类分子，通过 MHC 表达的多态性表达非典型的 MHC 分子，降低肿瘤免疫原性，阻止 CTL 等细胞攻击[63, 64]。因此，提高肿瘤细胞表面 MHC 分子的表达，对于 T 细胞识别、杀伤肿瘤细胞具有重要意义。

灵芝多糖（Gl-PS）不仅能促进 T 细胞活化，提高 IL-2、IFN-γ、TNF-α 分泌水平[65]，还能诱导 T 细胞分泌颗粒酶 B 及穿孔素，增强 T 细胞对黑色素瘤 B16F10 细胞的免疫应答[66]。进一步研究其免疫调节及抗肿瘤机制发现，Gl-PS 可上调 B16F10 细胞表面 MHC I 类分子 H-2Kᵇ 和 H-2Dᵇ，以及共刺激分子 B7-1 和 B7-2 的表达[67]。此外，半夏多糖联合希罗达可提高结肠腺癌 CT-26 荷瘤小鼠外周血 CD4⁺/CD8⁺T 的比值，同时上调 CT-26 细胞表面 MHC II 类分子的表达[68]。李玉龙等[69, 70]自拟治疗脾虚肝癌的效方——健脾解毒方

（ISD）：党参、茯苓、白术、甘草、柴胡、莪术、半枝莲。研究发现，该方可上调大鼠肝癌组织中 MHC I / II 类分子表达，同时延长荷瘤大鼠的生存时间。

## 2.2 通过 Fas/FasL 途径诱导肿瘤细胞凋亡

Fas/FasL 系统在肿瘤免疫逃逸过程中发挥着重要作用。正常情况下，肿瘤细胞高表达 Fas，低表达 FasL，活化的肿瘤细胞特异性 T 细胞高表达 FasL，低表达 Fas，两者结合介导肿瘤细胞凋亡。但是，多种肿瘤细胞存在 Fas 转录水平下调，有些肿瘤细胞发生 Fas 基因突变，从而抑制免疫细胞 FasL 介导的肿瘤细胞凋亡，使得肿瘤细胞逃避免疫攻击[71]。此外，肿瘤细胞表面 Fas 表达明显低下的同时 FasL 高表达，使进入肿瘤组织周围的免疫细胞，通过肿瘤细胞表达的 FasL 与免疫细胞表达的 Fas 结合，激活免疫细胞的凋亡信号途径，导致免疫细胞凋亡，从而使肿瘤成为机体的免疫豁免部位而逃避免疫系统的攻击[72]。

中医中药可通过不同途径对肿瘤细胞 Fas/FasL 系统进行调控。采用养胃抗瘤冲剂（由生黄芪、人参、白花蛇舌草、草河车、三七、赤芍等药物组成）治疗III、IV 期胃癌患者后，患者外周血 T 淋巴细胞表面 Fas 表达下调，与治疗前比较有显著性差异。体外实验结果显示，养胃抗瘤冲剂可提高 MGC-803 细胞表面 Fas 的表达，降低 FasL 的表达[73]。白英提取液（STE）可影响肺癌 A549 细胞的 Fas 和 FasL 基因表达，从而通过 Fas/FasL 细胞凋亡系统促使肿瘤细胞发生凋亡，这可能是 STE 抑制肿瘤免疫逃逸的机制所在[74]。

## 2.3 削弱肿瘤干细胞的致瘤性

肿瘤干细胞（cancer stem-like cell，CSC）是指恶性肿瘤组织中少部分具有极强自我更新、增殖和分化能力的细胞，是近年来肿瘤研究的热点之一。CSC 在肿瘤组织中的数量一般在 1%以下，但却具有极强的自我更新能力和不对称分化能力，相比一般的肿瘤细胞，CSC 对目前常规治疗的敏感性更差，外源性凋亡信号通路失常，抗凋亡信号通路强表达，并分泌多种免疫抑制因子，成为肿瘤发生、发展和转移的根源[75, 76]。目前，CSC 已经成为肿瘤治疗的重要靶点[77-79]，而中医药可能潜在具有调控 CSC 的功能。

Chang 等[80, 81]从人骨肉瘤细胞株 hMG63 及 C1OS 中分选出 CD133+/CD44+耐化疗的肿瘤干细胞群，并行体外扩增。发现蟾毒灵对分选出的肿瘤干细胞克隆形成能力及成球能力均有明显的抑制作用，进一步研究发现，miR-148a 可能是其发挥作用的潜在靶点。Wnt/β-catenin 信号通路被认为是调节肿瘤干细胞自我更新的重要途径。研究发现，槐耳清膏作用于人结肠癌细胞后，可以下调 β-catenin 水平及靶基因 cyclin D1 的表达水平，且经荧光素酶分析发现 TCF/LEF 水平降低，从而推测槐耳清膏可能通过下调 Wnt/β-catenin 信号通路来抑制人结直肠癌干细胞的生长[82]。另外，有证据表明，槐耳水提液作用于人乳腺癌 MCF-7 干细胞后，可明显抑制其 Gli1 蛋白表达水平，提示其可能通过使 Hedgehog 通路失活来抑制肿瘤干细胞样特性[83]。和厚朴酚是中药厚朴的有效成分之一，研究证实，和厚朴酚可以通过抑制 γ-分泌酶复合物及 Notch 信号通路，增加结肠癌干细胞的放疗敏感性[84]。

由此可见，中药可以通过减少肿瘤干细胞的数量、上调肿瘤细胞膜表面 MHC I / II 类分子及 Fas 分子的表达，使得肿瘤细胞的恶性程度降低、免疫原性增强，从而更加易于免疫系统对其识别、杀伤（图 20-2）。

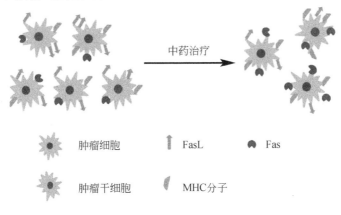

图 20-2　中医药调节肿瘤细胞的免疫应答

# 3　重塑免疫抑制微环境

## 3.1　干预调节性 T 细胞介导的免疫抑制作用

调节性 T 细胞（Treg，$CD4^+CD25^+Foxp3^+$）是 20 世纪 90 年代发现的一群免疫抑制细胞，在肿瘤微环境中发挥免疫抑制作用[85, 86]。多种中药复方对其具有调节作用。

补肾活血方由龟板、熟地黄、补骨脂、当归、川芎、赤芍、菟丝子、鹿角胶（烊化）、黄芪、没药、三七等组成。艾迪注射液是由去甲斑蝥素、刺五加多糖、黄芪皂苷、黄芪多糖、人参皂苷等制成的中药制剂。上述两种中药复方均可降低肿瘤患者外周血 Treg 数量，改善患者细胞免疫状态[87, 88]。唐东昕等[89]取对数生长期的 CT26 细胞接种于 BALB/C 小鼠脾脏，建立结直肠癌肝转移模型以探讨葛根散（甘草、干葛花、葛根、缩砂仁、贯众等）对结直肠癌小鼠肝脏微环境中 Treg 细胞的影响，结果葛根散灌胃组小鼠肝转移瘤组织中 $CD4^+CD25^+Foxp3^+$Treg 数量明显减少，提示葛根散能够改善结直肠癌小鼠肝脏微环境中免疫抑制状态，对中医"治未病"理论在肿瘤转移方面的应用和发展有着重要的指导意义。肺岩宁方（生黄芪、白术、山慈菇、石见穿、七叶一枝花、干蟾皮、蜂房、黄精、山茱萸、淫羊藿、女贞子、灵芝）及大黄䗪虫丸可显著降低 Lewis 肺癌小鼠胸腺、脾脏和移植瘤中的 $CD4^+CD25^+$ Treg 细胞比例，并抑制 Foxp3 mRNA 的表达而增强机体的抗肿瘤免疫应答发挥抑瘤作用[90, 91]。刘声等[92]应用活血药（苏木）和益气活血药（苏木+黄芪）作用于 Lewis 肺癌小鼠，发现苏木+黄芪组对小鼠肺转移抑制率较高，而且除苏木+黄芪组外，各组荷瘤小鼠脾 Th17 和 Treg 细胞数量及其分泌的效应细胞因子 IL-17 和 IL-23 以及关键转录因子 RORγt、Foxp3 的表达均呈上升趋势，表明苏木+黄芪通过抑制 Th17 和 Treg 所引起的炎症反应和免疫耐受提高了抗肿瘤转移效应。进一步研究发现黄芪提取物黄芪皂苷在体内和体外都能下调 Treg 和上调 CTL，并能调节吲哚胺 2, 3-双加氧酶（IDO）对 T 细胞的抑制，从而抑制肿瘤的生长[93]。

## 3.2 骨髓来源的抑制性细胞

骨髓来源的抑制性细胞（myeloid-drived suppressor cells，MDSCs）是一类由髓系祖细胞和未成熟的骨髓细胞（IMCs）组成的异质性细胞群，主要包括非成熟的单核/巨噬细胞、树突状细胞、粒细胞和其他处于早期分化的骨髓细胞。MDSCs 主要通过抑制 T 细胞发挥免疫抑制作用，如过表达精氨酸酶（Arg1）、一氧化氮合成酶（iNOS）、促进活性氧族（ROS）释放、抑制 L-选择素（CD62L）等[94]。此外，MDSCs 还对其他免疫细胞具有一定的抑制作用，包括巨噬细胞、NK 细胞等。MDSCs 分泌产生的 IL-10 能够抑制巨噬细胞表达 IL-12 从而使肿瘤机体发挥免疫作用呈 Th2 漂移[95, 96]；MDSCs 还能通过膜结合型 TGF-β 介导的细胞和细胞之间的直接接触阻止 NK 细胞表面活化受体 NKG2D 的表达，进而抑制 NK 细胞的杀伤活性和 IFN-γ 的产生[97]。

中药可抑制 MDSCs 数量并且调节细胞因子的表达。淫羊藿苷（ICA）在体内、外均可发挥抑制 MDSCs 的作用。在 4T1-Neu 荷瘤小鼠模型中，用 ICA 或其衍生物 ICT 治疗后小鼠脾脏浸润的 MDSCs 数量明显降低，且产生的 NO、ROS 明显减少；体外实验中发现 ICT 作用后，MDSCs 数量下降且伴随 DC 及巨噬细胞的分化，同时，IL-10、IL-6 生成减少[98]。黄芪多糖可抑制 B16-F10（小鼠黑色素瘤细胞株）荷瘤小鼠肿瘤生长，脾脏内 Gr-1$^+$CD11b$^+$MDSCs 比例显著下降，同时显著抑制荷瘤小鼠血清中 IL-10、VEGF 释放[99]。18β-甘草次酸能下调 MDSCs 表面 Arg1、iNOS 和 ROS 的表达，上调 H22 荷瘤小鼠模型中 NK 细胞的比例及干预 MDSCs 对 T 细胞的增殖抑制作用，从而发挥抗肿瘤免疫调节作用[100]。

靖林林等[101]在临床治疗中观察发现，岭南中药复方龙术消瘤方（生白术、五爪龙、茯苓、火炭母、薏苡仁、肉苁蓉、生晒参、椿根白皮、了哥王、重楼、莪术）联合 FOLFOX 方案治疗结直肠癌（CRC）不仅临床疗效更显著，而且患者外周血 MDSCs 比例显著降低，血清中 IL-6、TGF-β 水平明显下降，提示龙术消瘤方对 CRC 具有化疗增效作用，可能与改善结直肠癌患者免疫抑制微环境有关。

## 3.3 调节肿瘤相关巨噬细胞 M1/M2 表型

肿瘤微环境当中的巨噬细胞被称为肿瘤相关巨噬细胞（TAMs），约占肿瘤间质细胞的 30%～50%，它们大部分由外周血单核细胞迁移、分化，并在肿瘤细胞及其微环境的影响下发育而成。巨噬细胞可以极化成两种主要的功能表型：IFN-γ 等诱导 M1 型经典活化，IL-4、IL-13 等诱导 M2 型替代活化。近年来的研究表明，TAMs 是一种倾向于 M2 免疫抑制表型、分化不完全的巨噬细胞，通过刺激肿瘤细胞增殖、抑制肿瘤免疫微环境、促进基质重塑及肿瘤血管和淋巴管形成等多个环节，促进肿瘤的侵袭和转移[102, 103]。

逆转 TAM 免疫抑制表型，发挥其抗肿瘤作用，是中医药调控肿瘤免疫抑制微环境的重要环节。研究发现，扶正解毒方（黄芪、党参、白术、何首乌、枸杞子、草河车、白花蛇舌草、藤梨根等）联合化疗能有效抑制小鼠肿瘤生长，减少远处器官转移率，延长生存，改善预后，其作用机制在于减轻肿瘤组织中 CD68$^+$巨噬细胞浸润程度，减少 M2 型巨噬细胞的含量；降低血清中 M2 型巨噬细胞所分泌的免疫抑制因子 IL-4、IL-10、IL-13、TGF-β 的含量；降低肿瘤组织、转移淋巴结及脾脏中免疫抑制细胞（CD11b$^+$F4/80$^+$巨噬细胞）的含量，逆转上述组织中 TAM 的免疫抑制表型，重塑机体免疫功能[104, 105]。

### 3.4　调节程序性细胞死亡受体 1 及其配体的表达

免疫负性调节分子程序性细胞死亡受体 1 及其配体（programmed cell death-1/programmed cell death ligands，PD-1/PD-Ls）在介导肿瘤细胞免疫逃逸中发挥着重要的作用。大量研究证实，肿瘤微环境中的肿瘤细胞表面 PD-L1 表达增高，同时与活化的 T 细胞上的 PD-1 结合，传递负性调控信号，导致肿瘤抗原特异性 T 细胞的凋亡或免疫无能，从而抑制免疫反应，促使肿瘤细胞发生免疫逃逸[106, 107]。

多糖是补益类中药的主要活性成分之一，是中药材中发挥免疫调节功能的重要组分[108]。黄芪多糖可显著抑制黑色素瘤 B16-F10 细胞在 C57BL/6 小鼠腋部皮下移植瘤的生长，抑制荷瘤小鼠肿瘤组织中 PD-L2 mRNA 表达和 PD-L1、PD-L2 的蛋白表达水平；同时降低荷瘤小鼠脾组织中 PD-1 mRNA 和蛋白的表达[109]。以黄芪为君拟成的中药复方芪玉三龙汤（黄芪、玉竹、天龙、地龙、龙葵、白花蛇舌草、薏苡仁、泽漆、莪术、川贝）在 Lewis 肺癌小鼠体内发挥抑瘤效应的同时对 PD-1/PD-L1 也显示出良好的负性调控作用[110]。

研究表明，肿瘤细胞高表达 MICA 分子，早期可有效刺激 NK 细胞及 CD8$^+$T 细胞杀伤肿瘤；但 MICA 分子在肿瘤组织中持续中-低表达则可通过诱导调节性 CD4$^+$NKG2D$^+$T 细胞促进肿瘤免疫逃逸[111]。Xiao 等[112]发现给予 MFC 胃癌荷瘤小鼠汉黄芩素治疗后，小鼠肿瘤组织中不仅招募的 DC、T 细胞及 NK 细胞数量明显增多，而且肿瘤细胞表面 B7H1（PD-L1）、MICA 等抑制性分子表达显著降低。另外，汉黄芩素作用后，荷瘤小鼠体内凋亡相关分子 CRT 表达增加，进一步研究发现汉黄芩素是通过使胞质内的 STAT3 去磷酸化实现抗肿瘤及免疫调节作用的。

### 3.5　调节 Th1/Th2 型细胞因子分泌

根据 CD4$^+$Th 细胞分泌的细胞因子不同，将其分为 Th0、Th1、Th2 三种亚群，Th1 和 Th2 由共同的前体细胞 Th0 分化而来，是 Th0 发展的两种极化形式。T-bet 和 GATA-3 分别特异性地表达于 Th1 细胞和 Th2 细胞，T-bet 正调控 Th1 细胞的发育，GATA-3 正调控 Th2 细胞的发育，二者最终决定 Th0 向 Th1、Th2 转化的方向。Th1 细胞主要分泌 IL-2、IFN-γ、TNF-α、TNF-β、IL-12 等 Th1 型细胞因子，主导细胞介导的免疫反应和迟发型超敏反应（DTH），并可刺激 IgG2a 类抗体的产生，在增强人体的抗肿瘤免疫反应和抗细胞内病原体（包括病毒、细菌及寄生虫等）感染中发挥重要作用；Th2 细胞分泌 IL-4、IL-5、IL-6、IL-10 等 Th2 型细胞因子，主要参与体液免疫、环境中抗原物质的变态反应及抗蠕虫反应，与 Th1 细胞存在着拮抗作用，可促进肿瘤细胞的生长[113-115]。在生理状态下，Th0 细胞受到抗原激发后按一定比例分别向 Th1 细胞和 Th2 细胞分化，两者相互作用，相互制约，维持着正常机体内 Th1、Th2 两个亚群细胞因子的动态平衡[116, 117]。近年来的研究发现，多数肿瘤患者体内 Th1、Th2 细胞因子的平衡失调，呈现 Th2 型细胞因子优势状态，发生 Th1 向 Th2 的异常漂移[118, 119]。

调节机体免疫平衡，即所谓"阴平阳秘"，是中医药的优势之一。参芪扶正注射液以传统的扶正补气中药党参、黄芪为原料制成。在环磷酰胺诱导下免疫抑制小鼠及荷瘤小鼠加用参芪扶正注射液后肿瘤重量及肿瘤系数显著减少，同时荷瘤小鼠血清中 Th1 类细胞因子 TNF-α 和 IL-2 的含量显著提高，Th2 类细胞因子 IL-4 的含量显著减少[120]。黄芪是参芪扶正注射液中的主要有效成分之一。胡雅君等[121]检测宫颈癌患者及健康人外周血 Th1/Th2 细胞功能，并比较应用黄芪治疗对 Th1/Th2 细胞功能的影响。结果显示宫颈癌患者体内存在 Th1/Th2 细胞功能失衡，呈 Th2 优势应答模式，主要表现为 $CD4^+IFN-\gamma^+$ 细胞比例、T-bet mRNA 水平及培养上清 IFN-γ 浓度明显低于健康对照组，黄芪治疗后上述指标则明显增高，使 Th1/Th2 平衡向 Th1 偏移，发挥抗肿瘤作用。放疗是食管鳞癌的常用治疗手段。研究显示，食管鳞癌患者接受放疗后 Th1 型转录因子 T-bet 和细胞因子 IFN-γ、IL-2 的表达水平显著降低，Th2 型转录因子 GATA-3 和细胞因子 IL-4、IL-10 的表达水平略升高，同步艾迪注射液治疗则能抑制上述 Th1/Th2 漂移，提高机体免疫力，同时具有放疗增敏和减轻放疗不良反应的作用[122]。

## 3.6　抑制肿瘤细胞分泌多种免疫抑制因子

在肿瘤免疫微环境中，肿瘤细胞可以分泌多种免疫抑制因子，如 TGF-β、PGE2、IDO、NO、肿瘤代谢产物腺苷等，直接参与宿主的免疫抑制，干扰免疫细胞对肿瘤细胞的攻击作用[123, 124]。中医药在此方面也有相关研究报道。

### 3.6.1　对转化生长因子-β 的调节

转化生成因子 β（TGF-β）是肿瘤诱导产生的免疫抑制因子，许多肿瘤细胞能够通过产生释放 TGF-β 引起机体的免疫抑制[125]。

结直肠癌细胞 Colon26 培养上清中 $TGF-\beta_1$、VEGF、IL-4、IL-6、IL-l0 和 PGE2 六种免疫抑制因子分泌增加，其中 $TGF-\beta_1$ 分泌量最高，并能显著抑制 NK 细胞和 T 细胞功能；而经黄芪作用后，$TGF-\beta_1$ 的含量显著下调，逆转该类分子的免疫抑制作用[126]。中药复方八珍汤（当归、川芎、白芍、甘草、熟地黄、人参、白术、茯苓）能使 $TGF-\beta_1$ 抑制下的 T 细胞表面 CD71 表达增加，使 T 细胞分泌 TNF-β 的能力增强[127]。此外，观察发现，桔梗分别配伍麦冬、蛇床子、莪术治疗对小鼠乳腺癌肺转移有明显的抑制作用，其机制可能与上调原位瘤组织及肺转移灶中 Smad4 及下调 $TGF-\beta_1$、Smad7 蛋白的表达有关[128]。

### 3.6.2　对吲哚胺 2,3-双加氧酶的调节

吲哚胺 2，3-双加氧酶（indoleamine 2，3-dioxy-genase，IDO）是目前发现与肿瘤免疫抑制直接相关的代谢酶，同时也是一种重要的免疫负调节因子。肿瘤细胞在 IFN-γ 作用下，可产生 IDO，使得其所处的微环境出现"色氨酸饥饿"，抑制 T 细胞的增殖；同时色氨酸代谢产物对 T 细胞也存在细胞毒作用，进而导致肿瘤免疫逃逸的发生[129, 130]。目前，IDO 已经作为肿瘤免疫治疗的重要靶点[131, 132]。

姜黄素能抑制人乳腺癌细胞 A431、人宫颈癌细胞 HeLa、人肝癌细胞 HepG2、人鼻咽癌细胞 CNE2 等多种肿瘤细胞的增殖，同时抑制肿瘤细胞内 IDO 的表达，降低 IDO 的活性[133]。肺积方（黄芪、北沙参、天门冬、麦冬、茯苓、女贞子、石上柏、生薏苡仁、石见穿、仙灵脾、栝蒌皮、七叶一枝花、猫爪草、半夏、山慈姑、制南星、鱼腥草、夏枯草等）可显著抑制 Lewis 肺癌小鼠肿瘤生长，同时影响荷瘤小鼠肿瘤组织中 IDO 的表达水平[134]。故在肿瘤治疗中利用中药逆转 IDO 介导的肿瘤细胞的免疫耐受，并联合 IFN-γ 调节免疫，可能是肿瘤综合治疗的有效策略。

### 3.6.3 对前列腺素 E2 的调节

前列腺素 E2（PGE2）可由活化的巨噬细胞和许多肿瘤细胞产生，能引起免疫抑制[135, 136]。黄芪甲苷、β-榄香烯能抑制人胃癌细胞株 SGC7901 生长，呈一定的量-效特征；并能抑制 SGC7901 细胞株 COX-2、PGE2 和 VEGF 的表达[137]。另外，有研究者发现，中药冬凌草的提取物冬凌草甲素可降低人胃癌细胞株 HGC-27 的侵袭能力，其机制与抑制 COX-2 表达、PGE2 合成、降低 MMP-9 表达等相关[138]。石见穿多糖（PSSC）可以激活 CD4$^+$T 细胞 JAK3 的表达以及 JAK3/STAT5 信号通路，抑制 PGE2 表达，减轻荷瘤小鼠移植瘤诱导的 CD4$^+$T 细胞凋亡，提高 CD4$^+$T 细胞在脾脏和淋巴结中的比例，同时增强 NK 细胞以及 CD8$^+$T 细胞的细胞毒性[139]，提示中药提取物有可能成为一种新的 PGE2 合成抑制剂，进而增强抗肿瘤免疫效应。中药对肿瘤免疫抑制微环境的重塑作用，如图 20-3 所示。

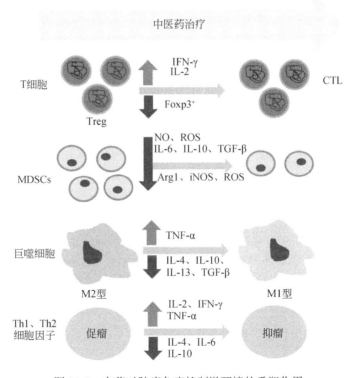

图 20-3　中药对肿瘤免疫抑制微环境的重塑作用

# 4　总结与展望

　　肿瘤是以局部病灶为主要矛盾的全身性疾病，治疗当局部与全身相结合。中医药不仅具有直接杀伤肿瘤细胞的作用，而且在提高机体免疫细胞功能、增强肿瘤细胞免疫应答、打破肿瘤免疫耐受和免疫逃逸等方面具有一定优势。但目前中医药抗肿瘤免疫治疗研究领域普遍存在实验检测指标单一；免疫指标的观察缺乏动态性、整体性；机制研究粗浅等问题。所以，如何将传统中医药治法与现代技术更好地结合还有待进一步探讨。相信，以数千年中医药理论和实践经验为基础，结合现代免疫学研究进展，中医药抗肿瘤的免疫作用机制研究和临床应用将会有更广阔的发展空间。

## 参 考 文 献

[1] Farkona S, Diamandis E P, Blasutig I M. Cancer immunotherapy: the beginning of the end of cancer? BMC medicine, 2016, 14: 73.

[2] Fehniger T A, Cooper M A. Harnessing NK cell memory for cancer immunotherapy. Trends in immunology, 2016.

[3] Gong C, Ni Z, Yao C, et al. A high-throughput assay for screening of natural products that enhanced tumoricidal activity of NK cells. Biological procedures online, 2015, 17: 12.

[4] Yeap S K, Omar A R, Ho W Y, et al. Rhaphidophora korthalsii modulates peripheral blood natural killer cell proliferation, cytokine secretion and cytotoxicity. BMC complementary and alternative medicine, 2013, 13: 145.

[5] Wu X T, Liu J Q, Lu X T, et al. The enhanced effect of lupeol on the destruction of gastric cancer cells by NK cells. International immunopharmacology, 2013, 16(2): 332-340.

[6] Lee J, Lee S J, Lim K T. ZPDC glycoprotein(24 kDa)induces apoptosis and enhances activity of NK cells in N-nitrosodiethylamine-injected Balb/c. Cellular immunology, 2014, 289(1-2): 1-6.

[7] 崔澂, 王润田, 胡建军, 等. 抗肿瘤中药制剂逆转结直肠癌 NK 细胞免疫抑制的靶分子探讨. 江苏医药, 2011, (05): 509-512.

[8] Anand P, Bley K. Topical capsaicin for pain management: therapeutic potential and mechanisms of action of the new high-concentration capsaicin 8% patch. British journal of anaesthesia, 2011, 107(4): 490-502.

[9] Kang J H, Tsuyoshi G, Le Ngoc H, et al. Dietary capsaicin attenuates metabolic dysregulation in genetically obese diabetic mice. Journal of medicinal food, 2011, 14(3): 310-315.

[10] Chen X, Tan M, Xie Z, et al. Inhibiting ROS-STAT3-dependent autophagy enhanced capsaicin-induced apoptosis in human hepatocellular carcinoma cells. Free radical research, 2016, 50(7): 744-755.

[11] 张鹏程, 陈美周, 余方流, 等. 辣椒素对小鼠 B16F10 黑色素瘤抑制效应研究. 中华肿瘤防治杂志, 2015, (14): 1096-1099.

[12] 边士昌, 洪亮, 万红娟. 固本抑瘤法联合卡培他滨治疗大肠癌术后患者及对免疫功能的影响. 江西中医药, 2013, (04): 30-32.

[13] 李红英, 陈红霞, 汪蕾. 人参皂苷 Rb1 拮抗达沙替尼抑制 NK 细胞杀伤卵巢癌的研究. 中国现代应用药学, 2014, (03): 293-297.

[14] Gajewski T F, Schreiber H, Fu Y X. Innate and adaptive immune cells in the tumor microenvironment. Nature immunology, 2013, 14(10): 1014-1022.

[15] 叶颖霞，林岚，赵菊香，等. 杜仲叶多糖对免疫抑制小鼠免疫功能的影响. 中药材，2015, (07): 1496-1498.

[16] 高翔. 枸杞多糖对小鼠巨噬细胞免疫功能的影响研究. 中国现代药物应用, 2013, (12): 237-238.

[17] 罗辉，周元科，邓媛媛，等. 茯苓酸性多糖调节免疫功能活性研究. 中药材，2015, (07): 1502-1504.

[18] 赵兴洪，殷中琼，贾仁勇，等. 川明参多糖及其硫酸化物对免疫低下小鼠的影响. 中国免疫学杂志，2015, (01): 52-5+60.

[19] Wang M, Meng X Y, Yang R L, et al. Cordyceps militaris polysaccharides can enhance the immunity and antioxidation activity in immunosuppressed mice. Carbohydr polym, 2012, 89(2): 461-466.

[20] Cheng S, Sliva D. Ganoderma lucidum for cancer treatment: we are close but still not there. Integrative cancer therapies, 2015, 14(3): 249-257.

[21] Lu J, Sun L X, Lin Z B, et al. Antagonism by Ganoderma lucidum polysaccharides against the suppression by culture supernatants of B16F10 melanoma cells on macrophage. Phytotherapy research: PTR, 2014, 28(2): 200-206.

[22] Zhao T, Feng Y, Li J, et al. Schisandra polysaccharide evokes immunomodulatory activity through TLR 4-mediated activation of macrophages. International journal of biological macromolecules, 2014, 65: 33-40.

[23] Guo L, Liu J, Hu Y, et al. Astragalus polysaccharide and sulfated epimedium polysaccharide synergistically resist the immunosuppression. Carbohydr polym, 2012, 90(2): 1055-1060.

[24] Zhang S, Nie S, Huang D, et al. Polysaccharide from Ganoderma atrum evokes antitumor activity via Toll-like receptor 4-mediated NF-kappaB and mitogen-activated protein kinase signaling pathways. Journal of agricultural and food chemistry, 2013, 61(15): 3676-3682.

[25] Tomimori K, Nakama S, Kimura R, et al. Antitumor activity and macrophage nitric oxide producing action of medicinal herb, Crassocephalum crepidioides. BMC complementary and alternative medicine, 2012, 12: 78.

[26] Peng Q, Cai H, Sun X, et al. Alocasia cucullata exhibits strong antitumor effect in vivo by activating antitumor immunity. PloS one, 2013, 8(9): e75328.

[27] Steinman R M. Decisions about dendritic cells: past, present, and future. Annual review of immunology, 2012, 30: 1-22.

[28] Palucka K, Banchereau J. Cancer immunotherapy via dendritic cells. Nature reviews cancer, 2012, 12(4): 265-277.

[29] Tian Y, Li X, Li H, et al. Astragalus mongholicus regulate the Toll-like-receptor 4 meditated signal transduction of dendritic cells to restrain stomach cancer cells. African journal of traditional, complementary, and alternative medicines: AJTCAM, 2014, 11(3): 92-96.

[30] 邓旻，陈志明，朱仕兵，等. 黄芪多糖诱导脐血单个核细胞向树突状细胞分化的免疫机制研究. 中华中医药学刊, 2011, (07): 1561-1564.

[31] Zou Y, Meng J, Chen W, et al. Modulation of phenotypic and functional maturation of murine dendritic cells(DCs)by purified Achyranthes bidentata polysaccharide(ABP). International immunopharmacology，2011, 11(8): 1103-1108.

[32] 王毅, 郝钰, 邱全瑛, 等. 人参皂苷 Rg1 与 Rh1 对树突状细胞表达 HLA-DR、CD25、CD44、CD54、CD11c 及 E-selectin 的影响. 中国免疫学杂志, 2007, (01): 46-8+52.

[33] 周英武, 彭桂英, 顾立刚, 等. 利用生物芯片技术检测人参皂苷 Rg1 对小鼠树突状细胞功能调控相关基因表达的影响. 中国免疫学杂志, 2010, (12): 1086-1090.

[34] Dudek A M, Martin S, Garg A D, et al. Immature, semi-mature, and fully mature dendritic cells: toward a DC-cancer cells interface that augments anticancer immunity. Frontiers in immunology, 2013, 4: 438.

[35] Chen D, Zhang X, Du Y, et al. Effects of Gekko sulfated polysaccharide-protein complex on the defective biorheological characters of dendritic cells under tumor microenvironment. Cell biochemistry and biophysics, 2012, 62(1): 193-201.

[36] Koido S. Dendritic-tumor fusion cell-based cancer vaccines. International journal of molecular sciences, 2016, 17(6).

[37] Chang W T, Lai T H, Chyan Y J, et al. Specific medicinal plant polysaccharides effectively enhance the potency of a DC-based vaccine against mouse mammary tumor metastasis. PloS one, 2015, 10(3): e0122374.

[38] 倪菲菲, 刘亚军, 周浩, 等. β-榄香烯联合 DC/DRibble 疫苗治疗小鼠肝癌免疫机制研究. 中国中西医结合杂志, 2013, (02): 214-219.

[39] Kaczmarek A, Vandenabeele P, Krysko D V. Necroptosis: the release of damage-associated molecular patterns and its physiological relevance. Immunity, 2013, 38(2): 209-223.

[40] Garg A D, Dudek A M, Agostinis P. Cancer immunogenicity, danger signals, and DAMPs: what, when, and how? BioFactors(Oxford, England), 2013, 39(4): 355-367.

[41] Garg A D, Dudek-Peric A M, Romano E, et al. Immunogenic cell death. The International journal of developmental biology, 2015, 59(1-3): 131-140.

[42] Vandenabeele P, Vandecasteele K, Bachert C, et al. Immunogenic apoptotic cell death and anticancer immunity. Advances in experimental medicine and biology, 2016, 930: 133-149.

[43] Chen H M, Wang P H, Chen S S, et al. Shikonin induces immunogenic cell death in tumor cells and enhances dendritic cell-based cancer vaccine. Cancer immunology, immunotherapy: CII, 2012, 61(11): 1989-2002.

[44] Golubovskaya V, Wu L. Different subsets of T cells, memory, effector functions, and CAR-T immunotherapy. Cancers, 2016, 8(3).

[45] Hall B M. T Cells: Soldiers and spies--the surveillance and control of effector T cells by regulatory T cells. Clinical journal of the American Society of Nephrology: CJASN, 2015, 10(11): 2050-2064.

[46] Sheng L, Chen J, Li J, et al. An exopolysaccharide from cultivated cordyceps sinensis and its effects on cytokine expressions of immunocytes. Applied biochemistry and biotechnology, 2011, 163(5): 669-678.

[47] 罗雪菲, 顾国龙, 兰太进. 余甘子叶提取物对荷瘤小鼠外周血 T 淋巴细胞 CD4[+]、CD8[+]亚群的影响. 广西中医药大学学报, 2015, (02): 4-6.

[48] 王朝霞, 王兆朋, 贾青, 等. 蝎毒多肽提取物对 5-Fu 干预 H_(22)荷瘤小鼠免疫功能的影响. 药物评价研究, 2016, (01): 46-51.

[49] Zamoyska R. Why is there so much CD45 on T cells? Immunity, 2007, 27(3): 421-423.

[50] Perron M D, Chowdhury S, Aubry I, et al. Allosteric noncompetitive small molecule selective inhibitors of

CD45 tyrosine phosphatase suppress T-cell receptor signals and inflammation in vivo. Molecular pharmacology, 2014, 85(4): 553-563.

[51] Wan C P, Gao L X, Hou L F, et al. Astragaloside II triggers T cell activation through regulation of CD45 protein tyrosine phosphatase activity. Acta pharmacologica sinica, 2013, 34(4): 522-530.

[52] Bao Y, Guo L. [Research advances in the expression of co-stimulatory molecules and signaling pathways in gammadeltaT cells]. Zhongguo yi xue ke xue yuan xue bao Acta Academiae Medicinae Sinicae, 2014, 36(2): 223-226.

[53] 张继跃, 陈复兴, 刘军权, 等. 紫草素对人 γδT 细胞杀伤胃癌 SGC7901 细胞的影响. 免疫学杂志, 2013, (10): 850-853.

[54] 孙舒玉, 何小鹃, 柴旺, 等. 甘草多糖对人外周血 γδT 细胞的免疫调节作用. 中国实验方剂学杂志, 2013, (06): 242-245.

[55] Ma Y H, Cheng W Z, Gong F, et al. Active Chinese mistletoe lectin-55 enhances colon cancer surveillance through regulating innate and adaptive immune responses. World journal of gastroenterology, 2008, 14(34): 5274-5281.

[56] Verbeek W H, von Blomberg B M, Scholten P E, et al. The presence of small intestinal intraepithelial gamma/delta T-lymphocytes is inversely correlated with lymphoma development in refractory celiac disease. The American journal of gastroenterology, 2008, 103(12): 3152-3158.

[57] Sun S, Zheng K, Zhao H, et al. Regulatory effect of astragalus polysaccharides on intestinal intraepithelial gammadeltaT cells of tumor bearing mice. Molecules(Basel, Switzerland), 2014, 19(9): 15224-15236.

[58] Nelson B H. CD20+ B cells: the other tumor-infiltrating lymphocytes. Journal of immunology(Baltimore, Md: 1950), 2010, 185(9): 4977-4982.

[59] Tsou P, Katayama H, Ostrin E J, et al. The emerging role of B cells in tumor immunity. Cancer research, 2016, 76(19): 5597-5601.

[60] 付盈盈, 李林, 章激, 等. 去甲斑蝥素对非小细胞肺癌模型小鼠免疫功能的影响. 实用药物与临床, 2015, (06): 662-665.

[61] 唐娟, 孔珍, 纪海玉, 等. 麒麟菜多糖对 H22 肝癌移植瘤的抑制作用研究. 现代食品科技, 2015, (01): 1-5.

[62] 邓西贝, 周贤, 李爱欣, 等. 长柄侧耳发酵产物对荷 H22 肝腹水瘤小鼠免疫功能影响及抗肿瘤作用研究. 中国食用菌, 2015, (02): 52-55.

[63] Kochan G, Escors D, Breckpot K, et al. Role of non-classical MHC class I molecules in cancer immunosuppression. Oncoimmunology, 2013, 2(11): e26491.

[64] Bukur J, Jasinski S, Seliger B. The role of classical and non-classical HLA class I antigens in human tumors. Seminars in cancer biology, 2012, 22(4): 350-358.

[65] Sun L X, Li W D, Lin Z B, et al. Cytokine production suppression by culture supernatant of B16F10 cells and amelioration by Ganoderma lucidum polysaccharides in activated lymphocytes. Cell and tissue research, 2015, 360(2): 379-389.

[66] Sun L X, Lin Z B, Li X J, et al. Promoting effects of Ganoderma lucidum polysaccharides on B16F10 cells to activate lymphocytes. Basic & clinical pharmacology & toxicology, 2011, 108(3): 149-154.

[67] Sun L X, Lin Z B, Duan X S, et al. Enhanced MHC class I and costimulatory molecules on B16F10 cells by

Ganoderma lucidum polysaccharides. Journal of drug targeting, 2012, 20(7): 582-592.

[68] 曹书立, 孟宪泽, 魏品康. 半夏多糖对希罗达干预下小鼠腺癌细胞 MHC-Ⅱ分子表达的增效作用. 现代生物医学进展, 2010, (11): 2034-2036.

[69] 李玉龙, 孙保国, 项婷, 等. 健脾解毒方延长脾虚肝癌大鼠带瘤生存与 MHCⅠ/MHCⅡ的关系. 中药材, 2014, (03): 454-460.

[70] 卢丽莎, 李玉龙, 孙保国, 等. 健脾解毒中药延长肝癌裸鼠带瘤生存时间及对 PTEN/FAK 的影响. 现代中西医结合杂志, 2012, (36): 4012-4015.

[71] O′ Brien D I, Nally K, Kelly R G, et al. Targeting the Fas/Fas ligand pathway in cancer. Expert opinion on therapeutic targets, 2005, 9(5): 1031-1044.

[72] Zhang B, Sun T, Xue L, et al. Functional polymorphisms in FAS and FASL contribute to increased apoptosis of tumor infiltration lymphocytes and risk of breast cancer. Carcinogenesis, 2007, 28(5): 1067-1073.

[73] Li J, Sun G Z, Lin H S, et al. The herb medicine formula "Yang Wei Kang Liu" improves the survival of late stage gastric cancer patients and induces the apoptosis of human gastric cancer cell line through Fas/Fas ligand and Bax/Bcl-2 pathways. International immunopharmacology, 2008, 8(9): 1196-1206.

[74] 涂硕, 韦星, 赵小曼, 等. 白英提取液对人肺癌 A549 细胞凋亡及 Fas/FasL 基因表达的影响. 时珍国医国药, 2008, (03): 603-605.

[75] Li K, Dan Z, Nie Y Q. Gastric cancer stem cells in gastric carcinogenesis, progression, prevention and treatment. World journal of gastroenterology, 2014, 20(18): 5420-5426.

[76] Pasquier J, Rafii A. Role of the microenvironment in ovarian cancer stem cell maintenance. BioMed research international, 2013, 2013: 630782.

[77] Ishiwata T. Cancer stem cells and epithelial-mesenchymal transition: novel therapeutic targets for cancer. Pathology international, 2016.

[78] Zhang Q, Feng Y, Kennedy D. Multidrug-resistant cancer cells and cancer stem cells hijack cellular systems to circumvent systemic therapies, can natural products reverse this? Cellu lar & Molecular Life Sciences Cmls, 2016.

[79] Krause M, Dubrovska A, Linge A, et al. Cancer stem cells: radioresistance, prediction of radiotherapy outcome and specific targets for combined treatments. Advanced drug delivery reviews, 2016.

[80] Chang Y, Zhao Y, Zhan H, et al. Bufalin inhibits the differentiation and proliferation of human osteosarcoma cell line hMG63-derived cancer stem cells. Tumour biology: the journal of the International Society for Oncodevelopmental Biology and Medicine, 2014, 35(2): 1075-1082.

[81] Chang Y, Zhao Y, Gu W, et al. Bufalin inhibits the differentiation and proliferation of cancer stem cells derived from primary osteosarcoma cells through mir-148a. Cellular physiology and biochemistry: international journal of experimental cellular physiology, biochemistry, and pharmacology, 2015, 36(3): 1186-1196.

[82] Zhang T, Wang K, Zhang J, et al. Huaier aqueous extract inhibits colorectal cancer stem cell growth partially via downregulation of the Wnt/beta-catenin pathway. Oncology letters, 2013, 5(4): 1171-1176.

[83] Wang X, Zhang N, Huo Q, et al. Huaier aqueous extract inhibits stem-like characteristics of MCF7 breast cancer cells via inactivation of hedgehog pathway. Tumour biology: the journal of the International Society

for Oncodevelopmental Biology and Medicine, 2014, 35(11): 10805-10813.

[84] Ponnurangam S, Mammen J M, Ramalingam S, et al. Honokiol in combination with radiation targets notch signaling to inhibit colon cancer stem cells. Molecular cancer therapeutics, 2012, 11(4): 963-972.

[85] Klabusay M. [the role of regulatory T-cells in antitumor immune response]. Klinicka onkologie: casopis Ceske a Slovenske onkologicke spolecnosti, 2015, 28 Suppl 4: 4s23-27.

[86] Chen X, Du Y, Lin X, et al. CD4$^+$CD25$^+$ regulatory T cells in tumor immunity. International immunopharmacology, 2016, 34: 244-249.

[87] 陈鹏, 何玉萍, 古学奎, 等. 补肾活血方对多发性骨髓瘤调节性 T 细胞水平的影响. 新中医. 2012, (08): 71-72.

[88] 杨民, 王峻, 孟丽娟, 等. 艾迪注射液对晚期老年非小细胞肺癌外周血 CD4$^+$CD25$^+$调节性 T 细胞的影响. 江西中医药, 2011, (03): 25-27.

[89] 唐东昕, 杨柱, 龙奉玺. 葛根散对结直肠癌小鼠模型肝脏微环境 Treg 细胞的影响. 时珍国医国药, 2012, (06): 1452-1453.

[90] 郭净, 王菊勇, 郑展, 等. 肺岩宁方对肺癌小鼠 CD4$^+$CD25$^+$调节性 T 细胞比例及 Foxp3 表达的影响. 中西医结合学报, 2012, (05): 584-590.

[91] 赵瑞宝, 曹慧慧, 张瑞卿, 等. 大黄䗪虫丸对 Lewis 肺癌小鼠免疫状态的影响. 山西中医学院学报, 2016, (03): 13-16.

[92] 刘声, 何立丽, 张丽娜, 等. 活血药、益气活血药对不同阶段 Lewis 肺癌转移影响的实验研究. 中国中西医结合杂志, 2012, (12): 1638-1641.

[93] Zhang A, Zheng Y, Que Z, et al. Astragaloside IV inhibits progression of lung cancer by mediating immune function of Tregs and CTLs by interfering with IDO. Journal of cancer research and clinical oncology, 2014, 140(11): 1883-1890.

[94] Carretero-Iglesia L, Bouchet-Delbos L, Louvet C, et al. Comparative study of the immunoregulatory capacity of in vitro generated tolerogenic dendritic cells, suppressor macrophages, and myeloid-derived suppressor cells. Transplantation, 2016, 100(10): 2079-2089.

[95] Elkabets M, Ribeiro V S, Dinarello C A, et al. IL-1beta regulates a novel myeloid-derived suppressor cell subset that impairs NK cell development and function. European journal of immunology, 2010, 40(12): 3347-3357.

[96] Okla K, Wertel I, Polak G, et al. Tumor-associated macrophages and myeloid-derived suppressor cells as immunosuppressive mechanism in ovarian cancer patients: progress and challenges. International reviews of immunology, 2016: 1-14.

[97] Zhou J, Donatelli S S, Gilvary D L, et al. Therapeutic targeting of myeloid-derived suppressor cells involves a novel mechanism mediated by clusterin. Scientific reports, 2016, 6: 29521.

[98] Zhou J, Wu J, Chen X, et al. Icariin and its derivative, ICT, exert anti-inflammatory, anti-tumor effects, and modulate myeloid derived suppressive cells(MDSCs)functions. International immunopharmacology, 2011, 11(7): 890-898.

[99] 柴旺, 何小鹃, 朱军璇, 等. 黄芪多糖对 B16-F10 荷瘤鼠髓样抑制细胞免疫活性的影响. 中国中医基础医学杂志, 2012, (01): 63-65.

[100] 吴端. 体内外研究 18β-甘草次酸对 MDSC 免疫抑制功能的影响. 厦门大学, 2014.

[101] 靖林林, 陈继跃, 姚学清, 等. 岭南中药龙术消瘤方对结直肠癌免疫抑制微环境的影响. 新中医, 2014, (07): 140-142.

[102] Sharda D R, Yu S, Ray M, et al. Regulation of macrophage arginase expression and tumor growth by the Ron receptor tyrosine kinase. Journal of immunology(Baltimore, Md: 1950), 2011, 187(5): 2181-2192.

[103] 李海涛, 谭超, 田书梅, 等. 肿瘤相关巨噬细胞在肿瘤微环境中的作用新进展. 肿瘤防治研究, 2015, (11): 1165-1168.

[104] 贾程辉, 李枋霏, 何莉莎, 等. 扶正解毒方对前胃癌荷瘤小鼠术后复发模型肿瘤相关巨噬细胞及相关细胞因子的干预研究. 中国中医基础医学杂志, 2014, (06): 748-751.

[105] 李枋霏. 扶正解毒方对体外诱导型肿瘤相关巨噬细胞的干预调控作用研究. 中国中医科学院, 2014.

[106] Hawkes E A, Grigg A, Chong G. Programmed cell death-1 inhibition in lymphoma. The Lancet oncology, 2015, 16(5): e234-245.

[107] Luke J J, Ott P A. PD-1 pathway inhibitors: the next generation of immunotherapy for advanced melanoma. Oncotarget, 2015, 6(6): 3479-3492.

[108] 王勇, 李明春, 付青姐. 中药多糖对免疫细胞的作用及其机制研究进展. 实用医药杂志, 2013, (04): 363-365.

[109] 王洁茹, 王金英, 张婷婷, 等. 黄芪多糖调节黑色素瘤小鼠 PD-1/PD-Ls 分子表达的研究. 上海中医药大学学报, 2014, (05): 74-79.

[110] 张星星, 童佳兵, 李泽庚. 芪玉三龙汤降低肺癌荷瘤小鼠程序性死亡蛋白 1 及配体(PD-1/PD-L1)的水平. 细胞与分子免疫学杂志, 2016, (06): 770-774.

[111] Champsaur M, Lanier L L. Effect of NKG2D ligand expression on host immune responses. Immunological reviews, 2010, 235(1): 267-285.

[112] Xiao W, Wu K, Yin M, et al. Wogonin inhibits tumor-derived regulatory molecules by suppressing STAT3 signaling to promote tumor immunity. Journal of immunotherapy(Hagerstown, Md: 1997), 2015, 38(5): 167-184.

[113] Huang S. Hybrid T-helper cells: stabilizing the moderate center in a polarized system. PLoS biology, 2013, 11(8): e1001632.

[114] O' Shea J J, Paul W E. Mechanisms underlying lineage commitment and plasticity of helper CD4[+] T cells. Science(New York, NY), 2010, 327(5969): 1098-1102.

[115] Zhang Y, Zhang Y, Gu W, et al. TH1/TH2 cell differentiation and molecular signals. Advances in experimental medicine and biology, 2014, 841: 15-44.

[116] Blom L, Poulsen L K. In vitro Th1 and Th2 cell polarization is severely influenced by the initial ratio of naive and memory CD4[+] T cells. Journal of immunological methods, 2013, 397(1-2): 55-60.

[117] O'Garra A, Gabrysova L, Spits H. Quantitative events determine the differentiation and function of helper T cells. Nature immunology, 2011, 12(4): 288-294.

[118] Grotz T E, Jakub J W, Mansfield A S, et al. Evidence of Th2 polarization of the sentinel lymph node(SLN)in melanoma. Oncoimmunology, 2015, 4(8): e1026504.

[119] Gaur P, Singh A K, Shukla N K, et al. Inter-relation of Th1, Th2, Th17 and Treg cytokines in oral cancer patients and their clinical significance. Human immunology, 2014, 75(4): 330-337.

[120] Wang J, Tong X, Li P, et al. Immuno-enhancement effects of shenqi fuzheng injection on

cyclophosphamide-induced immunosuppression in Balb/c mice. Journal of ethnopharmacology，2012, 139(3): 788-795.

[121]胡雅君, 李力, 龚世雄, 等. 黄芪对宫颈癌患者 Th1/Th2 细胞功能调节作用. 中国中西医结合杂志, 2010, (11): 1157-1159.

[122]王强, 陈德玉. 艾迪注射液对食管鳞癌放疗患者 Th1/Th2 转录因子和细胞因子表达的影响. 中国中西医结合杂志, 2009, (05): 394-397.

[123]Oluwadara O, Giacomelli L, Brant X, et al. The role of the microenvironment in tumor immune surveillance. Bioinformation, 2010, 5(7): 285-290.

[124]Peinado H, Lavotshkin S, Lyden D. The secreted factors responsible for pre-metastatic niche formation: old sayings and new thoughts. Seminars in cancer biology, 2011, 21(2): 139-146.

[125]Caja F, Vannucci L. TGFbeta: A player on multiple fronts in the tumor microenvironment. Journal of immunotoxicology, 2015, 12(3): 300-307.

[126]崔程, 支国成, 傅占江, 等. 黄芪制剂逆转结直肠癌免疫抑制及其作用靶分子的体外研究. 中国免疫学杂志, 2011, (11): 993-6+1005.

[127]刘晓霞, 刘红珍, 霍忠超, 等. 中药八珍汤对 TGF-β1 抑制下人 T 淋巴细胞功能恢复的研究. 现代中西医结合杂志, 2010, (09): 1046-1048.

[128]吴金娜, 韩向晖, 叶依依, 等. 桔梗配伍不同治则中药对乳腺癌肺转移模型小鼠 Smad4、Samd7 及 TGF-β1 的影响. 中国中医药科技, 2013, (03): 247-249.

[129]Ino K. Indoleamine 2, 3-dioxygenase and immune tolerance in ovarian cancer. Current opinion in obstetrics & gynecology, 2011, 23(1): 13-18.

[130]Schafer C C, Wang Y, Hough K P, et al. Indoleamine 2, 3-dioxygenase regulates anti-tumor immunity in lung cancer by metabolic reprogramming of immune cells in the tumor microenvironment. Oncotarget, 2016.

[131]Awuah S G, Zheng Y R, Bruno P M, et al. A Pt(IV)pro-drug preferentially targets indoleamine-2, 3-dioxygenase, providing enhanced ovarian cancer immuno-chemotherapy. Journal of the American Chemical Society, 2015, 137(47): 14854-14857.

[132]Iversen T Z, Engell-Noerregaard L, Ellebaek E, et al. Long-lasting disease stabilization in the absence of toxicity in metastatic lung cancer patients vaccinated with an epitope derived from indoleamine 2, 3 dioxygenase. Clinical cancer research: an official journal of the American Association for Cancer Research, 2014, 20(1): 221-232.

[133]张坤水, 李国成, 何玉文, 等. 姜黄素抑制 IFN-γ 诱导的肿瘤细胞内吲哚胺 2, 3-双加氧酶的表达. 中药材, 2008, (08): 1207-1211.

[134]毕凌, 金莎, 郑展, 等. 肺积方对 IDO 诱导 Lewis 肺癌小鼠模型免疫逃逸的影响. 中国中西医结合杂志, 2016, (01): 69-74.

[135]Liu B, Qu L, Yan S. Cyclooxygenase-2 promotes tumor growth and suppresses tumor immunity. Cancer cell international, 2015, 15: 106.

[136]Kaminska K, Szczylik C, Lian F, et al. The role of prostaglandin E2 in renal cell cancer development: future implications for prognosis and therapy. Future oncology(London, England), 2014, 10(14): 2177-2187.

[137] 曹丽萍, 沈洪, 刘丽, 等. 黄芪甲苷、β-榄香烯对 SGC7901 胃癌细胞 COX-2 及 PGE2 表达的影响. 现代中西医结合杂志, 2010, (07): 798-800.

[138] 高成伟, 李文强. 冬凌草甲素通过抑制 COX-2 表达及 PGE2 合成降低人胃癌 HGC-27 细胞侵袭能力的研究. 临床急诊杂志, 2016, (08): 625-627.

[139] Shu G, Zhao W, Yue L, et al. Antitumor immunostimulatory activity of polysaccharides from Salvia chinensis Benth. Journal of ethnopharmacology, 2015, 168: 237-247.

# 第二十一章　溶瘤病毒

溶瘤病毒（oncolytic virus，OVs）疗法的概念早在 20 世纪初即被提出，随后开展的以溶瘤病毒治疗肿瘤的相关试验由于病毒缺乏特异性及其不良反应而中止。近年来，随着分子生物学、病毒学、免疫学、基因工程等学科的发展，溶瘤病毒抗肿瘤治疗的研究进入了一个崭新的时期。T-VEC（Talimogene laherparepvec）是首个由美国 FDA 及欧洲批准上市的溶瘤单纯疱疹病毒。ProstAtak（Adv-TK）治疗前列腺癌、JX-594 治疗肝癌、CG0070 治疗膀胱癌及 Reolysin 治疗头颈部肿瘤等都已进入Ⅲ期临床，即将完成并接受 FDA 上市审核。G47Δ在日本已进入Ⅱ期临床研究，受到日本政府的重视，具有优先审查和快速获得药品监管局批准的优势。尽管溶瘤病毒疗法仍存在一定的局限，但其在未来有望成为抗肿瘤免疫治疗中的一员。本章简述溶瘤病毒概念、组成、发展历史、抗肿瘤机制及目前常见溶瘤病毒的临床试验。

# 1　溶瘤病毒概述

## 1.1　概念

溶瘤病毒是天然存在或基因编辑后具有肿瘤特异性复制能力的病毒，利用肿瘤靶细胞中抑癌基因的失活或缺陷，选择性在靶细胞内复制，最终导致肿瘤细胞的溶解和死亡，而在正常细胞内少量或不能复制。这种利用病毒进行的抗肿瘤治疗称为溶瘤病毒治疗。

## 1.2　溶瘤病毒的种类及组成

溶瘤病毒主要由病毒体、衣壳、包膜及基因组 RNA 或 DNA 组成。根据溶瘤病毒包含的基因组将其分为两大类：DNA 病毒及 RNA 病毒。常见的进入临床的 DNA 病毒包括腺病毒、痘病毒、疱疹病毒。常见进入临床的 RNA 病毒主要为麻疹病毒[1]，见图 21-1。

## 1.3　溶瘤病毒发展历程

尽管溶瘤病毒疗法目前越来越多得受到人们的关注，但是这一概念的提出已存在 100多年，其发展大致经历了 3 个阶段，见图 21-2。

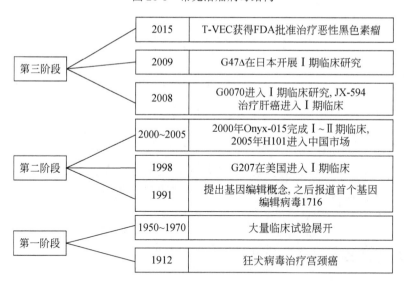

| | 腺病毒 | 牛痘病毒 | 疱疹病毒 | 呼肠孤病毒 |
|---|---|---|---|---|
| 结构示意图 | 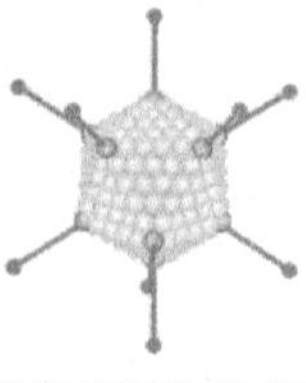 | 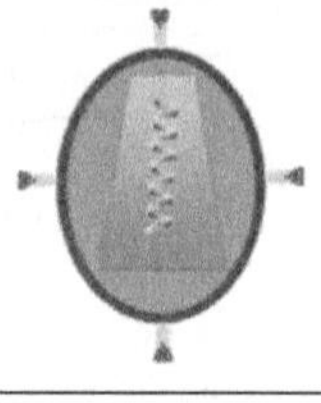 | 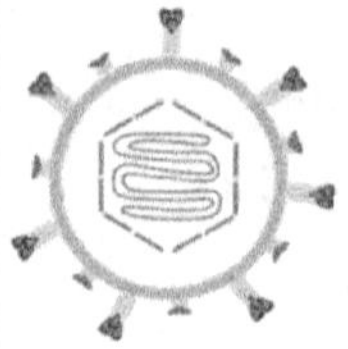 | 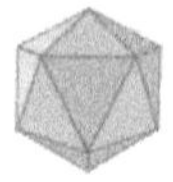 |
| 核酸种类 | dsDNA | dsDNA | dsDNA | dsRNA |
| 衣壳对称性 | 正20面体 | 复杂性 | 正20面体 | 正20面体 |
| 包膜 | 无 | 有 | 有 | 无 |
| 基因组大小 | 35kb | 190kb | 154kb | 23kb |
| 复制位点 | 细胞核及细胞质 | 细胞质 | 细胞核及细胞质 | 细胞质 |

图 21-1　常见溶瘤病毒结构

| 第三阶段 | 2015 | T-VEC获得FDA批准治疗恶性黑色素瘤 |
|---|---|---|
| | 2009 | G47Δ在日本开展Ⅰ期临床研究 |
| | 2008 | G0070进入Ⅰ期临床研究, JX-594治疗肝癌进入Ⅰ期临床 |
| 第二阶段 | 2000~2005 | 2000年Onyx-015完成Ⅰ~Ⅱ期临床, 2005年H101进入中国市场 |
| | 1998 | G207在美国进入Ⅰ期临床 |
| | 1991 | 提出基因编辑概念,之后报道首个基因编辑病毒1716 |
| 第一阶段 | 1950~1970 | 大量临床试验展开 |
| | 1912 | 狂犬病毒治疗宫颈癌 |

图 21-2　溶瘤病毒发展历程

（1）第一阶段：在 20 世纪之前，临床医生观察到偶然的病毒感染使得肿瘤消失的现象。1950～1970 之间，许多使用野生型或自然减毒病毒治疗肿瘤的临床试验陆续展开，但疗效欠佳，此外缺乏有效控制病毒毒性且保持复制能力的方法[2]。

（2）第二阶段：溶瘤病毒开发的第二阶段始于 20 世纪 90 年代，随着分子病毒学的发展，基因改造溶瘤病毒概念被提出。首个报道的基因编辑病毒为单纯疱疹病毒（Herpes simplex virus，HSV）溶瘤病毒 1716，该病毒去除了神经毒基因 γ34.5（ICP34.5），使得病毒选择性在肿瘤细胞内复制。1998 年在美国展开第二代溶瘤单纯疱疹病毒 G207 治疗恶性脑胶质瘤的Ⅰ期临床研究，其在第一代 HSV 的基础上添加 lacZ 基因，抑制了 ICP6 基因的活性，进一步提高肿瘤靶向性[3]。2000 年第一代溶瘤腺病毒 ONYX-015 治疗头颈部肿瘤的 I 期临床研究由美国国家癌症研究展开。该病毒敲除了基因组中的 E1B55kD 基因以削弱对 p53 基因的抑制作用，提高肿瘤的靶向性。完成 I 期 II 期临床研究之后由 Onyx 公司出售给中国。2005 年 H101 进入中国市场，成为首个在中国治疗头颈部肿瘤的溶瘤腺病毒[2]。

（3）第三阶段：溶瘤病毒开发的第三个阶段主要从 21 世纪开始，其特点是让溶瘤病毒携带各种外源性基因以增强其疗效。同为二代溶瘤 HSV 的 T-VEC 敲除了 ICP34.5 及 ICP47，并在 ICP34.5 位点插入 GM-CSF 基因，在提高安全性的前提下，进一步提高了抗肿瘤免疫反应疗效[4]，其在 2015 年被美国 FDA 批准应用于治疗恶性黑色素瘤患者。第三代 HSV 溶瘤病毒 G47Δ 的 I 期临床研究于 2009 年在日本展开，在二代 HSV 的基础上敲除 ICP47 基因以促进感染细胞表面抗原提呈，有利于建立特异性免疫反应[3]。二代溶瘤腺病毒则在第一代的基础上引入肿瘤特异性的启动子以调控病毒复制基因 E1A 或者 E1A 联合 E1B 或 E4 区域的表达，也可以插入 GM-CSF 或 IL-2 等基因，从而创造出高度肿瘤靶向性的第二代溶瘤腺病毒，如 CG7870、CG7060 及 CG0070 等[5]，其中 CG0070 目前已进入 III 期临床试验。第三代溶瘤腺病毒则是在第二代的基础上去除了 E1B19kD 基因及 E1A 的 24bp 序列，并插入抑癌基因、GM-CSF、B7-1、IL12 等，进一步提高了溶瘤腺病毒的肿瘤靶向疗效，如 Xu 等[6]构建的 Ad.SP.E1A（Δ24）.ΔE1B HCCS1 溶瘤腺病毒。溶瘤病毒 JX593 是在牛痘病毒基因组的 TK 基因内部插入 GM-CSF 及 LacZ 基因，可以稳定的静脉给药，且具有较强的细胞毒性及安全性[7]。

# 2　溶瘤病毒抗肿瘤免疫反应

溶瘤病毒进入肿瘤细胞后主要集中在细胞质及细胞核内，利用宿主细胞的原料、能量和场所进行大量复制，从而破坏肿瘤细胞并释放出子代病毒进一步扩散感染周围的肿瘤细胞。此外，病毒感染同样会产生炎症反应，募集树突状细胞至肿瘤组织，从而诱导固有及适应性免疫反应。下面将重点阐明溶瘤病毒如何诱导这两种抗肿瘤免疫反应。

## 2.1　固有免疫反应

肿瘤细胞在发生溶瘤死亡时会发生释放病毒核酸、蛋白等病毒病原体相关分子模式（pathogen associated molecular patterns，PAMPs）及热休克蛋白、高迁移率组蛋白 B1 等细胞损伤相关分子模式（damage associated molecular patterns，DAMPs）。免疫细胞通过定位在细胞质或细胞膜上的模式识别受体（pattern recognition receptor，TLRs）识别病原体/损伤相关分子模式，释放炎性因子（干扰素-α、干扰素-β、干扰素-γ、肿瘤坏死因子-α、白细胞介素-6 及白细胞-12）。这些细胞因子与相应受体结合，诱导抗病毒反应并募集免疫细胞。巨噬细胞、中性粒细胞、自然杀伤细胞是参与固有免疫反应的主要细胞类型。其中 I 型 IFN 及 TNF-α 可以直接活化 NK 细胞，不依赖于 MHC I 类分子识别的方式直接杀伤肿瘤细胞。非小细胞肺癌瘤内注射溶瘤科萨奇病毒 B3，可引起 NK 细胞数量大幅度的增加，通过耗竭 NK 细胞可显著抑制溶瘤病毒的疗效[8]。瘤内注射 TLR4 激动剂-脂多糖，与表达肿瘤相关抗原卵清蛋白（ovalbumin，OVA）的溶瘤水泡性口炎病毒可协同作用，募集细胞毒 T 淋巴细胞及固有免疫细胞[9]。值得注意的是，在溶瘤病毒有机会复制和产生足够细胞毒性反应释放 DAMPs/TAAs（tumor-associated antigens）诱导适应性免疫反应前，固有免疫反应会清除或抑制其播散[10]。因此慢性固有免疫反应也与疾病预后差相关[11]，特别是腺病毒 OV（oAdV）治疗的患者，后续需要进一步研究以更好地了解固有免疫反应在 OV 疗法中的作用。

## 2.2 适应性免疫反应

树突状细胞（DC）摄取肿瘤抗原后迁移至外周淋巴组织，分化成熟为抗原提呈细胞。成熟的抗原提呈细胞表达活化初始 T 淋巴细胞必需的肿瘤抗原及共刺激分子，诱导适应性免疫反应。Li 等[12]通过使用 anti-CD3 单克隆抗体完全清除 T 细胞后发现溶瘤病毒抗肿瘤免疫反应受到显著抑制，从而证明溶瘤病毒抗肿瘤主要依赖于适应性免疫反应。为证明宿主抗原与溶瘤病毒的疗效相关性，Capasso 等[13]使用一种应用广泛且制备迅速的方法，使人黑色素瘤相关抗原 MAGE-A1 吸附在表达 GM-CSF 的溶瘤腺病毒表面，发现其可以增加人 MAGE-A1 特异性 CD8$^+$ T 细胞的浸润，并抑制肿瘤的生长。此外，注射表达卵清蛋白（OVA）的塞姆利基森林病毒后再注射表达 OVA 的牛痘病毒可产生主要针对 OVA 的特异性免疫反应，而针对病毒抗原的免疫反应则被显著削弱，以提高其抗肿瘤疗效[14]，见图 21-3。

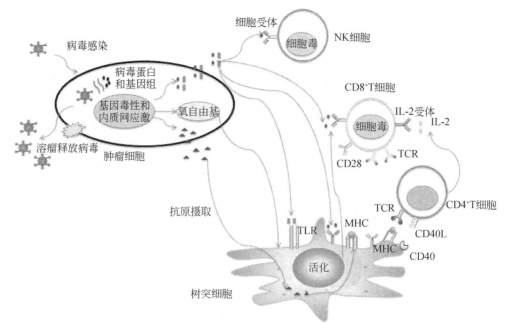

图 21-3  溶瘤病毒抗肿瘤免疫反应

# 3 上市及进入Ⅲ期临床的溶瘤病毒

溶瘤病毒作为肿瘤治疗的手段之一,目前正处于快速发展阶段。2005 年中国批准 H101 治疗头颈部肿瘤及食管癌,2015 年 T-VEC 获得 FDA 批准用于恶黑患者。目前进入Ⅲ期临床的溶瘤病毒主要有 CG0070、ProstAtak、JX-594 及 Reolysin。下面将分别介绍上述 6 种溶瘤病毒,并在表 21-1 归纳具体的临床研究内容。

表 21-1 上市及进入Ⅲ期临床的溶瘤病毒

| 病毒 | 制造商 | 修改 | 临床试验 | | | | 肿瘤类型 |
|---|---|---|---|---|---|---|---|
| | | | Ⅰ期 | Ⅱ期 | Ⅲ期 | Ⅳ期 | |
| 腺病毒 | | | | | | | |
| H101 | 上海三维生物技术有限公司 | E1B 缺失,部分 E3 缺失 | 1 | 2 | 1 | 0 | 鳞状细胞癌及头颈部肿瘤 |
| ProstAtak | Advantagene | TK 插入 | 5 | 6 | 2 | 0 | 胰腺癌、肺癌、乳腺癌、间皮瘤、脑胶质瘤及前列腺癌 |
| CG0070 | Cold Genesys, | GM-CSF 及 E3 缺失 | 1 | 2 | 2 | 0 | 膀胱癌 |
| 痘病毒 | | | | | | | |
| Pexa-vac（JX-594） | Jennere Biotherapeutics | GM-CSF 插入,TK 中断 | 6 | 7 | 1 | 0 | 黑色素瘤、肝癌、结肠癌、乳腺癌、肝细胞性肝癌 |
| 疱疹病毒 | | | | | | | |
| T-VEC | Amgen | ICP34.5 缺失,US11 缺失,GM-CSF 插入 | 6 | 8 | 5 | 1 | 黑色素瘤、头颈部癌、胰腺癌 |
| 呼肠孤病毒 | | | | | | | |
| Reolysin | Oncolytics Biotech | 无 | 12 | 9 | 1 | 0 | 神经胶质瘤、肉瘤、结肠直肠癌、非小细胞肺癌、卵巢癌、黑色素瘤、胰腺癌、多发性骨髓瘤、头颈癌 |

## 3.1 已获批准的溶瘤病毒

（1）H101：Onyx 公司研制出溶瘤腺病毒 ONYX-015,并进行了Ⅰ期及Ⅱ期临床研究,分别验证不同给药方式的安全性,但试验结果显示疗效欠佳[15]。之后该溶瘤病毒由 Onyx 公司出售给中国上海三维生物技术有限公司,创造出了结构类似的 H101。Ⅰ期临床研究,15 名实体瘤患者均未出现明显不良反应,其中 3 名患者出现肿瘤退缩[16]。一项多中心,随机Ⅱ期临床研究评估 H101 联合化疗治疗进展期肿瘤的疗效,客观缓解率为 30.4%,初步验证了其抗肿瘤疗效[17]。2002 年 10 月至 2004 年 3 月在中国进行的 H101 联合化疗治疗 170 名进展期肿瘤患者的Ⅲ期临床试验进一步验证其安全性及抗肿瘤疗效,并于 2005 年在中国获批用于治疗头颈部肿瘤及食管癌[18, 19]。为扩大其适应证,四川大学华西医院主导的介入联合 H101 基因治疗非小细胞肺癌的观察性研究以及浙江省肿瘤医院主导的 H101 瘤内注射联合放化疗治疗局部晚期宫颈癌的临床研究正在招募患者。

（2）T-VEC：2006 年 T-VEC（Talimogene laherparepvec，IMLYGLC，商品名为 OncoVEX$^{GM-CS}$）的一项Ⅰ期临床研究结果验证了其安全性并对最佳治疗剂量及治疗方案进行了评估。研究发现，治疗相关最常见的副作用为轻度发热及注射部位的炎症反应，其最佳给药方案为初始剂量 $10^6$pfu/ml，3 周后给予更高剂量 $10^8$pfu/ml，之后每 2 周注射一次，直至疾病进展或不能耐受副作用[20]。随后Ⅱ期临床研究招募 50 名Ⅲ/Ⅳ期不可切除的恶黑患者，平均接受 6 个周期的 T-VEC 治疗。患者总反应率为 26%，其中 8 名患者为 CR，5 名患者 PR，且 92%有反应患者的疾病缓解持续时间可达 7~31 个月，1 年总生存率为 93%[21]。OPTiM 是随机、对照的Ⅲ期临床研究[22]，总共纳入 436 名晚期不可切除的恶黑患者，并分为瘤内注射 T-VEC 组或单纯皮下注射 GM-CSF 组，结果显示瘤内注射 T-VEC 也能提高患者的总应答率（26.4% vs 5.7%），且可延长总生存期（23.3 月 vs 18.9 月）。根据Ⅰ-Ⅲ期的临床试验结果，2015 年美国 FDA 批准 T-VEC 治疗手术后复发的恶黑[23]。随后于 2016 年 1 月 T-VEC 被欧洲药品局批准治疗Ⅲ期不可切除或Ⅳ期 M1a 的恶性黑色素瘤，紧接着 T-VEC 于 2016 年 5 月澳大利亚批准上市[24, 25]。T-VEC 的标准治疗方案为：初始剂量 $10^6$pfu/ml，3 周后给予更高剂量 $10^8$pfu/ml，之后每 2 周注射一次，直至疾病进展或不可耐受的副作用。根据病灶的最长径决定注射体积，无病灶患者注射的最大剂量为 4ml。为进一步提高 T-VEC 的治疗效果，人们开始尝试联合治疗的方案。2016 年 JCO 公布的一项Ⅰb 期的临床研究评估了 T-VEC 联合 Ipilimumab 治疗的安全性及疗效：总反应率为 50%（22%完全缓解，28%部分缓解，22%稳定），持续应答率为 44%，中位反应时间为 5.3 个月（2.6~5.7 个月），26.3%的患者出现 3/4 级毒性反应，但无治疗相关性死亡发生[26]。

### 3.2　进入Ⅲ期临床研究的溶瘤病毒

（1）CG0070：CG0070 是能够分泌 GM-CSF 的基因编辑溶瘤腺病毒。一项针对 CG0070 的Ⅰ期临床研究观察到 1~2 级的膀胱毒性，整体的完全缓解率及持续时间分别为 48.6% 和 10.4 个月，反复给药组的完全缓解率则为 63.6%[27]。随后 CG0070 治疗非肌层浸润性膀胱癌的Ⅱ期临床研究中，15 名患者接受 CG0070 治疗，7 名患者接受标准膀胱灌注疗法，尽管两组患者在完全缓解率上无显著差异（53% vs 57%），但接受 CG0070 治疗的患者其缓解持续时间更长久[28]。CG0070 主要的Ⅲ期临床研究在 2015 年开展，目前正在招募患者的过程中，预期 2019 年完成研究。

（2）ProstAtak（Adv-TK）：Adv-TK 是一种含有单纯疱疹病毒胸苷激酶基因的腺病毒载体，联合抗 HSV 前药如伐昔洛韦/更昔洛韦等从而促进细胞的凋亡及坏死并产生抗肿瘤免疫反应。Adv-TK 联合更昔洛韦等治疗复发前列腺癌、结肠癌肝转移、间皮瘤、脑胶质瘤及视网膜母细胞瘤的Ⅰ期临床研究证明了该溶瘤腺病毒的安全性，同时研究者们观察到了针对 PAS 抗原产生的免疫反应[29, 30]。在 Adv-TK 联合更昔洛韦治疗复发性高级别脑胶质瘤的随机、开放、多中心的Ⅱ期临床研究中，Adv-TK 可显著提高患者的 PFS（29.6 周 vs 8.4 周）及 OS（45.4 周 vs 14.3 周）[31]。在联合治疗方面，肝细胞性肝癌患者接受肝移植联合 Adv-TK 治疗的Ⅱ期临床研究结果提示，联合治疗可提高患者的总生存率（73.9% vs

40.9%）[32]。Adv-TK 联合标准放疗治疗恶性脑胶质瘤的 IIa 期临床试验目前已经开展，但尚未招募患者。Adv-TK 联合伐昔洛韦治疗前列腺癌的 II/III 期临床研究和 Adv-TK 联合伐昔洛韦及标准放疗治疗前列腺癌的多中心、随机、对照 III 期临床研究目前均已开始，2017 年已取得初步研究结果，但尚未公开。

（3）JX-594：JX-594 是一种经过基因编程后表达 GM-CSF 的溶瘤牛痘病毒。2008 年 JX-594 溶瘤病毒进入 I 期临床研究，14 名原发或转移性肝癌患者瘤内注射后耐受良好，但部分患者出现了剂量限制性高胆红素血症，因此 JX-594 溶瘤病毒最大耐受剂量为 $10^9$pfu；在注射区及非注射区均能观察到抗肿瘤效应[33]。后期研究证实静脉注射同样具有很好的安全性，主要不良反应为流感样症状，且最大耐受剂量为 $3 \times 10^7$pfu/kg[34]。II 期随机临床试验共纳入 30 名进展期肝细胞性肝癌患者，评估了 JX-594 治疗肝细胞性肝癌的疗效并进一步明确治疗剂量[35]。研究发现患者生存时间的延长与 JX-594 剂量呈显著相关（中位生存期分别为高剂量组 14.1 个月，低剂量组 6.7 个月），故而确定下 JX-594 溶瘤病毒治疗的最佳剂量为 $10^9$pfu。但是随后 JX-594 用于多线治疗失败且索拉非尼治疗失败的肝细胞性肝癌患者的 IIb 期临床研究结果不尽如人意，JX-594 相较于最佳支持治疗并不能提高患者的总生存时间[36]。在联合治疗策略上，首先在 3 名进展期肝细胞性肝癌患者中进行先导试验，初步验证了索拉非尼联合 JX-594 序贯治疗的安全性及抗肿瘤疗效[37]。JX-594 联合索拉非尼序贯治疗的 II 期临床研究目前已完成，结果尚未公布。III 期临床研究于 2015 年展开，JX-594（$10^9$pfu）分别于 1、15、29 天注射，之后索拉非尼治疗 43 天，对照组则仅是是索拉非尼 4mg 一天两次口服治疗（NCT02562755）。除了与索拉非尼联合，JX-594 与伊立替康联合治疗结肠癌的 I / II 期研究已于今年完成，但结果尚未公布（NCT01394939）。

（4）呼肠孤病毒：呼肠孤病毒是一种天然存在的溶瘤病毒。I 期临床研究结果表明，最常见的治疗相关副作用为恶心（79%）、呕吐（58%）、注射部位红疹（42%）、发热（37%）及暂时性流感样症状（32%）[38]。并且在前列腺癌、脑胶质瘤、转移性结肠癌、多发性骨髓瘤等多种实体瘤中，呼肠孤病毒均具有良好的安全性及广泛的抗肿瘤作用[39]。瘤内注射溶瘤呼肠孤病毒联合局部放疗治疗难治性或转移性实体瘤的多中心、单臂、开放性 II 期试验（REO 008）中，13/14 名患者出现肿瘤退缩，4/13 名患者 PR，最常见的治疗相关副作用为 1～2 级寒战、发热、头痛等。REO 014 研究纳入了 53 名难治性软组织肉瘤及骨肉瘤肺转移患者，34%患者 SD≥12 周，其中 12 名患者 SD 持续时间≥16 周，且有 3 名患者病情稳定超过 1 年。后续一系列 II 期临床研究 RE0 015 至 REO 017 及 RE0 021 均证明该溶瘤病毒在头颈部肿瘤、非小细胞肺癌、胰腺癌及复发或转移性肺鳞癌中的治疗效果，且具有较好的安全性[39]。Oncolytics Biotech®公司汇报了随机、双臂、双盲、多中心的 III 期临床试验数据，呼肠孤病毒联合标准化疗治疗进展期头颈部癌相对于单纯化疗可提高患者的中位 PFS 时间（94 天 vs 50 天），其发生发热、寒战、恶心及腹泻等副作用也会相应增加，但大部分患者均耐受良好[39]。

# 4 总结与展望

在过去十年里，大量临床前研究及临床试验证明溶瘤病毒疗法的安全性及抗肿瘤疗效，但是目前仍然存在许多问题有待解决：如何设计更好的病毒载体以克服宿主抗病毒免疫反应[40]，如何确保更好地实现全身给药且不会增加治疗的风险？目前的研究报道了溶瘤病毒短期安全性，但远期并发症是否存在尚未知。此外感染过病毒的患者体内具有病毒抗体，如果采用类似的溶瘤病毒治疗，效果可能会下降，且反复注射同种溶瘤病毒是否会产生耐药，这一系列的问题都有待解决。为解决溶瘤病毒单一治疗方法效果不理想的问题，大量研究指出与其他治疗方法联合使用可以提高治疗效果，如化疗、放疗或其他免疫治疗方法，因此需大量临床数据支持联合治疗的疗效及安全性。除此之外，后续仍需调研利用如肿瘤二代测序、患者抗原表位预测及免疫分析等个体化方法建立新的治疗方案，提高溶瘤病毒的抗肿瘤疗效。

# 参 考 文 献

[1] Kaufman H L, Kohlhapp F J, Zloza A. Oncolytic viruses: a new class of immunotherapy drugs. Nat Rev Drug Discov, 2015, 14(9): 642-662.

[2] Larson C, Oronsky B, Scicinski J, et al. Going viral: a review of replication-selective oncolytic adenoviruses. Oncotarget, 2015, 6(24): 19976-19989.

[3] Zhang S X. Turning killer into cure—the story of oncolytic herpes simplex viruses. Discov Med，2015, 20(111): 303-309.

[4] Bommareddy P K, Patel A, Hossain S, et al. Talimogene laherparepvec(T-VEC)and other oncolytic viruses for the treatment of melanoma. Am J Clin Dermatol, 2016.

[5] Shih S J, Miyashita-Lin E, Tseng W J, et al. Use of a bioamplification assay to detect nonselective recombinants and assess the genetic stability of oncolytic adenoviruses. Hum Gene Ther, 2010, 21(12): 1707-1721.

[6] Xu H N, Huang W D, Cai Y, et al. HCCS1-armed, quadruple-regulated oncolytic adenovirus specific for liver cancer as a cancer targeting gene-viro-therapy strategy. Mol Cancer, 2011, 10: 133.

[7] Park S H, Breitbach C J, Lee J, et al. Phase 1b trial of biweekly intravenous pexa-vec(JX-594), an oncolytic and immunotherapeutic vaccinia virus in colorectal cancer. Mol Ther, 2015, 23(9): 1532-1540.

[8] Miyamoto S, Inoue H, Nakamura T, et al. Coxsackievirus B3 is an oncolytic virus with immunostimulatory properties that is active against lung adenocarcinoma. Cancer Res, 2012, 72(10): 2609-2621.

[9] Rommelfanger D M, Compte M, Diaz R M, et al. The efficacy versus toxicity profile of combination virotherapy and TLR immunotherapy highlights the danger of administering TLR agonists to oncolytic virus-treated mice. Molecular therapy : the journal of the American Society of Gene Therapy, 2013, 21(2): 348-357.

[10] Chiocca E A, Rabkin S D. Oncolytic viruses and their application to cancer immunotherapy. Cancer Immunol Res, 2014, 2(4): 295-300.

[11] Taipale K, Liikanen I, Juhila J, et al. Chronic activation of innate immunity correlates with poor prognosis in cancer patients treated with oncolytic adenovirus. Molecular therapy : the journal of the American Society of Gene Therapy, 2016, 24(1): 175-183.

[12] Li X, Wang P, Li H, et al. The efficacy of oncolytic adenovirus is mediated by T-cell responses against virus and tumor in syrian hamster model. Clin Cancer Res, 2016.

[13] Capasso C, Hirvinen M, Garofalo M, et al. Oncolytic adenoviruses coated with MHC-I tumor epitopes increase the antitumor immunity and efficacy against melanoma. Oncoimmunology, 2016, 5(4): e1105429.

[14] Zhang Y Q, Tsai Y C, Monie A, et al. Enhancing the therapeutic effect against ovarian cancer through a combination of viral oncolysis and antigen-specific immunotherapy. Molecular therapy : the journal of the American Society of Gene Therapy, 2010, 18(4): 692-699.

[15] Opyrchal M, Aderca I, Galanis E. Phase I clinical trial of locoregional administration of the oncolytic adenovirus ONYX-015 in combination with mitomycin-C, doxorubicin, and cisplatin chemotherapy in patients with advanced sarcomas. Methods Mol Biol, 2009, 542: 705-717.

[16] Yuan Z Y, Zhang L, Li S, et al. [Safety of an E1B deleted adenovirus administered intratumorally to patients with cancer]. Ai Zheng, 2003, 22(3): 310-313.

[17] Xu R H, Yuan Z Y, Guan Z Z, et al. [Phase II clinical study of intratumoral H101, an E1B deleted adenovirus, in combination with chemotherapy in patients with cancer]. Ai Zheng, 2003, 22(12): 1307-1310.

[18] Xia Z J, Chang J H, Zhang L, et al. [Phase Ⅲ randomized clinical trial of intratumoral injection of E1B gene-deleted adenovirus(H101)combined with cisplatin-based chemotherapy in treating squamous cell cancer of head and neck or esophagus]. Ai Zheng, 2004, 23(12): 1666-1670.

[19] Garber K. China approves world's first oncolytic virus therapy for cancer treatment. J Natl Cancer Inst, 2006, 98(5): 298-300.

[20] Hu J C, Coffin R S, Davis C J, et al. A phase I study of OncoVEXGM-CSF, a second-generation oncolytic herpes simplex virus expressing granulocyte macrophage colony-stimulating factor. Clin Cancer Res, 2006, 12(22): 6737-6747.

[21] Kaufman H L, Kim D W, DeRaffele G, et al. Local and distant immunity induced by intralesional vaccination with an oncolytic herpes virus encoding GM-CSF in patients with stage Ⅲc and Ⅳ melanoma. Ann Surg Oncol, 2010, 17(3): 718-730.

[22] Andtbacka R H, Agarwala S S, Ollila D W, et al. Cutaneous head and neck melanoma in OPTiM, a randomized phase 3 trial of talimogene laherparepvec versus granulocyte-macrophage colony-stimulating factor for the treatment of unresected stage ⅢB/ⅢC/Ⅳ melanoma. Head & neck, 2016.

[23] Greig S L. Talimogene laherparepvec: first global approval. Drugs, 2016, 76(1): 147-154.

[24] Andtbacka R H, Kaufman H L, Collichio F, et al. Talimogene laherparepvec improves durable response rate in patients with advanced melanoma. Journal of clinical oncology : official journal of the American Society of Clinical Oncology, 2015, 33(25): 2780-2788.

[25] Coffin R. Interview with Robert Coffin, inventor of T-VEC: the first oncolytic immunotherapy approved for the treatment of cancer. Immunotherapy, 2016, 8(2): 103-106.

[26] Puzanov I, Milhem M M, Minor D, et al. Talimogene laherparepvec in combination with ipilimumab in previously untreated, unresectable stage ⅢB-Ⅳ melanoma. J Clin Oncol, 2016, 34(22): 2619-2626.

[27] Burke J M, Lamm D L, Meng M V, et al. A first in human phase 1 study of CG0070, a GM-CSF expressing oncolytic adenovirus, for the treatment of nonmuscle invasive bladder cancer. J Urol, 2012, 188(6): 2391-2397.

[28] Geevarghese S K, Geller D A, de Haan H A, et al. Phase I/II study of oncolytic herpes simplex virus

NV1020 in patients with extensively pretreated refractory colorectal cancer metastatic to the liver. Hum Gene Ther, 2010, 21(9): 1119-1128.

[29] Miles B J, Shalev M, Aguilar-Cordova E, et al. Prostate-specific antigen response and systemic T cell activation after in situ gene therapy in prostate cancer patients failing radiotherapy. Hum Gene Ther, 2001, 12(16): 1955-1967.

[30] Aguilar L K, Guzik B W, Aguilar-Cordova E. Cytotoxic immunotherapy strategies for cancer: mechanisms and clinical development. J Cell Biochem, 2011, 112(8): 1969-1977.

[31] Ji N, Weng D, Liu C, et al. Adenovirus-mediated delivery of herpes simplex virus thymidine kinase administration improves outcome of recurrent high-grade glioma. Oncotarget, 2016, 7(4): 4369-4378.

[32] Wheeler L A, Manzanera A G, Bell S D, et al. Phase II multicenter study of gene-mediated cytotoxic immunotherapy as adjuvant to surgical resection for newly diagnosed malignant glioma. Neuro Oncol, 2016, 18(8): 1137-1145.

[33] Park B H, Hwang T, Liu T C, et al. Use of a targeted oncolytic poxvirus, JX-594, in patients with refractory primary or metastatic liver cancer: a phase I trial. Lancet Oncol, 2008, 9(6): 533-542.

[34] Breitbach C J, Burke J, Jonker D, et al. Intravenous delivery of a multi-mechanistic cancer-targeted oncolytic poxvirus in humans. Nature, 2011, 477(7362): 99-102.

[35] Heo J, Reid T, Ruo L, et al. Randomized dose-finding clinical trial of oncolytic immunotherapeutic vaccinia JX-594 in liver cancer. Nature Med, 2013, 19(3): 329-336.

[36] Breitbach C J, Moon A, Burke J, et al. A phase 2, open-label, randomized study of pexa-vec(JX-594)administered by intratumoral injection in patients with unresectable primary hepatocellular carcinoma. Methods Mol Biol, 2015, 1317: 343-357.

[37] Heo J, Breitbach C J, Moon A, et al. Sequential therapy with JX-594, a targeted oncolytic poxvirus, followed by sorafenib in hepatocellular carcinoma: preclinical and clinical demonstration of combination efficacy. Mol Ther, 2011, 19(6): 1170-1179.

[38] Gollamudi R, Ghalib M H, Desai K K, et al. Intravenous administration of Reolysin, a live replication competent RNA virus is safe in patients with advanced solid tumors. Invest New Drugs, 2010, 28(5): 641-649.

[39] Gong J, Sachdev E, Mita A C, et al. Clinical development of reovirus for cancer therapy: An oncolytic virus with immune-mediated antitumor activity. World J Methodol, 2016, 6(1): 25-42.

[40] Evgin L, Acuna S A, Tanese de Souza C, et al. Complement inhibition prevents oncolytic vaccinia virus neutralization in immune humans and cynomolgus macaques. Mol Ther, 2015, 23(6): 1066-1076.

# 第二十二章　异基因细胞疗法

细胞免疫疗法在肿瘤治疗中日渐得到关注，然而由于肿瘤患者免疫系统的免疫耐受，限制了自身免疫功能的诱导和激活，使自体免疫细胞在恶性肿瘤治疗中并没有得到期待的疗效。于是人们把目光转向了异基因细胞疗法：通过同种异基因干细胞或免疫细胞的移植或输注，利用其产生的移植物抗肿瘤作用（graft-versus-tumor，GVT）介导肿瘤的免疫反应，此方法称为肿瘤的异基因细胞疗法。

# 1　异基因 CD19 CAR-T 细胞

## 1.1　异基因 CD19 CAR-T 细胞的研究进展

CD19 CAR-T 是血液肿瘤中极具前景的免疫治疗手段。在 CD19 CAR-T 治疗复发或难治性 B 细胞型急性淋巴细胞白血病（B-cell acute lymphocytic leukemia，B-ALL）的 I / II a 期临床试验（NCT01626495）中，高达 90%（27 例）的患者获得了 CR 的治疗效果，其中 15 例患者既往接受过异体造血干细胞移植治疗（allogeneic hematopoietic stem cell transplantation，allo-HSCT）[1]。这些进行 allo-HSCT 治疗的患者，用于体外构建 CD19 CAR-T 细胞来源于供者的移植物，而非患者自身的 T 细胞。移植物来源的异基因 CAR-T 细胞在 allo-HSCT 后的患者中没有引起明显的移植物抗宿主反应（graft-versus-host disease，GVHD），其治疗效果与自身 CD19 CAR-T 细胞治疗相比稍差（NCT01593696）[2]；猜想如果 HSCT 患者接受超大剂量化疗的预处理，从而引起 T 细胞数量减少和免疫效应降低，可能治疗效果会有所提高。因此对 allo-HSCT 后的患者，利用同一供者来源的健康 T 细胞进行 CD19 CAR-T 的构建和回输，可以在不引起明显 GVHD 的基础上提高 CD19 CAR-T 的治疗效果，为 allo-HSCT 后复发提供有效的预防和治疗手段（图 22-1）。这一理念推动了异基因 CD19 CAR-T 用于治疗 allo-HSCT 后患者的临床试验的开展，目前已有 6 项相关的临床试验（表 22-1）[3]，国内异基因 CAR-T 治疗成功的报道来自于第三军医大学新桥医院。

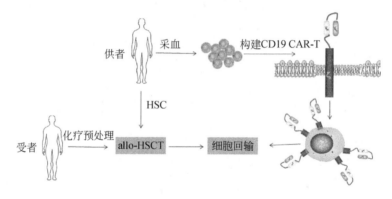

图 22-1　异基因 CD19 CAR-T 治疗流程

**表 22-1　异基因 CAR-T 临床试验**

| 研究中心 | 肿瘤类型 | CAR 结构 | 临床试验 | 研究编号 |
|---|---|---|---|---|
| National Cancer Institute | NHL/B-ALL | 二代 CD19CAR | Ⅰ 期 | NCT01087294 |
| Fred Hutchinson Cancer Research Center | B-ALL/NHL/CLL | 二代 CD19 CAR | Ⅰ/Ⅱ 期 | NCT01475058 |
| Memorial Sloan Kettering Cancer Center | B-ALL | 二代 CD19 CAR | Ⅰ 期 | NCT01430390 |
| Baylor College of Medicine | NHL/B-ALL/CLL | 二代 CD19 CAR | Ⅰ 期 | NCT02050347 |
| University College of London | B-ALL | 一代 CD19 CAR | Ⅰ 期 | NCT01195480 |
| M.D. Anderson Cancer Center | NHL/B-ALL | CD19 CAR | Ⅰ 期 | NCT01362452 |

## 1.2　异基因 CD19 CAR-T 安全应用的策略

在已完成的临床试验中，大部分异基因 T 细胞在 CD19 CAR 和 TCR 同时存在时未引起明显的 GVHD。理论上，供者来源 T 细胞的 TCR 会识别受者体内的异体抗原从而引发 GVHD，包括组织相容性抗原、肿瘤抗原及病毒抗原等。2016 年 *Nature* 杂志在 allo-HSCT 动物模型中证实：当 CD19 CAR 通路被充分激活时（包括 CD19 抗原的高表达及 CAR 结构中共刺激分子的引入），TCR 对异体抗原的识别作用将会被抑制[4, 5]。但异基因 CAR-T 治疗依然面临着引发 GVHD 的潜在风险，2015 年首次报道 allo-HSCT 后的患者在接受异基因 CD19 CAR-T 治疗时出现了 2-3 级 GVHD（NCT01864889）[6]。为了增加异基因 CD19 CAR-T 临床应用的安全性，可以采用以下策略。

### 1.2.1　调节受体免疫系统

免疫抑制剂如鞘氨醇-1 受体激动剂、FTY720 等，可以阻止诱导排斥反应的受体 T 细胞浸润到异体 T 细胞移植物中，降低受体对异基因 CAR-T 细胞的排斥作用。同时 FTY720 还可以通过阻止供者来源的异体 T 细胞进入淋巴结，使这些 T 细胞在持续 APC 的作用下诱导凋亡[7]，从而减少 GVHD 的发生。

### 1.2.2 基因定点编辑技术

利用基因定点编辑技术选择性敲除异基因 T 细胞中 TCR 和 MHC，可以降低发生 GVHD 和排斥反应的风险。目前的基因编辑技术包括 ZFN、TALENs、CRISP-Cas9（详见第二篇第十四章基因定点编辑技术）。敲除内源性 TCR 的表达可以避免 GVHD 的发生及 TCR 信号通路对 CD19 CAR 作用的影响。MHC I 类分子的敲除可以使回输的 T 细胞不被受体的免疫系统排斥。但基因编辑技术的应用仍存在一些问题，如核酸酶遗传编辑的脱靶效应、受体 NK 细胞能识别不表达 MHC I 类分子的异基因 T 细胞、含有 CD3ζ 的 CAR 依赖于 TCR 和 CD3 的相互作用来激活下游途径等[8, 9]。

### 1.2.3 自杀基因 iC9

向 CAR 结构中添加自杀基因能降低异基因 CAR-T 细胞回输后发生 GVHD 的风险。诱导型半胱氨酸蛋白酶 9（inducible caspase 9，iC9）是凋亡的内在激活剂，该基因的表达产物可以使异基因 CAR-T 被快速清除，从而迅速解除已发生的 GVHD。临床前研究显示，在异基因 CAR 治疗中激活自杀 iC9 可使小鼠免于 GVHD[10]。目前已有临床试验将 iC9 添加到 CAR-T 结构中，以便在发生毒性反应的情况下清除 CAR-T 细胞（NCT02107963、NCT01822652、NCT02439788）。

# 2 异基因新抗原反应性 T 细胞

通过对肿瘤组织进行全外显子测序、RNA 测序，结合 HLA 分型及亲和力的计算，可以预测出该肿瘤患者可能的新抗原表位，然而这些抗原表位中只有一小部分能被自身的 T 细胞真正识别。用负载新抗原的 DC 疫苗可以增加新抗原特异性 T 细胞的 TCR 多样性和克隆多样性，从而增强机体 HLA I 类分子限制性的新抗原-抗肿瘤免疫反应[11]。2016 年 Science 杂志报道了在健康人中筛选出新抗原反应性 T 细胞的研究，且健康人 T 细胞能识别被患者免疫系统"忽略"的肿瘤新抗原，该研究被 *NEJM* 杂志评为"开辟了异基因个体化免疫治疗的新时代"[12, 13]。

*Science* 杂志的这篇研究中选取了 3 名 HLA A*02:01 阳性的IV期黑色素瘤患者，通过上述方法得到预测的新抗原表位，同时选取了 HLA A*02:01 阳性的健康供者，用负载新抗原的 DC 疫苗刺激 PBMC 并进行四聚体筛选及功能验证，以研究患者自身 TIL 和健康人 T 细胞对新抗原识别的差异。第 1 例患者优选出 20 个新抗原表位，患者自身的 TIL 只能识别其中 2 个表位，而 4 名健康供者的 T 细胞分别能结合 3~5 个新抗原表位，功能验证进一步证实这些反应性 T 细胞能识别并杀伤患者的肿瘤细胞。第 2 例患者优选出了 27 个新抗原表位，这些表位均不能被自身 TIL 识别，健康供者的 T 细胞却能识别其中 2~4 个表位。对于第 3 例患者优选出来的 10 个表位，在健康供者中并没有筛选到能识别这些抗原表位的 T 细胞。文献中推测，抗原表位与 HLA 分子间的亲和力及两者结合的稳定性是影响这些表位能否被健康人 T 细胞识别的重要因素。最后，获取这些抗原反应性 T 细胞的 TCR 序列并转染供者的 PBMC，得到的 TCR-T 同样能杀伤患者的肿瘤细胞。

与利用预存的效应 T 细胞和记忆 T 细胞来筛选反应性突变肽的原理不同，该研究用负载抗原的 DC 细胞反复刺激未接触过抗原的健康人 T 细胞，使这些 T 细胞在抗原刺激下发生 TCR 重排，从而形成新抗原反应性 T 细胞。如果把这些健康人来源的特异性 TCR 转染至患者自身 T 细胞中，再回输至患者体内进行抗肿瘤治疗，是否可以在不产生明显 GVHD 的前提下增加 T 细胞对新抗原的识别呢？这个问题有待进一步探讨和研究。

# 3 其他来源的异基因免疫细胞

## 3.1 前体 T 细胞

利用表达 Notch 配体 DLL1（Delta-like 1）-IgG 的培养体系，可以使小鼠或人的造血干细胞分化为各种造血谱系，特别是 T 细胞谱系[14, 15]，该培养体系产生的大量前体 T 细胞能快速重建受者的免疫系统[16]。回输异基因前体 T 细胞能增加受体对移植 T 细胞的耐受，这些 T 细胞分化后其增殖、活化和杀伤功能均不受影响。因此，异基因前体 T 细胞治疗在产生 GVT 的同时大大降低了 GVHD 的风险[17]。

异基因细胞治疗受到 MHC 分型的限制，需要选择半相合亲属或进行 MHC 配型来减少同种异体反应的发生。有研究尝试移植未经过 MHC 配型的供者淋巴样前体细胞，结果表明，异体 T 细胞前体在受者体内能发育成功能完整的成熟 T 细胞，同时由于抗原递呈细胞呈受体/供体的嵌合态，这些 T 细胞最终具有受体和供体的双重耐受性[18, 19]。因此，异基因前体 T 细胞治疗的优点是显而易见的：供者来源广，不需要进行 MHC 分子的配型；不会引起 GVHD 及排斥反应；分化成熟后的 T 细胞仍具有明显的 GVL 作用。

## 3.2 γδT 细胞

γδTCR 链的多样性远少于 αβTCR 链，这意味着 γδT 细胞群体不易发生同种异体反应。通过磁珠分选去除白细胞后回输半相合 γδT 细胞时，在浆细胞白血病中可以获得 CR 的治疗效果[20]。关于 γδT 细胞在 GVHD 发生中的作用，目前并没有统一的结论。有研究证实在 HLA 不匹配的骨髓移植中，将 αβT 细胞和 γδT 细胞混合回输会加剧 GVHD，而在骨髓移植后 2 周再进行大量 γδT 细胞（150×10$^6$）回输则会抑制 GVHD 的发生[20]。

## 3.3 NK 细胞

在对急性髓系淋巴细胞白血病（AML）患者进行 HLA 不匹配的 HSCT 治疗时，由于移植物中 T 细胞的去除，发挥抗肿瘤作用的细胞主要是供者来源的 NK 细胞[21, 22]。单倍体供者来源 NK 细胞治疗小儿 AML 的临床试验中，全部患者都获得了临床缓解，2 年 EFS（Event-free survival）率为 100%，并且在治疗过程中没有观察到明显的 GVHD[23]。

## 3.4 NKT 细胞

NKT 细胞通过分泌 Th1/Th2 型细胞因子如 IL-4，使供者来源的 T 细胞向 Th2 细胞极化，IL-4 还可以通过促进 Treg 细胞分泌 IL-10 来抑制 T 细胞聚集，从而诱导免疫耐受，减轻急性 GVHD 反应[24]，同时 NKT 细胞并不会降低供体来源 T 细胞的抗肿瘤效应。此外，在移植物中 NKT 与 T 细胞的比值是急性 GVHD 的有效预测变量[25]。

# 4　总结与展望

异基因细胞疗法的临床应用集中在利用异体 CD19 CAR-T 治疗 allo-HSCT 后的患者，其用于实体瘤治疗的研究目前处于临床前的起步阶段，进一步研究需考虑以下问题：①建立理想的动物模型，如通过放疗对实验动物进行清髓预处理；②筛选出肿瘤反应性的 T 细胞；③提高临床治疗的安全性，包括降低 GVHD 和排斥反应的风险等。异体 CD19 CAR-T 能在 allo-HSCT 后的患者中成功应用而不引发明显 GVHD，主要是因为患者在进行 allo-HSCT 前通常需接受超大剂量化疗或免疫抑制剂治疗，使患者对移植的异体 HSCT 产生了免疫耐受，因此回输相同供者来源的 CAR-T 时不会引起 GVHD，且 CD19 CAR 信号通路的充分活化也能抑制 TCR 对异体抗原的识别作用。该模式目前只适用于血液系统肿瘤，在实体瘤治疗中如何减少 GVHD 的发生需要重新探索。异基因细胞疗法将利用健康人的 T 细治疗肿瘤变为可能，有望为肿瘤免疫治疗领域带来新的突破。

## 参 考 文 献

[1] Maude S L, Frey N, Shaw P A, et al. Chimeric antigen receptor T cells for sustained remissions in leukemia. N Engl J Med, 2014, 371(16):1507-1517.

[2] Lee D W, Kochenderfer J N, Stetlerstevenson M, et al. T cells expressing CD19 chimeric antigen receptors for acute lymphoblastic leukaemia in children and young adults: a phase 1 dose-escalation trial. The Lancet, 2015, 385(9967):517-528.

[3] Yang Y, Jacoby E, Fry TJ. Challenges and opportunities of allogeneic donor-derived CAR T cells. Curr Opin Hematol, 2015, 22(6):509-515.

[4] Ghosh A, Smith M, James S E, et al. Donor CD19 CAR T cells exert potent graft-versus-lymphoma activity with diminished graft-versus-host activity. Nat Med, 2017, 23(2):242-249.

[5] Mamonkin M, Heslop H E. Exhausting alloreactivity of donor-derived CAR T cells. Nat Med, 2017, 23(2):147-148.

[6] Dai H, Zhang W, Li X, et al. Tolerance and efficacy of autologous or donor-derived T cells expressing CD19 chimeric antigen receptors in adult B-ALL with extramedullary leukemia. Oncoimmunology, 2015, 4(11):e1027469.

[7] Hashimoto D, Asakura S, Matsuoka K, et al. FTY720 enhances the activation-induced apoptosis of donor T cells and modulates graft-versus-host disease. Eur J Immunol, 2007, 37(1):271-281.

[8] Bridgeman J S, Ladell K, Sheard V, et al. CD3ζ-based chimeric antigen receptors mediate T cell activation via cis- and trans-signalling mechanisms: implications for optimization of receptor structure for adoptive cell therapy. Clin Exp Immunol, 2014, 175(2):258-267.

[9] Bridgeman J S, Hawkins R E, Bagley S, et al. The optimal antigen response of chimeric antigen receptors harboring the CD3ζ transmembrane domain is dependent upon incorporation of the receptor into the

endogenous TCR/CD3 complex. J Immunol, 2010, 184(12):6938-6949.

[10] Casucci M, Nicolis di Robilant B, Falcone L, et al. CD44v6-targeted T cells mediate potent antitumor effects against acute myeloid leukemia and multiple myeloma. Blood, 2013, 122(20):3461-3472.

[11] Carreno B M, Magriniv, Beckerhapak M, et al. A dendritic cell vaccine increases the breadth and diversity of melanoma neoantigen-specific T cells. Science, 2015, 348(6236):803.

[12] Stronen E, Toebes M, Kelderman S, et al. Targeting of cancer neoantigens with donor-derived T cell receptor repertoires. Science, 2016, 352(6291):1337-1341.

[13] Kristensen V N. The antigenicity of the tumor cell-context matters. N Engl J Med, 2017, 376(5):491-493.

[14] Schmitt T M, Zuniga-Pflucker J C. Induction of T cell development from hematopoietic progenitor cells by delta-like-1 in vitro. Immunity, 2002, 17(6):749-756.

[15] La Motte-Mohs R N, Herer E, Zuniga-Pflucker J C. Induction of T-cell development from human cord blood hematopoietic stem cells by Delta-like 1 in vitro. Blood, 2005, 105(4):1431-1439.

[16] Dallas M H, Varnum-Finney B, Martin P J, et al. Enhanced T-cell reconstitution by hematopoietic progenitors expanded ex vivo using the Notch ligand Delta1. Blood, 2007, 109(8):3579-3587.

[17] Zakrzewski J L, Kochman A A, Lu S X, et al. Adoptive transfer of T-cell precursors enhances T-cell reconstitution after allogeneic hematopoietic stem cell transplantation. Nat Med, 2006, 12(9):1039-1047.

[18] Bousso P, Bhakta N R, Lewis R S, et al. Dynamics of thymocyte-stromal cell interactions visualized by two-photon microscopy. Science, 2002, 296(5574):1876-1880.

[19] Shen H Q, Lu M, Ikawa T, et al. T/NK bipotent progenitors in the thymus retain the potential to generate dendritic cells. J Immunol, 2003, 171(7):3401-3406.

[20] Wilhelm M, Smetak M, Schaefereckart K, et al. Successful adoptive transfer and in vivo expansion of haploidentical γδ T cells. J Transl Med, 2014, 12(1):45.

[21] Ruggeri L, Mancusi A, Capanni M, et al. Donor natural killer cell allorecognition of missing self in haploidentical hematopoietic transplantation for acute myeloid leukemia: challenging its predictive value. Blood, 2007, 110(1):433-440.

[22] Curti A, Ruggeri L, D'Addio A, et al. Successful transfer of alloreactive haploidentical KIR ligand-mismatched natural killer cells after infusion in elderly high risk acute myeloid leukemia patients. Blood, 2011, 118(12):3273-3279.

[23] Rubnitz J E, Inaba H, Ribeiro R C, et al. NKAML: a pilot study to determine the safety and feasibility of haploidentical natural killer cell transplantation in childhood acute myeloid leukemia. J Clin Oncol, 2010, 28(6):955-959.

[24] Levesongower D B, Olson J A, Sega E I, et al. Low doses of natural killer T cells provide protection from acute graft-versus-host disease via an IL-4-dependent mechanism. Blood, 2011, 117(11):3220-3229.

[25] Chaidos A, Patterson S, Szydlo R, et al. Graft invariant natural killer T-cell dose predicts risk of acute graft-versus-host disease in allogeneic hematopoietic stem cell transplantation. Blood, 2012, 119(21):5030-5036.